名老中医治疗痛证

桑志成　申洪波　主　编

中国纺织出版社有限公司

图书在版编目（CIP）数据

名老中医治疗痛证 / 桑志成，申洪波主编 . -- 北京：
中国纺织出版社有限公司，2022.6
ISBN 978-7-5180-0084-5

Ⅰ . ①名… Ⅱ . ①桑… ②申… Ⅲ . ①疼痛—中医治
疗法 Ⅳ . ① R242

中国版本图书馆 CIP 数据核字（2022）第 042107 号

责任编辑：樊雅莉 高文雅 责任校对：寇晨晨
责任印制：王艳丽

中国纺织出版社有限公司出版发行
地址：北京市朝阳区百子湾东里 A407 号楼 邮政编码：100124
销售电话：010—67004422 传真：010—87155801
http://www.c-textilep.com
中国纺织出版社天猫旗舰店
官方微博 http://weibo.com/2119887771
唐山玺诚印务有限公司 各地新华书店经销
2022 年 6 月第 1 版第 1 次印刷
开本：710×1000 1/16 印张：27.25
字数：402 千字 定价：98.00 元

凡购本书，如有缺页、倒页、脱页，由本社图书营销中心调换

《名老中医治疗痛证》编委会

前 言
FOREWORD

中医学历史悠久，中医药宝库内容博大精深。继承和发展，是中医学术研究的永恒主题。继承是为了更好地发展，收集整理现代名医医案是继承中医学宝贵财产的一项重要内容。医案既是临床医生在诊疗过程中对于病证案例的真实记述，又是总结和传授临床经验的重要方法之一。

疼痛性疾病是一类临床上常见、多发的疑难性疾病，其病因病机复杂，临床表现呈多学科、边缘性特征。痛证医案，尤其是现代痛证医案多散见于内、外、妇、儿、五官等各科医案中。本书所选案例为各系统疾病中有疼痛表现者，例如"感冒—头痛"等，读者很难在短时间内全面阅读了解。鉴于此，我们组织人员，从中医专病角度编写了《名老中医治疗痛证》卷，希望能对提高中医痛证的诊疗水平发挥一定的促进作用。

本书意在选取现代中医临床名家治疗痛证的验案，以资临床借鉴。其遴选标准：一是医案必须出自现代中医名家；二是医案必须有复诊情况，是能够判断治疗效果的验案。全书以现代医学系统分类，主要选择现代中医各家的治疗验案。

应根据《中华人民共和国野生动物保护法》《中华人民共和国陆生野生动物保护实施条例》《濒危野生动植物种国际贸易公约》和国务院下发的《国务院关于严格管制犀牛和虎及其制品经营利用活动的通知》国发〔2018〕36号精神，严格执行国家保护动物类药物的使用规定。此外，有些药物的使用量，包括毒性药材的使用，如马钱子、附子等，均为原文中医者在临床中根据实际情况使用，应谨慎使用。若使用此类处方，可根据卫生部卫药发〔1993〕第 59 号文件、国家药典以及相关法律法规的精神执行。

本书在编写过程中得到了中国中医科学院望京医院、中国纺织出版社有限公司及其他有关单位的大力支持，在此一并表示衷心感谢。

由于编者水平有限，疏漏之处在所难免，恳请中医同道以及广大读者不吝指正。

编者

2022 年 6 月

目 录
CONTENTS

第八章　生殖系统

第九章　其他

第一章
呼吸系统

感冒

感冒多数是由病毒引起的一种上呼吸道感染性疾病，可分成普通感冒和流行性感冒两大类，一年四季均可发病。据统计，全球成人平均每年患感冒 2～4 次，儿童平均每年患感冒 6～8 次。

普通感冒（简称感冒）是由鼻病毒等呼吸道病毒引起的轻型急性上呼吸道感染，多发生在气候变化比较剧烈的冬春季。

流行性感冒（简称流感）是由流感病毒引起的急性呼吸道感染，多发生在秋冬季，常可引起肺炎和呼吸道外的各种病症。流感病毒易发生变异，当人群对变异株缺乏免疫力时，易引起暴发、流行。

中医所称的"感冒"，俗称"伤风"，所描述的症状与普通感冒相似，属外感表证。流感在中医学称为"时行感冒"或"重伤风"，而有别于普通感冒，谓之"疫者，感天地之疠气……此气之来，无论老少强弱，触之者即病，邪自口鼻而入"。

中医认为感冒的病因是六淫或疫毒之邪。六淫或疫毒乘虚侵及人体而发外感。六淫中的风邪是感冒的主要病因。由于四时气候不同，风邪入侵往往夹有不同时邪。风邪能单独致病，又能合邪为患。特别是当气候突变、寒暖失常之时，外邪更易入侵而发生感冒。感冒的发生和发展，除了风邪侵袭人体外，同人体正气不足，体质虚弱，腠理疏松，卫气的调节功能失常有着密切的关系，内因外因相引而发病。而正气不足，除了先天禀赋的因素外，还与大病久病失养，或房事不节，或过度疲劳等因素有关。

感冒病邪入侵的途径是皮肤和口鼻，其病变部位常局限于肺卫。正如《杂病源流犀烛·感冒源流》说："风邪袭人，不论何处感受，必内归于肺。"肺主气，属卫，司呼吸，开窍于鼻，外合皮毛，职司卫外，性属娇脏，不耐邪侵。所以，外邪侵袭，肺卫首当其冲。邪犯肺卫，卫阳被遏，营卫失和，邪正相争，故见恶寒、发热；风性轻扬，伤于风者，头先受之，则见头痛；外邪犯肺，气道受阻，肺失宣肃，而见鼻塞、流涕、喷嚏、喉痒咳嗽；感冒病在卫表，当见浮脉。

感冒一般是实证居多，体虚兼感，则属本虚标实之证。感冒虽少传变，但合并症较多。"百病都由感冒生""伤风不醒便成痨"。

感冒一般以风寒和风热（温）两证多见，前者为风寒客表，肺气不宣；后者为风热（温）犯卫，肺失清肃。它们分别又有表实证和表虚证之分，即风寒表实证、风寒表虚证，风热表实证、风热表虚证。此外，可因人、因时、因地与感邪轻重不同，出现兼气、血、阴、阳之虚和夹湿、燥、暑、痰、食、气滞之实等不同的证候。中医治疗，从整体出发，辨证施治，疗效显著。

例1 李赛美治感冒头痛案（二则）

（1）王某，女，30岁。

初诊日期：2020年1月15日。

病史：患者于1月14日夜间接触一名感冒发热患者后，自觉咽喉疼痛。今日晨起恶寒发热，头项痛，微汗出，肢体疼痛，咽喉痛，口渴咽干，胸闷，神疲乏力；小便清长，大便溏；舌红，苔薄微腻，有碎裂纹。患者未检测甲型流感抗原，自服感冒清热颗粒，去单位工作，下午3时左右，上述症状加重，干呕、头痛、恶寒加剧，纳差，且正值经期前。

诊断：感冒。

辨证：太阳少阳合病。

治法：扶正透邪，调和营卫。

处方：北柴胡20 g，黄芩15 g，法半夏10 g，西洋参10 g，黑枣10 g，炙甘草 6 g，白芍 15 g，葛根 60 g，桂枝 15 g，生地黄 60 g，玄参 15 g，连翘 30 g，贯众 15 g，麦冬 30 g，当归 15 g，川芎 15 g。

患者下班后回家煎煮服用上方 1 剂，一夜安然，次日晨起诸症痊愈。

【评析】　流感流行季节，门诊就诊患者中感冒案例不少。本案患者与外感病患者有接触史，加之劳累、受凉、体质较弱，次日出现感冒症状，加之时值经期前，抵抗力下降。因节气变化，感受风寒，营卫失和，寒邪束表，既有太阳病中风证，又兼少阳病热入血室证。咽喉略红、舌质偏红有碎裂纹，为表郁化热，兼肺阴不足，故予柴胡桂枝汤合四物汤加清热利咽养阴之品，寒温并用，气血同调，以扶正透邪。辨证准确，药证相符。故服药仅 1 剂，诸症即愈。

（2）魏某，男，24 岁。

初诊日期：2020 年 1 月 14 日。

病史：患者感冒半月余，于 2020 年 1 月 6 日在广东省某三甲医院检查心电图示窦性心律不齐、ST-T 异常，心脏彩超提示三尖瓣少量返流。刻下症见：咳嗽痰多，色白质稀；发热（体温 38.7 ℃），微恶风，无汗；头晕头痛，口苦咽干，胃纳可，眠可；大便溏，小便如常；舌红、苔白厚腻，脉浮数。未检查甲型流感抗原。

诊断：感冒。

辨证：太阳少阳合病。

治法：解肌发表，清热解毒。

处方：北柴胡 30 g，法半夏 10 g，党参 30 g，炙甘草 6 g，黄芩 15 g，生姜 10 g，黑枣 10 g，葛根 45 g，桂枝 15 g，赤芍 20 g，广藿香 10 g，麻黄 6 g，青蒿（后下）30 g，连翘 15 g，贯众 15 g，干姜 10 g。5 剂，每日 1 剂，水煎，分 3 次温服。

经短信随访，其父告知，患者服药后当日即热退，服药期间大便次数增多，便质清稀，微咳，余症皆减，2 剂后痊愈。

【评析】　此患者为年轻学生，体形高大。病程 2 周余，经中西医治疗，但仍发热、恶寒无汗。表证在，同时正气不足，病传少阳，故口苦咽干；太阴不足，故咳痰清稀、大便溏。方予葛根汤以治太阳阳明合病之"下利"，逆流挽舟，引邪达表；以小柴胡汤和解枢机、疏利三焦、透热外出。另加贯众、连翘、青蒿、藿香，针对当下之流感毒邪。方中又寓柴胡桂枝干姜汤之意。加干姜，一是针对寒饮之咳痰清稀，二是温太阴之湿土，寓甘草干姜汤之意。全方在固护脾土的前提下，重在发表透邪散热。方走太阳、少阳、太阴，寒温并用，固正祛邪。患者服药1剂而热退，2剂诸症皆平。排痰、排便增多，是"脾家实，腐秽当去故也"，正胜邪退，邪去则正安。本案方证病机相扣，故获良效。

[1] 袁颢瑜，刘婉文，庞琳蓉，等.李赛美运用小柴胡汤辨治流行性感冒的临床经验 [J].上海中医药杂志，2021，55（4）：37-39.

🍅 例2　陈林兴治疗感冒身痛、头痛案（二则）

（1）患者，女，25岁。

初诊日期： 2016年2月2日。

主诉： 患者经前恶寒、发热、身痛3个月，加重2个月。

病史： 患者14岁月经初潮，平素4～6/29～32天，量少，色淡红，无血块，经行无小腹疼痛。末次月经为2016年1月31日至今。3个月前无明显诱因于经前3天出现恶寒、发热、身痛、鼻塞、流清涕症状，自服三九感冒灵颗粒，月经干净后诸症渐退。近2个月，行经前上述症状再发且加重。患者平素饮食、睡眠正常，大、小便正常。查体：舌淡红，苔薄白，脉浮紧。

诊断： 感冒。

辨证： 经行感冒，属外感风寒证。

治法： 辛温解表，养血调经。

处方： 益气养血方合荆防达表汤加减。太子参15 g，熟地黄15 g，当归15 g，白术15 g，茯苓15 g，白芍15 g，川芎15 g，枸杞子15 g，菟丝子15 g，炒荆芥15 g，防风15 g，葱白15 g，生姜10 g，甘草5 g。3剂。每剂药头煎加冷水700 mL，浸泡20分钟，文火煮沸30分钟，取汁200 mL；第2～4煎各加开水500 mL，文火煮沸30分钟，取汁150 mL。将4次所得药液混匀，分4次温服，每日服2次，每剂服2天。

二诊：2016 年 3 月 1 日。本月月经今日来潮，恶寒、发热、身痛症状不明显，仅稍感鼻塞、流清涕。继服益气养血方合荆防达表汤加减 3 剂。

三诊：2016 年 4 月 15 日。末次月经为 2016 年 4 月 2 日～2016 年 4 月 6 日，月经量较前增多，未出现感冒症状。继服益气养血方加减 3 剂以巩固治疗。

【评析】 该患者平素气血亏虚，冲任血海不盈，故月经量少，色淡红。每值经期，阴血下聚，耗损阴血，导致气血更亏，正虚则邪犯，故每于经前风寒之邪乘虚侵袭发为该病。治疗当以扶正祛邪、养血调经为原则，故病时方选益气养血方合荆防达表汤加减以辛温解表，养血调经；平时当予益气养血方加减以巩固、预防。

（2）患者，女，43 岁。

初诊日期：2016 年 3 月 6 日。

主诉：患者经期发热、头痛、咳嗽 2 个月。

病史：患者 13 岁月经初潮，平素 5～6/28～31 天，量中等，色淡红，无血块，经行无小腹疼痛。末次月经为 2016 年 3 月 4 日至今。近 2 个月无明显诱因于行经之时出现发热、汗出、头痛、咽痛、咳嗽、口干欲饮，自服药物（具体不详）后症状缓解不明显，月经干净后症状逐渐减退。患者平素饮食、睡眠正常，大、小便正常。查体：舌红，苔薄黄，脉滑数。

诊断：感冒。

辨证：经行感冒，属外感风热证。

治法：辛凉解表，养血调经。

处方：益气养血方合银翘散加减。太子参 15 g、熟地黄 15 g、当归 15 g、白术 15 g、茯苓 15 g、白芍 15 g、川芎 15 g、怀山药 15 g、枸杞子 15 g、金银花 15 g、连翘 15 g、芦根 15 g、苦杏仁 10 g、甘草 5 g。3 剂。每剂药头煎加冷水 700 mL，浸泡 20 分钟，文火煮沸 30 分钟，取汁 200 mL；第 2～4 煎各加开水 500 mL，文火煮沸 30 分钟，取汁 150 mL。将 4 次所得药液混匀，分 4 次温服，每日服 2 次，每剂服 2 天。

二诊：2016 年 4 月 1 日。本月月经尚未来潮，服药后症状明显缓解。继服益气养血方加减 3 剂。

三诊： 2016 年 4 月 15 日。末次月经为 2016 年 4 月 3 日～2016 年 4 月 8 日，此次月经期未出现感冒症状。继服益气养血方加减 3 剂以巩固治疗。

【评析】 该患者平素气血亏虚，每值经期耗损阴血，导致气血更亏，正虚则邪犯，故每于经期风热之邪乘虚侵袭发为该病，并于经后气血渐复之时症状逐渐缓解。治疗当以扶正祛邪、养血调经为原则。病时方选益气养血方合银翘散加减以辛凉解表，养血调经；平时当予益气养血方加减以巩固、预防。

[2] 胡泽蓉，欧燕，高青.陈林兴教授治疗经行感冒经验 [J]. 中医研究，2019，32（11）：41-44.

大叶性肺炎

大叶性肺炎是由肺炎链球菌引起的急性肺部炎症，多见于青壮年男性，冬、春季节多发。主要临床表现是：急骤发病，寒战，高热，胸闷，咳嗽，咳铁锈色痰等。病理改变主要是肺泡的渗出性炎症和实变，病变呈叶、段分布，重则累及数叶。X 线示肺叶或肺段分布均匀致密的大片实变阴影；血白细胞计数及中性粒细胞显著增加，核左移。西医治疗要点是早期、足量应用抗生素，短期内控制感染。治疗首选青霉素，对青霉素过敏或无效者可选用磺胺类药物、红霉素、林可霉素等。抗生素应用前应做痰、血细菌培养及药敏试验。

本病相当于中医"咳喘""伤寒""温病"等范畴。中医治疗以清泻肺热为主。

中医辨证一般分为下列证型。①邪袭肺卫：发热恶寒，头痛，全身酸楚，咳嗽，痰白或微黄，胸闷或隐痛，口微渴，舌红，苔白或薄黄，脉浮数。治疗上宜辛凉解表，宣肺化痰。②痰热壅肺：但热不寒，或有恶寒，咳嗽气喘，咳黄稠痰或铁锈色痰，或痰中带血，胸痛显著，口渴，小便黄赤，舌红，苔黄，脉洪大或滑数。治疗宜清泻肺热，解毒化痰。③气阴两伤：低热，胸部隐痛，咳嗽少痰，手足心热，神疲纳呆，舌红，苔薄而干，脉细数。治疗宜益气养阴，润肺化痰。

④热入心包：高热不已，呼吸喘促，痰中带血，或呈铁锈色痰，烦躁不安，神昏谵语，舌红绛，脉细数。治疗宜清营凉血，开窍息风。

目前中西医结合治疗大叶性肺炎的临床疗效显著，西医强调使用大剂量抗生素，同时对症处理，可迅速控制中毒性休克及其并发的胸膜炎；中医以辨证施治为原则，针对病机治疗，能较快缓解症状，减少并发症及后遗症的发生。

🍅 例1　潘智敏治大叶性肺炎身痛案

患者，男，32岁。

初诊日期： 2014年11月28日。

主诉： 咳嗽、咳痰伴发热10天。

病史： 患者10日前下午活动后受凉出现四肢乏力、恶寒、全身酸痛，晨起后有发热头痛、咳嗽咳痰。在当地卫生所服用感冒药后头痛发热稍缓，咳嗽仍有。4日前因劳累后咳嗽咳痰、发热加重，最高体温39.2℃，后到门诊检查，行肺部电子计算机断层扫描（CT）示左下肺炎症，查血常规示白细胞15×10^9/L。诊断为左下肺炎，经静脉滴注抗生素后发热减轻，但咳嗽咳痰仍有，遂来就诊。刻下症见：体温38.2℃，咳嗽咳痰，痰白黏，胃纳不佳，觉有上腹胀满。舌质红，苔白腻，脉滑。听诊示：两肺呼吸音粗，左下肺可闻及湿啰音。

诊断： 大叶性肺炎。

辨证： 痰热壅肺。

治法： 清热化痰。

处方： 鱼腥草30 g，炒黄芩30 g，野荞麦根30 g，桔梗12 g，苦杏仁12 g，浙贝母15 g，前胡9 g，竹沥半夏12 g，紫苏梗12 g，炒陈皮9 g，茯苓15 g。共5剂。用药后患者咳嗽缓解，咳痰明显减少，前方再进3剂，后患者咳嗽咳痰消失，复查肺部CT无炎症表现。

【评析】 该患者感受风寒，侵袭肺卫，虽以感冒药物及抗生素治疗，但表邪入里化热，煎液为痰，痰热壅阻，肺失宣降，故有咳嗽咳痰。患者就诊时已无表证，但邪热蕴内，痰热阻滞，难以痊愈，肺病及脾，复因使用抗生素致脾胃受损，脾气不升，气不化津，痰浊更易滋生，胃浊不降，故有胃纳不佳，上腹胀满。舌质红、苔白腻、脉滑为痰热壅肺之象。所用方药以鱼腥草、炒黄芩、野荞麦根为君药，共奏清热解毒之功；桔梗、苦杏仁一升一降宣降肺气、止咳化痰；陈皮、竹沥半夏、茯苓合用取二陈汤之意，清热下气化痰，同时有和胃降逆之功，浙贝母、前胡清肺化痰，诸药合用，患者咳减痰消，终获痊愈。

[1] 代建峰，潘智敏.潘智敏教授应用清肺八味汤经验介绍 [J].天津中医药，2019，36（8）：750-752.

🍅 例2　王成祥治大叶性肺炎胸痛案

患者，男，91岁。

初诊日期：2019年5月15日。

主诉：咳嗽、咳痰1周。

病史：患者1周前无明显诱因出现咳嗽、咳痰，痰白质黏，不易咳出，胸痛，无恶寒发热，无鼻塞流涕，胸部CT提示双肺炎性病变，血常规示白细胞、C反应蛋白升高，口服盐酸莫西沙星治疗，症状较前缓解。现患者咳嗽、咳痰，痰多，色白质黏，不易咳出，无发热，偶有胸闷气短，纳眠可，小便可，大便2日一行。舌黯红，苔黄腻花剥，脉弦滑涩。

诊断：大叶性肺炎。

辨证：气虚血瘀，痰热瘀阻。

治法：益气活血，清热化痰。

处方：黄芪30 g，当归10 g，清半夏9 g，陈皮10 g，茯苓15 g，紫菀15 g，北沙参15 g，炒枳壳10 g，桔梗10 g，薏苡仁30 g，鱼腥草30 g，连翘30 g，甘草10 g，蒲公英30 g，黄芩10 g，赤芍10 g。上方服7剂，咳嗽频率、痰量较前减少，痰转为白色泡沫痰，较前易咳出，舌淡红，苔白腻，脉弦滑。上方加强清热化痰作用，加漏芦30 g，败酱草30 g，继服14剂，患者咳嗽、咳痰症状大减，胸痛已无。原方加减共服药4周，咳嗽、咳痰症状基本已除。

【评析】　患者年事已高，基础病多，脏腑功能下降，肺主气司呼吸，肺气亏虚，肺失宣降，而见咳嗽、气短；脾主运化，脾为生痰之源，肺为储痰之器，脾失健运，痰湿内生，郁久化热，故见咳痰，痰黏不易咳出；痰热郁久成毒，痰阻脉络而生瘀，痰、毒、瘀互结，影响肺脏微循环，致肺脏气血失调。四诊合参，该患者基本病机不外痰、热、毒、瘀、虚，证属本虚标实。王成祥教授在治疗中针对老年人的生理特点，采用攻补兼施之法，祛邪而不伤正。黄芪、北沙参益气养阴，陈皮、半夏燥湿化痰，当归、赤芍活血化瘀，连翘、黄芩、蒲公英、甘草清热解毒，针对老年性肺炎"正气亏虚、毒瘀互结"的基本病机辨证用药，故疗效显著。

[2] 王玉婷，王成祥. 王成祥教授治疗老年性肺炎经验探析 [J]. 中国社区医师，2021，37（10）：76-77，80.

🍅 例 3　王有鹏治大叶性肺炎胸痛案

张某，男，7 岁。

主诉：咳嗽 1 个月。

病史：患儿 1 个月前无明显诱因出现发热、咳嗽，于当地医院就诊，给予抗病毒、抗感染治疗症状改善。现患儿咳嗽伴黄稠痰，难咳出，胸痛，纳呆，睡眠可，小便黄少，便秘，曾有过青霉素过敏史。舌质红，苔黄腻，脉滑数。查体示咽部(＋)，双肺呼吸音粗，双肺散在痰鸣音。辅助检查：支原体(＋)，胸片示双侧肺纹理增粗。

诊断：大叶性肺炎。

辨证：痰热瘀阻。

治法：清肺运脾化痰。

处方：蜜桑白皮 10 g，地骨皮 10 g，侧柏叶 10 g，蜜百部 10 g，桔梗 6 g，陈皮 6 g，清半夏 6 g，茯苓 10 g，姜竹茹 6 g，麸炒枳实 6 g，玄参 10 g，蝉蜕 6 g，浙贝母 10 g，甘草 6 g，射干 6 g，枇杷叶 6 g，黄芩 10 g，瓜蒌 10 g，每日 1 剂，分 3 次水煎服。嘱慎起居，节饮食，避风寒。

二诊：患儿咳嗽、咳痰、胸痛明显减轻。刻下症见：舌质红，苔薄黄，脉滑。查体：咽部（±），双肺呼吸音粗，双肺散在少量痰鸣音。在原方基础上减瓜蒌

10 g、黄芩 10 g，加胖大海 3 g 清热利咽。

三诊：患儿无咳嗽、咳痰、胸痛症状。刻下症见：舌质淡，苔薄白，脉和。查体：咽部（-），双肺呼吸音粗，双肺未闻及干湿啰音。

【评析】 王有鹏以泻白散和温胆汤为基础，配合病情加减药物，根据患儿咽部情况酌加玄贝甘桔汤以润肺化痰、利咽止痛，协助泻白温胆汤清泻肺热，因患儿咳嗽、伴黄稠痰难咳出，且双肺散在痰鸣音，加入小陷胸汤以清热化痰、宽胸散结，将其中的黄连换为黄芩，因为黄芩能够清上焦肺热，更加有利于清除肺部的痰热疾患。现代药理学研究证明，黄芩对于支原体肺炎具有一定的疗效。王有鹏临床善于运用合方治疗各种疾病，此二方合用并酌情加减，不仅能够清除患儿体内的痰热伏邪，还能够改善患儿的痰湿、湿热体质，标本兼治，改善患儿的身体素质。同时气机畅则五脏六腑清，故方中在清肺热同时兼顾运脾，清肺使痰去不留，运脾使痰去不生，痰热清除则气机升降恢复正常，百病不生。

[3] 葛飞飞，童瑶，刘璐佳，等 . 王有鹏运用分消走泄法治疗大叶性肺炎的临床经验 [J]. 中国中医基础医学杂志，2020，26（9）：1390-1391，1395.

肺脓肿

肺脓肿是由多种原因引起的肺化脓性炎症，临床以高热、咳嗽、咳大量脓臭痰为特征。肺脓肿分为原发性和继发性两个类型。原发性常为混合性细菌感染，感染途经多为吸入；继发性多为败血症或脓毒血症所致的血源性肺脓肿及邻近组织直接侵入而致。病程迁延 3 个月以上为慢性肺脓肿。本病多见于壮年男性。西医治疗本病以抗感染为主。治疗要点是早期、足量、全程抗生素治疗。

肺脓肿相当于中医的"肺痈"，中医治疗以清热解毒、化瘀排脓为主。中医辨证分为以下 4 型。①风热犯肺：恶寒，发热，咳嗽，咳时胸痛，咳痰黏稠，痰量日渐增多，呼吸不利，苔薄黄，脉浮滑而数。治疗宜疏散风热，清肺化痰。②热壅血瘀：壮热不退，时时振寒，咳嗽气急，咳痰黄稠，其味腥臭，胸内疼痛，转侧不利，口燥咽干，舌红，苔黄腻，脉滑数或洪数。治宜清热解毒，化瘀散结。

③血败肉腐：胸中烦满而痛，甚则不得卧，咳吐大量脓血痰或如米粥，其味腥臭，身热面赤，烦渴喜饮，舌红或绛，苔黄腻，脉滑数。治宜清热解毒，化瘀排脓。

④正虚邪恋：身热渐退，咳嗽减轻，脓痰减少，痰液转清，臭味亦减，胸胁隐痛，难以久卧，自汗盗汗，口燥咽干，短气心烦，面色少华，舌红或淡红，脉细数无力。治宜益气养阴，扶正托邪。

近年来，临床常采用中西医结合的方法治疗本病，强调急性期应用大剂量抗生素，佐以支持疗法、引流排脓等治疗，同时辨证应用中药治疗。将中医辨证与西医病理分期相对应，风热犯肺相当于肺脓肿早期，热壅血瘀相当于肺脓肿成脓期，血败肉腐相当于溃脓期，正虚邪恋相当于恢复期。以清热解毒、化瘀排脓为主，灵活辨治，可以缩短病程，减轻患者痛苦或消除手术指征，明显提高疗效。

🍅 例1 刘旻治肺脓肿胸痛案

王某，男，45岁。

初诊日期：2018年3月28日。

病史：患者于2018年3月6日无明显诱因出现发热，体温38.5℃，伴有咳嗽、咳黄色脓痰，左侧胁肋部疼痛，持续不能缓解，深吸气时疼痛加重。就诊于某市胸科医院，查胸部CT示：左下肺大片实变影，可见少量气液平面，予以抗感染治疗，考虑患者左下肺大量脓肿，欲行脓液引流，但患者于脓液引流前因情绪紧张咳出腥臭脓痰些许，建议暂缓脓液引流，予以抗感染治疗，体温控制尚可，其余症状未见明显减轻。既往有支气管扩张病史。刻下症见：乏力，咳嗽，咳黄色脓痰，左侧胁肋部间断疼痛，深吸气时疼痛加重，纳可，二便可，舌红，苔黄腻，脉滑。

诊断：肺脓肿。

辨证：痰热壅肺。

治法：清肺化痰，凉血祛瘀消痈。

处方：瓜蒌、鱼腥草、炒冬瓜子各30 g，浙贝母、黄芩、桔梗、炒苦杏仁、牡丹皮、栀子、茯苓、桃仁、麸炒枳壳、竹茹、炒白术各10 g，地骨皮15 g。7剂。

二诊：患者自觉无明显乏力，咳嗽、咳黄色脓痰稍有缓解，痰量较少，左侧胁肋部疼痛无明显变化，深吸气时疼痛加重无明显变化，纳可，二便可，舌红，苔黄，脉滑。谨守前法，继续予以清肺化痰，凉血祛瘀消痈。处方：蜜桑白皮、地骨皮各 15 g，胆南星 12 g，瓜蒌、炒冬瓜子各 30 g，竹茹、茯苓、炒白术、皂角刺、桔梗、甘草、炒苦杏仁各 10 g。7 剂。

三诊：患者咳出大量黄色脓痰，左侧胁肋部疼痛较前缓解，深吸气时疼痛加重好转，夜间时有低热，体温最高 37.5℃，纳可，二便可，舌红，苔薄黄，脉弦滑略数。继续予以清肺化痰，凉血祛瘀消痈。处方：蜜桑白皮、地骨皮、瓜蒌皮、炒冬瓜子、牡丹皮各 15 g，桃仁、炒苦杏仁、川楝子、醋延胡索、麸炒枳壳、竹茹、青蒿、皂角刺、桔梗各 10 g，胆南星 6 g。7 剂。

四诊：患者每日咳痰量较前次减少，左侧胁肋部疼痛明显缓解，可以深吸气，夜间低热好转，体温波动于 37.1～37.3℃，纳可，二便可，舌红，苔薄黄，脉弦濡。继续予以清肺化痰，凉血祛瘀消痈。处方：蜜桑白皮、地骨皮、瓜蒌皮、炒冬瓜子、薏苡仁各 15 g，桃仁、炒苦杏仁、川楝子、醋延胡索、麸炒枳壳、竹茹、皂角刺、桔梗、郁金各 10 g，胆南星 6 g，醋乳香 5 g。7 剂。

五诊：患者每日咳痰量明显减少，无明显左侧胁肋部疼痛，无明显其他不适，纳可，二便可，舌红，苔薄，脉濡。予以滋阴清热、化痰祛瘀消痈。处方：川楝子、醋延胡索、郁金、青蒿、黄芩、茯苓各 10 g，北柴胡、竹茹各 6 g，赤芍、牡丹皮、地骨皮、瓜蒌皮、酒女贞子、墨旱莲、薏苡仁各 15 g。14 剂。

现除每日咳痰外无明显其他不适，考虑患者既往有支气管扩张病史，不除外脓肿已消退，建议患者再次复查胸部 CT 以明确治疗效果。

六诊：患者两周后复诊，复查胸部 CT 示左肺支气管扩张，与上次胸部 CT 比较，可见脓肿已消退，已暴露支气管扩张的本质。予以疏肝理气健脾，活血化瘀以调理全身。处方：北柴胡、砂仁（后下）、知母、木香各 6 g，黄芩、川楝子、醋延胡索、炒白术各 10 g，瓜蒌皮、丹参、赤芍、茯苓、地骨皮各 15 g。14 剂。嘱患者后续注意避风寒，避免感冒，加重支气管扩张病情；注意时常清痰化痰，以避免痰液再次壅塞发为肺脓肿。

【评析】 刘旻主任医师认为在肺痈治疗初期应以"清肺化痰、凉血祛瘀消痈"为主，此时处于正邪两盛之时，应在前人清肺化痰、祛瘀消痈的基础上加上凉血活血之品。脓者，血之变也，血为气所蒸则化为脓，凉血可使血宁而无化脓之源，活血推动血液运行，而无血瘀之弊。刘旻主任医师善用凉血活血之品，最喜在慢性肺部疾病，如支气管扩张、肺纤维化等治疗中加入凉血活血之品，如赤芍、牡丹皮、栀子等，常用剂量为 10～15 g，往往能收到较好的效果。而现代研究表明，凉血化瘀药物有改善微循环、调节免疫功能的作用，微循环及免疫功能的调节可以侧面改善肺的功能，这可能是加入凉血活血之药能收到较好效果的原因。而后随着病情的发展，邪正消长的变化，其用药则以化痰祛瘀消痈为核心，随证变化。气虚则稍加益气之品如黄芪、党参，阴虚则少佐养阴之品，如玄参、沙参。待到邪去正虚，则以益气养阴为主，活血化瘀为辅，以调理全身气机，使病邪短期内不会再次侵犯人体。凉血活血之品在肺痈患者的应用，可能会为中医药治疗肺痈提供一个较为新奇的思路，应对此多做临床观察。

[1] 袁帆，刘旻. 刘旻治疗肺脓肿经验举隅 [J]. 山西中医，2019，35（11）：38-39.

🍅 例2 钟一棠治疗肺脓肿胸痛案

患者，男，50 岁，农民。

初诊日期：2015 年 1 月 29 日。

病史：患者 1 周前于家中受凉后出现咳嗽、咳痰，初为白色，后转为黄脓痰，有腥臭，伴畏寒、发热，当时未测体温，稍有胸痛，无咳血，无头痛，无恶心、呕吐，于医院就诊，行胸部 CT 平扫提示"右肺下叶团片样病变，肺脓肿？"血常规：白细胞 $17.0×10^9$/L，中性粒细胞比例 83.78%，超敏 C 反应蛋白 161 mg/L。予青霉素治疗 2 天后，症状未缓解，体温渐高，最高达 39.5℃，为求进一步诊治，拟"肺脓肿"收治入院。既往有糖尿病病史 10 余年，最高血糖不详，平时规律服用二甲双胍、格列奇特治疗，血糖控制欠佳。入院后西医初步诊断：肺脓肿、2 型糖尿病。中医诊断：肺痈成痈期。入院后予哌拉西林三唑巴坦抗感染治疗 3 天，体温不降，咳黄脓痰，量不多，后改予比阿培南 2 天，体温仍不降，患者精神软，咳嗽，伴右侧胁肋作痛，口干，咽干，舌质红，苔黄腻，脉滑数。

诊断：肺脓肿。

辨证：肺痈成痈期。

治法：辛温解表，消痈止咳。

处方：芦根30 g，冬瓜子15 g，薏苡仁40 g，桔梗10 g，浙贝母15 g，败酱草30 g，鱼腥草50 g。3剂。当天晚上即咳大量脓性痰，即日起体温渐降，后又继续服原方10剂，热退后改方：南沙参、北沙参各20 g，百合20 g，桃仁20 g，苦杏仁（后下）15 g，瓜蒌皮、瓜蒌仁各15 g，赤芍15 g，浙贝母15 g，丹参20 g，麦芽15 g，白及10 g，黄芪20 g，蒲公英30 g。共10剂。患者症状明显好转，稍有咳嗽，咳痰，痰色渐白。复查血象正常，胸部CT示病灶有明显吸收，出院后门诊随诊。

【评析】 肺痈首见于《金匮要略》，张仲景对其病因病机、临床特征已有明确的认识，热势亢盛，血败肉腐而化为痈脓。痈溃则咳吐脓痰带血，其气味腥臭难闻；肺局部组织损坏则出现米粥状物混于痰液中。当病邪热毒甚时则病情加重。随着抗生素的广泛应用，多数病例经过一段时间治疗，往往临床症状减轻或消失，但肺痈溃后空洞修复尚需一定时间，此时治疗仍不可大意，以防继发感染。

[2]洪波，鲍翊君，王邦才.钟一棠治疗肺脓肿经验[J].中华中医药杂志，2016，31（11）：4550-4552.

例3 李国勤治疗肺脓肿胁痛案

患者，女，40岁。

初诊日期：2009年4月20日。

病史：患者于2009年2月初感寒后出现咳嗽、咳大量白稀痰，鼻塞、流清涕，无明显恶寒发热，患者未予重视，未行诊治。2日后仍有咳嗽、咳痰，痰量转少，痰色转黄，质黏不易咳出，无明显诱因出现左侧胁肋部刺痛，持续不能缓解，因疼痛呼吸浅促、夜不能寐。当日凌晨突觉发热恶寒，测体温38.1℃，次日晨就诊于某社区医院，胸部CT示左肺上叶空洞伴气液平面，考虑肺脓肿可能性大，予盐酸莫西沙星氯化钠注射液静脉滴注，3日后体温恢复正常，余症状未见明显改善。患者遂于2月8日就诊于某三甲医院，胸部CT平扫提示左肺舌叶薄壁空洞伴气液平面，双肺底多发斑片影，左侧胸腔积液，双侧胸膜增厚。为系统诊疗收入院治疗。住院期间行痰、血培养，支气管镜等相关检查（具体结果未见），临床诊断为肺脓肿，予抗感染、止咳化痰平喘等治疗，患者症状稍有改善后出院。出院后患者每周于该院呼吸科门诊随诊，继以抗感染及对症治疗，症状持续存在，3月10日复查胸部CT示双肺底斑片影基本吸收，左肺舌叶薄壁空洞伴气液平面大致同前。由于内科治疗收效甚微，建议行肺叶切除术，患者因畏于手术风险而拒绝，继而寻求中医治疗。刻下症见：咳嗽阵作，咳少量黄黏痰，难咳出，时有左侧胁肋作痛，口干，咽干，时感乏力、倦怠，胃纳尚可，眠佳，二便正常。舌质淡红，苔薄微黄，脉濡滑。

诊断：肺脓肿。

辨证：痰热蕴肺，气阴耗伤。

治法：清热化痰，消痈排脓，益气养阴。

处方：黄芪30g，冬瓜仁15g，鱼腥草50g，金荞麦30g，薏苡仁30g，瓜蒌20g，紫花地丁20g，百合15g，清半夏10g，川芎15g，天竺黄12g，竹茹10g，蒲公英15g。

二诊：服药7剂后，舌脉、诸症大致同前，加用西洋参20g以增益气养阴之功。再进汤药14剂。

三诊：患者咳嗽、咳痰、胁痛均有减轻。

四诊：5月11日。复查CT示左肺舌叶空洞较前缩小，空洞内气液平消失，残留薄壁空洞。患者症状减轻。

五诊：6月22日。患者病情平稳，已无明显咳嗽、咳痰，偶有活动后左侧胁肋作痛，口干，乏力，纳可，眠安，二便调。舌质淡红，苔薄白，脉濡滑。证属痰热恋肺，瘀阻肺络，气阴两虚。治以清热化痰，活血通络，益气养阴。处方：黄芪30g，金荞麦30g，鱼腥草50g，蒲公英30g，黄精12g，芡实15g，薏苡仁20g，瓜蒌15g，川芎15g，莪术15g，菟丝子12g，竹茹12g，山药15g，紫花地丁 20 g，太子参 20 g。以此法加减连续服用 2 月余。

十一诊： 9 月 14 日。患者病情半稳，无咳嗽、咳痰，仍偶有左侧胁肋部隐痛，乏力、口干不著，纳眠可，二便调。舌质淡红，苔薄白，脉弦细。证属气阴两虚，余邪未清，痰瘀阻络。治以益气养阴，清热化痰，祛瘀通络。处方：黄芪 30 g，金荞麦 30 g，蒲公英 30 g，连翘 15 g，川芎 20 g，北柴胡 12 g，莪术 15 g，全蝎 5 g，甘草 15 g，沙参 20 g，麦冬 15 g，醋香附 12 g，瓜蒌 20 g，郁金 15 g，太子参 15 g。以此方加减服用 1 月余。

2013 年 10 月 20 日末诊，患者已无明显不适。4 年来患者坚持定期复诊，病情始终平稳，偶因外感后咳嗽、咳痰，无频繁、反复的病情加重。2011 年 8 月 16 日复查 CT 示左上肺舌叶遗留一薄壁空洞。

【评析】 患者病程绵长，初起邪毒痰热蕴肺，后期邪气渐去，热势亦消，肺脏受损，肺络留瘀，正气渐虚，气耗津伤，故随着时间推移，渐减清热消痈之药，增益祛瘀通络、益气养阴之品，共奏祛邪扶正之功。

[3] 国钰妍，侣庆帅，亢秀红，等 . 李国勤治疗肺脓肿经验 [J]. 中医杂志，2014，55（9）：795-797.

结核性胸膜炎

结核性胸膜炎是由结核分枝杆菌侵及胸膜引起的炎症性反应。主要临床表现是发热、胸痛、呼吸困难、干咳等。胸部听诊可闻及胸膜摩擦音，渗出性胸膜炎积液多时，患侧胸部饱满，呼吸运动减弱，语颤减低或消失，纵隔向对侧移位，叩诊实音，听诊呼吸音减弱或消失；血白细胞可增高，红细胞沉降率增快；X 线示胸腔积液征象，胸腔积液可为草黄色渗出液，15% ～ 20% 可检出结核分枝杆菌。西医以抗结核治疗为主。治疗要点是根据病情给以异烟肼、利福平、链霉素等二联或三联用药，宜早期、适量、全程、规律用药。

本病相当于中医的"胸痛""痰饮""胸痹""结胸"等疾病范畴。中医治疗以行气通络为主。中医辨证分为以下 5 型。①饮停胸胁：咳嗽，咳时胸胁疼痛，气促息促，胸胁胀满，甚则不能平卧，或可见病侧胸廓饱满，苔黄白腻，脉沉弦或沉滑。治宜泻肺逐饮，降气平喘。②饮热互结：胸胁闷痛，咳嗽转侧加重，恶寒，发热，咳嗽痰少，胸闷气急，苔薄黄，脉弦或沉弱。治宜清肺逐饮，理气通络。③脾肾两虚：胸胁掣痛，咳嗽时加重，气短乏力，腰膝酸软，食少便溏，舌淡红，苔薄白，脉沉弱。治宜健脾利水，益气补肾。④气滞血瘀：胸胁刺痛或灼痛，阴雨天加重，胸闷不舒，或胸闷而咳，舌黯红，苔薄白，脉沉涩。治宜理气化瘀，和络止痛。⑤阴虚邪恋：胸胁胀闷，灼热疼痛，咳呛时作，口干咽燥，五心烦热，颧红盗汗，舌红少苔，脉细数。治宜滋阴清热，佐以化饮。

近年来，中西医结合治疗本病，被广泛用于临床，中药重在调节整体，祛邪扶正，可以减轻或消除西药的不良反应，缩短病程。

🍅 例1　王桂芝治结核性胸膜炎胸痛案

于某，女，69岁。

病史： 咳嗽，微发热，呼吸时胸部疼痛。X线片示右侧胸胁部满灌胸腔积液。胸腔抽出液体为浅黄色。外院确诊为结核性胸膜炎。住院用西药和抽液治疗1个月，胸腔积液未明显减少。刻下症见：咳喘，声音低微，胸部疼痛，呼吸困难，咳嗽时右胁下疼痛加剧，舌红苔白，脉沉弦。

诊断： 结核性胸膜炎。

辨证： 悬饮。

治法： 逐水祛饮，清热解毒。

处方： 甘遂5g，大戟3g，大黄15g，黄芩30g，蒲公英100g，紫花地丁30g，败酱草30g，鱼腥草30g，龙胆草30g，金银花30g，连翘30g，百合15g，百部15g，桔梗20g，鸡内金15g。水煎服，煎3次分2次服，每日1剂，连服18天，胸腔积液消失。随访未复发。

【评析】 本案中的方药，保留了十枣汤中的甘遂、大戟。减芫花是为减少毒性；加大黄是为不减攻下力度；加清热解毒之药是为去除毒性和炎症；加止咳药是为消除"咳唾引痛"。故此方既能消除令患者不适的不良反应，减轻痛苦，又不减对胸腔积液的攻伐力度，邪去正自扶，疗效显著，尤其适合年老体弱患者。

[1] 王桂芝 . 悬饮证的诊治及临床经验 [J]. 哈尔滨医药，2011，31（1）：44.

🍅 例2　李汉生治结核性胸膜炎胁痛案

崔某，男性，72岁。

病史：患者因思虑忿郁、困乏而暴饮及暴食生冷，身体不支，高枕侧卧，胁痛喘促，动辄益剧。于外院就诊，以"结核性胸膜炎"行胸腔穿刺而余液未净，服药呕恶，延李教授治之。刻下症见：患者面色㿠白，唇淡神疲，喘息抬肩，舌淡苔白滑，脉弦，右关大于左关。

诊断：结核性胸膜炎。

辨证：悬饮（脾肾阳虚）。

治法：通阳泻浊，培土生金。

处方：细辛3 g，甘草6 g，党参、当归、高良姜、三棱、莪术、郁金、制川乌（先煎）、制草乌（先煎）、苍术各9 g，胆南星、槟榔、大黄、干姜、肉苁蓉各12 g，皂荚24 g，芒硝（冲服）30 g。水煎服1剂后，洞泄4次，诸症悉减；继以附子理中汤、平胃散、四逆散调补之，1周后诸症若失。后单用异烟肼巩固治疗，2月而愈。

【评析】　悬饮相当于现代医学的结核性胸膜炎。李教授认为，此病位于躯壳之内、脏腑之外，呼吸大气难到之处；其为水谷之精未能四布，停积不行，由胃旁流于胁，始先不觉，日积月累，转为浑浊，遂成悬饮。若年老肾衰，火不制水，水泛为痰，则肺络受阻。治宜通阳泻浊，培土生金。

[2] 崔延昌 . 李汉生老中医治疗急难杂症经验 [J]. 中国中医急症，2003（6）：548.

🍅 例3　晏军治结核性胸膜炎胸痛案

患者，男，78岁。

初诊日期：2016年8月24日。

主诉：间断咳嗽、咳痰3年，加重伴气短喘憋4个月。

病史：患者 3 年来间断出现咳嗽、咳白黏痰、喘息胸闷痛，体力下降，活动受限，病情呈进行性加重，逐渐出现夜间不能平卧，喑哑，无咳血及明显体重下降。2016 年 4 月 10 日因咳嗽喘息加重，咳痰量多，喘憋，气短乏力就诊于某医院，查胸部 CT 提示左侧中等量胸腔积液，伴胸膜增厚，双肺尖可见结节影，后为明确胸腔积液性质转诊至某医院，查结核感染 T 细胞检测阳性，红细胞沉降率 106 mm/h，胸腔穿刺提示为单核细胞增多为主的渗出液，胸腔积液腺苷脱氨酶 19.7 U/L，癌胚抗原 <0.2 ng/mL，血清肺肿瘤标志物阴性，胸腔积液病原学检查阴性。于 4 月 18 日行内科胸腔镜检查，镜下见壁层、脏层胸膜普遍增厚，胸腔内广泛粘连、分隔，术后留置胸腔引流管，每日引流 150 mL 左右。考虑结核性胸膜炎不除外，建议行试验性抗结核治疗，患者及家属拒绝，未进行规律抗结核治疗。出院后患者气短、喘憋、胸闷痛症状时轻时重，间断口服中药。患者吸烟 60 余年，既往 20 支 / 日，已戒烟 4 个月。8 月 3 日查胸腔积液超声示左侧胸腔积液，第 8 肋下可见液性暗区，较深处 12.7 cm，距体表 2.5 cm，其内可见分隔及絮状物。刻下症见：喘息气短，卧位胸闷痛，活动后明显，偶有咳嗽，咳痰量少，色白质黏，乏力，双下肢酸软无力明显，行走需有人搀扶，饮食多时反酸、烧心，呃逆，偶有周身游走性疼痛，略有咽痛、咽痒，口干欲饮，喑哑，纳差，眠可，夜尿 1 ～ 2 次，大便日 1 次，不成形。舌黯红，苔黄厚腻，中剥脱，脉沉细。

诊断：胸腔积液，结核性胸膜炎？

辨证：悬饮，肺气不畅，脾虚不运。

治法：理肺健脾，活血利水。

处方：党参 30 g，黄芪 15 g，炙黄芪 15 g，炒白术 15 g，茯苓 30 g，葶苈子 15 g，大枣 10 g，泽泻 10 g，泽兰 10 g，猪苓 6 g，川楝子 6 g，延胡索 24 g，麦冬 15 g，五味子 10 g，煅瓦楞子 30 g，紫苏子 10 g，炒白芥子 10 g，炙麻黄 6 g，苦杏仁 10 g，川牛膝 20 g，焦山楂 10 g，炒麦芽 15 g，焦神曲 10 g，炙百部 12 g，炙甘草 6 g，炒牛蒡子 10 g，连翘 15 g，清半夏 10 g，颗粒剂，14 剂。

二诊：患者诉服药后症状改善，喘憋、胸闷痛减轻，痰量减少，周身窜痛减轻，仍纳少，反酸烧心，反酸后伴随咳嗽，呃逆，乏力，易疲劳，气短，口干欲饮水，眠可，大便日一行，不成形，黏腻，小便数，夜尿 2 次，舌红苔黄厚腻，中剥脱，脉沉细。考虑饮邪从小便而去，故见喘憋、胸闷痛减轻，现反酸后咳嗽，乃胃气上逆，上方去泽泻、泽兰、猪苓、连翘，加旋覆花 20 g、代赭石 12 g、桑白皮 15 g，续服 14 剂。

后患者每 2 周来诊一次，诉气短、喘憋症状逐渐缓解，反酸减轻，周身窜痛消失，纳呆改善，体力回升，舌苔黄腻渐退，剥脱缩小，于上方基础上加减用药，去川楝子、延胡索、代赭石等行气止痛、理气降逆之品，加鸡内金助运、当归芍药活血利水。12 月 7 日复查胸腔积液超声示：左侧胸腔积液伴少许机化，较深处 3.8 cm，其内可见少量条索样高回声，提示胸腔积液较前减少。后患者症状平稳，要求停用中药，未再来诊。随访半年，患者诉未再见气短喘憋及胸闷痛，纳食改善，体力增加，多次复查胸腔积液超声胸腔积液大致同前，病情未发。

【评析】 悬饮的治疗应分急缓，若悬饮量大，内迫心肺，喘憋难卧，则应以峻下逐水为标，可使用十枣汤、葶苈大枣泻肺汤等方剂，但需注意"大毒治病，十去其六"，避免峻猛药物耗伤正气，中病即止，胸腔积液量大压迫肺脏者可采用西医胸腔穿刺引流胸腔积液等办法缓解症状；若病情稳定，病势较缓，或悬饮量不多，治疗总以理肺健脾、扶助正气为主；肺主气，主宣发肃降，肺气宣则郁滞之气得以调畅，肺气降则水道通畅，悬饮自去；脾主运化，甘平益气，助脾运化则内湿自除，可用四君子汤、参苓白术散等方剂。

[3] 吕明圣，晏军 . 理肺健脾活血利水法治疗悬饮一例 [J]. 环球中医药，2018，11（10）：1573-1574.

肺癌

原发性支气管肺癌指原发于支气管黏膜和肺泡的癌肿，是最常见的恶性肿瘤之一。近半个世纪来许多国家和地区肺癌的发病率和死亡率都在逐年增加，在男性居民中尤为明显。

现代医学认为本病病因及发病机制迄今尚未完全明确，一般认为本病的发生与吸烟，大气污染，某些职业性致癌因子或理化性致癌因子如石棉、砷、铬、沥青及某些放射性物质等有密切关系。此外，慢性肺疾患、家族遗传、免疫功能不全、内分泌紊乱等对其发生可能起综合性作用。肺癌的常见症状为咳嗽、咳血、发热、胸闷气急等，以咳嗽和咳血丝痰为常见的早期症状。可有胸痛，一般多为隐痛不适，如在病程中出现尖锐胸痛，常提示胸膜或胸壁转移。对年龄在 40 岁以上，尤其吸烟者，无其他原因出现持续性呛咳，反复痰中带血；肺部局限性炎症反复发作及肺结核病灶经积极抗结核治疗仍无效或病灶增大者；以及短期内出现呼吸困难、头颈部水肿、颈及胸壁静脉怒张等上腔静脉压迫征及声音嘶哑者，均应高度怀疑肺癌，并进一步检查确诊。可行胸透、正侧位胸片、电子计算机体层扫描、磁共振成像检查、痰脱落细胞学检查及纤维支气管镜检查等。

现代医学对本病主要采用手术、放疗和化疗等方法。手术切除是各种治疗方法中疗效最佳的一种。然而，大约 80% 的肺癌患者在确诊时已无手术条件，在可手术的 20% 病例中，术后 5 年生存率仅 30%～40%；对不能手术而有症状的病例可进行姑息性放疗，小细胞癌、鳞癌及腺癌对放疗的敏感性依次递减。化疗适用于不能手术切除者、术后的辅助治疗或复发而无法再手术的患者，只能取得近期缓解，不能明显延长生存期，5 年生存率很低，目前主张采取综合治疗，可提高 5 年生存率。

本病在中医临床中属"肺积"范畴，主要是由于正气虚损，阴阳失调，六淫之邪乘虚入肺，邪滞于肺，导致肺脏功能失调，肺气阻郁，宣降失司，气机不利，血行受阻，津液失于输布，津聚为痰，痰凝气滞，瘀阻络脉，于是痰气瘀毒胶结，日久形成肺部积块。

中医对本病总的治疗原则是扶正祛邪。中医认为虚证是肿瘤发生发展的重要原因和病机，正气不足，气血虚弱，导致脏腑功能失调，因而出现气滞、血瘀、湿聚、痰结等一系列病理变化，最终形成肿瘤。因此，扶正培本是中医预防、治疗肿瘤的特色和优势。而外邪是肿瘤发生发展的一个因素。由于长期饮食不洁、情志失调、过度劳伤等引起机体阴阳平衡失调、脏腑功能失调，外邪乘虚而入，引起气滞血瘀、邪毒聚结等一系列病理变化，最终形成肿瘤。因此，祛邪也是中医治疗肿瘤的一大治则，具有较好的疗效。中医的辨证分型大体把肺癌分为肺郁痰热、气虚痰湿、阴虚痰热、气阴两虚4个常见的临床证型。①肺郁痰热型症可见咳嗽不畅，痰中带血，胸胁痛或胸闷气促，唇燥口干，大便秘结，舌质红或黯红，苔黄，脉弦或弦细。本证为肺气忿郁，血瘀痰壅。治宜宣肺理气，化瘀除痰。②气虚痰湿型症可见咳嗽痰多，胸闷短气，少气懒言，纳呆消瘦，腹胀便溏。舌质淡黯或淡红，边有齿印，苔白腻，脉濡或滑。证属肺气虚弱，子病及母，脾失健运，痰湿内阻。治宜补气健脾，除痰散结。③阴虚痰热型症可见咳嗽少痰，或干咳，咽干不适，或咳痰带血丝，胸满气急，潮热盗汗，头晕耳鸣，心烦口干，小便黄，大便干结。舌质红绛，苔光剥或舌光无苔，脉弦数无力。本证为肺肾阴虚，痰热互结。治宜滋肾清肺，豁痰清热。④气阴两虚型症可见干咳痰少，咳声低微，或痰少带血，消瘦神倦，口干短气，目暝失寐，烦躁心悸，纳差体乏，舌红干或嫩红，苔白干或无苔，脉沉细。证属肺脾两虚，肾阴枯竭。治宜益气养阴，扶正除积。

🍅 例1 朱佳治肺癌胸痛、肩痛医案二则

（1）白某，男，60岁。

初诊日期： 2020年5月21日。

主诉： 确诊肺癌半年。

病史： 患者2019年底因右侧背部疼痛不适查胸部CT发现右侧胸腔积液，不排除恶性肿瘤，胸腔积液病理示腺癌，目前采取靶向治疗。刻下症见：时有口疮，口干，疲乏无力，寐欠安，胃纳尚可，二便调，舌质黯红，苔薄腻，脉弦。既往有慢性乙型肝炎病史。

诊断： 右肺腺癌。

辨证： 气阴两虚，癌毒走注，痰饮停肺。

治法： 益气养阴，清热解毒，佐以泻肺利水。

处方： 黄芪30g，女贞子15g，鸡血藤15g，炙鳖甲（先煎）10g，百合10g，天冬10g，麦冬10g，南沙参10g，北沙参10g，半枝莲30g，白花蛇舌草30g，

漏芦15 g，白薇15 g，猪苓30 g，桑白皮25 g，葶苈子（包煎）10 g，白芥子10 g，枳壳10 g，旋覆花（包煎）5 g，垂盆草30 g，陈皮10 g，砂仁（后下）3 g，茯苓15 g，焦山楂10 g，焦神曲10 g，炒谷芽15 g，炒麦芽15 g，甘草5 g。14剂。水煎，每日1剂，分2次服。

二诊：6月4日。自诉外院复查胸部CT示左侧胸腔积液较前好转，服药后症状明显改善，口疮消失，寐可，时有大便不畅，或带有少许鲜血，小便正常，舌质稍红有瘀斑，苔薄，脉弦。治守前法，以初诊方加槟榔10 g、荆芥炭10 g、地榆10 g、蜈蚣3 g。

三诊：6月18日。大便欠实，余无明显不适，舌质黯红，苔薄，脉弦。守方再进，以初诊方加蜈蚣3 g、炒薏苡仁30 g、荆芥10 g、焦栀子10 g。

【评析】 患者有右肺腺癌、胸腔积液、慢性乙型肝炎病史，结合症状、舌脉，四诊合参，辨证属气阴两虚，癌毒走注，水饮停肺，治当益气养阴、清热解毒，佐以泻肺利水。瘀阻血脉，血不利则为水，气机阻滞，则肺失宣降，脾失健运，津液不归正化，痰饮更甚，故治疗当兼顾活血化瘀、理气化痰。方中黄芪补气升阳，又能利水；女贞子、炙鳖甲、百合、天冬、麦冬、南沙参、北沙参滋养阴液、扶正补虚、益气养阴；半枝莲、白花蛇舌草、漏芦、白薇清热解毒抗癌；鸡血藤养血活血；猪苓、桑白皮、葶苈子、垂盆草利水渗湿、泻肺逐饮；白芥子、枳壳、旋覆花、陈皮理气化痰；茯苓、砂仁健脾化湿；焦山楂、焦神曲、炒谷芽、炒麦芽运化脾胃；甘草调和药性。诸药合用，共奏益气养阴、解毒抗癌、泻肺利水、理气化痰、健脾运脾之功。二诊患者诸症好转，但大便不畅、时有鲜血，舌质稍红，故加槟榔行气消积，荆芥炭、地榆凉血止血，蜈蚣以毒攻毒，加强抗癌解毒之效。三诊患者大便欠实，余无明显不适，病机同前，故治守前法，在初诊方药基础上加用蜈蚣抗癌解毒，炒薏苡仁健脾祛湿，荆芥祛风解表，焦栀子清热泻火。

（2）刘某，女，71岁。

初诊日期：2020年7月30日。

主诉：发现肺占位1月余。

病史：患者2020年6月23日体检发现右肺下叶占位，并发脑梗死。7月1

日于南京市鼓楼医院住院行肺穿刺活检，病理示腺癌（中分化，伴骨转移），暂未行放化疗，基因测序阴性，口服安罗替尼治疗，但因服用第1天头晕明显而停药。刻下症见：行走不稳，头晕，二便调，口干欲饮，手麻。舌红苔薄黄腻，舌下络脉迂曲，脉细弦。

诊断：右肺腺癌。

辨证：气阴不足，痰瘀毒结。

治法：治以益气养阴，化痰散瘀，佐以解毒。

处方：黄芪25 g，女贞子10 g，天冬10 g，麦冬10 g，炙鳖甲（先煎）10 g，桑白皮10 g，地骨皮10 g，浙贝母10 g，胆南星10 g，葛根10 g，守宫10 g，地龙10 g，当归10 g，白英30 g，半枝莲30 g，白花蛇舌草30 g，蜈蚣3 g，僵蚕10 g，豨莶草30 g，枳壳10 g，陈皮10 g，焦山楂10 g，焦神曲10 g，甘草5 g。14剂。水煎，每日1剂，分2次服。

二诊：8月13日。服药后体力改善，诉右肩疼痛，胃纳尚可，行走不利，舌红，苔薄黄腻，脉细弦。初诊方加桂枝10 g、片姜黄10 g、骨碎补10 g。

三诊：8月27日。服左下肺灼热感，左肩臂疼痛，尿频，舌红，苔薄黄腻，脉细弦。治守前法，二诊方改桂枝6 g，加党参15 g、鸡血藤15 g、菟丝子15 g、益智仁15 g。

【评析】 患者右肺腺癌，有脑梗死病史，行走不稳、头晕、口干欲饮、手麻均为气阴不足、痰瘀毒结之象，舌红苔薄黄腻、舌下络脉迂曲、脉细弦亦符合此病机特点。治以益气养阴，化痰散瘀，佐以解毒。方中黄芪、女贞子、天冬、麦冬、炙鳖甲益气养阴，桑白皮、地骨皮清肺热而不伤阴、利肺水而不伤正；浙贝母、胆南星、僵蚕化痰散结；葛根、守宫、地龙、蜈蚣、当归活血通络；白英、半枝莲、白花蛇舌草抗癌解毒；豨莶草清热祛湿；枳壳、陈皮利气化痰；焦山楂、焦神曲运脾健脾；甘草调和诸药。全方充分体现了朱教授扶正与祛邪兼顾的治疗思路。二诊患者体力改善，但右肩疼痛、行走不利，考虑患者脑梗死、骨转移病史，故加桂枝温通阳气、片姜黄行气活血、骨碎补补肾强骨，加强通经止痛、补肾强骨之功。三诊患者肺部有灼热感，故在二诊方基础上减小桂枝用量以减弱温通之力，肩臂疼痛、尿频又为气虚血瘀、肾虚不固之象，因此加用党参补益正气，鸡血藤养血活血，菟丝子、益智仁补肾固精。

[1] 吕晓静. 朱佳运用扶正祛邪法辨治肺癌之经验 [J]. 江苏中医药，2021，53（8）：16-19.

🍅 例2 沈绍功治肺癌胸痛案

赵某，男，82岁。

初诊： 2001年8月24日。

病史： 患者因胸痛、咳嗽10年，加重1个月，于2001年7月21日在某医院检查，胸部X线片示右肺门大片阴影，模糊不清，其中有块状，侧位片可见肺门区有团块影。痰液培养发现腺癌细胞。西医诊断为中心型肺癌。既往有吸烟史20年。刻下症见：胸痛，干咳，气喘，乏力，头晕，性情急躁，纳谷不香。舌黯红，苔薄黄，脉沉细。血压90/60 mmHg，精神萎靡，面色白。

诊断： 原发性中心型肺腺癌。

辨证： 气虚肝郁，肺失宣降。

治法： 健脾益气，疏肝清肺。

处方： 党参10 g，炒白术10 g，云苓10 g，陈皮10 g，木香10 g，砂仁（后下）10 g，石菖蒲10 g，郁金10 g，杜仲10 g，桑寄生10 g，紫菀10 g，仙鹤草10 g，薏苡仁10 g，白花蛇舌草30 g，丹参30 g，桑白皮10 g，鱼腥草30 g，川楝子10 g，延胡索10 g。

上方每日1剂，水煎，分2次服，连服14剂后，干咳气喘明显减轻，仅活动后偶有气喘，时有胃脘冷痛，舌黯红，苔薄黄，脉沉细。守法增药续进，润肺止咳加北沙参、川贝母；补益气血加黄芪、当归、扁豆衣；温胃散寒加香附、高良姜；疏肝理气加香附、柴胡。加减连续治疗半年余，纳谷转香，气喘胸痛已除，仅天气变化时偶有干咳。改用调肾法以巩固疗效，投杞菊地黄汤滋水柔肝而润肺；佐以白花蛇舌草、全瓜蒌、鱼腥草清肺解毒；北沙参、紫菀、川贝母、桑白皮润肺止咳；焦三仙、鸡内金消食和胃。连续加减治疗2年余，CT扫描提示癌灶略有缩小，患者饮食生活如常。

【评析】 本案肺癌患者平素性情急躁，肝火旺盛，肝气横逆犯脾、犯胃，以致脾胃虚衰；肝火旺盛，木火刑金，以致胸痛、久咳。故治疗以香砂六君子汤补土生金，杜仲、桑寄生益火生土，川楝子、延胡索疏肝止痛，桑白皮、鱼腥草清肺止咳，全方配伍严谨，辨证准确，切中病机，疗效显著。

《沈绍功验案精选》

第二章
消化系统

反流性食管炎

反流性食管炎是指胃或十二指肠内容物反流入食管，而引起食管黏膜充血、水肿，甚至糜烂等炎症性改变。其发病机制主要是食管抗反流防御机制下降和反流物对食管黏膜的攻击作用。本病以 40～60 岁多见，为食管炎中发病率较高的一种疾病，食管中下段为其好发部位，而以下段为最多，常与慢性胃炎、消化性溃疡或食管裂孔疝等疾病并存，或单独存在。

临床表现以胸骨后或剑突下烧灼感、烧灼样疼痛、吞咽困难、反酸等为主症。该病可根据内镜及活检、食管 X 线钡餐等检查以确诊。现代医学治疗上以质子泵抑制剂、H_2 受体拮抗剂、促胃动力药等药物控制症状，对食管狭窄及癌变者给予手术治疗，可选腹腔镜或开胸手术。另外，对该类患者，应嘱抬高床头、戒烟酒、低脂低糖饮食、避免饱餐，不可于餐后立即平卧、减肥等，以利康复。

中医学无反流性食管炎病名，根据其临床特征，属于中医学的"噎膈""胸痛""胃脘痛""吞酸"等病证范畴。反流性食管炎属正虚邪实、本虚标实、虚实夹杂之证，尤以脾胃虚损为本，气滞、郁火、湿浊、瘀血等为标。因此本病之辨证当分寒热虚实，施治宜审证求因，治病必求其本。《证治汇补》曰："吞酸虽小恙，然可暂不可久，久而不愈，为噎膈反胃之渐。"充分认识到本病的发展过程。本病的主要病机是胃失和降，浊气上逆，因此，和胃降逆为其主要治则。

🍅 **例1　单兆伟治反流性食管炎胸痛案**

患者，男，37岁。

初诊日期：2011年5月12日。

病史：患者2010年4月因甲型黄疸型肝炎在某院感染科住院治疗，48天后痊愈出院，但仍继续服用清热解毒剂，以求巩固。出院后3月余患者胃脘部稍感不适，后渐觉咽部有阻碍感，且不断加重，伴有烧灼样疼痛，遂停用中药。2010年12月疼痛渐下移至胸骨后中下部，向背部及上胸部放射，食后尤剧，在南京某医院行胃镜检查提示反流性食管炎，服用西药黏膜保护剂后，疼痛稍缓，然进食梗阻感不除，患者焦虑不堪。刻下症见：吞咽受阻，伴胸骨后下部隐痛，时呕恶，咳吐少许黏液，精神欠佳，神疲乏力，不思纳谷，面黄欠华，大便稍干，舌质淡，舌苔白腻，脉细弦。

诊断：反流性食管炎。

辨证：病久中虚，痰凝气滞，壅遏食管、胃，行道不利。

治法：健脾益气，理气化痰畅膈。

处方：党参片12g，麸炒白术10g，陈皮8g，法半夏10g，麸炒枳壳10g，姜竹茹10g，薏苡仁30g，茯苓15g，甘草5g，桔梗5g，浙贝母10g，丹参15g。14剂，水煎，早晚分服。

二诊：2011年5月21日。患者服药后胸骨后疼痛、呕恶已除，精神转佳，梗阻亦有所减轻。前后用此方加减治疗2月余病症得愈，胃镜复查示：食管黏膜光整，蠕动正常。

【评析】　该案患者表现为吞咽受阻，符合"噎膈"病证。《金匮翼·膈噎反胃统论》云："噎膈之病，有虚有实。"该案患者以正（气）虚为本，气滞痰凝为标，因久服苦寒之剂，伤及脾胃，中焦虚损，运化不健，湿从中生，聚而为痰，阻遏气机，痰气交阻，闭塞胸膈，食管不利，诚如《临证指南医案·噎膈反胃》杨案载："气滞痰聚日壅，清阳莫展，脘管窄隘，不能食物，噎膈渐至矣。"单老切中其理，用温胆汤理气燥湿化痰治其标，复加参苓白术散益气健脾化湿而治本，用浙贝母增化痰之力，又恐气病日久及血，加丹参和血通络安其未病之所，收效立应。

[1] 郑晓辉，时乐，单兆伟. 单兆伟运用温胆汤经验 [J]. 中国民间疗法，2021，29（12）：36-38.

🍅 例2　白光治反流性食管炎胸痛案（二则）

（1）高某，女，75 岁。

初诊日期： 2019 年 1 月 17 日。

主诉： 食管及胸前区灼烧痛感反复发作 5 年，加重伴脘腹部胀满 1 个月。

病史： 患者 5 年来未经系统诊治，症状反复发作。曾多次自行口服泮托拉唑肠溶胶囊等拉唑类药物，症状时轻时重。患者自述平素好生闷气，近 1 个月又因情绪不畅，上述症状加重。今为求中西医结合系统治疗，遂来我院门诊就诊。胃镜示：反流性食管炎（B 级）；胃窦糜烂性病变。刻下症见：食管及胸前区灼烧感，伴脘腹部胀满不舒，进食后尤甚，嗳气或矢气后稍舒。频频嗳腐吞酸，口中干苦，尤以晨起时明显。偶有反酸，善太息，面色萎黄晦黯，食少纳呆，二便尚可。舌红，苔黄而干，脉沉弦略数。

诊断： 反流性食管炎。

辨证： 肝胃郁热证。

治法： 清肝泄热，和胃降逆。

处方： 黄连 10 g，吴茱萸 5 g，姜半夏 10 g，紫苏梗 10 g，枳壳 15 g，厚朴 15 g，木香 10 g，砂仁（后下）10 g，柴胡 10 g，郁金 10 g，香附 10 g，浙贝母 20 g，海螵蛸 20 g，党参 20 g，白术 20 g，茯苓 20 g，薏苡仁 30 g，炙甘草 15 g。7 剂，水煎服，每日 1 剂，3 次分服。嘱忌韭菜、地瓜等甜、黏食物及浓茶、咖啡等刺激性食物。

二诊： 2019 年 1 月 31 日。服药后纳食增加，食管及胸前区仍有烧灼感，近日反酸症状明显，偶有腹胀。处方：原方改黄连为 12 g，枳壳为 25 g，加用瓦楞子（先煎）20 g。7 剂，煎服法同前。

三诊： 2019 年 2 月 16 日。患者自述食管及胸前区无明显灼烧感，口中干苦较前明显减轻，面色较前红润，余症状皆有所好转。其家人述患者情绪较前平静和缓。舌质较前红润，苔薄黄，脉沉弦略数。说明患者热象较前有所减轻。嘱患者守方7剂继续服用。

于2019年6月26日电话回访，患者自述上次服药后症状逐渐消失且未再复发，身体状况良好，且气色明显好转。

（2）陈某，女，36岁。

初诊日期： 2019年1月15日。

主诉： 胸骨后灼痛2年，加重1周。

病史： 患者自述2年前因工作中与人争吵，后出现胸骨后灼痛、反酸等症。遂于当地医院查胃镜示：反流性食管炎；慢性浅表性胃炎。并诊断为"反流性食管炎"。给予埃索美拉唑镁肠溶片、瑞巴派特等药物对症治疗，初起时效果明显，但两年来反复发作，后不规律用药症状未见明显缓解。1周前因家中亲人去世，上述症状再次加重，遂于本院就诊。刻下症见：胸骨后灼痛，痛窜两胁，连及项背。伴嗳气，每因忧愤恼怒加重。心情烦躁，食欲不振，睡眠较差，小便调，大便稍干，舌淡黯，苔黄厚稍腻，脉弦滑数。

诊断： 反流性食管炎。

辨证： 肝胃郁热。

治法： 清肝泄热，和胃降逆。

处方： 黄连10 g，吴茱萸5 g，黄芩9 g，柴胡10 g，郁金10 g，陈皮15 g，紫苏梗10 g，枳壳20 g，浙贝母20 g，海螵蛸20 g，白术20 g，茯苓20 g，白芍20 g，甘草15 g，石菖蒲30 g，莲子心15 g，合欢花10 g，龙齿（先煎）30 g。7剂，水煎服，每日1剂，早晚2次分服。嘱其调畅情志。

二诊： 2019年1月24日。服药后胸骨后灼痛较前略缓解，两胁窜痛稍有改善，但仍有背部痛闷不舒。食欲明显改善，睡眠时间延长。大便通畅，日行1次。处方：原方加用葛根30 g。10剂，煎服法同前。

三诊： 2019年2月20日。黄苔稍减退。患者心情愉悦，精神状态良好。饮食睡眠基本恢复正常。胸骨后灼痛等症状基本消失，随访半年未见复发。

【评析】 上述两例患者均由情志不遂所致，且经质子泵抑制剂治疗后均疗效不显著，又极易反复。患者平素性情急躁，情绪波动较大。郁怒伤肝，导致肝气失疏形成郁结。"气有余便是火"，郁结日久生热化火，横逆犯胃，胃失和降，肝火挟持胃中酸水上犯乃本病重要病机。治疗宜采用清肝泄火、和胃降逆之法，用左金丸加减。方中黄连、吴茱萸清泄火热，降逆止呕；黄连是清除中焦热邪不可或缺的良药。合用清热解毒之黄芩，以助黄连清泄火热之功；厚朴下气通腑除胀；紫苏梗、枳壳下气宽中；柴胡理气开郁，长于升散清阳，与枳壳相伍一上一下，可助脾脏升清，胃腑降浊，使其升降相因，共同调整脾胃气机升降之偏胜；《本草从新》云："酸敛肝，肝以敛为泻"，白芍可以养血敛阴柔肝，以此清泻肝木。白芍与柴胡配伍，散柔并举，散郁行气而不伤阴，柔肝敛阴而不碍气；香附、郁金助柴胡理气解郁；半夏和胃降逆和中；陈皮理气化滞和中；木香、砂仁行气和胃止痛；浙贝母、海螵蛸制酸止痛，两药一散一收，相反相成，乃治疗反酸常用之对药，出自乌贝散。反酸剧烈时可以加用煅瓦楞子；白术、茯苓、党参、薏苡仁补益脾胃、顾护脾气；石菖蒲醒脾和胃；莲子心清心除烦；合欢花解郁安神，"萱草忘忧合欢蠲忿"，合欢花能消除郁忿；龙齿重镇安神力强；甘草能补脾益气、顾护中焦，调和诸药。纵观全方，共奏泄肝、疏肝、柔肝之功。"肝火得清自不横逆犯胃，胃气得降则其气自和"，热消气降，脾气逐渐充盛，标本兼顾，气机升降之平衡渐复。病情稳定后，应继用汤药以巩固疗效，防止复发。

[2]程雨萌，白光.白光教授治疗肝胃郁热型反流性食管炎验案举隅[J].云南中医中药杂志，2021，42（5）：8-11.

🍅 例3 徐景藩治反流性食管炎胃痛案

患者，51岁。

初诊日期： 2002年12月6日。

主诉： 反酸1年，加重2个月。

病史： 患者1年前出现反酸，间断服用抗酸药物后可缓。2个月前反酸加重，有胃脘部灼热疼痛感，嗳气频多，饮食减少，二便尚调，舌质红，舌苔薄白，脉细弦。2002 年 11 月胃镜提示：反流性食管炎。

诊断：反流性食管炎。

辨证：肝胃郁热，胃失和降。

治法：泄肝清热，和胃降气。

处方：陈皮 10 g，橘络 6 g，法半夏 10 g，茯苓 15 g，黄连 3 g，代赭石（先煎）15 g，刀豆壳 20 g，浙贝母 10 g，青皮 6 g，佛手 10 g，木蝴蝶 6 g，麦冬 15 g，鸡内金 10 g，建神曲 15 g。7 剂，日 1 剂，早晚饭后温服。

二诊：2002 年 12 月 14 日。患者服用上方后，反酸改善不著，自觉口酸，胃脘部灼热疼痛较前好转，嗳气稍缓，胸脘痞胀不适，二便尚调，咽干，舌脉如前。上方加白芍 15 g、枇杷叶 15 g、苦杏仁（后下）10 g、桑叶 15 g、煅瓦楞子（先煎）30 g。14 剂，日 1 剂，早晚饭后温服。

三诊：2002 年 12 月 29 日。患者反酸明显好转，胃部灼热疼痛、嗳气、咽干消失，胸脘无痞胀感，食欲转佳，舌质淡红，苔薄白，脉细。继守二诊方 14 剂。后随访，未再复发。

【评析】 患者患有反流性食管炎，徐老先以陈皮、法半夏、茯苓、黄连、代赭石、刀豆壳和降胃气，青皮、佛手疏肝和胃，木蝴蝶利咽降肺气，橘络宣通食管，鸡内金、建神曲消食以促胃肠动力，浙贝母制酸，亦走上焦肺以化痰利咽。察患者舌质红，脉细弦，虽有肝郁但亦有阴伤化热倾向，合麦冬养阴益胃。二诊时诸症改善不显，又增咽干、胸脘痞胀不适等症状，徐老察首次方药，肃降肺气利咽力弱，故加枇杷叶、苦杏仁、桑叶肃降肺气，再加煅瓦楞子增强制酸之效，白芍养阴益胃，与黄连配伍又可酸苦涌泄肝热。三诊时，患者诸症明显减轻，可继守二诊方，巩固治疗。如此降胃气、清肝热、利肺气、和胃液四法合用，又辨证施以消食、养阴之法，疾病向愈。

[3] 赵旦娅，郁宏文，陆为民 . 国医大师徐景藩从肺、胃、肝论治反流性食管炎经验 [J].中华中医药杂志，2021，36（5）：2709-2711.

食管癌

食管癌是指发生于食管鳞状上皮的恶性肿瘤，以进行性吞咽困难、食物反流、咽下疼痛为主要临床特征，是消化道的常见恶性肿瘤之一。西医认为食管癌的人群分布与年龄、性别、职业、种族、地理、生活环境、饮食生活习惯、遗传易感性等有一定关系，尤其是亚硝胺类化合物、霉菌诱发食管癌的研究已部分得到证实。中老年易患本病，我国80%的患者发病在50岁以后，男性多于女性。

早期食管癌无特异性症状，可有进食时胸骨后烧灼感或食物滞留感，中晚期食管癌患者主要有进行性吞咽困难、咽下疼痛及食物反流等，常发生营养不良及恶病质，并常出现肿瘤转移，表现为喉返神经压迫症状、食管支气管瘘、浅表淋巴结肿大等。本病可经X线钡餐检查、食管黏膜脱落细胞检查、食管镜检查取活检等确诊。

现代医学对本病首选手术治疗，特别是早期食管癌，据报道，早期食管癌患者手术切除后5年生存率达90.3%。晚期的中上段食管癌及病灶位于主动脉弓处的中段食管癌则不宜手术而常采取放疗。联合化疗可作为食管癌的辅助治疗，适合于手术前、后及不适于手术治疗的患者。目前内镜治疗也应用于食管癌的治疗，早期食管癌可以在内镜下进行微波烧灼，晚期食管癌在内镜直视下行扩张与支架植入术，以缓解症状，提高生存质量。

中医称食管癌为柔空或噎膈。关于食管癌的病因病机，中医学认为与七情内伤、劳倦疲损、饮食不节和脏腑功能失调有密切关系。《医贯》曰："咽系柔空，下接胃本，为饮食之路。"水谷以通为用，以降为顺，如忧郁失度，恣食辛煿，致柔空气机不利，通降失司，痰瘀阻滞，噎膈内生。因此，食管癌的总治则应以行气开郁，活血祛瘀，化痰散结，清火解毒，补益虚损为主。

🍅 **例1　沈舒文治食管癌案**

患者，女，77岁。

初诊日期：2019年9月28日。

病史： 1个月前无明显诱因出现吞咽不利，进食硬质食物哽噎不顺，伴胃部不适，半月前吞咽不利加重，2019年9月12日于某医院行胃镜检查示"食管中段癌，距门齿25～35 cm可见一环腔1/3周不规则肿物"，2019年9月15日病理学检查示"（食管中段）中分化鳞状细胞癌"。平素喜食腌制食品，病后思虑过度。刻下症见：吞咽不利，口咽干涩，咳嗽，咳白色黏痰，自觉气短，乏力，舌黯红少苔，脉弦细。

诊断： 食管癌。

辨证： 痰气郁结，肺胃阴虚。

治法： 化痰开郁，润降胃气。

处方： 半夏10 g，紫苏叶10 g，厚朴15 g，茯苓10 g，紫菀10 g，款冬花10 g，百部10 g，人参10 g，沙参15 g，麦冬10 g，蛤蚧10 g，沉香5 g，威灵仙12 g，炙甘草5 g。7剂，每日1剂，水煎，分早晚温服。

二诊： 2019年10月6日。口咽干涩明显改善，气短缓解，仍咳嗽、咳白色黏痰，乏力，舌黯红，苔薄白，脉弦细。守方去蛤蚧、沉香，加瓜蒌10 g、夏枯草20 g、山慈菇15 g。继服14剂。

三诊： 2019年10月23日。口咽干涩感基本消失，精神可，咳嗽、咳痰明显缓解，舌淡红，苔薄白，脉细。守方随证加减，继服6个月，患者吞咽不利基本消失。

【评析】 本案患者年老正气已虚，又喜食腌制食品等，加之病后情志失调，忧思伤脾，脾失健运，津液失布，湿聚酿痰，痰气相搏，阻于食管，致吞咽不利，即《临证指南医案·噎膈反胃》"气滞痰聚日壅，清阳莫展，脘管窄隘，不能食物。"痰气交阻于胃之上口，阻隔胃气，致胃失和降，津液无以上承则口咽干涩。故选半夏厚朴汤为主开痰降气，佐甘凉润之品使其"润则食下"，以改善纳谷、存胃气，再加蛤蚧、沉香以纳气平喘，配威灵仙开郁结。

情志因素引起气机升降失调是导致食管癌形成的关键病机之一。脾胃不和引起气机升降失常，出现痰、毒、瘀等病理产物，进而促进食管癌的发生与发展，食管以通为顺，具"六腑传化物而不藏"之功能，故治以通降为主。总之，情志因素与脾胃失调引起气逆是导致本病的主要因素，故治以润降胃气、开郁下痰为主，最终正虚得补，气机升降恢复平衡，达到保胃气、存津液的目的。

[1] 贾钰洁，方瑜，杨林，等 . 沈舒文基于"三维六纲"辨治食管癌经验 [J/OL]. 中国中医药信息杂志，1-4[2021-09-09].https://doi.org/10.19879/j.cnki.1005-5304.202105119.

🍅 例 2　刘沈林治食管癌胸痛案

患者，女，63 岁。

初诊日期： 2019 年 4 月 2 日。

主诉： 进食不畅 7 月余，食管癌术后近 3 个月。

病史： 7 个月前患者无明显诱因出现进食不畅，未予重视，未行特殊检查治疗，后症状间断反复并加重，吞咽困难，遂于 2019 年 1 月 3 日至当地医院行胃镜检查示食管肿瘤，病理未查，建议患者至上级医院进一步诊治。2019 年 1 月 5 日，患者至某肿瘤医院门诊就诊，并收住入院择期手术治疗。2019 年 1 月 8 日，患者行胸腔镜下食管癌手术，术后病理回示：食管中下段溃疡性肿块，鳞癌 II 级，累及浅肌层，上下切缘（－），瘤旁 0/3、胃左 0/5、贲门旁 0/3、右喉返 0/1、隆突下 0/5 未见肿瘤转移。术后前期患者进食情况较前有所好转，但近 1 个月以来症状再次反复，遂至刘教授门诊寻求术后中医治疗以缓解不适。刻下症见：患者神清，精神不佳，吞咽梗阻，进食不畅，形体消瘦，胸骨后隐痛，泛吐痰涎，恶心偶作，口干口苦，纳寐一般，小便正常，大便干结，舌红无苔有裂纹，脉细数。

诊断： 食管鳞癌术后。

辨证： 胃阴亏损证治。

治法： 和降胃气，化痰散瘀。

处方： 旋覆花（包煎）10 g，代赭石（先煎）15 g，陈皮 6 g，法半夏 10 g，炒枳壳 10 g，紫苏梗 10 g，三棱 10 g，莪术 10 g，南沙参 15 g，麦冬 15 g，玉竹 15 g，延胡索 10 g，黛蛤散（包煎）15 g，急性子 10 g，石见穿 15 g，炙甘草 5 g。14 剂，每日 1 剂，分 2 次水煎服。另予天龙粉、三七粉，每次各 1 g，每日 2 次，以藕粉调服。

二诊： 2019 年 5 月 17 日。服药后患者吞咽梗阻好转，胸骨后隐痛不显，痰涎量减少，恶心未作，但口干、大便干结及舌象均未见明显改变，且乏力倦怠明显。上方去黛蛤散、旋覆花、代赭石、延胡索，加枇杷叶 10 g，百合 10 g，黄芪 30 g。余不变，守方继进。

三诊：2019 年 6 月 27 日。服药后患者吞咽梗阻不显，进食较畅，疲乏改善，痰涎基本消失，口干口苦好转，大便渐成形，舌质红，苔少无裂纹。上方基础上去紫苏梗、枇杷叶、急性子。余不变，守方继进，进一步巩固疗效。

【评析】　刘教授指出，食管癌最主要的临床表现是吞咽梗阻、进食不畅，改善患者的生活质量主要要解决这一点。本案患者食管鳞癌Ⅱ期术后，极易津亏阴损，而舌红无苔有裂纹亦证实为阴液耗伤之象。阴液亏损，虚而生内热，热邪煎津液则为痰，熬血液则为瘀，痰瘀交阻，阻滞气机，气机不畅，瘀滞不通，不通则痛，故见胸骨后隐痛。热邪伤津，故见口干口苦、大便干结，脉细数亦为阴虚内热之象。阴液亏损，胃失濡润，和降失司，加之热邪灼津生痰，故见恶心偶作、泛吐痰涎。总体来说，本案患者津亏阴伤为本，兼受气结、痰瘀因素影响，故刘教授认为治疗上符合"复法"的原则，即甘凉濡润、滋养阴液的同时，当和降胃气、化痰散瘀。初诊方中，刘教授以沙参麦冬汤中主要的南沙参、麦冬、玉竹缓复津液，养阴润燥不滞腻，奠定甘凉濡润的总基调。和降胃气方面，刘教授以旋覆代赭汤中的旋覆花、代赭石两味药来实现，同时配伍枳壳、紫苏梗增强降逆之效。化痰散瘀方面，刘教授以二陈汤中的陈皮、半夏两味药化痰涎，配伍功专力效的黛蛤散进一步消痰；此外刘教授以三棱、莪术这一药对化瘀散结，配伍急性子、石见穿消食管瘀结、解毒活血，同时予天龙粉、三七粉以藕粉调服增强疗效。剩余药中，延胡索旨在止痛，炙甘草调和诸药。二诊时患者津亏之象未见明显改变，而乏力倦怠明显，说明阴损日久短期内滋阴未能立刻见效，且正气虚弱，故上方基础上加百合 10 g 增强甘凉濡润之力，黄芪 30 g 鼓舞正气，扶正驱邪。此外患者吞咽梗阻好转，胸骨后隐痛不显，痰涎量减少，恶心未作，说明化痰散瘀药物疗效显著，且胃气渐降，气机渐畅，故上方基础上去旋覆花、代赭石、延胡索，改黛蛤散为枇杷叶，减弱化痰之力。三诊时患者津亏之象经滋阴治疗后得到明显改善，且痰涎基本消失，故在上方基础上去枇杷叶。此外，患者吞咽梗阻不显，进食较畅，说明经化瘀治疗后机体气机已畅，胃降有司，局部无痰瘀阻塞，故去紫苏梗减弱降逆之效，而此时亦当谨防化瘀药物堆积伤及正气，故去急性子减弱散结之力。守方继进，以进一步巩固疗效，患者已基本解决吞咽梗阻、进食不畅这一难题，改善了生活质量，效果显著。

[2] 张旭，韩树堂，张其德. 刘沈林教授中医治疗食管癌经验撷粹 [J]. 天津中医药大学学报，2021，40（3）：290-293.

🍅 **例3 王克穷治食管癌案（二则）**

（1）刘某，男，91岁。

初诊日期：2012年1月7日。

主诉：进行性吞咽困难40余天。门诊以食管癌收住入院。家属代诉：2个月前无明显诱因出现进行性吞咽困难，食后呕吐，服止吐药后，症状缓解，后间断性出现上述症状，曾在某医院就诊，口服中药4剂（具体用药剂量不详），鲜有疗效。近10天来上症加重，进流食、饮水均出现呕吐，遂来就诊。上消化道钡餐检查结果示：肺气肿、主动脉硬化；食管中上段癌；慢性胃炎伴胃功能减弱。刻下症见：形体消瘦，食入即吐，咳吐白色顽涎痰，脘腹不适，喜温喜按，胸部、背部无疼痛，大便干结如羊粪，乏力，舌质淡红，苔薄白，脉沉弦缓。

诊断：食管癌。

辨证：痰气交阻。

治法：益气化痰，和胃止呕。

处方：半夏260 g，人参45 g，白蜜126 g（约200 mL），3剂，上2味以水2 400 mL和蜜扬之240遍，煮取600 mL，分3次温服，每次200 mL。

二诊：2012年1月10日。患者面露喜色，自述服上药2剂后，呕吐明显减轻，痰涎减少，痰色白，质地较前清晰，可食少量的蛋糕、饼干，嘱少食多餐，逐渐恢复吞咽功能。后继用本方8剂，恢复正常进食，有时一餐可食包子4个，因春节将至，要求出院。1个月后电话随访，其女儿代述，患者心愿已了，绝食后于2天前病逝，但末期生活质量尚佳，纳寐皆可。

【评析】　纵观该案，患者病情重、病程长，但收效颇佳，众人慨叹，皆不明其理，师曰：依《本草汇言》所载，考半夏功能之长，全在开宣滑降四字。半夏味辛，辛能泄散，而多涩甚滑，则又速降，本脾胃中州之剂。"其辛温善散，辛能理气开郁，温能攻表和中，所以风寒湿三气相搏，郁滞不清，非半夏不能和，七情六郁，九气所为结塞于中，非半夏不能开"。人参补正，蜜润燥，以水扬之者，是以清上补下，治之以缓，水性走下，故扬以缓之，用蜜和水扬240遍后煎药，令甘味散入水中，使水蜜交融，寓补于泻，甘淡调中，滋而不腻。该患者胃中虚冷，脾因湿动而无力磨谷，胃乃反其常道而为食入即吐，运用大剂量半夏，取其开宣滑降之效，上可攻伐顽痰，使食管畅通而噎膈消，下可滑利肠道。

（2）李某某，女，70岁。

初诊日期：2013年1月6日。

主诉：进行性吞咽困难2个月，加重5天，由门诊收住入院。

病史：自述2个月前无明显诱因出现饮食后片刻呕吐，呕吐物为未消化的食物和水，吐后胸骨上憋闷，休息后可缓解，消瘦乏力，无胸骨后烧灼感，无腹胀腹痛，无嗳气，于当地诊所对症支持治疗好转。5天前，上症加重，某医院查B超示：胆结石，肝胆总管、胰脾未见异常。查胸片示：主动脉硬化，双肺未见实质性病变。电子胃镜示：食管癌。病理示：食管鳞状细胞癌Ⅱ级。CT示：食管中下段食管癌可能。予对症支持治疗无明显好转。今为求进一步治疗至本院，门诊以食管癌收住入院。刻下症见：饮食后片刻即吐，呕吐物为未消化的食物并夹杂白色泡沫样黏痰，消瘦乏力困倦，大便闭半月，腹胀，小便可，眠浅多梦，舌质红，镜面舌，脉沉细。

诊断：食管癌。

辨证：痰气交阻。

治法：降逆散结，化痰和胃。

处方：半夏260 g，人参45 g，蜂蜜200 mL（自备），3剂，上药以水2 400 mL和蜜200 mL扬之240遍，煎至500 mL，去滓，少量频频温服，吐后继服。

二诊：2013年1月9日。自述初起时服药即吐，吐后继服，后白色泡沫样黏稠痰逐渐减少，第 2 天即能喝少量稀粥，第 3 天可喝较稠的粥，且傍晚自主登厕，大便质硬结块，味极臭，腹胀缓解，患者欣喜不已。此为药已中病，嘱效不更方，继服 9 剂，同时鼓励其口服蔬菜肉食之品，增加粗纤维食品的摄入量，少量多餐，服药期间已能食用乾县锅盔，症状消失后出院，嘱其积极对症治疗。

【评析】 该患者入院时，病情较重，食、水皆入即吐，伴咳吐白色泡沫状黏痰，且便闭半月有余，上下通道皆通利不畅，此如《临证指南医案·噎膈反胃》所云："气滞痰聚日壅，清阳莫展，脘管窄隘，不能食物，噎膈渐至矣。"《类证治裁·噎膈反胃》："噎者咽下梗塞，水饮可行，食物难入，由痰气之阻于上也。膈者胃脘窄隘，食下拒痛，由血液之槁于中也。"故投大半夏汤治之，通补胃腑之药，以半夏辛温利窍除寒，人参扶胃正气，借人参、白蜜之甘，厚于半夏之辛，则能兼补脾脏，故名其方曰大。该患者胃反症状明显，实为脾阴不濡，胃气独逆，今之膈食病足矣，或粪如羊屎。用半夏降冲逆，即是降胃，用参、蜜滋脾液以濡化水谷，则肠润谷下。

[3] 王媛媛，王克穷，柴瑞婷. 王克穷运用大半夏汤治疗食管癌经验介绍 [J]. 新中医，2021，53（10）：97-100.

慢性胆囊炎

慢性胆囊炎是指胆囊的慢性炎症性病变，其中胆石性胆囊炎占大部分，少数为非胆石性胆囊炎，其主要致病原因如下。①胆囊管梗阻：结石突然阻塞或嵌顿于胆囊管或胆囊颈，致胆汁排出受阻，胆汁滞留，胆汁浓缩。高浓度的胆汁酸盐具有细胞毒性，引起细胞损害，加重黏膜炎症、水肿，甚至坏死。嵌顿的结石也可直接损伤受压部位的黏膜引起炎症。②细菌感染：多为继发感染，致病菌可通过胆道逆行侵入胆囊，或经血循环或淋巴途径进入胆囊。

临床表现大多慢性起病，也可由急性胆囊炎反复发作所致，表现为反复发作的右季肋部隐痛，呈持续性，多于 1～6 小时后自行缓解，可伴餐后上腹饱胀、嗳气、呃逆、脂餐不耐受等，右上腹有压痛，偶可扪及囊性包块。本病可据腹部

B超、腹部X线平片结果确诊。现代医学治疗多予口服抗生素、利胆及溶石等药物，对慢性胆囊炎伴有胆石或慢性胆囊炎反复发作者可行胆囊切除术。

该病属中医学"胁痛、胆胀"范畴。中医学认为本病病因与素体体虚、七情内伤、寒温下适、饮食失节及结石和蛔虫内扰等有关。情志失调、肝气郁结，或暴怒伤肝，疏泄失利，气阻络痹，而发为"胁痛"；外湿内蕴，使肝胆失其疏泄条达，而发为"肝气痛"；气郁日久，血流不畅，瘀血停积，或湿热内阻，热壅血瘀，致胆汁淤滞，脉络痹阻而发为"胁痛"；或久病劳欲过度，或素体脾肾阳虚，胁络失于温煦濡养而发为"胁痛"；此外常有因砂石、虫体阻滞胆道而导致气机郁结而发病者，病一开始即见肝郁或湿热症状。《杂病源流犀烛·胠胁肋痛》云："肝经病也，盖肝与胆二经之脉，布胁肋，肝火盛，木气实，故流于胁肋间而作痛。"《医方考·胁痛门》云："胁者，肝胆之区也，肝为尽阴，胆无别窍，怒之则气无所泄，郁之则火无所越，故病证恒多。"《诸病源候论·胁痛候》言："邪客于足少阳之络，令人胁痛，咳，汗出，阴气积于肝，寒气客于脉中，则血泣脉急，引胁与小腹。"可见该病多与肝脏相关。总之慢性胆囊炎为本虚标实、虚实夹杂，临床表现以气滞、湿热、瘀血实证居多，阴虚、阳虚虚证病者较少，虚实夹杂证表现者多见。治疗的关键是疏利肝胆，理气解郁。

🍅 例1　谢晶日治慢性胆囊炎腹痛案

崔某，女，47岁。

初诊日期： 2019年9月4日。

病史： 右上腹隐痛10年。平素情志不畅，因1个月前家中事务繁杂，情志不遂，导致右上腹隐痛加重，伴胁肋胀痛，面色少华，乏力，气短，纳差，消瘦，大便溏薄，寐可，手足不温，舌淡黯，苔白腻，舌边有齿痕，脉弦细。超声示：胆囊壁略毛糙。

诊断： 慢性胆囊炎。

辨证： 肝胆气郁，脾胃虚寒。

治法： 疏肝利胆，健脾温阳。

处方： 柴胡 10 g，香附 15 g，郁金 15 g，川芎 15 g，炒白芍 20 g，白术 15 g，茯苓 15 g，香橼 15 g，神曲 15 g，陈皮 15 g，桂枝 15 g，炙甘草 10 g，7 剂，水煎服。

二诊： 右上腹隐痛减轻，口苦缓解，大便溏稀较前缓解，遇凉则甚，原方加补骨脂 10 g，诃子 10 g，7 剂，水煎服。

三诊： 患者自述症状减轻，效不更方。

四诊： 不适症状明显缓解，嘱原方去补骨脂、诃子，服用 7 剂巩固治疗，6 个月后复查消化系彩超，不适随诊。

【评析】 患者为中年女性，多年来情志拂郁，每遇不能顺遂之事便有症状加重，郁郁寡欢日久不解，肝气郁结则全身气机不能畅达，不通则痛，表现为胁肋胀痛；胆失其疏泄之职，胆内精汁不能通降而口苦；肝气郁结，横逆犯脾胃，日久耗伤正气则气短明显，气虚无力推动血液运行，不能濡养头面四肢，故面色少华，乏力；脾胃不能健运，故纳差，大便溏薄；水谷精微不能布散，皮肉失养故形销体瘦；脉弦细，舌边有齿痕，为肝郁脾虚之象。脾气虚弱，阳气不能生发，日久则有虚寒症状，治以疏肝健脾温阳为主，柴胡、香附、香橼、郁金，疏肝理气止痛；气滞日久必兼瘀血，故用川芎、炒白芍，柔肝活血；白术、茯苓、神曲、陈皮，健运脾胃，使中焦运转正常；桂枝、炙甘草，辛甘化阳，以温补脾阳。二诊加补骨脂、诃子以加强温肾助阳、温脾止泻之功。全方从肝与脾胃切入，共奏疏肝利胆，健脾兼温阳之效。体现在治疗疾病过程中，辨别邪正虚实，合理施以补泻。论治本病首先明本求因，探求是何脏腑、何病机起着主导作用。将"肝脾论"思想贯穿于论治当中，强调固护正气，使患者自身抗邪能力增强，把握疾病根本，故能取得较好的治疗效果。

[1] 符佳美，于金洋，谢晶日.谢晶日辨治"胆胀"经验拾遗 [J].辽宁中医杂志，2021，48（4）：37-39.

🍅 例2　谢晶日治慢性胆囊炎胁痛案

患者，女，41 岁。

初诊日期： 2018 年 9 月 13 日。

主诉：胁痛 6 个月，发现胆囊结石 5 天。

刻下症见：胁痛，面色发黄，形体适中，急躁易怒，纳少，寐差，口气重，口干口苦，小便黄，大便秘结，1～2 天 1 次，舌质黯红，苔黄腻，边有齿痕，脉弦滑数。辅助检查：2018 年 9 月 8 日腹部彩超示胆囊炎性改变，胆囊附壁结晶，胆囊结石（0.5 cm）。

诊断： 慢性胆囊炎、胆囊结石。

辨证： 肝胆湿热。

治法： 清利肝胆湿热。

处方： 柴胡 15 g，金钱草 30 g，佛手 15 g，炒白芍 20 g，郁金 15 g，黄连 15 g，煅龙骨（先煎）20 g，煅牡蛎（先煎）20 g，黄柏 15 g，甘草 10 g 等，7 剂，每日 1 剂，水煎服，300 mL，早晚 2 次分服。嘱患者忌食辛辣油腻之品，适当调整心情。

二诊：2018 年 9 月 21 日。胁痛缓解，其他诸也有改善，中药汤剂治疗予以上方去黄柏、牡丹皮，加茯苓 15 g，炒白术 15 g，续服 7 剂。

三诊：2018 年 9 月 28 日。患者胁痛偶而发生，较之前明显减轻，纳可，寐差改善，小便微黄，大便可，1～2 天 / 次，舌质黯，苔薄黄，脉弦数。中药汤剂治疗予以上方去煅龙骨、煅牡蛎，新加三棱、莪术等破瘀消积之药与其他药物配伍以期达到溶石之效，同时辅以陈皮、鸡内金、麦芽等健脾开胃之药以顾护脾胃，整体从根本上出发治疗该疾病，而后连续治疗 2 月余胆囊结石变小，其余诸症皆除，后随访至今，病情未曾复发，状态良好。

【评析】　该患者平素急躁易怒，肝气不舒，肝郁气滞，侵及脾胃而致水湿运化失司，水湿内盛，湿郁化热，胆腑郁热，肝胆疏泄不畅，湿热熏蒸，发为本病，故见胁痛、面黄、口干口苦，小便黄，大便秘结，舌质红、苔黄腻、脉弦滑数等诸症。四诊合参辨为肝胆湿热型胁痛，治疗上分别从气机、湿邪、瘀滞三方面入手，灵活运用。治疗前期病机以湿热为主，从湿邪论治，侧重清利胆腑湿热；同时考虑情志以及脾胃在疾病发生发展过程中具有重要意义，故而用药兼施以疏肝健脾之法，正是从气机论治的体现，亦是谢晶日特色"肝脾论"思想的充分体现；久病必瘀，患者久病化生胆囊结石，治疗后期患者正气渐充，病势见好，病情稳定，针对其胆囊结石之症，当从瘀滞论治，故而佐加祛瘀通络排石之法。谢晶日在临证时，每每斟酌加减，点滴在心，对待患者，嘘寒叮嘱，仁心尽显，对待学生，循循善诱，言传身教，诊病用药务必求精，往往收效显著。

[2] 贾艮林，谢晶日，张启佳，等. 谢晶日教授从"气湿瘀"论治慢性胆囊炎经验举隅 [J]. 中国中西医结合消化杂志，2020，28（6）：474-476.

🍅 例3　李霞治慢性胆囊炎胁痛案（二则）

（1）徐某，男，65岁。

初诊日期： 2018年5月30日。

主诉： 右侧胁肋部间断疼痛伴胃脘部胀痛1年，再发4天。

刻下症见：右侧胁肋部疼痛，呈间断性，疼痛可放射至肩背部，多于夜间加剧，常影响患者睡眠，伴食欲减退，进食后胃脘部胀痛，偶有反酸、烧心，伴口干口苦，以晨起为甚，气短身疲，活动后自汗明显，大便干结，1次/日，小便色黄，量少，舌质黯苔薄，脉沉细弦。既往腹部彩超示：胆囊壁毛糙，提示慢性胆囊炎。

诊断： 慢性胆囊炎。

辨证： 肝胆湿热，气虚血瘀。

治法： 清利肝胆湿热，补气活血止痛。

处方： 柴胡6g，黄芩6g，姜半夏6g，党参9g，炒白术9g，茯苓12g，郁金9g，枳实9g，片姜黄6g，延胡索6g，炒鸡内金15g，怀牛膝9g，远志6g，麦冬15g，五味子9g，炙甘草6g，生姜3g，大枣5g。7剂，水冲服，2日1剂。同时嘱患者低脂清淡饮食。

复诊： 2018年6月13日。患者右侧胁肋部基本未再发疼痛，食欲较前好转，进食多时仍有胃脘部胀满的表现，偶有反酸、烧心，但频次减少，口苦明显减轻，仍气短，活动后自汗，大便正常，1次/日，小便可，眠佳，舌红少苔，脉细数。处方：木香4g，党参9g，炒白术9g，砂仁（后下）4g，茯苓12g，姜半夏6g，陈皮6g，麦冬15g，五味子9g，炙甘草6g，生姜3g，大枣5g。7剂，水冲服，2日1剂。2周后患者未再来就诊，电话随访，患者上述症状尽愈，嘱其清淡低脂饮食，注意调畅情志。

【评析】 根据患者上述症状，辨为胁痛，本病例特点为：老年患者，素体虚弱，病程长，病情反复，此次因进食油腻再发右侧胁肋部疼痛。因肝失疏泄，脉络痹阻，不通则痛；肝病日久，母病及子，则出现睡眠欠佳等心神失养的表现；患者老年本已脾胃虚弱，加之木郁乘土，导致脾胃运化、升降功能失常，导致出现食欲减退、食后胃脘部胀痛、反酸、烧心等症状；病久耗伤气阴，则会出现气短身疲、自汗等。首诊中患者表现为以右侧胁肋部疼痛为主症的虚实夹杂之证，故以疏肝利胆止痛为主，兼以健脾益气，方中柴胡、黄芩、姜半夏疏肝化痰，郁金、延胡索行气解郁止痛，党参、炒白术、茯苓、炙甘草、生姜、大枣益气健脾，以强后天之本，炒鸡内金消食化滞，怀牛膝，远志安神助寐，麦冬、五味子益气生津，全方合用有疏肝利胆止痛、益气健脾安神之功。二诊中患者胁肋部疼痛尽愈，以脾胃虚弱、气阴不足为主要表现，故以顾护脾胃后天之本，增加患者防御疾病的能力为主要原则，选方以香砂六君子汤加减，以善其后。同时要求患者注意调护，防止疾病再发。

（2）张某，男，25岁。

初诊日期： 2018年6月11日。

主诉： 右侧胁肋部疼痛伴发热半天。

刻下症见：右侧胁肋部疼痛，间断性胀痛，平素饮食不当或劳累后频发右侧胁肋部隐痛，发热，最高体温38.5℃，无咳嗽、咳痰，无咽痛，无流涕，巩膜及皮肤无黄染，伴头晕，食后胃脘胀满，手足心发热，周身乏力，口苦口黏，口苦饮水后不能缓解，大便1次/日，色黄质软，排便无力，小便稍黄，睡眠欠佳，舌红苔黄腻，脉滑细数。既往腹部彩超示：胆囊壁增厚，回声增强。慢性胆囊炎病史3年。

诊断： 慢性胆囊炎。

辨证： 肝胆湿热 。

治法： 清利肝胆湿热。

处方： 龙胆草15g，栀子9g，黄芩6g，柴胡6g，生地黄9g，车前子9g，泽泻 6 g，当归 15 g，白芍 12 g，麦冬 9 g，川楝子 9 g，延胡索 6 g，炙甘草 6 g。7 剂，水冲服，每日 1 剂。嘱患者多饮水，注意休息，清淡饮食。

二诊：2018 年 6 月 18 日。患者服药 1 剂后体温降至正常，且未再发热，现右侧胁肋部时感隐痛，劳累或心情抑郁时发作，口干咽干，手足心热，周身乏力，潮热盗汗，睡眠可，大便 1 次 / 日，便质正常，小便正常，舌红少苔，脉细数。处方：熟地黄 15 g，当归 12 g，白芍 9 g，麦冬 15 g，北沙参 9 g，川楝子 9 g，炙甘草 6 g。3 剂，水冲服，2 日 1 剂，睡前服用。嘱患者避免劳累，保持心情愉悦。

【评析】 患者因右侧胁肋部疼痛就诊，中医辨病为胁痛。整理分析本例患者疾病特点如下：患者青年男性，此次因饮酒后发作右侧胁肋部疼痛，伴发热，属急性起病，结合患者慢性胆囊炎病史及既往胆囊彩超结果，考虑为慢性胆囊炎急性发作。酒易困阻脾胃，内生湿热之邪，湿热郁结少阳，少阳枢机不利，肝胆疏泄失常，则发为胁痛发热；湿热熏蒸胆汁，则出现口苦口黏；湿热之邪困阻脾胃，脾阳不升，则出现头晕；患者既往病史 3 年，肝为刚脏，体阴而用阳，疾病日久，肝阴不足，则表现为手足心热、排便无力、脉细数等。首诊中患者以右侧胁肋部疼痛、发热等湿热内阻的表现为主，同时伴有肝阴不足，疾病性质属虚实夹杂，以实为主，故在治疗时以清利肝胆湿热为主，兼以柔肝止痛。方中龙胆草为苦寒之品，清肝胆实火的同时，能清利肝胆湿热，为君药；栀子、黄芩苦寒泻下，增强君药的功效；柴胡、黄芩合用，疏解少阳郁热，有退热之效，同时柴胡入肝胆经，可引其他药力直达病所；泽泻、车前子引湿热下行；川楝子、延胡索疏肝行气止痛；湿热之邪损伤肝阴，故以生地黄、当归、白芍养血滋阴，使驱邪而不伤正；炙甘草调和诸药，且炙甘草与白芍有缓急止痛之效。全方有补有泻，驱邪而不伤正，共奏清热利湿、柔肝止痛之功。二诊中依据患者表现，湿热之邪尽除，以肝阴不足为主，疾病性质属虚证，故予以滋阴柔肝止痛为主，在上方基础上，去除苦寒泻下之品，同时易生地黄为熟地黄，增强其滋阴养血的功效，加一味北沙参，麦冬、沙参能滋养肺胃，养阴生津，意为扶土，防止疾病内传中焦。

[3] 康文婷，梁健，胡元，等 . 李霞治疗慢性胆囊炎临证经验 [J]. 光明中医，2018，33（24）：

3644-3646.

例4 魏开建治慢性胆囊炎腹痛案

王某，男，56岁。

初诊日期： 2017年3月18日。

主诉： 右上腹反复胀痛2年余，加重5天。

病史： 患者2年前因饮食不慎出现右上腹胀痛，伴恶心、呕吐，当地医院就诊行上腹部彩超示：胆囊壁毛糙，予以抗炎、利胆对症处理后症状缓解。此后上述症状时有反复，症状时轻时重。5天前过食油腻之品后出现右上腹胀痛，疼痛放射至后背，进食后症状加重，恶心欲吐，口干口苦，睡眠差，纳少，大便干，小便正常。舌质红，苔黄腻，脉弦滑数。查体：体温正常，墨菲征（＋）。

诊断： 慢性胆囊炎。

辨证： 肝胆湿热。

治法： 疏肝利胆，清热利湿。

处方： 黄芩9g，龙胆草15g，大黄6g，泽泻15g，茯苓15g，牡丹皮9g，丹参9g，元胡12g，败酱草24g，紫花地丁15g，甘草3g。水煎服，每日1剂，早晚饭后30分钟分服，连服7剂。并嘱其饮食宜清淡、易消化，忌食肥甘厚腻、辛辣刺激之品，调畅情志。

二诊： 2017年3月25日。病情明显改善，右上腹胀痛症状明显减轻，无恶心，大便转调，晨起口干口苦明显，纳寐尚可，舌质红，苔黄腻，脉弦数有力。处方：龙胆草12g，黄芩9g，白芍15g，丹参12g，蒲公英30g，败酱草30g，元胡12g，大黄6g，沙参15g，生地黄18g，麦冬12g，甘草3g。

三诊： 2017年4月1日。患者诉右上腹无明显疼痛，口干口苦明显改善，偶感疲乏，纳寐尚可，二便尚调，舌淡红，苔薄白，脉弦。处方：黄芪15g，延胡索9g，白芍15g，川芎15g，丹参9g，败酱草30g，蒲公英30g，泽泻15g，苍术15g，薏苡仁15g，龙胆9g，甘草3g。症状痊愈，随访至今无复发。

【评析】 慢性胆囊炎病程长，常反复发作，患者平素又饮食不节，喜食肥甘厚味，易生湿热，郁热于肝胆，疏泄失司，气机郁结，不通则痛，故见右上腹疼痛；脾失健运，故见纳差；肝失疏泄，胆失通降，胆汁上泛，故见口干口苦、恶心欲吐；湿热内蕴，日久伤津，故见大便干。患者初诊时肝胆湿热之象明显，故用黄芩、蒲公英、败酱草清化肝胆湿热，龙胆草清肝利胆燥湿；二诊时阴虚症状明显，故加用生地黄、沙参、麦冬增强滋阴养血生津。三诊余邪已尽，正气亏损，故以扶正为主。慢性胆囊炎有虚有实，虚实常相互转换，应权衡轻重，灵活施治。同时，慢性胆囊炎的产生及复发多由饮食不节、偏嗜肥甘、情绪恼怒或抑郁等造成，魏开建教授认为在常规治疗以外，更需要注意饮食结构的调理，当以清淡易消化饮食为主，忌食油腻、辛辣刺激之品，三餐规律，特别要重视进食早餐；管理好自身情绪，保持乐观愉悦的心态；同时加强身体锻炼，强健体质，提高其免疫力，是谓"正气存内，邪不可干"。

[4] 江洁敏，魏开建. 魏开建教授治疗慢性胆囊炎临床经验总结 [J]. 亚太传统医药，2018，14（8）：134-135.

慢性肝炎

肝脏发生炎症及肝细胞坏死持续 6 个月以上称为慢性肝炎。慢性肝炎的临床表现轻重不一，可毫无症状、有轻微不适直至严重肝功能衰竭。慢性肝炎的病因主要有慢性病毒感染、自身免疫、药物和毒物、乙醇、代谢障碍等。在我国约有1.2 亿人口为乙型肝炎病毒携带者，其中约 10% 发展成为慢性肝炎，如重叠感染丁型肝炎病毒则病情往往严重。近年来由于开展丙型肝炎病毒标志物的检测，发现我国慢性肝炎由丙型肝炎病毒引起者也不少见。

慢性肝炎根据症状、体征、实验室检查和B超检查综合分析可作出诊断。其中，病毒性肝炎的诊断应包括临床诊断和病原学诊断。现代医学对该病的治疗主要是对症治疗、营养支持、保肝、免疫调节、抗病毒以及抗纤维化等治疗。

中医认为，黄疸型肝炎属"黄疸"范畴，无黄疸肝炎和慢性肝炎多属"胁痛""湿阻""癥积"等范畴。肝炎的发生有内因、外因两方面，外因多为感受湿热或疫毒之邪，或饮食不节，损伤脾胃等；内因系机体的正气亏损，如素体脾胃虚弱，气血不足，或久病大病之后正气耗伤，又感受湿热或疫毒之邪，两相搏结，则卒然而发。临床上根据邪正交争的不同态势，又可形成肝炎的不同临床类型和病程转归。

🍅 例1　周信有治慢性肝炎胁痛案

患者，女，40岁。

初诊日期： 2005年4月18日。

病史： 2年前体检发现乙肝，出现疲乏无力、身体逐渐消瘦、面色萎黄、右侧胁肋部胀痛、厌油腻食物、烦热、失眠多梦、目赤、腹泻等，到当地卫生院治疗后病情依旧。乙型肝炎表面抗原（HBsAg）+，乙型肝炎e抗原（HBeAg）+，乙型肝炎核心抗体（HBcAb）+，总胆红素（TBIL）49.9 μmol/L，谷丙转氨酶（ALT）79U/L，麝香草酚浊度8.2U。B超示：脾大（中度），胆囊息肉，腹水（大量），肝弥漫性病变。胃镜示：浅表性胃炎。

诊断： 慢性乙型病毒性肝炎，肝硬化，胆囊息肉，脾脏肿大（中度），浅表性胃炎。

辨证： 湿毒蕴结，肝胆瘀滞。

治法： 解毒化湿，疏肝健脾。

处方： 虎杖20 g，茵陈20 g，板蓝根20 g，半枝莲20 g，土茯苓20 g，贯众20 g，苦参20 g，黄柏9 g，女贞子20 g，五味子20 g，黄芪20 g，赤芍20 g，丹参20 g，莪术20 g，延胡索20 g，麸炒枳实20 g，三七粉（冲服）5 g。21剂，每日1剂，水煎，每次200 mL，分早晚2次温服。

二诊： 2005年8月20日。厌油腻、烦热、失眠多梦消失，乏力好转，仍食欲不佳，腹泻加重，舌红，苔黄腻而厚，脉弦细。复查：HBsAg+，HBeAb+，HBcAb+，ALT 23 U/L。B超示：脾大（轻度），胆囊息肉，腹水（少量）。此药物欲清除病毒，但患者体虚，加之药物寒凉，故守方加麸炒白术20 g、仙鹤草20 g、砂仁（后下）9 g、制附片（先煎）9 g、川楝子6 g、水蛭粉（冲服）3 g，以增强温胃健脾、条达肝气的作用。

三诊： 2005年12月20日。上方间断服用3个月后，患者偶有疲乏感，余无异常。复查：HBsAg-，乙型肝炎表面抗体（HBsAb）+，HBeAg-，乙型肝炎e抗原（HBeAb）+，HBcAb-。B超示：肝胆、脾肾未见异常。胃镜示：浅表性胃炎。守方易制附片为干姜9 g，加香附12 g、淫羊藿20 g、泽泻15 g、猪苓20 g、茯苓20 g、桂枝10 g，继服14剂，感冒时禁服，同时配合服用逍遥丸。

【评析】 本案患者初诊已为湿热毒邪侵袭、虚瘀互结的复杂局面，故治疗一方面以虎杖、茵陈、板蓝根、半枝莲等清热解毒，苦参、黄柏等燥湿，以"急则治其标"；另一方面以黄芪、赤芍、丹参等补虚化瘀，女贞子、五味子诸药直接保护肝脏，尤其莪术"治一切气，开胃，消食，通月经，消瘀血，止扑损痛，下血及内损恶血等"（《日华子本草》），既化瘀通络，又可治疗肝病引起的食欲不振。二诊时，加麸炒白术、仙鹤草、砂仁、制附片等，既温脾益肾，又祛邪而不伤正，体现"见肝之病，知肝传脾，当先实脾"。三诊时加入淫羊藿、桂枝，使阴阳平衡协调。另外，周老对脾虚者常用焦三仙，肾阴虚者加狗脊、生地黄、枸杞子等；若出现牙龈出血等血证，酌以阿胶、白及等；若出现腹水，则重用鳖甲以软坚散结、滋阴潜阳。总之，临证应遵"谨察阴阳之所在，以平为期"，邪正兼顾，虚实并举，最终达祛邪安正目的。

[1] 杨军，屈杰，陈丽名.国医大师周信有论治慢性乙型病毒性肝炎学术思想和临证经验[J].中国中医药信息杂志，2021，28（8）：118-120.

例2　王国玮治慢性肝炎案

陈某某，男，26岁。

初诊日期： 2015年9月10日。

主诉： 倦怠乏力反复发作5年，加重3月。

病史： 患者5年前体检时发现HBsAg（+），乙肝病毒脱氧核糖核酸（HBV-DNA）（+），肝功能异常，先后在当地医院进行干扰素治疗及抗病毒治疗3年。因治疗效果不佳，患者自行终止抗病毒药物治疗，停药后HBV-

DNA 仍阳性，且肝功能反复出现异常，近 3 个月来倦怠乏力等症状进一步加重，遂寻求中医治疗。刻下症见：神情焦躁，倦怠乏力明显，潮热多汗，肝区时有闷胀疼痛，颜面部多发痤疮，皮肤黏膜及目珠无黄染，纳差，眠可，便溏黏腻不爽，舌淡苔白，脉滑。乙肝五项：HBsAg（＋）、HBeAb（＋）、HBcAb（＋）、HBV-DNA（＋）。ALT：154 U/L。谷草转氨酶（AST）：138 U/L。

诊断：慢性乙型病毒性肝炎。

辨证：湿热内蕴。

治法：清热利湿解毒。

处方：茵陈 15 g，板蓝根 15 g，蒲公英 15 g，炒栀子 10 g，牡丹皮 10 g，小蓟 15 g，丹参 15 g，白芍 10 g，赤芍 10 g，重楼 15 g，马鞭草 15 g，白花蛇舌草 15 g，砂仁（后下）6 g，五味子 10 g，太子参 10 g，北沙参 15 g，车前子 15 g。14 剂，水煎服，每日 1 剂，2 次分服。

二诊：2015 年 09 月 24 日。患者精神、食欲较前明显缓解，颜面部痤疮也明显减少，肝区闷胀感减轻，潮热汗出，大便稀。舌淡苔白，脉滑。以疏肝健脾，清热利湿为治则。前方去砂仁、车前子，加盐知母 15 g 入肾经以清肾中虚热。28 剂，每日 1 剂，2 次分服。

三诊：2015 年 10 月 22 日。患者诉服药后倦怠乏力较前加重，肝区不适感消失，潮热汗出症状明显好转，颜面部未再有新发痤疮，大便仍偏稀。复查乙肝五项：HBsAg（＋）、HBeAb（＋）、HBcAb（＋）、HBV-DNA ＜ 10^2IU/mL。ALT：34 U/L。AST：28 U/L。前方去太子参、北沙参，加黄芪 20 g，茯苓 30 g 以加强益气健脾利湿之效。患者以此方加减服用随诊 1 年余，乙肝病毒检测持续阴性，肝功能未再有反复异常，自觉无明显不适。

【评析】 该病例初诊症见潮热多汗，面部多发痤疮，便溏、黏腻不爽，舌淡苔白，脉滑，此皆为湿热内蕴之象。同时伴随情绪焦躁，神疲乏力，肝区闷胀不适，纳食不香等肝郁脾虚之表现。故辨湿热内蕴为主证，治疗上以清热利湿解毒为主。着重运用基本方中的茵陈、蒲公英、板蓝根等多味清热利湿解毒药物，同时兼顾兼证适当配伍砂仁、太子参、北沙参以健脾滋阴，调理中焦，助肝之疏泄功能恢复。二诊、三诊时，患者潮热汗出、颜面痤疮均明显好转。但出现倦怠乏力加重、大便稀等症状，是因为随着湿热之象的减轻，脾虚证相对明显，故在清热解毒利湿药物运用的同时配伍黄芪、茯苓等益气健脾利湿，培补脾胃之气，以助化生气血，扶正祛邪。

[2] 曾振锐，陈敏华，王国玮. 王国玮从湿热论治肝炎临床经验撷要 [J]. 成都中医药大学学报，2021，44（2）：66-69.

🍅 例3 黄峰治慢性肝炎胁痛案

患者，女，58岁。

初诊日期： 2018年11月16日。

病史： 患者既往患有慢性乙型肝炎10余年，曾于2018年10月20日在某医院查 HBsAg（＋），HBeAb（＋），HBcAb（＋）；肝功能：TBIL 43 μmol/L，ALT 128 IU/L，AST 89 IU/L，HBV-DNA 4.89×10^3 IU/mL，口服恩替卡韦分散片和保肝降酶药治疗，嘱定期复查肝功能。现患者自诉腰膝酸痛1月余，遇冷加重，偶有胁肋胀痛不适，情绪波动时较为明显，胃脘胀满不欲食，四肢困倦、乏力，轻微自汗，大便干，3天1次，小便稍黄。舌淡胖有齿痕，苔黄微腻，舌质稍黯，脉弦细。查肝功能示：TBIL 38 μmol/L，ALT 78 IU/L，AST 64 IU/L，HBV-DNA 4.38×10^3 IU/mL。腹部B超示胆囊炎性改变，肝实质弥漫性改变。

诊断： 慢性乙型肝炎。

辨证： 肝肾亏虚。

治法： 补肾疏肝健脾，兼以清热除湿。

处方： 桑寄生30 g，续断20 g，菟丝子30 g，黄芪30 g，柴胡10 g，青蒿（后下）10 g，阿胶（烊化）15 g，丹参10 g，金钱草15 g，半枝莲10 g，白芍12 g，茯苓15 g，白术10 g，薄荷（后下）10 g，炙甘草6 g。14剂，每日1剂，早晚温服。嘱继续服用抗病毒药物治疗。

二诊： 11月30日。患者胁肋胀痛明显减轻，腰部略感酸痛，胃脘部无明显不适，饮食尚可，偶感乏力，自汗较前好转，大便呈黏糊状，每日1次，小便正常。初诊中药去金钱草、半枝莲，14 剂，每日 1 剂，早晚温服。

三诊：12 月 14 日。患者腰膝酸痛明显减轻，胁肋未见明显不适，纳可，大小便正常，查肝功能，TBIL 19 μmol/L，间接胆红素（IBIL）14 μmol/L，ALT 42 IU/L，AST 38 IU/L，HBV-DNA（-）。嘱上方继续服用半个月，复查肝功能基本正常，患者自觉一般状况良好，无明显症状，后期随访患者未见病情反复。

【评析】 患者为女性，身体偏瘦，体质羸弱，先天正气不足又有疫毒侵袭，藏于体内，日久则损耗正气，正气不足无以抵御外邪，又因不良习惯或者情志等某些因素触动伏邪而发病。肝肾同源，《素问·脉要精微论》云："腰为肾之府"，临床中腰酸痛者大多为肾虚所致，故黄教授认为此时应采用补肾透邪、疏肝健脾之法，并在此基础上联合抗病毒药物治疗。处方以桑寄生、续断、菟丝子温补肝肾、填精生髓，以此养五脏六腑之正气；阳虚日久又会导致气虚，气虚卫外不固则易自汗，故以黄芪益气敛阴止汗，现代医学研究表明，黄芪还具有保肝、增强机体免疫功能的作用；肝主疏泄，肝郁则气机调节不畅，可见胁肋胀满疼痛，故以柴胡、薄荷疏肝解郁，伏邪藏于肝，以青蒿透邪外出。肝体阴而用阳，故以白芍酸甘敛阴、柔肝缓急止痛，肝损伤日久则瘀血阻络，故见舌质黯，方中丹参活血祛瘀通络而不留瘀，阿胶补肝血以和肝用，二者共奏活血补血以和阴阳之意。患者舌淡胖有齿痕，苔黄微腻，胃脘胀满不适，此乃湿热之邪蕴结于中焦，故当以金钱草、半枝莲清热解毒除湿；肝病传脾，脾失运化则气血生化不足，可见纳差、乏力、易疲劳，用茯苓、白术健脾益气以除湿和胃；以炙甘草清热解毒，调和诸药。在治疗过程中，黄教授时刻遵循辨证结合辨病的思想，注重清热解毒化湿治其标，活血化瘀通络调脏腑、补肾疏肝健脾求其本的治疗原则，随症加减，并结合患者症状和体征以及西医相关检查来判断疗效，取得了良好效果。

[3] 王阳阳，晁旭，冯雪松，等 . 慢性乙型肝炎辨治经验 [J]. 山东中医杂志，2021，40（2）：178-181.

🍅 例 4 何晓晖治慢性肝炎案

李某，女，28 岁。

初诊日期： 2019 年 7 月 13 日。

主诉： 全身倦怠、乏力 5 月余。

病史： 患者自诉年幼时有乙肝"大三阳"病史，未予特殊治疗。近 5 个月来患者全身倦怠、乏力，头身困重，时刻昏昏欲睡。常年四肢怕冷，食纳差，稍食即感腹胀不舒，进食油腻则易便溏，寐欠佳，梦多易醒，小便偏黄。月经时有延迟，量尚可，色鲜红，无特殊气味，经期少腹有少许胀痛，伴有腰酸。舌红胖大有齿痕，苔薄黄，脉细滑数。辅助检查：肝功能示 ALT 265 U/L，AST 213 U/L；乙肝五项提示"大三阳"；HBV-DNA 2.5×10^6 IU/mL。

诊断： 慢性乙型肝炎。

辨证： 湿热阻滞，脾肾两虚。

治法： 清热解毒、健脾滋肾为法，佐以行气疏肝。

处方： 太子参 15 g，白术 15 g，怀山药 15 g，云苓 20 g，黄芪 15 g，枣皮 10 g，牡丹皮 10 g，黄精 15 g，淫羊藿 10 g，蒲公英 30 g，枸杞子 15 g，垂盆草 30 g，白花蛇舌草 20 g，虎杖 30 g，玫瑰花 5 g，炒麦芽 15 g，炒谷芽 15 g。14 剂，每日 1 剂，水煎取汁 150 mL，分早晚 2 次饭后温服。

二诊： 2019 年 8 月 20 日。患者全身倦怠、乏力好转，昏睡感减轻。自诉食量增加，食后腹胀不明显，大便不易溏；寐改善，小便正常；经期无明显痛经不适，仍有少许腰酸不适；舌淡红微胖大，齿痕消退较明显，苔薄黄，脉细稍滑。辅助检查：肝功能示 ALT 109 U/L，AST 85 U/L。效果较为明显，守前方加用丹参 15 g，21 剂，煎服法同前，并嘱患者避免熬夜和过度劳累，注意休息。

三诊： 2019 年 9 月 14 日。上述症状基本消失，复查肝功能基本正常。再继续以前方化裁加减治疗 2 个月左右，复查肝功能已无异常，HBV-DNA 1.1×10^4 IU/mL。后改用颗粒剂服用 3 个月左右，复查 HBV-DNA<500 IU/mL。嘱患者减量服用中药，每隔 3 天服用 1 剂中药，以维持疗效，1 个月后再次复查肝功能及 HBV-DNA，均属正常，也未见其他不适症状。

【评析】 患者年幼患病，一直未予特殊治疗，邪毒损伤正气，故全身倦怠、乏力，昏昏欲睡。邪毒侵犯肝络致肝气郁滞不舒，患者可见腹胀、经期少腹胀痛不适等。肝木克伐脾土太过，脾胃运化失司，湿聚蕴而化热，湿热内阻，故可见头身困重，大便易溏，齿痕舌等。肝肾同源，肝木为肾水之子，子病必累及母，肝病日久则可导致肝肾之源亏虚，患者腰府失于濡养则见腰酸。综上，本病为正气亏虚，肝脾肾失养，湿热阻于肝络所致，治当益气扶正为先，清热解毒、健脾固肾为辅，并佐以疏肝理气、活血。此案不难看出，何师运用四君子汤合六味地黄汤化裁治疗，方中太子参、茯苓、白术、黄芪等益气扶正，六味地黄汤加减合枸杞、淫羊藿、枸杞等补肝益肾，使正气充养有源，正气固护则邪气自退。再配伍垂盆草、虎杖、蒲公英、白花蛇舌草等清热解毒药对抗湿热疫毒之邪，并佐以玫瑰花疏肝解郁，丹参活血散瘀，炒谷芽、炒麦芽等健胃消食等。全方以扶正为本，攻补兼用，气血同调，肝脾肾三脏并补，充分发挥了中医治病求本、整体论治的特色和优势，故效果明显，不易复发。

[4] 周文真，徐帆，李万萍，等.何晓晖教授治疗慢性乙型肝炎经验总结 [J]. 实用中西医结合临床，2020，20（16）：119-121.

肝癌

　　原发性肝癌是指肝细胞或肝内胆管细胞发生的癌肿，为我国常见恶性肿瘤之一。肝癌起病隐匿，早期缺乏典型症状，但病情发展迅速，至临床诊断时多为中晚期。本病可发生于任何年龄，以 40 ～ 59 岁为最多，男女发病比为（2 ～ 4）：1。其病因与发病机制尚不肯定，可能与病毒性肝炎、肝硬化、黄曲霉毒素等有关。

　　临床主要表现为肝区疼痛，多呈持续性胀痛或钝痛；进行性食欲不振，发热，乏力，消瘦及恶病质。可见黄疸、蜘蛛痣、肝脏进行性肿大、质硬结节或包块、肝区压痛、肝区血管杂音、脾肿大、腹水等。可根据血清甲胎蛋白、B 超、CT、MRI、肝动脉血管造影及肝穿刺活检等结果确诊。治疗上主要包括手术治疗、介入治疗、放疗、化疗、生物和免疫治疗等。

　　原发性肝癌属中医"肝积""癥瘕""积聚""鼓胀"范畴。认为其病因病机主要是情志抑郁、脏腑失调、气血虚弱、内热寒盛、饮食不消、脾虚湿困、湿郁化热熏蒸而成黄疸，气滞血瘀久之而成肝积。治则应攻补兼施，以补为主，以攻为辅。

🍅 例1　杨廉方治肝癌腹痛案

邬某，女，80岁。

初诊日期： 2021年2月1日。

主诉： 上腹部疼痛伴食欲欠佳1周。

病史： 患者曾于2020年12月1日行胸部CT检查，提示肝左叶肿块。2020年12月4日行上腹部MRI提示：①肝左叶外侧段结节，考虑肿瘤性病变可能；②左侧肝内胆管扩张。肿瘤标志物，甲胎蛋白2.54 ng/mL，糖类抗原（CA19-9）值18 309 U/mL。诊断为肝左叶肝癌，于2020年12月14日行肝癌栓塞+灌注化疗术，术后予以保肝、抗癌、抗感染、增强免疫等对症治疗后病情好转出院。1周前患者上腹部疼痛再次发作，遂来就诊。查甲胎蛋白3.75 ng/mL，CA19-9 18 309 U/mL，肝功能正常。刻下症见：食欲不振，乏力，平素情绪急躁，上腹部疼痛，无恶心、呕吐，无黄疸，夜寐欠佳，二便可。舌质红，苔黄厚腻，脉弦细。

诊断： 肝癌。

辨证： 肝郁脾虚，湿热中阻。

治法： 疏肝解郁，清热利湿。

处方： 猪苓、白花蛇舌草各30 g，半枝莲、白术、茯苓各18 g，太子参、白芍、枳壳、浙贝母各15 g，陈皮、法半夏、柴胡、郁金、丹参、鳖甲（先煎）、黄连、麦芽、酸枣仁各10 g，甘草6 g。7剂，每日1剂，水煎，早晚分服。

二诊： 2月9日。服药后上腹部疼痛减轻，食欲好转。咳嗽痰多色黄，量多但可咳出，偶觉口苦，夜寐较前改善，舌质红，苔黄，脉弦滑。辨证为痰热郁肺，病机为湿热中阻，上犯于肺，肺失宣降。治以清热解毒、祛痰止咳，方选清金化痰汤合葶苈大枣泻肺汤加减。处方：白花蛇舌草30 g，半枝莲18 g，白芍15 g，黄芩、栀子、浙贝母、知母、桑白皮、瓜蒌仁、茯苓、郁金、丹参、鱼腥草、葶苈子（包煎）、金银花、连翘、茯苓、白术各10 g，甘草6 g。4剂。

三诊：2月14日。服药后咳嗽较前好转，纳眠可，夜寐安，舌质红，苔薄，脉弦。治疗同前，再服7剂。此后患者均于2021年2月1日处方基础上进行加减，诸症缓解，疼痛减轻，前后服用近30剂，病情控制比较理想。

【评析】 患者为老年原发性肝癌术后患者，初诊时以腹痛、纳差为主要表现，患者平素情绪急躁，肝气郁结，气机郁滞，脾气亏虚，运化不足，气滞血瘀，湿热中阻，辨证为肝郁脾虚、湿热中阻证，故治以疏肝解郁、清热利湿。方中太子参、茯苓、白术理气健脾；陈皮、法半夏、猪苓健脾利湿；柴胡、白芍、枳壳、甘草、麦芽条达肝气；丹参、郁金行气化瘀；酸枣仁、鳖甲安神；浙贝母、黄连、半枝莲、白花蛇舌草清热利湿解毒。处方攻补兼施，标本兼治，达疏肝解郁、清热利湿、祛湿化瘀之效。二诊时，患者以咳嗽痰多色黄为主症，考虑为痰热郁肺证，治以清热解毒、祛痰止咳，方中黄芩、栀子、浙贝母、知母、桑白皮、瓜蒌仁、葶苈子清利湿热；鱼腥草、金银花、半枝莲、白花蛇舌草、连翘清热解毒；丹参、郁金行气解郁；茯苓、白术健脾利湿；白芍、甘草缓急止痛。此后患者一直采用初诊时方剂进行加减规律服药控制，疗效满意。

[1] 张伟婷，王以琳，戴子晴，等.杨廉方治疗原发性肝癌经验举隅[J].山西中医，2021，37（9）：12-13.

🍅 例2 蔡钢治肝癌腹痛案

陈某，女，66岁。

初诊日期：2015年6月8日。

病史：既往有慢性乙型肝炎病史10余年。患者于2015年3月因肝恶性肿瘤行"腹腔镜肝癌切除术联合肠粘连松解术"，术后病理学检验示：肝被膜下结节性肝细胞性肝癌，中分化伴明显炎症反应，小血管及淋巴管未见明显癌栓，手术切缘见癌残留；周围肝组织呈肝硬化改变。术后口服抗肿瘤药物及调节免疫治疗。查HBsAg+；HBV-DNA无复制；肿瘤标志物提示癌胚抗原：5.01 μg/L，CA19-9：81.52 U/mL；肝功能未见异常。刻下症见：面色萎黄，神疲乏力，肝区隐痛不适，善太息，腹部胀满，食欲不振，潮热汗出，睡眠欠佳，小便色黄，大便偏稀，一日 2～3 次，舌质红，舌质偏黯，少苔，脉沉细弦。

诊断： 肝癌。

辨证： 肝郁脾虚，邪热内伏，瘀毒互结。

治法： 疏肝健脾，养阴透热，化瘀散结。

处方： 青蒿（后下）10 g，鳖甲（先煎）6 g，地骨皮 10 g，生地黄 10 g，虎杖 6 g，炒鸡内金 36 g，半枝莲 10 g，丹参 20 g，炒延胡索 50 g，香附 10 g，炒白术 10 g，木香 3 g，砂仁（后下）6 g，炒枳壳 10 g，炒酸枣仁 15 g，炙甘草 3 g。14 剂，水煎服，每日 1 剂，分 2 次服。

二诊： 2015 年 6 月 24 日。患者自觉潮热、乏力减轻，腹胀好转，小便色淡，大便成形。舌黯红少苔，脉沉弦。守原方，去地骨皮、生地黄、丹参，加莪术 12 g，夏枯草 10 g。继进 14 剂，服药方法如前。

三诊： 2015 年 7 月 13 日。腹部胀满好转，肝区隐痛，仍有乏力表现，进食较少，偶有反酸，二便尚调。舌黯好转，舌质红，苔薄白，脉细弦。治宗原法，处方：炙黄芪 30 g，鳖甲（先煎）6 g，青蒿（后下）12 g，虎杖 6 g，炒鸡内金 36 g，海螵蛸 40 g，炒延胡索 30 g，炒香附 10 g，莪术 12 g，半枝莲 10 g，白花蛇舌草 30 g，砂仁（后下）6 g，木香 6 g，炒白术 10 g，炒枳壳 10 g，炙甘草 3 g。14 剂，每日 1 剂，水煎服，分 2 次服。

四诊： 2015 年 7 月 27 日。服药后腹胀、肝区隐痛、乏力有所减轻，进食好转，反酸好转，睡眠欠安，舌红，苔薄白，脉细弦。守上方去青蒿、海螵蛸，加酸枣仁、合欢皮各 15 g 安神助眠。治疗 3 月后患者诸症明显改善，精神好转，饮食及二便基本正常。复查肝功能无异常。复查腹部 B 超提示肝脏弥漫性病变，肝内异常不均质强回声区，结合病史考虑为手术区。

此后一直在原方基础上辨证治疗，同时间断口服复方鳖甲软肝片软坚散结，化瘀解毒，益气养血，并给予心理疏导。每年复查腹部 B 超，未见肝内复发灶及肝癌转移。随访 4 年，病灶稳定，目前患者生活质量较好。

【评析】 该患者为慢性乙型肝炎、肝硬化，肝细胞癌术后有癌残留，病程日久，加之手术耗气散血，均可损伤正气。根据患者右上腹隐痛、腹胀、纳差、潮热等表现，考虑肝郁脾虚、阴虚内热，方中青蒿、鳖甲、地骨皮、生地黄滋阴清热，同时鳖甲软坚散结；虎杖、半枝莲、炒枳壳、丹参解毒化瘀、理气消积，使邪去正安；炒延胡索、香附疏肝理气；炒白术、木香、砂仁、炒鸡内金健脾和胃，顾护正气；炒酸枣仁助眠安神；炙甘草益气补中，调和诸药。二诊时潮热汗出好转，原方去地骨皮、生地黄、丹参，加莪术、夏枯草加强破瘀化痰散结之效。三诊时，患者反酸明显，加海螵蛸以制酸，抑制胃酸分泌过多，加炙黄芪益气补中，助健脾和胃之功，加白花蛇舌草以加强清热解毒散结作用。四诊诸症好转，去苦寒之青蒿，反酸减轻，去海螵蛸，患者睡眠欠安，加酸枣仁、合欢皮调神助眠。本案蔡教授宗扶正固本，解毒祛邪治法，主次分明，攻补兼施，患者病情稳定，随访 4 年，未见复发与转移，生活质量较好。对于此类患者，还应加强治未病理念，及早截断病势，可阻断病毒性肝炎转化为肝癌趋势。

[2] 杨军用，张志刚，甘霞，等 . 蔡钢治疗原发性肝癌经验 [J]. 河南中医，2021，41（7）：1018-1021.

🍅 例3　吕文良治肝癌胁痛案

患者，男，57 岁。

初诊日期： 2019 年 1 月 15 日。

主诉： 右胁部隐痛 1 年半余。

病史： 患者有乙型肝炎病史 20 余年，6 年前诊断为乙型肝炎肝硬化代偿期，后坚持服用恩替卡韦分散片抗病毒治疗，HBV-DNA 阴性，肝功能正常。2017 年 6 月因右胁部隐痛行上腹部 MR，提示肝 S6 段可见占位性病变，考虑肝癌、肝硬化。于北京某医院住院行肝癌介入术治疗，术后复查肝功能检查未见异常，甲胎蛋白：4.64 ng/mL。2019 年 1 月 11 日，患者因劳累及酒食不节后出现右胁部隐痛，伴乏力，纳呆，腹胀，下肢水肿，大便黏腻不畅，1～2 次 / 日，小便短少。舌质黯红，苔黄厚腻，脉弦滑。复查甲胎蛋白：36.66 ng/mL，上腹部 MR 示：肝 S6 段肝癌介入术后；肝硬化，动脉期肝 S5/6 交界区可见强化影，考虑异常灌注，建议短期复查。

诊断：肝癌。

辨证：湿热中阻，邪毒内侵。

治法：清热利湿，解毒去邪。

处方：黄芪50 g，炒白术12 g，防风9 g，土茯苓20 g，芒硝（冲服）12 g，白花蛇舌草30 g，蒲公英30 g，人工牛黄（冲服）0.3 g，白芍30 g，焦三仙各10 g，佩兰10 g，荷叶15 g，石菖蒲9 g，车前草15 g，蜜甘草12 g。30剂，每日1剂，早晚饭后温服。

二诊：2019年2月20日。患者诉乏力较前减轻，纳增，下肢水肿减轻，时有腹胀，仍觉右胁部隐痛，生气后加重，夜间尤为明显，大便不畅，1次/日，舌质紫黯，舌体胖大，苔薄黄，脉弦细涩。辨为肝郁脾虚，气血失和，毒损肝络。治以疏肝健脾，理气活血，解毒和络，药用前方去佩兰、荷叶、石菖蒲、车前草，加陈皮20 g，厚朴20 g，大腹皮30 g，香附12 g，九香虫9 g，生地黄15 g，红景天20 g，黄芪增至60 g，共30剂，服法同前。

三诊：2019年4月18日。患者诉右胁部隐痛较前明显减轻，乏力较前减轻，腹胀不明显，纳食尚可，下肢已无水肿，大便质可，1次/日。患者病情较前好转，嘱患者上方隔日一服，继服3个月，同时嘱患者节制饮食，调畅情志，劳逸结合。

四诊：2019年7月10日。患者近况良好，右胁部隐痛已不明显，无心悸，时有乏力，汗出，食少，夜寐安，大便不成形，1～2次/日，小便调。舌质淡黯，舌体胖大，苔白，脉弦细弱。辨为脾气亏虚，邪毒留恋证。治以健脾益气，清解毒邪。药用前方去大腹皮、香附、九香虫、生地黄、红景天，加黄芪至80 g，共30剂，隔日1剂，早晚饭后温服。2019年11月复查甲胎蛋白：6.24 ng/mL，上腹部MR：肝S6段肝癌切除及介入术后；肝硬化；动脉期肝S5/6交界区强化影，考虑异常灌注，与2019年1月相比无明显改变，建议短期复查。随访至今未诉明显不适。

【评析】 此患者为老年男性，肝癌介入术后，邪气不盛，正气虚弱，初诊时因饮食不节、过度劳累，以致湿热中阻，邪毒内侵，故见右胁部隐痛，腹胀肢肿，大便黏腻不畅。邪毒久郁经络，气机不畅，气血失和，毒损肝络，则见右胁部隐痛夜间明显，生气后加重，舌质紫黯等症。患者病久脾胃虚弱，气血化生不足，且长期服用解毒抗癌、理气活血药物耗伤正气，以致正气亏虚而见乏力、汗出、食少等症。故根据患者不同阶段病机变化，分别以祛邪解毒、活血化瘀、益气扶正等为治疗大法，方以玉屏风散为主方加味，正虚明显，则加重黄芪、白术、甘草等用量；痰湿明显，则加车前草、佩兰、荷叶、土茯苓、芒硝等去湿化痰软坚；气滞血瘀明显者，则加陈皮、厚朴、香附等理气健脾除满，加生地黄、九香虫、焦山楂等活血化瘀；若邪毒明显者，则加白花蛇舌草、半枝莲、蒲公英、人工牛黄等清热解毒之品，同时加焦三仙、陈皮等消积化滞，以防苦寒之品败伤胃气。诸药共用，扶正不留邪，祛邪不伤正，共奏健脾益气燥湿，清热解毒化痰，软坚散结消肿之功。

[3] 霍耐月，贾博宜，赵鑫，等 . 吕文良教授治疗肝癌临床经验拾萃 [J]. 环球中医药，2021，14（6）：1091-1094.

慢性胃炎

慢性胃炎是以胃黏膜非特异性慢性炎症为主要病理变化的慢性胃病，其发病率在各种胃病中居首位。发病率随年龄增长而增高，故中老年人多发此病。慢性胃炎的实质是：胃黏膜上皮遭受反复损害后，由于黏膜特异的再生能力以致黏膜发生改建，且最终导致不可逆的固有胃腺体的萎缩，甚至消失。其病因目前尚未完全阐明，目前多认为与以下几个因素有关：急性胃炎治疗不彻底，饮食不节，长期服用对胃有刺激的烈酒、浓茶、咖啡、过热（冷）的饮食，过度吸烟，十二指肠液的反流，免疫因素，感染因素等。近年来因胃镜检查的广泛开展和幽门螺杆菌（Hp）的发现及深入研究，对胃炎的病因病机认识获得很大提高。

胃炎的临床表现缺乏特异性症状，大多数病人常毫无症状，部分病人有消化不良，包括上腹饱胀不适（特别在餐后）、无规律性上腹隐痛、嗳气、反酸等，少数病人有食欲减退、恶心等。现代医学治疗上强调根除 Hp、抑酸或抗酸、防治胆汁反流、保护胃黏膜、促动力剂及抗抑郁等。

慢性胃炎属中医学"胃脘痛""腹胀""嘈杂""心下痞满"等范畴，是由外感邪气、内伤饮食，情志、脏腑功能失调等导致气机郁滞，胃失所养，以上腹胃脘部近歧骨处疼痛为主症的病证。慢性胃炎多属本虚标实，虚实夹杂之证，以脾虚、阳虚为本，日久所致瘀滞为标。治在标本兼治，一般病初或急性发作时，症多偏实，治当祛邪为主，理气和胃，清热祛湿，化痰活血；久病或缓解期，证多偏虚，治宜补益脾胃为主，或益气温阳健脾，或滋阴养胃；若寒热错杂，虚实并见，则宜温清并用，消补兼施，益气温中，活血化瘀，理气通络。

例1 查安生治慢性胃炎腹痛案

患者，女，47岁。

初诊日期：2020年5月19日。

主诉：反复上腹部胀满，伴隐痛5个月。

病史：患者5个月前无明显诱因下出现上腹部胀痛,有胃脘部嘈杂感,伴嗳气,时感两胁胀满。未至医院进行正规诊治。近1个月以来自觉上腹部胀满隐痛加重，5月21日至某三甲医院查电子胃镜示：慢性萎缩性胃炎（C2），胆汁反流性胃炎，快速尿素酶试验阴性。病理：（胃窦）黏膜腺体萎缩（中度），少量淋巴细胞。患者有长期饮酒、吸烟史。大便秘结，2～3天一解，小便正常，纳谷不香，夜寐欠佳。舌红，少苔，脉弦数。

诊断：慢性胃炎。

辨证：肝胃郁热，火盛伤津。

治法：疏肝泻火，益胃养阴。

处方：青皮10 g，川厚朴9 g，全瓜蒌10 g，炒栀子9 g，川黄连3 g，浙贝母10 g，瓦楞子（先煎）15 g，广木香5 g，石见穿10 g，半枝莲10 g。7剂，水煎，每日1剂，早晚各100 mL温服。

二诊：2020年5月27日。患者诉服药后上腹部胀满、隐痛、嗳气、嘈杂感均有所好转，现出现空腹时有烧心或感胃部发凉，伴两胁胀满，大便每日一解，便质干，舌红，苔黄，脉弦数。前方去厚朴、石见穿，加蒲公英10 g，佛手10 g，白及 10 g，麦冬 20 g，三七粉（冲服）3 g。又 14 剂，服法同前。

三诊： 2020 年 6 月 10 日。患者诸症见好，偶有餐后嗳气，口干舌燥，舌淡红，苔少，脉弦细。前方去黄连、青皮，加石斛 10 g。继服 14 剂后，诸症已平，后续方 1 次，共 14 剂，服法同前。

2020 年 7 月 25 日复查电子胃镜示：慢性非萎缩性胃炎；病理：浅表性胃炎（轻度）。嘱患者饮食调理，勿食辛辣、酸甜、刺激之物，调摄情志。后随访未诉特殊不适。

【评析】 本案中患者症见上腹部胀痛，伴烧心，口干口苦，嗳气，大便秘结，属内有火热，伤津耗液之象；时感两胁胀满，平素情绪抑郁，为肝气郁结所致。肝火犯胃，郁热致胃失和降，胃气上逆，肝火炼液为酸，肝横逆犯胃，故表现上腹部胀痛，烧心。结合患者舌红，苔黄燥，脉弦数，可辨为肝胃郁热、火盛伤津之证。查教授以清肝泻火、顺气止痛为原则，"化肝煎"配化痰，制酸之品治之。二诊时痰瘀互结，久郁化火，血燥胃络成瘀，伏毒胶结，进而病机杂见，病象环生，故有清利通补解毒、调血以清毒等法相辅以治。后期邪毒伤正，最易伤阴耗气，故多见气血之虚，治疗当以益胃养阴为主。在治疗全过程中，时刻注意温通脾胃，确保气血生化有源。每法皆宗"但见一症便是"，以"症候"为主，结合"征象"，明辨病性、病机转化，缓解临床症状到阻断本病病变过程为定位。

[1] 孙安，查安生，胡慧婷 . 查安生治疗慢性萎缩性胃炎临床经验探析 [J]. 中国中西医结合消化杂志，2021，29（8）：584-587.

🍅 例 2　薛伯寿治慢性胃炎腹痛案（二则）

（1）患者，男，43 岁。

初诊日期： 2019 年 8 月 22 日。

主诉： 晨起胃脘部隐痛不适 1 月余，加重 1 周。空腹即不适，食后尤甚，持续半小时，无胃脘堵塞感，无明显反酸烧心，无口干口苦，喜饮热水，食欲一般，大便可，每日一行，舌淡红，苔薄白，脉沉稍弦。日常因工作繁忙而压力大，常气郁不舒。胃镜示：胃底黏膜充血、水肿，黏液稍浑，胃体黏膜充血、水肿，见条索状糜烂，窦体交界前壁见 0.3 cm 息肉样隆起（电凝切除，病理为良性增生），胃窦黏膜充血、水肿，小弯侧见一处黏膜隆起糜烂灶，活检质软。

诊断：慢性胃炎伴糜烂。

辨证：肝胃气滞。

治法：舒肝和胃，理气行滞。

处方：柴胡 10 g，炒白芍 12 g，枳壳 9 g，炙甘草 10 g，香附 10 g，紫苏叶 10 g，生姜 6 g，大枣 15 g，佛手 8 g，香橼 10 g。每日 1 剂，水煎服。服药 7 剂后，即告知症大减，疼痛未再出现，守方加减继服 14 剂善后，并嘱其规律生活，戒酒，注意保持情绪乐观开朗。

【评析】 脾胃运化正常与肝的疏泄功能密切相关。肝为刚脏，主疏泄，喜条达，恶抑郁；脾主运化，胃主受纳、腐熟，以通降为顺。本案患者因生气导致肝气郁结，横逆犯胃，肝胃不和，气机郁滞，出现胃脘隐痛不适，故治以四逆散疏肝理脾、调畅气机，重用白芍以缓急止痛，香苏饮理脾胃气滞，佛手、香橼理气止痛。全方疏肝解郁，使脾升胃降，则疼痛自除。

（2）患者，男，34 岁。

初诊日期：2020 年 6 月 1 日。

主诉：胃脘胀满疼痛不适 2 周。平素性急，工作应酬多，常饮白酒（半斤 / 次），偶因饮食不节致胃脘堵胀感，改清淡易消化饮食后可缓解。此次因暴饮暴食而胃脘胀满疼痛不适，眠差，纳可，但因饱胀而不敢多食。虽已戒酒半月并注意饮食，仍不见好转。刻下症见：晨起口苦口干、口味重，大便日一行，矢气臭秽，质黏，偶有里急后重，舌边红、伴齿痕，舌苔黄腻，舌下络脉迂曲，脉弦数。2019 年 10 月胃镜示"慢性胃炎伴胃小弯、胃大弯处轻度肠上皮化生，伴局部灶淋巴细胞聚集"。曾因 Hp（＋）而用抗 Hp"四联"疗法，未复查。

诊断：慢性胃炎。

辨证：肝胃不和，积滞内停，湿热瘀结。

治法：调其肝胃，祛其积滞，调畅气血，兼清湿热。

处方: 柴胡 12 g, 黄芩 10 g, 法半夏 9 g, 大枣 15 g, 鸡内金 12 g, 木瓜 8 g, 蝉蜕 6 g, 僵蚕 9 g, 姜黄 8 g, 酒大黄 5 g, 黄芪 20 g, 赤芍 8 g, 防风 6 g, 浙贝母 10 g, 连翘 15 g, 生姜 3 片。14 剂, 每日 1 剂, 水煎服。

二诊: 2020 年 6 月 15 日。服药后全身轻松, 胃部症状减轻, 饮食睡眠均好转, 口味重大减, 面色转佳, 舌红, 有轻度齿痕, 苔薄白, 舌下迂曲络脉已退至舌根部, 近期因工作压力大, 下午有乏力感, 遂守方加党参 10 g, 继服 14 剂。

【评析】 本案患者平素饮食不节, 肠胃自伤, 以致湿热蕴结中焦, 兼有瘀滞, 运化失常。故以小柴胡汤为基础方加减。药用柴胡、黄芩、法半夏疏肝清热燥湿; 木瓜、鸡内金解痉助消化; 连翘、浙贝母清热解毒、利湿化瘀; 升降散清三焦湿热, 调畅气机; 黄芪赤风汤活血化瘀, 起协同作用。全方谨守肝脾同调之义, 气血兼顾, 收效良好。

[2] 石倩玮, 薛燕星, 薛伯寿. 国医大师薛伯寿治慢性胃炎经验初探 [J/OL]. 中国中医药信息杂志, 1-4[2021-09-09].https://doi.org/10.19879/j.cnki.1005-5304.202107177.

消化性溃疡

消化性溃疡, 是以胃酸和胃蛋白酶为基本因素, 对上消化道黏膜的消化作用而形成的慢性溃疡, 多发生在胃和十二指肠球部。溃疡的形成有各种因素, 其中胃酸、胃蛋白酶对黏膜的消化作用是基本因素, 因此得名。

现代医学认为消化性溃疡病因尚不完全清楚, 比较明确的病因是幽门螺杆菌感染、服用非甾体抗炎药以及胃酸分泌过多。消化性溃疡也可发生于与胃酸、胃蛋白酶接触的其他部位, 如食管下段、胃肠吻合口、空肠以及具有异位胃黏膜的 Mechel 憩室等。溃疡约 98% 发生于十二指肠和胃, 故又称为胃十二指肠溃疡。多数患者有周期性、节律性上腹部疼痛的临床表现, 消化道造影和 (或) 纤维胃镜检查能确诊本病。本病是常见病, 约 10% 的人口在其一生中患过本病。临床上十二指肠溃疡较胃溃疡多见, 在我国两者之比约为 3 ∶ 1。十二指肠溃疡好发于青壮年, 胃溃疡患者的平均年龄比十二指肠溃疡患者大 10 岁。十二指肠溃疡男性患者多于女性，而胃溃疡则无显著性别差异。

本病多呈慢性过程，患者临床可见周期性、节律性上腹部疼痛，常与季节变化、精神刺激、过度疲劳、饮食不当有关，或有长期服用非甾体抗炎药的情况。疼痛性质可为隐痛、烧灼痛、钝痛或剧痛，尚可有反酸、嗳气、恶心、呕吐等胃肠道症状。活动期常伴便秘。常并发上消化道出血，可为首发症状，发作期上腹部可有局限性压痛。通过胃液分析、大便潜血、X线钡餐、胃镜检查、幽门螺杆菌等检查可助明确诊断。

现代医学一般以抑酸、抗酸、保护胃黏膜、根除幽门螺杆菌及对症支持治疗为主，对于急性溃疡穿孔、穿透性溃疡、大量反复出血内科治疗无效、器质性幽门梗阻、胃溃疡癌变不能除外者应予外科手术治疗，以胃部分切除为主，近年来选择性迷走神经切断术是一进展。

根据本病的临床表现，在中医学中属于"胃痛"或"胃脘痛"的范畴，且与血证、瘀证等有关。中医认为本病病因为饮食失节、情志不遂或先天禀赋不足，本病病位主要在胃，但与肝、脾两脏关系十分密切。肝胃相克，胃脾表里相关。胃为多气多血之腑，肝脾为藏血统血之脏。本病初起以气病为主，较轻；日久迁延而兼见血病，较重；甚至气血痰瘀互结而变为噎膈反胃之恶证。

🍅 例1 王道坤治消化性溃疡腹痛案（二则）

（1）患者，男，50岁。

初诊日期： 2018年6月5日。

病史： 胃脘隐痛5年余，半年前于某医院消化科就诊并行胃镜检查，胃镜诊断：糜烂性胃炎，胃溃疡多发H2-S1期。刻下症见：胃痛近1月加重，夜间1点左右时觉针刺样疼痛，反酸，嗳气，时觉心悸，精神状况差，手足冷，口干不欲饮，纳差，不欲食，食不慎则痛胀，入睡困难，大便溏，舌质淡黯苔白滑，舌下络脉迂曲（++），脉弱，重按无力。

诊断： 胃溃疡。

辨证： 脾胃虚寒，中气不足。

治法： 温胃补脾，建中补虚。

处方： 红景天 15 g，黄芪 20 g，桂枝 12 g，白芍 15 g，旋覆花（包煎）6 g，煅赭石（先煎）15 g，白及 12 g，海螵蛸 12 g，浙贝母 12 g，煅龙骨（先煎）30 g，煅牡蛎（先煎）30 g，吴茱萸 12 g，川黄连 6 g，桃仁 10 g，茯神 30 g，三七粉（冲服）6 g，甘草 10 g，生姜 3 片，大枣 3 枚。7 剂，每日 1 剂，水煎，早晚饭后 1 小时服。嘱疏畅情志，饮食清淡，忌食油腻刺激之品。

二诊： 2018 年 6 月 13 日。服药后症减，胃痛时轻时重，精神状态改善，腹胀明显，手足冷，纳眠差，大便溏，舌淡苔滑，舌下络脉迂曲，脉弦细。初诊服药后胃脘痛时轻时重，故加大黄芪剂量，温分肉，益元气；苔滑，便溏等症状，提示中焦气滞，水湿不运，故守方加木香 5 g，砂仁（后下）5 g 以行气化湿，手足冷，加高良姜 3 g 以温中；眠差改茯神 20 g，首乌藤 15 g；腹胀明显，加厚朴 15 g，继服 7 剂。

三诊： 2018 年 6 月 22 日。服药后效显，胃中隐痛症减，腹胀缓解，手足冷改善，纳食增加，但仍难以入眠，大便成形，舌脉同前。守方改煅龙骨 10 g，煅牡蛎 10 g，改茯神 40 g，首乌藤 30 g，继服 7 剂。

四诊： 2018 年 7 月 1 日。服药后效显，诸症均见减轻，胃痛偶发，腹胀基本消失，纳可，睡眠质量改善，大便成形，舌淡苔白，脉弦。守方继服 7 剂。

五诊： 2018 年 7 月 9 日。目下已无明显不适，纳眠可，二便调，舌淡苔薄，舌下络脉轻度迂曲（＋），脉沉有力。守方去龙骨、牡蛎、桃仁，继服 7 剂以巩固疗效。

2018 年 10 月 23 日介绍其他患者就诊于王教授，随访其身无不适。

【评析】 本案患者胃溃疡 5 年余，时有隐痛，提示该患者病久已成虚证。脾胃居中焦，为人身气机升降之枢纽，化水谷以生气血，润脏腑，濡肌肉，养周身。脾胃虚弱，肌肉不能禀水谷气，日久缺乏津液濡润致拘急不舒，隐隐作痛；脾胃虚弱，无以受承运化水谷，气血精微生化无源，故纳差，精神差，眠差。脾胃虚弱，气机运转失司，气无以通达行走，阴不升阳不降，故反酸，嗳气，腹胀；脾胃虚弱，无以"散精"，向心肺输送营养物质，故心悸；脾胃虚弱，气血生化乏源，新血不生，旧血不去，日久则瘀，故而舌下络脉迂曲怒张。便溏，手足冷，舌淡苔滑，脉弱，一派脾胃虚寒之征象。治当建中补虚，益气止痛为主，以温中愈溃汤化裁，方中用甘温之黄芪，建固中焦，补脾益气，芍药、甘草相合以止痛；桂枝温通助阳化气，合红景天益气活血通脉；旋覆花、代赭石相合复气机斡旋以降胃之浊气；吴茱萸、黄连平肝制酸，加煅龙骨、煅牡蛎以制酸止痛，敛疮生肌。三七粉、桃仁以活血祛瘀，茯神以助眠安神，该案例疗效明显，提示要治病求本，严格辨证，精益求精，主症主药，兼症兼药，以应仲景"观其脉证，知犯何逆，随证治之"的辨证思维。

（2）患者，女，43岁。

初诊日期： 2017年4月22日。

病史： 胃脘痛3年余，2017年3月28日于某医院就诊。电子胃镜检查：十二指肠球炎（糜烂性）；胃溃疡（A2期）；慢性萎缩性胃炎（窦，轻度）。刻下症见：胃脘疼痛伴有恶心，进食生冷刺激则痛甚，喜温喜按，呃逆反酸，纳食不佳，睡眠浅短，神疲乏力，大便质可，每日1行，经带可，舌淡红苔薄白，舌下络脉迂曲（＋），脉沉细。

诊断： 胃溃疡。

辨证： 脾胃虚寒，胃失和降。

治法： 温补脾胃，调畅气机。

处方： 红景天15g，黄芪15g，桂枝12g，白芍12g，炙甘草6g，紫苏梗12g，陈皮12g，半夏10g，旋覆花（包煎）15g，代赭石（先煎）15g，神曲12g，海螵蛸15g，浙贝母15g，吴茱萸12g，川黄连6g，煅瓦楞子（先煎）15g，蒲公英12g，神曲12g，茯苓15g，生姜3片，大枣3枚。7剂，每日1剂，水煎，早晚饭后1小时服。嘱疏畅情志，饮食清淡，忌食油腻刺激之品。

二诊： 2017年4月29日。服药后胃脘痛症大减，反酸症减，纳食增，乏力症减，刻下症见：胃脘偶有针刺样疼痛，时有泛酸呃逆，心烦易怒，二便可，舌淡红苔薄白，舌下络脉迂曲（＋），脉沉细。效不更方，原方加三七粉（冲服）6g，竹茹12g，丹参12g。因疗效佳，患者路途较远，取14剂，每日1剂，水煎，早晚饭后 1 小时服。嘱疏畅情志，饮食清淡，忌食油腻刺激之品。

三诊：2017 年 3 月 15 日。服药后胃脘痛症消，反酸症消，刻下症见：乏力，二便调，舌淡红苔薄白，舌下络脉迂曲轻度，脉细。守方去海螵蛸、浙贝母，取 7 剂以固疗效。

2017 年 4 月 3 日电话至王教授处，咨询饮食有无禁忌，诉其无胃脘痛、无呃逆反酸，身无不适。

【评析】 本案患者胃脘疼痛属脾胃虚寒，胃失和降，气滞瘀结之证，不通则痛，故胃脘疼痛不适；寒为阴邪，生冷之品易伤阳气，中虚而阳气不足，故进食生冷之品则痛甚；气机阻滞，胃失和降则呃逆泛酸，故治疗时应谨守病机，以益气温阳、和胃止酸、理气消瘀为法，在治疗过程中用温中愈溃汤灵活加减，方中红景天、黄芪、桂枝合用益气温阳散寒；紫苏梗、半夏、陈皮等合用共奏和胃行气消瘀之功；竹茹、三七、丹参活血止痛除烦；吴茱萸、川黄连平肝抑酸，浙贝母、海螵蛸制酸和胃；神曲、茯苓健脾消食；蒲公英用于除胃中邪毒，诸药合用，药证相对，有补中阳、调气机、和胃酸之效，药证相对，疗效甚佳。

[1] 巩子汉，段永强，付晓艳，等 . 王道坤运用自拟方温中愈溃汤治疗胃溃疡经验 [J]. 中医药临床杂志，2020，32（10）：1829-1832.

🍅 例 2　王捷虹治消化性溃疡腹痛案

李某，女，52 岁。

初诊日期：2018 年 7 月 28 日。

主诉：患者胃脘部胀痛 1 年余，加重伴反酸 5 天。

病史：患者曾多次到我院就诊，平素性格焦虑不安，饮食常无规律，经上消化道钡餐透视诊断为十二指肠球部溃疡，经常自服奥美拉唑、吗丁啉、香砂养胃丸等药物治疗，病情时好时坏，缠绵难愈。5 天前因过食生冷油腻而上述症状加重。刻下症见：胃脘胀痛，伴反酸，喜温喜按，无口干、口苦，无恶心、呕吐，面白，消瘦，身困乏力，不欲饮食，夜寐不安，小便调，大便溏，舌淡，苔薄白，脉弦细。查胃镜示：十二指肠球部溃疡，大小约为 0.5 cm×0.6 cm；Hp（＋）。

诊断：十二指肠球部溃疡。

辨证：脾胃虚寒。

治法：温中健脾，和胃止痛。

处方：黄芪 30 g，饴糖（烊化冲服）30 g，桂枝 10 g，炒白芍 15 g，干姜 10 g，炙甘草 6 g，大枣 3 枚，党参 10 g，茯苓 15 g，麸炒白术 15 g，砂仁（后下）6 g，炒薏苡仁 15 g，醋香附 12 g，醋延胡索 10 g，炒山药 15 g，黄连 4 g，蒲公英 20 g，制吴茱萸 4 g，桔梗 10 g，丹参 10 g，薄荷（后下）5 g，海螵蛸 30 g。7 剂，水煎服，每日 1 剂。

二诊：2018 年 8 月 4 日。服上药后胃痛间有发作，以空腹为甚，时有反酸，畏寒减轻，脉弦，苔薄。上方已见疗效，再守原方增味。上方改白芍为 20 g，党参 15 g，加川芎 10 g，吴茱萸 20 g，煅瓦楞子（先煎）25 g。14 剂，每日 1 剂，水煎服。

三诊：2018 年 8 月 20 日。服药至今，胃痛基本已瘥，偶有饥饿时不适感，无反酸烧心，大便调。舌脉同前。上方已见显效，再守原方连服 3 周，以资巩固疗效。2 个月后再次复查胃镜结果显示：十二指肠球部溃疡完全愈合，随访半年未再复发。

【评析】 此案胃脘痛因脾胃虚寒、健运失司、气滞血瘀所致。治病必求于本，脾虚失运为本。虚多生寒，寒凝、气滞、血瘀而痛作。以温中健脾、理气活瘀、散寒止痛之法，正治也。凸显"异病同治"之功，亦反证了东垣"脾胃一病，百病由生"之理。

[2]张大鹏,陈世民,侯英凯,等.王捷虹教授治疗消化性溃疡[J].吉林中医药,2020,40(9)：1161-1165.

例 3　仝小林治消化性溃疡腹痛案

高某，女，38 岁。

初诊日期：2017 年 7 月。

主诉：上腹部反复疼痛 1 年余。

病史：上腹部反复疼痛1年余，1月前于当地医院经胃镜检查，确诊为十二指肠溃疡、慢性浅表性胃炎，幽门螺杆菌（－），间断服用奥美拉唑等抑酸药物，未予规范治疗。刻下症见：上腹部时有疼痛，饥饿时明显，食物后缓解，纳尚可，喜食温暖食物，大便2日一行，成形，但排出不畅。时有腰痛、颈项僵紧。无其他明显不适。舌黯淡，有齿痕，脉弦滑。

诊断：十二指肠溃疡，慢性浅表性胃炎。

辨证：脾胃虚弱，寒湿瘀阻。

治法：温补中焦，散寒祛湿，化瘀止痛。

处方：黄芪24 g，茯苓45 g，炒白术15 g，干姜15 g，葛根15 g，羌活15 g，桃仁9 g，炒白芍15，炙甘草9 g。7剂，水煎，日2服。

以上方加减调治2个月，上腹疼痛未再发作，大便通畅，腰背颈项处不适明显缓解。胃镜复查结果为慢性浅表性胃炎，溃疡已完全愈合。

【评析】 该患者形体偏瘦，面色少华，为脾胃素弱之人。再加平素工作繁忙，饮食无节，饮水过度，久而湿邪内生，中阻脾胃。湿为阴邪，伤伐阳气，日久变为寒湿。寒湿停滞中焦，伏于胃肠黏膜，阻碍气血运行，致使瘀血内生。中焦寒湿邪气，流注太阳经脉，致使肩背腰骶部酸楚不适。本方以黄芪、茯苓、炒白术益气健脾化湿，以干姜温阳散寒，以羌活、葛根升提阳气，同时蕴含"风药胜湿"之意，亦可舒缓太阳经脉。少佐桃仁、炒白芍以活血止痛。全方蕴含补中益气汤、甘姜苓术汤、升阳益胃汤之意，总体以健运脾胃中阳，外透寒湿邪气。通过2个月的加减调理，患者诸症改善，溃疡愈合。

[3] 杨映映，邸莎，顾勤，等.基于"脏腑风湿"论治消化性溃疡——仝小林教授治疗消化性溃疡的新视角[J].中华中医药学刊，2019，37（2）：343-346.

胃癌

西医认为胃癌是指发生于胃黏膜上皮组织的恶性肿瘤，是消化道最常见的恶性肿瘤，其病因目前尚不清楚，可能与幽门螺杆菌感染、饮食因素、环境因素、遗传因素和癌前期变化等因素有关。胃癌发病高峰年龄是 60 岁左右，男性发病率是女性的 2 倍，而 30 岁以下的胃癌发病者中女性多于男性。

胃癌早期可无明显症状，出现症状时多已进入晚期。常有上腹部饱胀不适和疼痛，伴有食欲不振、厌肉食、吞咽困难、恶心、呕吐、黑便等，全身症状可见消瘦、乏力、贫血、低热等。部分患者可于上腹部触到包块，质地较硬并有压痛。淋巴结转移时可在左锁骨上窝、左腋下等发现肿大的淋巴结。本病经上消化道造影、胃镜及细胞学检查可助确诊。

现代医学认为胃癌一旦确诊应尽早手术切除，可辅以术前化疗、术中化疗、术后化疗以提高根治率，对失去手术切除机会的晚期胃癌患者应采取联合化疗。胃癌对放疗的敏感性较差，一般效果不理想，不单独使用，主要是手术中对肿瘤及暴露组织等进行照射。免疫治疗可作为辅助治疗。近年来，内镜治疗应用于胃癌的治疗过程中，对早期胃癌者可采取内镜黏膜切除术、内镜下注射无水乙醇、内镜微波凝固或激光治疗等以达到根治效果；对晚期胃癌者可行内镜下激光或电凝烧灼使肿瘤组织脱落可暂时缓解梗阻症状，位于贲门部的晚期癌，亦可放置膨胀型支架以缓解病人梗阻症状并能进食维持营养。

胃癌属中医"反胃""胃反""胃脘痛""噎膈"等范畴，其发生乃一长期过程。《医学心悟》"凡噎膈症，不出胃脘干槁四字。槁在上脘者，水饮可行，食物难入；槁在下脘者，食虽可入，久而复出。"形象地描述了贲门癌和胃癌的症状表现。关于胃癌的病因病机，《扁鹊心书》记载："凡饮食失节，冷物伤脾胃，……再兼六欲七情有损者，则饮蓄于中焦，令人朝食暮吐，名曰翻胃"，《古今医统》曰："反胃之证，其始也，或由饮食不节，痰饮停滞，或因七情过度，脾胃内虚，或以酷饮无度，伤于酒食，或以纵食生冷，败其真阳，或以七情忧郁，竭其中气，总之无非内伤之甚，致损胃气而然"，《景岳全书》曰："食入反出者，以阳虚不能化也，……食不得下者，以气结不能行也"。总之，本病多由长期的饮食不节、情志忧郁，渐致痰火胶结，或脾胃虚寒，或津液干枯，气滞血瘀而成，离不开食积气结、热结、痰凝、血瘀、脏虚。故凡治此者，必宜以扶助正气，健脾养胃为主，若机体正气尚盛，则当祛邪以养正。

🍅 **例1 王晞星治胃癌案**

患者，男，68岁。

初诊日期： 2019年9月24日。

病史： 患者胃癌术后2年，2019年8月复查提示残胃，少许腺上皮高级别上皮内瘤变，遂口服替吉奥化疗。患者近日自觉胃脘饱胀，食欲不振，消瘦乏力，精神差。为求进一步治疗，遂至门诊寻求中医药治疗。刻下症见：胃脘部胀闷不适，胃灼热，干呕，纳差，睡眠一般，小便短少，大便溏，每日2～3次。舌淡白，苔黄腻，脉沉细。

诊断： 胃癌术后。

辨证： 脾胃不和，寒热错杂。

治法： 调和脾胃，平调寒热。

处方： 清半夏10 g，干姜6 g，黄芩10 g，黄连10 g，党参15 g，海螵蛸10 g，煅瓦楞子（先煎）10 g，浙贝母30 g，白花蛇舌草10 g，蒲公英20 g，厚朴10 g，枳实10 g，炒麦芽15 g，炒谷芽15 g，甘草6 g。30剂，每日1剂，水煎，早晚分服。

二诊： 10月24日。患者胃脘胀闷、干呕、胃灼热减轻，精神较前好转，纳可，眠差，易惊醒，大便稀，每日2～3次，小便可。舌淡白，苔薄黄，脉弦细。辨证：脾胃不和，寒热错杂。治法：调和脾胃，平调寒热。处方：首诊方加炒酸枣仁30 g，百合10 g。30剂，每日1剂，水煎，早晚分服。

三诊： 11月23日。患者胃脘胀闷明显好转，胃灼热消失，精神可，纳眠可，小便可，大便稀，每日1～2次。舌淡白，苔薄黄，脉弦。辨证：脾胃不和，寒热错杂。治法：调和脾胃，平调寒热。处方：二诊方去海螵蛸、煅瓦楞子，加冬凌草、石见穿、猫爪草各30 g。30剂，每日1剂，水煎，早晚分服。

四诊： 12月24日。胃脘不适症状基本消失，精神可，食欲较前明显好转，予四君子汤加冬凌草、猫爪草、石见穿、浙贝母各30 g，以健脾和胃，抗癌散结。30剂，每日1剂，水煎，早晚分服。复查胃镜提示：残胃，少许腺上皮高级别上皮内瘤变，较前无显著改变。肿瘤标志物水平在正常范围内。随诊1年余，未见疾病进展。

【评析】 本案患者为胃癌术后化疗后，其平素脾胃虚弱，且化疗后正虚邪阻、升降失常，导致胃脘胀闷不适、嘈杂、干呕、胃灼热、食欲不振等症状，故选用半夏泻心汤加减治疗，以调和寒热，健脾和胃。方中党参、甘草、大枣益中气，补其虚；半夏、干姜开结散寒，与党参、甘草、大枣配伍以升补脾胃清阳；黄连、黄芩苦寒清热，以降泄浊阴；海螵蛸、煅瓦楞子制酸止痛；浙贝母开郁散结；白花蛇舌草、蒲公英清热解毒；厚朴、枳实理气消痞；炒麦芽、炒谷芽健脾消食开胃。诸药合用，使邪祛正复，脾胃健运，升降有常，气血生化有源，故胃胀、嘈杂、干呕、胃灼热症状得以控制，诸症减轻。二诊时患者诉眠差，易惊醒，首诊方加炒酸枣仁 30 g，百合 10 g。酸枣仁养心安神，百合清心安神和胃。诸药合用，调和脾胃，平调寒热，养心安神。三诊时患者胃脘胀闷不适、嘈杂、干呕、胃灼热症状好转明显，睡眠可。患者反酸消失，寐安，故减去制酸止痛、养心安神之品；脾胃已和，气血生化有源，耐受攻伐，故加入中药抗肿瘤之品冬凌草、石见穿、猫爪草各 30 g。王晞星教授认为冬凌草、石见穿、猫爪草具有软坚散结、减毒消癥之功，能有效抑制瘤体生长。四诊时予四君子汤加冬凌草、猫爪草、石见穿、浙贝母，以健脾和胃，抗癌散结。患者随诊 1 年余，病情未见进展，可见中医药能改善症状，提高生活质量，延长带瘤生存期。

[1] 张晓男，赵妮妮，汪欣文 . 王晞星运用半夏泻心汤治疗胃癌经验 [J]. 中国民间疗法，2021，29（16）：20-22.

🍅 例2 曾普华治胃癌案

许某，女，62 岁。

初诊日期： 2016 年 1 月 15 日。

主诉： 胃癌术后化疗后。

病史： 患者因胃部反酸于 2015 年 8 月 25 日于外院就诊，胃镜检查示胃窦隆起，性质待查：癌？胃潴留；腹部 CT 提示胃窦部管壁弥漫性增厚并胃潴留；病理诊断示低分化腺癌，部分为印戒细胞癌。2015 年 9 月 11 日于外院行胃癌手术治疗。术后病检提示：（胃）HE 结合免疫组化符合低分化腺癌，侵犯胃壁肌层，肿瘤大小为 3 cm×3 cm×0.5 cm，分期为 cT2N0M0，具有高危因素，建议术后行辅助化疗。2015 年 10 月 9 日开始行 XELOX 方案化疗，后因怀疑卡培他滨片致使肝功能异常遂停止化疗。2015 年 12 月 5 日开始行 mFOLFOX6 方案化疗 4 周期，约于 2016 年初结束末次化疗。2016 年 1 月 15 日为求中西结合治疗来曾教授处就诊。刻下症见：稍有腹胀，无腹痛，稍有恶心呕吐，无反酸嗳气，无口干口苦，四肢乏力，纳差，寐可，大便稀，2～3 次 / 天，小便可。舌质淡，苔薄白，脉细。

诊断：胃癌术后。

辨证：气血亏虚。

治法：益气养血，扶正固本。

处方：党参 15 g，黄芪 30 g，白术 15 g，茯苓 30 g，薏苡仁 15 g，枸杞子 10 g，当归 10 g，女贞子 15 g，淫羊藿 10 g，仙鹤草 30 g，大枣 10 g，半枝莲 30 g，菝葜 30 g，石见穿 30 g，煅瓦楞子（先煎）30 g，海螵蛸 15 g，紫苏梗 10 g，法半夏 10 g，竹茹 12 g，鸡内金 10 g。15 剂，水煎服，每日 1 剂，分 2 次服用。

二诊：2016 年 2 月 4 日。患者服药 15 剂后，诉自觉腹胀、反酸、烧心症状缓解，四肢乏力、大便稀溏好转，纳食较前好转，寐可，二便调。曾教授去紫苏梗、仙鹤草，加木香 10 g，半枝莲 30 g，仍予 15 剂中药。后患者症状好转，多次复诊，随症加减予中药调理。

2017 年 8 月 15 日、2019 年 11 月 20 日患者于我院住院复查，复查 CT 等检查结果示无复发征象。遂嘱患者主要行饮食调理，兼服少量中药。后患者多次复诊，一般情况尚可，无特殊不适。病程至今已有 5 年余。

【评析】　患者平素嗜食肥甘厚味，痰湿蕴结中焦，气机失畅，气滞血瘀，复感邪毒，聚而成癌毒，癌毒已成，致使五脏六腑功能失司，机体代谢紊乱，患者日益体虚。综合治疗后，久病伤正，五脏失司，正气虚损，脾胃虚弱，或有余毒未清，治以扶正固本为主，兼以解毒抗癌，故方药以益胃消积饮加减，方予党参、黄芪、枸杞子、女贞子、淫羊藿健脾益肾补虚，石见穿、法半夏解毒散结；辅以薏苡仁健脾利水渗湿，利小便以实大便，砂仁配伍紫苏梗理气宽中和胃，鸡内金消食导滞，仙鹤草止泻。复诊后诉仍有腹胀，纳一般，余无特殊不适。此时提示脾胃正复，可去仙鹤草，加用半枝莲解毒散结以清余毒。后患者症状好转，继续予基础方益胃消积饮维持治疗即可。

[2] 杨晶，曾普华，邵文辉，等．曾普华从"癌毒致虚"论治胃癌的学术经验 [J]. 湖南中医药大学学报，2021，41（8）：1264-1267.

例3　徐荷芬治胃癌案

患者，男。

初诊日期：2017 年 1 月 17 日。

病史：2016 年 3 月出现上腹饱胀不适，服药不能缓解，2016 年 5 月在江苏省人民医院查胃镜示胃窦癌，病理示中低分化腺癌。同年 5 月 31 日在该院行腹腔镜下胃癌根治术＋胃空肠吻合术。术后病理：胃窦小弯侧腺癌，分化Ⅱ～Ⅲ级，肠型，肿瘤大小为 4.0 cm×3.5 cm×0.8 cm，浸润胃壁肌层，胃小弯侧未见淋巴结转移（0/9），大弯侧见 3 枚淋巴结转移（3/7），大网膜可见淋巴结转移（3/9），分期 pT2N2M0，术后行单药替吉奥胶囊 60 mg，每天 2 次，第 1 ～ 14 天，3 周使用 1 次，化疗 6 个周期，末次化疗时间 2016 年 10 月 8 日。2016 年 12 月常规复查 PET/CT 发现右肺 1 cm 病灶［标准摄取值（SUV）值 23.67］、肝右叶 1.5 cm 病灶（SUV 值 21.33），考虑高摄取灶为转移灶；癌胚抗原 30.67 ng/mL。2017 年 1 月 17 日就诊于江苏省中西医结合医院徐荷芬教授专家门诊就诊。初诊时，患者担忧短期内复发，患者不愿行化疗及放疗。偶有右胁肋部不适，体力尚可，腹胀及矢气多，余未诉有异常，舌质淡，苔薄微腻，脉弦细。有头孢克洛过敏史；有 40 年饮酒史，每日饮白酒 3 ～ 4 两；有 50 年吸烟史，每日 20 支；无胃癌家族史。

诊断：胃癌术后。

辨证：气阴两虚，脾肾两伤，兼有湿毒。

治法：益气养阴，健脾益肾，祛湿解毒。

处方：党参 15 g，黄芪 20 g，佩兰 10 g，法半夏 10 g，仙鹤草 15 g，蒲公英 20 g，山慈菇 10 g，女贞子 12 g，墨旱莲 12 g，桑枝 15 g，川续断 12 g，怀牛膝 12 g，

茯苓 15 g，苍术、白术各 10 g，枸杞子 10 g，杜仲 10 g，决明子 12 g，白花蛇舌草 15 g，炙甘草 3 g，山药 20 g。患者服药 1 个半月后在某医院复诊查癌胚抗原 28.33 ng/mL，患者信心大增。

二诊： 苔腻及腹胀好转，上方去佩兰、苍术加陈皮 15 g，南沙参、北沙参 12 g，沙棘 10 g，陈皮 15 g，藤梨根 20 g，继续服用 2 个月。在某医院复查 CT，肺部及肝部病灶基本无变化，也无新发病灶，癌胚抗原缓慢下降。

后患者一直在徐荷芬教授及其工作室复诊 10 余次，直至 2019 年 9 月 16 日，复查胸腹部增强 CT：肺部病灶为 0.8 cm 左右，肝部病灶未见增大。癌胚抗原维持在 10 ng/mL 以下。单纯中药治疗，患者长期生存，病情稳定，徐荷芬教授建议患者继续服用原方，每 3 ～ 6 个月复诊 1 次。

【评析】 患者胃癌术后复发，病情进展，拒绝行放化疗。患者术后化疗后半年内即出现病情进展，肺、肝转移。徐荷芬教授认为脾肾亏虚、气阴不足为其病理基础，癌毒消烁津液，致阴伤更甚。癌毒流注，故见肝、肺转移灶。本案采用益气养阴、健脾益肾、祛湿解毒等药物组方。予以山药、墨旱莲、女贞子养阴；黄芪、党参益气，苍术、白术、茯苓健脾；川续断、杜仲、枸杞子益肾；蒲公英、白花蛇舌草、山慈菇、法半夏、佩兰清化癌毒，仙鹤草、炙甘草顾护正气，调和药物。二诊湿毒好转，去苍术、佩兰，防止祛邪过度伤正，并加用南沙参、北沙参养阴，沙棘、陈皮健脾助脾胃运化，藤梨根解毒抗癌，适合长期服用。徐荷芬教授在临证中选用陈皮、党参、黄芪、蒲公英、白花蛇舌草、山慈菇、沙棘等中药药理证实对胃癌有抑制作用的药物，真正做到辨病与辨证相结合，传统中药与现代药理相结合，提高临床疗效。徐荷芬教授虽选方用药平和，却平凡中见神奇。

[3] 马继恒，霍介格，胡灿红，等 . 徐荷芬教授治疗中晚期胃癌的经验探析 [J]. 中国医药导报，2021，18（20）：128-131.

胰腺炎

胰腺炎为临床常见病，分为急性胰腺炎和慢性胰腺炎。

急性胰腺炎是由于胰腺分泌的消化酶消化胰腺本身及其周围组织所产生的急性炎症。其主要病理过程为胰腺自我消化过程。病因主要与胆道疾患（结石、炎症、蛔虫）、暴饮暴食、酗酒有关。次要因素有感染、创伤、高脂血症、动脉粥样硬化等。本病临床上以急性腹痛伴恶心、呕吐、发热，血、尿淀粉酶升高为特征，重症患者可很快出现多脏器损伤及功能衰竭的各种表现。慢性胰腺炎是指胰腺呈慢性复发的持续性的炎症性病变，常伴有胰腺组织的钙化、假性囊肿以及胰岛组织萎缩与消失。病因主要与胆道疾患、酗酒以及急性胰腺炎慢性化有关。胰腺炎临床表现主要有腹痛、脂肪泻、消瘦或糖尿病的表现，急性发作时的表现与急性胰腺炎大致相同。X线腹部平片、B超、CT、内镜下逆行性胰胆管造影（ERCP）、选择性腹腔动脉造影等检查有助确诊。

现代医学治疗上内科以抑制胰液分泌及抑制胰酶活性、解痉镇痛、对症治疗、抗感染为主。对疑有腹腔脏器穿孔或肠坏死、黄疸加深需解除胆道或壶腹梗阻、腹膜炎经抗生素治疗无好转、并发胰腺脓肿或假性囊肿、疑为胰腺癌及疼痛反复发作保守治疗无效者，需予外科手术治疗。另外，对于胆源性胰腺炎有梗阻者，可在内镜下行十二指肠乳头切开取石或鼻胆管引流术。

本病轻症属中医学"胃脘痛""腹痛""胁痛""呕吐"范畴，重症属"结胸""厥逆"范畴。中医学认为本病与肝、胆、脾、胃、大肠关系密切，暴饮暴食，恣食膏粱厚味，贪凉饮冷，或暴怒伤肝，情志不畅，或虫蛔扰窜，皆可引致本病。《伤寒论》论实热结胸时载有："脉沉而紧，心下痛，按之石鞕"；论少阳病时载有："腹满胀，胁下及心痛"。本病邪实主要表现为气滞、湿热、血瘀等；本虚主要为脾胃虚弱和脾肾两虚等。其邪实者以通下泻实为主，正虚者当重在调理脾胃，疏畅气血。

🍅 例1 李兰治胰腺炎腹痛案

张某某，男，44岁。

入院日期：2019年2月19日。

主诉：中上腹疼痛5天。

病史： 患者于 5 天前因饮食失节出现腹痛，无寒战、高热、黄疸、腹泻等不适，于当地医院治疗 4 天无效，腹胀反较前加重，遂转诊至我院肝胆外科。入院情况：腹胀痛，喘息气促，胸闷，呼吸困难，无恶心呕吐，无寒战、高热、黄疸、腹泻等不适，精神、纳眠差，大小便可。查体见腹膨隆，胀大如鼓。急查腹部增强 CT 示：①坏死性胰腺炎，腹盆腔广泛渗出、积液；②脂肪肝或胰腺炎继发肝损害，请随访复查；③脾肿大；④双侧胸腔少量积液，双肺下叶少许炎性变。考虑患者为重症急性坏死性胰腺炎，病情十分危重，转入 ICU 进一步抢救治疗。予持续吸氧、心电监护、指脉氧监测、禁食禁水、B 超引导下置入腹腔引流管 3 根、鼻空肠管置入，并治以抑制胰腺分泌及胰蛋白酶活性、拮抗炎性因子、抗感染、抑酸护胃、硬膜外镇痛辅助治疗等。

初诊： 2019 年 2 月 22 日。经积极治疗后患者仍腹胀、腹痛，并出现发热，最高体温达 39℃，腹腔压力高达 23 ～ 24 cm H_2O，纳眠差，小便色黄，大便未解，舌淡紫，苔黄腻，脉滑数。

诊断： 胰腺炎。

辨证： 湿热蕴结。

治法： 益气健脾，清热利湿，通里攻下。

处方： 人参 12 g，茯苓 10 g，炒莱菔子 20 g，广藿香 10 g，胆南星 10 g，麸炒苍术 12 g，姜厚朴 10 g，大黄（后下）15 g，麸炒枳实 10 g，芒硝（冲服）10 g，桔梗 10 g，川芎 10 g，甘草 6 g。3 剂，每天 1 剂，每天 1 次，由直肠滴入。并予大黄、芒硝外敷腹部。

二诊： 2019 年 2 月 25 日。患者腹胀痛症状减轻，鼻空肠管给予少量流质饮食后亦未见发热、恶心呕吐、喘息气促，腹腔压力为 8 cm H_2O，较前明显下降，大便已排，并逐日增加；腹腔引流管见少量血性沉淀；舌淡紫，苔黄腻，脉滑。腹部增强 CT 提示：①坏死性胰腺炎，腹盆腔引流术后；②脂肪肝或胰腺炎继发肝损害，请随访复查；③脾脏增大；④双侧胸腔少量积液，双肺下叶少许炎性变。湿热仍较重，效不更方，继予上方 4 剂由直肠滴入（每天 1 剂，每天 1 次），另予上方 4 剂由鼻空肠管注入（每天 1 剂，每天 3 次，每次

25 mL），并予大黄、芒硝外敷腹部。

三诊： 2019 年 3 月 1 日。患者可独立下床轻微活动，但觉肢软乏力，无腹痛，腹胀较前明显减轻，腹腔引流管见浅褐色引流液。近 2 日大便量为每日 500～700 mL；舌淡，苔白偏腻，脉滑。湿热之象较前减轻，故减轻通腑之力，辅以益气温阳。处方：人参 12 g，茯苓 10 g，炒莱菔子 20 g，广藿香 10 g，胆南星 10 g，麸炒苍术 9 g，姜厚朴 9 g，大黄（后下）10 g，芒硝（冲服）10 g，枳壳 9 g，炒白术 10 g，白附片（先煎）10 g，桔梗 10 g，川芎 10 g，甘草 6 g。4 剂，每天 1 剂，每日 1 次，由直肠滴入；另予上方 4 剂，每天 1 剂，每天 3 次，每次 25 mL，由鼻空肠管内注入。并予大黄、芒硝外敷腹部。

用药后患者无腹胀、腹痛，能口服少量流质饮食，大便通畅，能下床活动。复查腹部增强 CT 提示：①坏死性胰腺炎治疗后，腹盆腔引流术后，胰周、腹腔及左侧腰大肌前方渗出影较前稍减少，考虑部分假性囊肿形成，建议复查；②扫及左肾、左侧输尿管腹段轻度积水改变，左侧输尿管腹段局部似与左侧腰大肌前方渗出病灶关系密切，左侧输尿管腹段局部炎性粘连？③脾肿大，胆囊积液；④双侧胸腔少量积液，伴双肺下叶肺部分膨胀不全。病情明显好转，予转出 ICU，后期随访病情稳定。

【评析】　《丹溪心法》曰："欲知其内者，当以观乎外，诊于外者，斯以知其内，盖有诸内者，必形诸外。"因有湿、热、瘀、毒内蕴中焦，故纵观该患者有形体肥胖、舌淡紫、舌苔黄厚腻、脉滑之外象；过食辛热肥甘，或嗜酒无度，酿生湿热，内蕴脾胃，导致脾失健运，阻滞气机，瘀血内生，故患者舌质黯淡；湿、热、瘀、毒杂糅停滞，不通则痛，故患者疼痛剧烈；湿性重浊，阻滞于肺，气不得畅，或上逆，或下陷，故胸闷、气喘。凡治病必求于本也，重症急性胰腺炎主要以实热或湿热蕴结、腑气不通为主要证候。如正虚邪陷，则呈现气血逆乱之厥证。方中以健脾、清热及通里药为主，以达健脾清热利湿、通里攻下之效。脾气健则湿化，腑气通则邪除，气行则血行，故"通里攻下法"与"分消走泄法"的协同应用有效控制了重症急性胰腺炎的进一步进展，且有效地缓解了患者的腹痛症状，避免了多种并发症的发生。

[1] 廖前花，刘盛冬，李兰. 李兰治疗重症急性胰腺炎的临床经验 [J]. 中医药通报，2020，19（4）：28-30.

例 2　郑爱华治胰腺炎腹痛案

患者，男，90 岁。

初诊日期： 2019 年 12 月 7 日。

主诉： 上腹部疼痛 6 小时余。

病史： 患者家属诉患者 12 月 7 日 18 时左右无明显诱因出现腹部疼痛，呈持续性胀痛，无明显放射，无反酸嗳气、恶心呕吐等症，家属予越鞠保和丸 2 包及铝碳酸镁片 2 片口服后，疼痛无明显缓解并持续加重，遂来我院急诊。急诊予相关检查，肝胆脾胰双肾输尿管膀胱彩超示：脂肪肝，胰腺声像改变；胰腺炎，请结合临床考虑，胰周少量积液，左肾多发囊肿。血清淀粉酶：3055 U/L。结合患者症状，诊断为急性胰腺炎。考虑患者病情危重，遂转入 ICU 行监护治疗。既往有糖尿病、高血压、冠心病、慢性支气管炎、脑梗死等病史。刻下症见：患者神志清楚，上腹部持续性胀痛，无明显放射，无反酸嗳气，无呕吐，小便少，大便未解。查体：体温 36.9℃，脉率 49 次 / 分钟，呼吸 17 次 / 分钟，血压 175/56 mmHg。APACHE Ⅱ 评分 A5B2C0D14=21 分。双侧呼吸运动对称，语颤正常，呼吸音清，未闻及湿啰音，无胸膜摩擦音。腹部膨隆，腹壁紧张，无腹壁静脉曲张，右上腹有压痛及反跳痛，余正常。舌红苔黄，脉弦缓。血常规：白细胞 $10.1×10^9$/L，中性粒细胞比例 84.91%。尿淀粉酶：14 560 U/L。胰腺 CT：考虑急性胰腺炎。

诊断： 重症急性胰腺炎。

辨证： 湿热瘀阻。

治法： 西医常规治疗，中药和解少阳，通腑泻下。

处方： 柴胡 15 g，大黄（后下）15 g，枳实 15 g，枳壳 30 g，黄芩 15 g，法半夏 10 g，白芍 30 g，甘草 10 g，栀子 12 g，厚朴 15 g，瓜蒌仁 15 g，川楝子 6 g，延胡索 10 g。外治法以自拟通里攻下方灌肠通便。处方：桃仁 10 g，莱菔子 30 g，厚朴 15 g，大黄 15 g，玄明粉（冲服）15 g，枳壳 15 g，枳实 15 g，火麻仁 15 g，丹参 20 g，甘草 5 g。配合芒硝敷脐与普通针刺（支沟、足三里、天枢、大横、上巨虚）。

12 月 8 日 17 时左右患者解稀便约 300 mL。12 月 11 日患者腹痛较前减轻，腹部膨隆较前缩小，血清淀粉酶 40 U/L、尿淀粉酶 99 U/L，均正常。

12 月 18 日患者生命体征平稳，腹痛明显缓解，血尿淀粉酶正常，转普通病房继续治疗。

【评析】 患者因上腹部疼痛 6 小时余入院，结合症状、血清淀粉酶、CT 及彩超结果可诊断为急性胰腺炎，又根据患者生命体征经 APACHE Ⅱ 评分可诊断为重症急性胰腺炎。病情危重，随时可能出现生命危险。患者所表现之腹部胀满、疼痛拒按、大便不通与大柴胡汤证相似，根据《金匮要略》中记载："按之心下满痛者，此为实也，当下之，宜大柴胡汤。"在西医治疗的基础上，又采取中医药内外兼治，配合芒硝敷脐、针刺治疗，使少阳之邪得解、阳明之实得泻，最终于 24 小时内通利大便。郑教授不拘泥于一法，灵活运用中医内外治及针刺疗法，体现了其"急则治其标"的治病思想。

[2] 沈杨，郑爱华. 郑爱华运用通下三法辅助治疗重症急性胰腺炎经验 [J]. 湖南中医杂志，2020，36（12）：15-16，37.

急性阑尾炎

急性阑尾炎，是指由多种因素导致阑尾发生急性炎症反应的病变，是普外科常见的急腹症之一，常见临床表现为转移性右下腹痛及麦氏点压痛，患者自感恶心呕吐，白细胞计数增高。

现代医学认为急性阑尾炎的病因尚存在争议，原因多种多样，目前以阑尾管腔堵塞及细菌入侵为较为公认的发病原因，我国急性阑尾炎发病率达 7% ～ 12%，起病急骤、病情进展迅速，且具有较高的误诊率，可达 20%。本病可发生于任何年龄，其中以青壮年多见，男性发病率高于女性，是最常见的急腹症之一。

本病多为急性起病，患者临床症状以腹部疼痛为主，且疼痛多可转移至右下腹部，疼痛可表现为持续性或阵发性的剧痛或隐痛，并可伴随厌食、恶心、呕吐等胃肠道症状以及乏力、发热等全身症状。发作期可有麦氏点的压痛、反跳痛，腹膜刺激征阳性，可扪及腹部包块。通过相应体格检查，血、尿常规检查，超声、腹部 X 线、CT、MRI 等可协助明确诊断。

现代医学治疗一般以手术切除病变阑尾为主，主要包括传统开腹阑尾切除术及腹腔镜下阑尾切除术，术后依据病变性质、程度予以抗感染等相应处理。

根据本病的临床表现，属"肠痈"范畴，其病在肠，是由于气机阻滞，升降失调，血行不畅，瘀滞不通，或饮食不节，使气滞、血瘀、湿阻、热毒壅积肠道，导致肠道传导不利，糟粕积滞，湿热气血瘀阻肠中，化热腐蒸气血则成痈肿。中医多采用清热解毒、活血祛瘀、泻下通便等治疗法则。

🍅 例 1　张厚东治急性阑尾炎腹痛案（二则）

（1）赵某，女，40 岁。

初诊日期： 2004 年 6 月 16 日。

主诉： 转移性右下腹疼痛 7 天。

病史： 患者起初为脐周痛，呈阵发性，伴有恶心、发热；连续 3 日下午体温 >38℃，逐渐转移并固定于右下腹。刻下症见：神志清，精神萎靡，发热，右下腹平卧时阵痛，伴有恶心欲吐、纳差。查体：体温 37.2℃，腹肌紧张，右下腹中度压痛，轻微反跳痛，肠鸣音亢进。舌质淡红，苔薄黄、少津，脉弦。查血常规：白细胞 7.0×10^9/L，中性粒细胞比例 78.6%；腹部彩超：右下腹探及包块 43 mm×17 mm，符合阑尾炎。

诊断： 急性阑尾炎。

辨证： 气滞血瘀痰阻。

治法： 理气化痰活血。

处方： 当归 20 g，桃仁 20 g，瓜蒌仁 30 g，郁金 3 g，枳壳 3 g，薤白 10 g，川楝子 15 g，延胡索 20 g，五灵脂（包煎）20 g，蒲黄（包煎）20 g，降香 12 g。

水煎 400 mL 早晚各温服 200 mL，每日 1 剂。

服药 24 小时后逐渐退热，体温 36.5 ℃，右下腹压痛减轻。48 小时后腹痛减轻，腹肌紧张消失；上药继服，至 6 月 21 日彩超探查提示右下腹未探及异常包块；6 月 23 日诸症缓解，嘱其继服 3 剂，随访未再发作。

（2）高某，女，30 岁。

初诊日期：2015 年 8 月 26 日。

主诉：腹痛 3 天。

病史：患者起始小腹部疼痛，疼痛剧烈，伴有腹泻、恶心呕吐、周身乏力、发热，最高体温达 38.9 ℃，查体：痛苦面容，腹部平，腹肌紧张，全腹压痛，右下腹反跳痛明显，肠鸣音活跃。舌质黯红，苔薄黄腻，脉细数。查血常规：白细胞 10.4×10^9/L，中性粒细胞比例 86.2%；局部彩超探查提示阑尾肿大。

诊断：急性阑尾炎。

辨证：气滞血瘀痰阻。

治法：理气化痰活血。

处方：当归 20 g，桃仁 20 g，瓜蒌仁 40 g，郁金 5 g，枳壳 5 g，薤白 10 g，川楝子 15 g，延胡索 20 g，五灵脂（包煎）20 g，生蒲黄（包煎）20 g，降香 10 g。水煎 400 mL，早晚各 200 mL 温服，每日 1 剂。

8 月 28 日腹痛减轻，最高体温 37.8℃，查体：无腹肌紧张，右下腹压痛、反跳痛，上腹部及左下腹压痛不明显；至 8 月 31 日腹痛缓解，体温正常，复查彩超阑尾区未探及肿大阑尾。继服 4 剂后症状消失，复查血常规示：白细胞 6.93×10^9/L，中性粒细胞比例 76.32 %，随访至今未复发。

【评析】 张厚东教授在总结古今医家对肠痈论述的基础上，提出肠胃气血循环失常是急性阑尾炎的始发因素，认为其病机变化与气滞、瘀血、痰浊密切相关，确立了理气化痰活血的基本治则，并自拟阑尾通冲剂，多年临证加减化裁，取得良好疗效。需注意的是急性阑尾炎的诊断要准确，治疗过程中需密切观察疾病的发展趋势，有化脓穿孔者需及时手术治疗。本病有复发的倾向，服药至临床症状、体征消失后，至少需再服药 3～5 天，以巩固疗效，防止反复。另本法不适于特殊人群发生的阑尾炎，如小儿、妊娠、高年体弱等患者。

[1] 吴修敏. 张厚东教授治疗急性阑尾炎临床经验总结 [J]. 光明中医，2020，35（12）：1813-1815.

例2　杨小军治急性阑尾炎腹痛案

患者，男性，32岁。

初诊日期： 2019年3月7日。

主诉： 转移性右下腹疼痛3天。

病史： 4天前患者进食辛辣刺激食物后腹泻1次，伴中上腹疼痛不适，伴恶心，自行口服质子泵抑制剂后中上腹疼痛好转，3天前患者出现右下腹疼痛，隐痛为主，进行性加重感，可忍受，遂至本院就诊。刻下症见：神志清楚，精神欠佳，右下腹疼痛，腹胀，无恶心、呕吐，间断发热，口苦、口干，纳差，睡眠欠佳，大便3日未解，小便黄，舌红，苔黄腻，脉弦滑。查体：体温38.6℃，中上腹、右下腹压痛阳性，右下腹轻微反跳痛，腹肌轻度紧张。血常规：白细胞15.6×10⁹/L，中性粒细胞比例82.6%；C反应蛋白46.7 mg/L。腹部彩超提示：阑尾肿大。患者既往无阑尾炎病史。

诊断： 急性阑尾炎。

辨证： 肠痛，湿热互结。

治法： 清热除湿，理气通腹，散结消痛。

处方： 柴胡10 g，枳实15 g，木香9 g，郁金10 g，大黄（后下）15 g，芒硝（冲服）15 g，大血藤15 g，天花粉15 g，冬瓜仁15 g，黄芩10 g，芍药10 g，牡丹皮6 g，桃仁6 g，白术10 g，党参10 g，甘草6 g。5剂，水煎服，每日1剂，分2次温服。并嘱患者少量清淡流质饮食，合理作息，调节情志，停药后复诊。

二诊： 2019年3月12日。患者诉服第1剂药后解大便2次，腹痛较前稍好转，服药3剂后腹痛基本消失，无发热，口苦、口干较前好转，仍坚持流质饮食。患者目前精神状态可，无腹痛、发热、口干、口苦等不适，大便1日3次，便质偏稀。复查血常规提示：白细胞5.36×10⁹/L，中性粒细胞比例74.5%，C反应蛋白 12.5 mg/L。患者目前腹痛症状消失，拟行第 2 阶段治疗方案，予以逍遥散原方加党参 12 g，陈皮 9 g。14 剂，水煎服，每日 1 剂，分 2 次温服。嘱患者以清淡饮食为主、调畅情志、适当运动、保证休息。1 年后随访，患者无阑尾炎复发，精神状态可，饮食睡眠正常，大小便正常，无不适症状。

【评析】　本案患者有明确饮食不节史，以转移性右下腹疼痛为主要症状，伴发热、口干、口苦、腹胀、便秘，结合辅助检查可确诊为急性阑尾炎。患者生活在重庆地区，平素饮食偏于辛辣刺激，同时青年男性工作生活压力大，脾胃功能常较不足，故患者平素易腹泻。此次发病，患者饮食不节后肠胃内生湿热，湿热内聚，影响脾胃气机升降，气血壅遏，燥屎互结，郁而化热，热盛肉腐则发而为痛。故选用柴胡、枳实一升一降调节脾胃之气，木香、郁金疏肝理气，助气血运行，牡丹皮、桃仁活血化瘀增理气之功，大黄、芒硝泻下攻积，大血藤、天花粉、冬瓜仁、黄芩清热燥湿，散结消痈，芍药缓解止痛，白术、党参、甘草健脾益气，防诸药伤正。服药后患者诸症消失，二诊结合患者素体脾胃虚弱的特点，结合其工作生活压力因素，予以逍遥散加党参、陈皮，健脾益气补益正气，疏肝解郁，调理气机，减少患者复发概率。

[2] 陈宇桥，李飞，范青峰，等 . 急性阑尾炎的证治体会 [J]. 中国中医急症，2021，30（3）：545-547.

炎症性肠病

　　炎症性肠病包括溃疡性结肠炎和克罗恩病，二者在发病机制、临床表现、治疗方法方面有一定的共同之处。发病原因可能与吸烟、各种原因所致的肠道通透性增加、感染、肠道菌群的促进作用、遗传及免疫等因素有关。

　　溃疡性结肠炎和克罗恩病在发病形式上存在着差异。即溃疡性结肠炎累及结肠，偶可累及末段回肠，而克罗恩病主要累及回盲部及末段回肠，也可累及小肠和结肠；溃疡性结肠炎少有瘘管，而克罗恩病肠瘘、肛瘘等瘘管多见；对重症溃疡性结肠炎，切除病变肠段或病变黏膜，疾病即可痊愈，而对重症克罗恩病即使切除病变肠段，也有复发的倾向。因而，溃疡性结肠炎和克罗恩病又有着不同的特点，对二者治疗的目的均是促进症状和黏膜炎症的缓解，并维持缓解。

炎症性肠病属中医"痢疾""腹痛""脏毒""肠风"范畴，本病的病机为本虚标实，本虚为脾肾虚弱，标实为湿、热、瘀、毒，湿性重浊黏滞，故本病病程多较长，反复缠绵易复发。故治则应扶正培本，以健脾益肾，清化湿热，祛瘀解毒为主。

例1　杨巍治炎症性肠病腹痛案（二则）

（1）火某，女，64岁。

初诊日期： 2017年3月25日。

病史： 患者因腹痛、腹泻伴黏液脓血便1月余就诊。平素饮食辛辣，1月余前出现腹泻，1日3次左右，大便偶有黏液脓血，时有腹痛。就诊时舌苔黄腻，脉滑数。3月21日于我院查肠镜：全结直肠溃疡性结肠炎。

诊断： 溃疡性结肠炎。

辨证： 湿热阻滞。

治法： 清热祛湿。

处方： 紫苏梗15 g，藿香15 g，山药30 g，黄芩9 g，陈皮6 g，马齿苋30 g，车前子（包煎）30 g，茯苓15 g，扁豆衣10 g，黄连3 g，豆蔻6 g，白术15 g，白芍30 g，黄柏9 g，苍术9 g，厚朴9 g，木香6 g，半枝莲30 g，白花蛇舌草30 g。每日1剂，水煎服。并配以美沙拉秦缓释颗粒，1次1片，1日3次。

2月余复诊，症状较前明显改善，偶有腹痛，大便每日1～2次，无明显黏液脓血便。6月1日于我院复查肠镜：直肠轻度炎症。故停西药，中药加广郁金9 g、柴胡9 g。10月复诊时大便正常，偶有腹痛腹泻，无黏液脓血便，故予上方维持治疗。

【评析】　患者腹痛腹泻伴黏液脓血便，舌苔黄腻，脉滑数。杨教授考虑为炎症性肠病活动期，治拟清热祛湿、行气止痛，考虑患者为急性发病，故配合西药美沙拉秦缓释颗粒治疗，后复查症情稳定，肠镜结果较前明显缓解，改为单用实炎方治疗，患者仍有腹痛症状，故加用广郁金、柴胡理气止痛，后患者症情得到明显控制。

（2）李某，女，26 岁。

初诊日期：2016 年 6 月 17 日。

病史：患者于 2015 年 6 月在无明显诱因出现腹痛、腹泻，水谷不化兼有黏液，大便 1 日 3～5 次，偶有便血，遂至当地某医院就诊，肠镜示慢性结肠炎。予抗炎治疗后未见明显好转，遂至我院就诊。舌质淡，苔薄腻，脉细。

诊断：慢性结肠炎。

辨证：脾虚湿滞，气亏血虚。

治法：健脾渗湿，培元固本。

处方：黄芪 30 g，白术 9 g，山药 30 g，木香 6 g，白芍 30 g，豆蔻 3 g，党参 20 g，茯苓 15 g，黄连 3 g，陈皮 6 g，白扁豆 10 g，砂仁（后下）6 g，薏苡仁 30 g，地榆炭 9 g，槐角炭 15 g，侧柏炭 15 g，甘草 6 g。14 剂，每日 1 剂，水煎服。

二诊：2016 年 11 月 12 日。腹部疼痛较前明显减轻，大便每日 2～3 次，质稀成形，无便血。维持原方不变。

2016 年 12 月再诊，患者无明显腹痛，大便 1 日 1～2 次，质稀成形，无便血。予上方去地榆炭、槐角炭、侧柏炭，山药、白芍用量减半。后患者长期门诊随访，维持中药治疗，未见复发。

【评析】 患者腹痛腹泻一年余，偶有便血，舌质淡，苔薄腻，脉细。杨教授考虑为肠病缓解期，故予虚炎方健脾渗湿、培元固本，因偶有便血，故加用"三炭"增其止血之功。杨教授抓住疾病的主要病因病机，有的放矢，故临床疗效明显。

[1] 徐浩，张巍，仇菲，等 . 杨巍治疗炎症性肠病经验 [J]. 上海中医药杂志，2018，52（4）：29-31.

🍅 例 2　沈洪治炎症性肠病腹痛案（二则）

（1）朱某，男，62 岁。

初诊日期：2014 年 5 月 7 日。

主诉：克罗恩病术后 1 月余。

病史： 2014 年 3 月 23 日因转移性右下腹痛于某医院行急诊手术，术中示小肠穿孔，行小肠部分切除术，术后病理示：肠腔 5 处不连续溃疡病灶，克罗恩病。刻下症见：无明显不适，大便尚调。舌质淡红，苔薄黄，脉细弦。

诊断： 克罗恩病。

辨证： 湿热阻络。

治法： 清肠化湿，凉血解毒。

处方： 黄芩 10 g，炒白芍 15 g，苦参 6 g，土茯苓 15 g，炒蜂房 6 g，炒白术 10 g，广陈皮 10 g，防风 10 g，没药 6 g，白芷 10 g，白及 10 g，薏苡仁 30 g，甘草 3 g，紫草 15 g。以此方加减，中药配合美沙拉秦缓释片、硫唑嘌呤口服，现已三年，病情稳定，无黏液脓血便及明显腹痛，形体壮实，病情控制可。

【评析】 本案患者发病急骤，初以转移右下腹痛起病，后术中发现即已穿孔，行手术治疗后病理确诊为克罗恩病。病情进展与中医"肠痈"类似，遂以"肠痈"论治。清朝陈士铎明确将肠痈分为大、小肠痈，并提出"大肠之痈易治，小肠之痈难医，以大肠可泻而小肠难泻也。"此描述与克罗恩病小肠病变相似。巢元方《诸病源候论·肠痈候》载："肠痈者，由寒湿不适，喜怒无度，使邪气与荣卫相干，在于肠内，遇热加之，血气蕴积，结聚成痈。"遂在治疗上予以黄芩汤加减配以苦参、土茯苓、薏苡仁以清化肠道湿热。沈教授素来重视辨证与辨病结合，克罗恩病以全消化道溃疡为主要内镜表现，遂加白芷、白及护膜治疡。凉血宁络可愈合溃疡，可快速诱导病情缓解，本案中加入紫草、没药以凉血化瘀止血，促进愈合。克罗恩病的发病机制为邪伤机体，蕴而化热，久滞成毒，而本病符合毒的暴戾性、顽固性、依附性、内损性、多发性等，遂沈师加入炒蜂房以清热解毒。

（2）潘某，女，60 岁。

初诊日期： 2014 年 3 月。

病史： 患者 9 年来腹痛腹泻并行，肠镜检查示符合克罗恩病，间断至我院门诊就诊，先后予巴柳氮钠、硫唑嘌呤、美沙拉秦缓释片、沙利度胺等治疗，腹痛腹泻时有反复。刻下症见：患者血常规、红细胞沉降率、C 反应蛋白、肝肾功能均未见明显异常。患者腹痛偶作，排便时加重，便后缓解，大便日行 1～2 次，成形，无黏液脓血，胃部不适，嗳气反酸，四肢乏力，肛门坠胀，无胸闷胸痛，无恶寒发热等，纳寐可，小便调。舌质黯红，边有齿痕，苔薄白，脉细弦。

诊断：克罗恩病。

辨证：中气不足，湿热伤阴。

治法：补中健脾，养阴清热。

处方：黄芪 15 g，炒白术 10 g，太子参 15 g，白芍 15 g，炒当归 6 g，广陈皮 10 g，仙鹤草 30 g，茜草 15 g，六神曲 15 g，甘草 3 g，炙升麻 6 g，白及 6 g，黄连 3 g，生地黄 15 g，丹参 15 g，山药 20 g，炒薏苡仁 30 g，苦参 10 g，木香 6 g，土茯苓 15 g，防风 10 g，骨碎补 15 g，徐长卿 15 g。患者以此方加减联合沙利度胺，现已近 3 年，病情控制尚可。

【评析】 沈教授认为克罗恩病病程较长，常见本虚标实，虚实夹杂，在辨治过程中需要注意标本兼治。此患者反复腹痛腹泻已 9 年，中药配合沙利度胺长期服用，现病情稳定，处于缓解期，故治本为主，兼顾治标。经云：清气在下，则生飧泄。脾胃虚弱为发病之本，患者有乏力、肛门坠胀等中气下陷症状，遂以补中益气汤加减为主方以提升中气，升清泄浊。加入骨碎补补肾温阳，寒热并用。患者舌质黯红，在本病发展过程中，常存在瘀血，故用丹参以养血活血。另予以茜草、苦参、土茯苓等以治标。沙利度胺不良反应明显，长期服用后易出现不良反应，有报道称位居前 3 位的沙利度胺不良反应为嗜睡、手足麻木和便秘。沈教授在治疗中，以健脾补肾，抵抗药毒，减轻其不良反应，从而相辅相成。

[2] 司敏，沈洪，陆瘣琳，等.沈洪教授治疗炎症性肠病经验 [J].四川中医，2018，36（4）：15-17.

大肠癌

大肠癌是指发生在大肠黏膜上皮的恶性肿瘤，有结肠癌、直肠癌之分，是消化道最常见的恶性肿瘤之一。发病率和死亡率位列恶性肿瘤第 4～6 位，发病年龄以 40～60 岁最高，男女间的发病差异不大。发病与过食肥甘、霉变食物有关，或因大肠长期慢性疾病刺激引起恶变而成。大肠癌具有起病隐匿，早期多无症状，相对其他恶性肿瘤病情发展缓慢，预后相对较好的特点。

早期临床可毫无症状，随着病程的发展，病灶不断增大，可出现排便习惯和粪便性质的改变、腹痛、腹部肿块、肠梗阻和便血以及全身乏力、体重减轻及贫血等全身症状，由于癌肿的部位及病理类型等不同，临床表现也不同。但凡 30 岁以上的患者有下列症状时需考虑有大肠癌的可能：①近期出现持续性腹部不适、隐痛、胀气，经一般治疗症状不缓解；②无明显诱因的大便习惯改变，如腹泻或便秘等；③粪便带脓血、黏液或血便，而无痢疾、溃疡性结肠炎等病史；④结肠部位出现肿块；⑤原因不明的贫血或体重减轻。本病经直肠指诊、直肠镜或乙状结肠镜、钡剂灌肠或气钡双重造影、纤维肠镜检查可明确诊断。现代医学治疗主要以手术为主，辅以放、化疗。

大肠癌属中医学"积聚""肠风""肠覃""下痢"及"锁肛痔""脏毒"等病证范畴。一般而言，早期而癌瘤未有明显转移，临床以湿热内蕴型为主；中、晚期患者以瘀毒内阻多见；晚期病人临床多表现为脾肾亏虚型。在病变过程中，证候间可相互转化、互相兼见，如脾肾亏虚证可兼有血瘀之象，亦可兼有痰湿之征，而湿热内蕴和瘀毒内阻证常兼有脾虚之象。在病之早期，治法多偏重于清化湿热，调理气血，解毒抗癌；后期因病程日久、气血渐衰，治以健脾理气，滋补肝肾，补益气血，收敛固涩为主。

例1　魏开建治大肠癌案

吴某，男，81 岁。

初诊日期：2018 年 1 月 6 日。

主诉：乙状结肠癌术后伴口干乏力 2 月余。

病史：2017 年 11 月 3 日于外院确诊为乙状结肠癌（肠溃疡型中分化管状腺癌 T3N1M0 ⅢA 期），遂行左半结肠切除术，术顺，术后恢复良好，并辅助化疗。化疗后出现口干口渴、失眠多梦，为进一步诊治，就诊于我院门诊。刻下症见：口干口渴，神疲乏力，少气懒言，午后潮热，偶干咳，纳差，饥不欲食，寐欠安，易醒多梦，大便量少、质硬，2 日一行，小便自调，舌干黯红，边有瘀点，苔少，脉细涩。辅助检查：乙状结肠切除标本病理：肠溃疡型中分化管状腺癌（大小为 5.5 cm×4 cm×1.5 cm），侵及浆膜下层，伴神经及脉管侵犯。手术标本两侧及另外切端均未见癌浸润。淋巴结转移情况：肠周淋巴结（3/21）。p TNM 分期：T3N1 b Mx。免疫组化：Ki67（50%+），P53（阳性；错义突变型），CK7（−），CK20（+），绒毛蛋白（+），CDX-2（+），CD56（神经+），CD34（血管+），β−连环蛋白（个别细胞核+），MLH1（+），PMS2（+），MSH2（+），MSH6（+），表皮生长因子受体（−），谷胱甘肽 S 转移酶（+）。DNA 错配修复 MMR 蛋白（PMS2、MSH6、MLH1、MSH2）免疫组化染色提示本例肿瘤微卫星稳定（MSS）。

诊断： 乙状结肠癌术后。

辨证： 气阴两虚，热毒内蕴，兼血瘀证。

治法： 益气养阴，清热解毒，活血化瘀。

处方： 炙黄芪 30 g，女贞子 12 g，灵芝 12 g，怀山药 15 g，夏枯草 15 g，白花蛇舌草 30 g，半枝莲 30 g，茯苓 15 g，北沙参 12 g，麦冬 12 g，玉竹 9 g，三棱 9 g，莪术 9 g，茯神 12 g，远志 9 g。7 剂，每日 1 剂，水煎温服。

二诊： 2018 年 2 月 10 日。诉口干口渴有所缓解，仍感疲乏，纳少，食后胃脘痞满不舒，夜寐较前好转，大便量少、质稍硬，1 日一行，小便自调，舌黯红，边有瘀点，苔少，脉细涩。治法：益气养阴，清热解毒，化瘀消食。处方：以上方去玉竹、远志，加桃仁 9 g，山楂 12 g。7 剂，每日 1 剂，水煎温服。

三诊： 2018 年 4 月 21 日。诉仍口干口渴，乏力，纳可，夜寐改善，大便质软，1 日一行，小便自调，舌黯红，边有瘀点，苔少，脉细涩。治法：益气养阴，清热解毒，活血化瘀。处方：上方去山楂。7 剂，每日 1 剂，水煎温服。

【评析】 本案患者年事已高，经手术治疗，大伤气血，损及阴液，致气阴两虚。再经化疗，热毒内结，更是耗伤气血津液。运用扶正之法益气养阴、润燥生津、健脾补肾润肺，同时运用祛邪之法清热解毒、活血化瘀、消食去积，使邪去而不伤正。初诊考虑该患者手术后气阴两虚，予黄芪、女贞子益气养阴。化疗后热毒内蕴，予白花蛇舌草、半枝莲增其清热解毒抑瘤之功，降低转移复发的概率。考虑阴津亏虚症状明显，见口干口渴；肺燥则偶有干咳；胃喜润恶燥，胃燥则纳差、饥不欲食；肠燥则大便不通。魏开建掌握其病机，在扶正清解方的基础上加沙参、麦冬以增加养阴润肺、益胃生津之功；加玉竹以生津止渴。"胃不和则卧不安"，气阴两虚见寐欠佳，易醒多梦，加茯神、远志以宁心安神。阴津充足则胃得和，寐得安，肠得通。津亏血瘀，加三棱、莪术行气活血。复诊临证化裁，掌握扶正与祛邪的平衡，灵活用药，以恢复机体功能。

[1] 张路遥，魏开建.魏开建教授运用扶正清解方治疗大肠癌经验 [J].内蒙古中医药，2021，40（8）：75-77.

🍅 例2　舒琦瑾治大肠癌腹痛案

张某，男，74岁。

初诊日期： 2016 年 7 月 18 日。

病史： 患者因排便习惯改变 1 年余于 2016 年 4 月 2 日就诊于当地医院。完善相关检查，肠镜示：直肠中分化腺癌（距肛门 10 cm 处见黏膜隆起）。全腹部 CT 示：直肠癌，盆腔散在小淋巴结。完善术前检查后于 2016 年 4 月 20 日全麻下行腹腔镜下直肠癌根治术。术后患者经常腹痛，大便秘结，时有便血，遂于舒教授门诊就诊。刻下症见：神疲乏力，面色少华，面黄肌瘦，时有腹痛，大便干结，夹杂少量脓血，胃纳不佳，夜寐欠安，夜尿频数。舌质红，舌根苔厚腻，脉弦滑。

诊断： 直肠癌根治术后。

辨证： 脾胃虚弱，湿热郁结。

治法： 健脾益气，清热利湿。

处方： 炙黄芪 15 g，党参 15 g，白术 20 g，麸炒白芍 12 g，茯苓 12 g，藤梨根 15 g，水杨梅根 15 g，地榆炭 15 g，虎杖根 15 g，槐米 12 g，郁金 12 g，女贞子 15 g，墨旱莲 15 g，焦六神曲 30 g，炒麦芽 15 g。共 14 剂，水煎服，每日 1 剂。

复诊： 2016 年 8 月 2 日。患者精神转振，胃纳增加，大便干结明显好转，无明显便血，诉仍夜寐欠安，夜尿频多，活动后乏力明显，遂在原方基础上将炙黄芪量增加至 20 g，加酸枣仁 9 g、合欢花 12 g、益智仁 15 g。后续在此基础上随证加减，整体调治，继服 1 个月后，诸症皆减。

2017 年 2 月 16 日复查肠镜示：直肠癌术后，直肠黏膜未见明显异常。后患者续服中药，病情稳定，生活质量良好，近期随访疗效满意。

【评析】 本案患者为直肠癌根治术后，临床主要表现为气虚乏力，食欲不振，大便干结带血，小便频数，夜寐不安，证属脾胃虚弱、气血不足，兼有湿热内蕴。舒师认为，患者年老体弱，又受刀圭损伤，其根本病机在于脾虚胃弱，气血生化乏源，故而产生一系列伴随症状，故以参、术、芪为君药，健脾益气，其中白术生用，且剂量较大，取其通便之功。《灵枢·口问》曰："中气不足，溲便为之变。"本案患者便秘因中气不足，无力推动糟粕下行所致，因此舒师在益气健脾、扶助机体正气的同时，补益中气以利排便，取塞因塞用之意。再加藤梨根、水杨梅根，以清热解毒、靶向抗癌；联合郁金、地榆炭、槐米，以凉血止血；加女贞子、墨旱莲，以滋补肝肾、化生气血；焦六神曲、炒麦芽健脾消食，以增食欲。二诊时夜寐欠安，小便频数，故加酸枣仁、合欢花解郁养血安神，益智仁温肾助阳缩尿。以上诸药联用，益气养血健脾，同时适当治以清热解毒利湿，共奏扶正补虚、解毒抗癌之功。随症加减治疗 2 年，患者病情稳定。

[2] 常春阳，舒琦瑾. 舒琦瑾教授治疗大肠癌临床经验撷菁 [J]. 浙江中医药大学学报，2021，45（4）：370-374.

🍅 例 3　许尤琪治大肠癌腹痛案

赵某，男，49 岁。

初诊日期：2019 年 5 月 23 日。

病史：患者自诉因结肠占位于 2018 年 10 月 12 日在外院行结肠癌根治术 + 结肠回肠端侧吻合术。术后病理：溃疡型管状腺癌，中分化，累及全层达浆膜外脂肪组织，肠系膜淋巴结（2/13）见转移癌。术后分期 p T3N1M0 Ⅲ b 期。术后口服替吉奥联合奥沙利铂化疗 5 周期。刻下症见：患者神清，疲倦乏力，大便

6～8次／日，量少质稀，肛周有坠胀感，时有腹部胀痛，兼有嗳气纳呆、恶心欲吐感，寐可，小便调，舌质黯，苔白，脉弦细。

诊断：结肠癌术后。

辨证：肝郁脾虚。

治法：疏肝理气，健脾化湿。

处方：党参20 g，白术10 g，柴胡10 g，白芍10 g，八月札10 g，徐长卿10 g，茯苓10 g，佩兰10 g，墓头回10 g，大血藤10 g，猫爪草6 g，山慈菇6 g，鸡血藤12 g，鬼箭羽6 g。7剂，水煎服，每日1剂，早晚分服。

二诊：2019年6月3日。患者诉腹胀较前缓解，仍有肛周坠胀感，胃纳好转，大便次数减少，约3～4次／日，舌黯，苔白，脉细弦，上方加黄芪15 g，14剂。

三诊：2019年6月20日。患者诉诸症好转，纳可，大便一日2行，成形，舌淡，苔薄白，脉细。效不更方，原方继服7剂。后门诊随诊，基本情况稳定。

【评析】　此患者大肠癌术后化疗后，正气耗损，病位在肠，大肠运化失司，水液不循常道则见大便次多且溏稀；肝气不舒，故出现肛周坠胀、腹部胀痛感，肝郁乘脾，脾失健运，水湿停聚，表现为泄泻、嗳气、纳呆、恶心欲吐；舌质黯因久病必瘀，脉弦细亦为土虚木乘，肝脾不和之表现。遂拟疏肝健脾，渗湿止泻之法，并佐以活血化瘀，解毒化痰。方中党参、白术为君补脾扶土；柴胡、白芍、八月札、徐长卿疏肝解郁止痛、理气调中以行水；大肠癌泄泻患者肝郁脾虚为其本，湿热为其标，以茯苓淡渗利水，佩兰芳香化湿，配合墓头回、大血藤清热化湿，解毒抗癌，共为臣药，合用以标本兼治，有"扶土抑木、清热化湿"之功；此例患者病理示肠系膜淋巴结转移，以猫爪草、山慈菇解毒散结消肿；患者舌质黯，术后兼有瘀阻，故用鸡血藤、鬼箭羽活血化瘀，共为佐药，全方共奏疏肝健脾抗癌之功，以达到改善症状，既病防变之效。

[3] 曾伶俐，许尤琪.许尤琪教授治疗大肠癌常用药对举隅 [J].中国民族民间医药，2021，30（2）：84-86.

🍅 **例 4　杜怀棠治大肠癌案**

患者，男，62 岁。

初诊日期：2019 年 2 月 22 日。

病史：发现结肠癌 1 年余，已行手术治疗，术后未行放化疗。性格内向，不善言辞。刻下症见：腹胀，大便 10 日未行，乏力，嗳气，恶心，纳食不香，睡眠尚可，小便调。舌质紫黯，舌黄厚腻，脉沉细数。

诊断：结肠癌术后。

辨证：气机不畅，积滞内结。

治法：调气通腑。

处方：黄芪 20 g，柴胡 10 g，大黄（后下）10 g，枳实 20 g，白芍 30 g，黄芩 10 g，法半夏 10 g，生姜 6 g，火麻仁 30 g，白术 20 g，厚朴 15 g，瓜蒌 15 g，石膏（先煎）30 g，水蛭 10 g，炙甘草 6 g。7 剂，水煎服，每日 1 剂。

二诊：2019 年 3 月 1 日。服药后第 4 日排便 1 次，大便呈球形，排便困难，腹胀减轻，乏力较前稍好转，嗳气仍有，恶心时有，食欲仍差。舌质黯，苔白厚腻，脉沉细。上方去石膏，加芒硝（冲服）10 g。7 剂，水煎服，每日 1 剂。

三诊：2019 年 3 月 8 日。大便 3 ～ 4 日一行，便干，偶有腹胀，嗳气已无，恶心缓解，纳食仍较差。舌质偏黯，苔腻，脉沉。效不更方，二诊方加焦山楂 15 g、鸡内金 20 g。14 剂，水煎服，每日 1 剂。

四诊：2019 年 3 月 22 日。大便 1 ～ 2 日一行，呈香蕉软便，无明显腹胀恶心，偶矢气多，乏力好转，纳食少，眠可。舌质淡黯，苔腻微黄，脉滑。继服三诊方 7 剂。其后多次复诊，每次根据病情变化调整用药，始终不离调气通腑，至今患者饮食可、睡眠佳、二便调，肿瘤未复发。

【评析】　本案患者性格内向，不善言辞，属肝郁体质，气机郁滞，肠腑不能畅行，则腹胀、便秘；胃气壅遏，则恶心、嗳气、食少；加之手术多耗气，虚则乏力，虚则无力助肠腑蠕动，加重腹胀、便秘症状；大肠癌术后，有形毒结虽除，观其舌脉，痰瘀仍存；四诊合参，辨证为气机不畅，积滞内结；治以调气通腑，兼顾扶正祛邪，方选大柴胡汤加减；诸药合用，气机畅达，腑气通降，正气得助，瘀瘀得除，诸症缓解。

[4] 王静，刘少玉，齐文颖，等.杜怀棠教授"调气通腑"法治疗大肠癌经验[J].环球中医药，2021，14（1）：106-108.

肛裂

肛裂指的是肛管远端齿状线以下皮肤的全层纵向裂开，多因肛管狭窄、感染、括约肌痉挛及其局部解剖结构形态特征等原因导致，其发病部位主要位于肛管的前后正中，尤其以中线后方最为多见，约占肛裂发病的90%。有关本病的流行病学研究显示，该病最多见于30～40岁的人群，男性多于女性，也可见于老人及儿童。

临床表现以便秘、便血以及肛门出现周期性的疼痛等为主症。该病可根据肛周检查、肛门镜、肠镜等方式确诊。现代医学治疗包括全身治疗、局部外用药物治疗、局部注射法等保守治疗方法以及括约肌切断、肛裂切除术、扩肛疗法、移动皮瓣成形术、自体脂肪移植手术等手术治疗方案，其根本目的为解除括约肌痉挛、降低肛管静息压并改善肛管后侧供血情况。

中医学并无肛裂的病名，肛裂属于中医学"裂痔""钩肠痔""裂口痔"及"痔病"等范畴。如《外科大成》："钩肠痔，肛门内外有痔，折缝破烂，便如羊粪，粪后出血，秽臭大痛。"明确阐明了肛裂发病后肛周撕裂、大便坚硬及便血等异常的肛周病理改变。中医认为肛裂是因为患者气机郁滞、情志不畅或者饮食不节、嗜食辛辣等因素导致阴虚津乏、火热燥邪旺盛，进而引起了肛门疼痛、便血等，因此通过熏洗、坐浴治疗，能够加速肛门部位的血液循环，促进疾病不断改善。而采取油膏栓剂外用治疗，能够发挥消肿止痛以及生肌敛疮、活血化瘀等多种效果，疗效确切。

🍅 例1　周生彤治肛裂疼痛案（四则）

（1）马某，男，40岁。

初诊日期：1989年2月20日。

病史： 因肛门周围湿疹，用祛风燥湿止痒药熏洗过甚，湿疹愈后又致肛裂 5 处，痛不可忍。

诊断： 肛裂。

处方： 先将肛门用花椒水熏洗干净后，外敷二味散。（当归、生地黄等 50 g，研细末），每日 1 次，治疗期间勿做骑等活动，3 天遂愈。

【评析】 肛裂病虽系小恙，但可给患者带来很大的痛苦，用中药外洗敷药效果明显，方中当归活血消肿止痛，生地黄清热滋阴止血，凝痂敛口，共奏解毒、活血消肿止痛、生肌敛口之力，屡用效验。

（2）李某，女，52 岁。

初诊日期： 1989 年 7 月 28 日。

病史： 便后流鲜血，或无大便自流大量鲜血 10 余天。每次流血量约 20～30 mL，每日次数不等。伴少腹隐痛，头晕心悸。舌淡无苔，脉沉数。外科检查：患者胸膝位，约 4 点处复有 1.5 cm×1.5 cm 的痔核，充血水肿，有血迹。7 点处有一肛裂，肛口处复有血迹。

诊断： 肛裂。

辨证： 脾气不足，失于统摄。

治法： 温养脾肾。

处方： 熟地黄 30 g，白术 18 g，炙甘草 18 g，熟附子（先煎）9 g，黄芩 6 g，阿胶（烊化）15 g，炒侧柏叶 9 g，黄土 60 g。用开水泡黄土，澄清取水煎药。

复诊： 7 月 31 日。服药 2 剂后出血症大有好转，昨日大便 3 次，仅有一次少量流血，今日大便未流血。头晕心悸消失。改健脾养心之归脾丸以资善后。

【评析】 《金匮要略》云："下血，先便后血，此远血也，黄土汤主之"。黄土性温入脾，合白术、附子以复中州之气，固出血之本，又用阿胶、熟地黄、甘草滋肾养血、补益阴血。又虑辛温之品致热出血，佐黄芩之苦寒制之，加用侧柏叶增强止血作用。遂收补气益阴，脾气统摄功用恢复之效。

（3）何某，男，26 岁。

初诊日期： 1999 年 2 月 4 日。

主诉：便时肛门疼痛，出血 3 天。

病史：患者素有大便出血史 4 年余，每遇大便干燥时，肛门疼痛，出血量多，色鲜红。曾在我院门诊保守治疗，效不显。近 3 天来，症状加重，大便干，2～3 日一行，便时肛门疼痛剧烈，出血量少，色鲜红，呈点滴状。伴有口渴喜冷饮。平时喜食辛辣食物。检查：体温 36.7℃，脉率 76 次 / 分，血压 113/83mmHg。舌质红，苔薄黄，脉弦数。神志清楚，身体健壮。肛门检查：截石位 6 点位肛管有一深约 0.5 cm 的裂口，有结缔组织增生，裂口面空旷，触痛明显。指检：肛门括约肌紧张，6 点位肛缘向尾骨方向触及一条索状物，未见外口。镜检：5 点位肛窦部肛乳头肥大。

诊断：肛裂。

辨证：肠腑郁热。

治法：通腑泄热。

处方：大黄（后下）9 g，芒硝（冲服）9 g，厚朴 9 g，枳实 6 g，甘草 3 g。水煎，每日 1 剂，每日 2 次；局麻下行肛裂切开 T 形缝合术，术毕白及四黄膏塞入肛内。经过住院、手术、换药，7 天而愈。

【评析】 本案患者平素喜食辛辣，而致湿热内生，热结肠燥，致大便秘结，血行不畅，瘀阻于肛门部，排便努责，致气血运行失常，擦破肛管皮肤，形成肛裂。病史较久，日久成瘀，瘀血阻滞致肛乳头肥大，便血疼痛，肠燥实热，感受毒邪，而致慢性溃疡，舌红苔薄，脉弦数，均为实热肠燥之征。本病特征为疼痛、便血，大便秘结三大主症，通过肛门检查，截石位 6 点位肛管皮肤有一深约为 0.5 cm 的裂口。指检：肛门括约肌紧张，6 点位向尾骨方向可触及条索状物。镜检：5 点位可见肛乳头肥大，结合患者的主症，故确诊肛裂无疑。由于本病为实热肠燥所致的便秘，病程日久而致肛裂，故采用内外治相结合的原则标本兼顾。通腑泄热以解除便秘之因。手术用肛裂切开 T 形缝合则解除溃疡状态，祛腐生新达到生肌收口，彻底治愈慢性肛裂，取得较好效果。

（4）颜某，女，45 岁。

初诊日期：1998 年 10 月 22 日。

主诉：便时肛门疼痛，出血1周。

病史：患者6个月前曾有大便带血史。初时便干，出血，量多，色鲜红，呈点滴状，未做任何处理。近1周以来病情加重，大便带血，量多，色鲜红，呈喷射状，便时肛门疼痛，大便干燥，日行1次，小便通畅。伴有口干喜饮。查体：体温36.8℃，脉率80次/分，血压113/68 mmHg。舌质红，苔薄白，脉细数。神志清楚，面色红润。肛门检查：截石位6点位肛缘处有一赘生物，肛管部可见一新鲜裂口渗血。3点位皮下可见静脉曲张团，肛门括约肌松弛，按摩后可见齿线上黏膜脱出，齿线凹陷明显。

诊断：肛裂。

辨证：肠燥津亏，阴虚火旺。

治法：滋阴润燥，通便止血。

处方：①内服：当归9 g，生、熟地黄各12 g，火麻仁10 g，桃仁10 g，槐花9 g，玄参9 g，大菖蒲10 g。水煎服，每日2次。②熏洗：苦参汤加减。苦参30 g，蛇床子30 g，白芷10 g，金银花30 g，黄柏15 g，大菖蒲10 g，水煎外洗，每日2次。③手术：经保守治疗5天后效不显但疼痛减轻，考虑不用手术无法解决复杂病情，故于1998年10月27日上午进行"内痔四步注射术""肛裂、外痔切开剥离加T形缝合术"。术后良好，共住院10天出院。

【评析】　患者曾有大便出血6个月未作任何处理，阴血受损，阴虚内热致热结肠燥，大便干结，排便努责，擦破肛管皮肤而成肛裂，舌质红，苔薄，脉细数为阴虚内热之征。本病患者病程长，以便血、疼痛、便干为特征。肛门检查：截石位6点位肛缘有赘生物，肛管部可见新鲜裂口，渗血。3点位可见静脉曲张，松弛肛门按摩后可见齿线上黏膜脱出，齿线部凹陷明显，为混合痔的典型特征，结合便血、疼痛、便干特征，故确诊为肛裂、混合痔。由于本病肛裂为新鲜创面，故想以保守治疗恢复，再作考虑。但经过保守内服、熏洗5天而效不显，仅有症状减轻，创面未愈合，最终以"内痔四步注射术""肛裂、外痔切开剥离加T形缝合术"而治愈。

《诊籍续焰》

第三章
循环系统

心绞痛

心绞痛是冠状动脉供血不足，心肌急剧、暂时的缺血与缺氧所引起的临床综合征。其特点为阵发性的前胸压榨性疼痛，主要位于胸骨后部，可放射至心前区与左上肢，常发生于劳动或情绪激动时，持续数分钟，休息或用硝酸酯制剂后消失。本病多见于 40 岁以上的男性，心绞痛发作时心电图常可见暂时性的 ST 段改变或伴有 T 波变化，冠状动脉造影多可见冠状动脉管腔狭窄。

心绞痛西医治疗的目的为终止和预防心绞痛发作。治疗原则是改善冠状动脉的供血和减轻心肌的耗氧，同时治疗动脉粥样硬化。治疗方法有药物治疗和手术治疗两种。

目前临床用于治疗心绞痛的三大类药物有硝酸酯类、β－肾上腺素能受体阻滞剂和钙离子阻滞剂。

心绞痛当属中医学的"胸痹""心痛"范畴。其主要病机为心脉痹阻，基本病机为本虚标实。本虚包括气血阴阳亏虚、五脏亏虚，标实为瘀血、痰浊、寒凝、气滞，病位在心。可因虚致实，亦可因实致虚，故临床上以虚中有实、实中有虚、虚实夹杂之证常见。心绞痛的中医分型包括心血瘀阻、气滞血瘀、痰浊闭阻、气阴两虚、阳气虚衰和寒凝血脉。其中血瘀证、痰浊证、寒凝证、阳脱证和气滞证为临床上常见的危险证型，应根据疼痛的部位和性质进行辨证分析，"急则治其标、缓则治其本"，或先祛邪后补虚，或补中有通，或通中寓补，或通补兼施。在中医临床辨证治疗方面，应注重病证结合，以病为系统，病下系证，证下列方，方随证出。

🍅 例 1　张永康治疗心绞痛案

患者，男，77 岁。

初诊日期： 2017 年 5 月 28 日。

主诉： 心脏支架术后间断胸闷 2 个月，加重半月。

病史： 患者 2 年前无明显诱因出现胸憋胸闷，诊断为冠状动脉粥样硬化性心脏病，遂行心脏支架术，共植入支架 3 枚，术后仍间断胸闷。刻下症见：胸闷、心悸，症状持续约 1 ～ 2 分钟，经休息后可缓解，头晕，进食后突发心烦后意识丧失约 10 分钟，意识恢复后呕吐痰液，伴恶心，精神差，眠可，饮食尚可，大小便正常，舌淡滞苔白，脉沉涩。伴高血压、糖尿病 15 年，帕金森 7 年。辅助检查：视频脑电图示，轻度异常；心脏彩超显示，左室舒张功能减低；动态心电图示，窦性心律，偶发室性期前收缩，成对室性期前收缩；头颅 CT 示，左侧丘脑、左侧基底节区及半卵圆形中心多发腔隙性脑梗死。

诊断： 心绞痛。

辨证： 气虚血瘀，阴虚阳亢。

治法： 补气活血，滋阴潜阳。

处方： 党参 20 g，麦冬 20 g，五味子 20 g，丹参 20 g，红参 6 g，黄芪 30 g，黄精 20 g，桑椹 30 g，石菖蒲 20 g，郁金 15 g，细辛 3 g，续断 30 g，益智仁 20 g，钩藤（后下）20 g，当归 15 g，川芎 10 g，何首乌 20 g。6 剂，水煎服，每日 1 剂，早晚分服。

二诊： 2017 年 6 月 3 日。胸闷、心悸减，头晕稍减，睡眠可，舌质较前有所改善，继服上方，接续服用血府逐瘀口服液、通心络胶囊、多巴丝肼片、左氨氯地平片等药物治疗。

【评析】 该患者为冠心病伴帕金森、高血压病等多种疾病，植入支架 3 枚，仍间断胸闷、心悸，临床辨证要素为气虚、阴虚、瘀血，处以自拟方益气通脉汤加减。益气通脉汤由生脉饮合膈下逐瘀汤而成，系原明忠老中医多年临床实践所创，主要用于冠心病心绞痛等的治疗。方中所用参类药物本为人参，有时考虑患者体质因素，选用红参，现多以党参代替。红参苦温之性，一方面起到温通心脉作用，另一方面利用其"苦可入心"机制，可引诸药直达心经，更好发挥行气活血之效。党参、麦冬、五味子补心气养心阴，郁金疏理气机，消散瘀血，黄芪补气生血，当归补血活血，与川芎、丹参化瘀药同用，可助疏心之脉络，通脉之气血。另外，祛瘀活血药配伍行气药尚可缓解动脉粥样硬化斑块。中医学认为帕金森多因肝肾亏虚，阴不制阳所致，加之患者伴高血压、糖尿病多年，故用黄精、桑葚、续断滋阴补肾，何首乌补益肝肾，石菖蒲、益智仁醒神益智，钩藤平肝潜阳通络，诸药合用，共奏益气养阴、活血通脉、醒神益智之效。

[1] 牛金宁，仪荣荣，徐斗富，等.张永康教授中医治疗冠心病思路浅探 [J]. 中国中医急症，2021，30（3）：537-539，547.

🍅 例2　周亚滨治疗心绞痛案

周某，男，69岁。

初诊日期：2018年8月10日。

主诉：胸闷、胸痛间断发作8年，加重1个月伴气短。

病史：患者8年前体力劳动后出现胸闷、胸痛，服用硝酸甘油后症状缓解。曾在当地医院进行诊治，查心电图示：ST-T段改变；冠状动脉造影提示：管腔狭窄约60%，右冠状动脉中段多发斑块。诊断为冠心病三支病变。此后一直口服药物治疗，偶有胸痛憋闷。1个月前上述症状加重，每日可发作6～10次，多在活动后发作，上楼时症状加重，再次至当地医院就诊，治疗后症状缓解不明显，遂来诊。刻下症见：发作性胸闷胸痛，胸痛彻背，背痛彻心，气短喘促，活动后加重，四肢倦怠乏力，睡眠欠佳，纳差，食后腹部胀满不适；口唇紫黯，舌下有瘀斑瘀点，脉沉涩无力。

诊断：心绞痛。

辨证：心脾气虚，瘀血阻络。

治法：健脾养心，活血化瘀，通络止痛。

处方：黄芪 25 g，茯苓 15 g，茯神 15 g，白术 15 g，当归 10 g，远志 15 g，柏子仁 10 g，炒酸枣仁 20 g，人参 10 g，五味子 15 g，厚朴 10 g，甘松 10 g，木香 10 g，桃仁 15 g，三七粉（冲服）5 g，甘草 15 g。7 剂，水煎 300 mL，每日 1 剂，早晚分服。

二诊：服上方后，自觉胸闷气短症状缓解，心绞痛发作次数减少，倦怠乏力减轻，腹胀明显减轻，睡眠无明显改善，舌紫苔薄白。上方改柏子仁 20 g、酸枣仁 25 g，加丹参 15 g，7 剂，煎服同前。

三诊：服药后上述症状明显缓解，睡眠尚可，上方继服 5 剂。

四诊：服药期间心绞痛未发作，日常生活质量提高，故上方制作水滴丸服用半年，后经电话随访知症状至今未发。

【评析】 本案患者心脾气虚，病程迁延，病情复杂，因虚而致实，病机属虚实夹杂。临床表现见心气不足发为胸闷气短；脾气亏虚，运化无力发为纳差腹胀；瘀血阻脉，心失所养发为胸痹心痛。周亚滨从病机入手，"三辨"结合，益心气以行血脉、健脾气以助运化，使血脉通畅、运化有力则诸症自消。方用养心汤加减化裁，黄芪为君，补心脾气之不足以起通畅血脉之功，白术、茯苓健脾助运，茯神、远志、柏子仁、炒酸枣仁、五味子养心安神，川芎、当归补血行气，桃仁、红花、三七、丹参活血化瘀兼顾标实之证，厚朴、木香行气以缓腹胀。诸药相合使心气足、脾气盛，心脉得通，诸症自除。

[2] 王震. 周亚滨运用"三辨"法治疗稳定型心绞痛 [J]. 山东中医杂志，2021，40（4）：399-402.

🍅 **例 3 李军治疗心绞痛案**

田某，女，77 岁。

初诊日期：2019 年 8 月 13 日。

主诉：阵发性胸闷气短 1 年余，加重 1 周。

病史：患者 1 年前无明显诱因出现胸闷气短，偶发胸痛，间断服用中药治疗，未见明显改善。2018 年 4 月于外院行冠状动脉造影：右冠 80% 节段性狭窄，前降支 60% 节段性狭窄，第一对角支近中段狭窄 80%，回旋支近段狭窄 50%，后于右冠植入支架 1 枚，术后规律服用西药，症状缓解。1 周前因劳累再次出现胸闷气短，伴心悸，休息后不能缓解，遂来就诊。刻下症见：胸闷气短，无明显胸痛，乏力，心悸，口苦，怕热，自汗盗汗，偶腹胀呃逆，纳少，眠差，入睡困难，腰痛，二便可，舌黯红，苔薄黄腻，脉弱。既往有高血压、高脂血症、脑梗死病史。心电图：窦性心律，ST-T 轻度改变；甘油三酯 1.53 mol/L，低密度脂蛋白 2.99 mmol/L，总胆固醇 4.67 mmol/L。患者长期服用阿司匹林、单硝酸异山梨酯、酒石酸美托洛尔、硝苯地平缓释片等药物。

诊断：心绞痛，冠心病，经皮冠状动脉介入治疗术后，高血压，高脂血症。

辨证：气虚血瘀兼痰热。

治法：益气活血兼清热化痰。

处方：黄芪 30 g，太子参 15 g，桂枝 15 g，甘草 12 g，桃仁 9 g，红花 9 g，生地黄 12 g，当归 12 g，川芎 10 g，赤芍 12 g，丹参 18 g，半夏 9 g，陈皮 9 g，枳实 9 g，黄连 9 g，远志 9 g，酸枣仁 40 g，柏子仁 18 g。配方颗粒，14 剂，温水冲服，每日 1 剂，早晚分服。

二诊：2019 年 8 月 27 日。服前方后，患者觉胸闷、气短、乏力、心悸的症状明显缓解，阴雨天诱发胸闷气短，仍口苦，烘热汗出，纳可，入睡困难，夜间睡眠 3～4 小时，二便调，舌淡红，苔薄黄腻，脉弦紧。处方：黄芪 30 g，太子参 15 g，桂枝 15 g，炙甘草 10 g，苍术 15 g，茯苓 20 g，白芍 12 g，当归 12 g，细辛 3 g，红花 9 g，五味子 10 g，百合 15 g，远志 9 g，酸枣仁 40 g，柏子仁 18 g，龙骨 30 g，牡蛎 30 g，琥珀 3 g。

【评析】 患者为老年女性，脾胃虚弱，胃的腐熟及脾的运化功能减弱则腹胀呃逆，气短、乏力、心悸、自汗、脉弱是气虚的体现，气虚无力推动血液运行则成血瘀。瘀久化热，则兼口苦，怕热，舌黯红、苔薄黄腻是体内血瘀兼痰热的表现。处方以黄芪、太子参、桂枝、甘草温补阳气，桃红四物汤加丹参活血通脉，更加半夏、陈皮、枳实、黄连以清热化痰，因患者眠差，故加酸枣仁、柏子仁、远志养心安神。二诊患者诸症减轻，唯睡眠差，仍以温阳益气通脉为主，加百合以清心安神，龙牡、琥珀以镇静安神。

[3] 田盼盼，吴晓博，赵薇，等 . 李军教授治疗冠心病心绞痛经验 [J]. 世界中西医结合杂志，2021，16（2）：270-273.

高血压

高血压是一种严重影响人类身体健康的常见病。近年来其发病率明显上升，发病年龄有所提前，高血压并发症也呈上升趋势。故高血压的诊断一经确立，即应考虑治疗。高血压属慢性病，因此需要长期耐心而积极的治疗，主要目的是降低动脉血压至正常或尽可能接近正常，以控制并减少与高血压有关的脑、心、肾和周围血管等靶器官损害。近年来的大量临床对照试验结果表明，通过降压药物或非药物治疗使血压降至正常，可减少高血压患者脑卒中的发生率和死亡率，防止和纠正恶性高血压，降低主动脉夹层分离的病死率。

根据高血压的临床主要证候、病程的转归及并发症，目前认为，应属中医学的"头痛""眩晕""中风"的范畴。本病可由七情所伤、饮食失节和内伤虚损等因素引起。在各种因素的综合作用下，使人体阴阳消长失调，特别是肝肾阴阳失调。因为肝肾阴虚，肝阳上亢，形成了下虚上盛的病理现象，故见头痛、头晕、耳鸣、失眠等症。而肾阴亏损，不能滋养于心，心亦受累，故见心悸、健忘、不寐等症。病久不愈，阴损及阳，则往往导致肾阳不足，兼见畏寒、肢冷、阳痿、夜尿增多等阳虚证候；亦可阴损于前，阳亏于后，最后形成阴阳两虚之证。阳胜又可化风化火，肝风入络则见四肢麻木，甚至口眼歪斜；肝火上冲，可见面红目赤，善怒。风火相煽，灼津成痰，若肝阳暴亢，则阳亢风动，血随气逆，挟痰挟火，横窜经络，扰乱心神，蒙蔽清窍，发生中风昏厥。中医学文献中对其病因、发病机制、症状和防治方法早有记载，如《内经》记载："诸风掉眩，皆属于肝"，"肾虚则头重高摇，髓海不足则脑转耳鸣"。认为本病的眩晕与肝肾有关。《备急千金要方》指出："肝厥头痛，肝火厥逆，上亢头脑也"；"其痛必至巅顶，以肝之脉与督脉会于巅故也……肝厥头痛必多眩晕"，认为头痛、眩晕是肝火厥逆所致。《丹溪心法》说："无痰不眩，无火不晕。"认为痰与火是引起本病的另一种原因。

例1　孔令彪治疗高血压头痛案

刘某，男，1979年7月出生，汉族，内蒙人。

初诊日期： 2018年10月11日。

主诉： 反复头晕、头胀痛1周。

病史： 近1周来反复头晕、头胀，测血压波动于140～160/70～90 mmHg，患者考虑西药需长期服用，拒绝外院所开西药。刻下症见：头晕、头胀，易心烦、急躁，无胸闷、心悸，无恶心、呕吐，纳食尚可，夜寐欠佳，大便日1次，偶有便秘，小便正常。查体：体温36.8℃，脉率70次/分钟，呼吸18次/分钟，血压155/85 mmHg，神志清楚，舌红，苔薄黄，脉弦，无突眼，心律齐，各瓣膜听诊区未闻及杂音，双肺呼吸音清，未闻及干湿性啰音，腹软，无压痛及反跳痛，双下肢无水肿，双上肢无震颤，四肢肌力、肌张力正常，神经病理征未引出。

诊断： 高血压。

辨证： 肝阳上亢。

治法： 平肝潜阳，养心安神。

处方： 天麻20 g，钩藤（后下）10 g，僵蚕10 g，柏子仁15 g，茯神30 g，合欢花10 g，珍珠母（先煎）15 g，石菖蒲15 g，远志10 g，泽泻20 g，黄芩10 g，龙胆草6 g，火麻仁10 g，甘草10 g。7剂，每日1剂，水煎服，早晚各1次，饭后1小时服药。服药期间注意清淡饮食，勿高盐饮食，注意调畅情志、避风寒，并注意监测血压，晨起时、午后16时左右各测一次并记录。

二诊： 2018年10月18日。患者诉头晕、头胀痛较前明显减轻，夜寐改善，急躁情绪较前减轻，排便较前顺畅，舌淡红，苔薄黄，脉弦，近1周血压波动于135～145/70～85 mmHg，在前方基础上加川牛膝20 g引血下行，继续监测血压。

三诊： 2018年10月25日。患者诉一般情况较佳，无头晕、头胀，夜寐尚可，心烦情绪不明显，纳食较佳，二便自调，舌淡红，苔薄白，脉弦，近 1 周血压波动于 130 ～ 140/68 ～ 75 mmHg。考虑其血压控制较佳，上方减龙胆草，继续服用 7 天，平素注意继续监测血压。

【评析】 本案患者因节假日劳累后导致肝肾阴虚、肝阳上亢，而致头晕、头胀痛；母病及子心火亢盛而致心神不宁、睡眠欠佳，舌苔黄，结合其有排便不畅症状，故予以黄芩清热解毒，结合肺与大肠相表里之理论，在清肺热同时可通大便。患者正处于年轻气盛之年龄，易肝火上炎，故按照年龄用药，予以清泻肝胆之火。该患者未服用西药情况下，即可将血压降至正常，故运用"肝心同治"理论，母子同治，平肝潜阳、养心安神在临床可起到良好疗效。

[1] 范柳芳，孔令彪. 孔令彪教授从肝心论治高血压病经验拾萃 [J]. 光明中医，2021，36（13）：2151-2153.

🍅 例 2　张钟爱治疗高血压头痛案

患者，女，82 岁。

初诊日期： 2013 年 8 月 24 日。

病史： 患者 2 年前开始头昏，伴血压升高，最高达 160/84 mmHg，伴耳鸣不休，无黑蒙晕厥，无恶心呕吐，口干欲饮，胃纳欠馨，大便干结，需开塞露辅助通便，夜尿频，夜寐不实。舌苔中根部淡黄，舌质黯红，脉象细弦稍数。既往有高脂血症、糖尿病、腔隙性脑梗死病史。

诊断： 高血压。

辨证： 阴虚阳亢。

治法： 滋阴潜阳。

处方： 玄参 10 g，稆豆衣 10 g，天麻 10 g，葛根 10 g，白蒺藜 10 g，潼蒺藜 10 g，枸杞子 10 g，菊花 10 g，丹参 10 g，赤、白芍各 10 g，三七 3 g，生地黄 10 g，决明子 12 g，火麻仁 10 g，首乌藤 12 g。7 剂。水煎服。

二诊： 2013 年 8 月 31 日。头昏已缓，血压平稳，大便爽畅，稍动汗出。原方去天麻、菊花、决明子、火麻仁，加女贞子 10 g，槐米 10 g。继进 7 剂。

【评析】 本案患者年逾八旬，肝肾渐亏，阴血不足，水不涵木，肝风内动，发作眩晕。肾开窍于耳，肾阴不足则耳失所养，故耳鸣。阴液不足，肠道失濡，传导失司，则无力行便。阴虚络脉失充，血行迟滞而成瘀，故舌黯红，舌底紫。初诊予玄参、稽豆衣、白芍、枸杞子、生地黄滋补肝肾，天麻，葛根、潼、白蒺藜、菊花平肝潜阳定眩，丹参、三七、赤芍活血通络，决明子、火麻仁润肠通便，首乌藤养心安神。全方共奏滋肾、平肝、活血、通腑之效。二诊大便已解，头昏减轻，唯汗出较多，考虑肝旺有热，加女贞子、槐米滋补肝肾、养阴泄热。

[2] 施明.张钟爱教授治疗老年高血压病的经验[J].中医临床研究，2021，13（12）：48-50.

🍅 例3 程晓昱治疗高血压头痛案

患者，女，64岁。

初诊日期： 2020年5月28日。

主诉： 反复头晕5年余，加重1周。刻下症见：眩晕，伴视物模糊，耳鸣，偶有头痛，腰酸痛，纳食不佳，夜寐可，二便正常，舌质黯红，苔薄白，脉弦细涩。既往有高血压病病史5年，规律服用降压药，血压156/82 mmHg。

诊断： 高血压。

辨证： 阴虚阳亢兼血瘀。

治法： 滋阴潜阳，行气活血。

处方： 熟地黄10 g，女贞子10 g，山药10 g，牡丹皮10 g，泽泻10 g，茯苓10 g，天麻10 g，钩藤（后下）10 g，川楝子10 g，佛手10 g，川牛膝10 g，僵蚕10 g，乌梢蛇6 g。7剂，每日1剂，水煎服，早晚分服。嘱患者畅情志，调饮食，慎起居。

二诊： 2020年6月4日。患者诉头晕、耳鸣、腰酸痛较前好转，仍有视物模糊，纳食稍差，舌质黯红，苔薄白，脉弦细涩。血压142/80 mmHg。初诊方中山药加至20 g，加蝉蜕10 g，7剂，煎服法同前。继嘱患者畅情志，调饮食，慎起居。

三诊： 2020年6月11日。患者诉诸症较前明显改善，视物模糊较前好转，纳食可，舌质淡红，苔薄白，脉细。血压130/76 mmHg，嘱患者继服二诊方，后电话随访无明显不适。

【评析】 本案患者为老年女性，女子七七天癸竭，肾精不足，髓海空虚，故有头晕、耳鸣；腰为肾之府，肾精不足无以壮腰骨，又因年老行少动缓，气血不畅，不通则痛，故腰酸痛；肝血失于肾精濡养，不能充养于目，故有视物模糊；病久入络，气血瘀滞，则偶有头痛，可见舌质黯红、苔薄，脉弦细涩。故程晓昱治方中熟地黄、女贞子滋补肝肾，共为君药。山药脾肾双补，实先天、厚后天，天麻、钩藤平肝息风以制阳亢，三者共为臣药。佐以牡丹皮清泻相火，泽泻利湿，茯苓健脾利湿助健运，川牛膝活血化瘀，又能配合君药补肝肾。乌梢蛇入肝经，通络凉补；僵蚕行散；女子以肝为先天，加川楝子、佛手疏肝理气以助活血，使补而不滞。诸药共奏滋阴潜阳、理气活血之效。二诊时患者视物模糊，纳食稍差，故初诊方山药加至 20 g 健脾胃以助运化，加蝉蜕 10 g 入肝经以明目。三诊时患者诸症均较前明显好转，继服二诊方后症状消失，疗效尚佳。

[3] 邓微宏，程晓昱. 程晓昱调治老年高血压病经验拾萃 [J]. 中国民间疗法，2021，29（6）：35-37.

心肌梗死

心肌梗死指心肌的缺血性坏死。发生急性心肌梗死的患者，在临床上常有持久的胸骨后剧烈疼痛、发热、白细胞计数增高、血清心肌酶升高以及心电图反映心肌急性损伤、缺血和坏死的一系列特征性演变，并可出现心律失常、休克或心力衰竭，属冠心病的严重类型。我国年发病率为 0.2‰～ 0.6‰，近年有增多趋势，京津地区较南方为多。欧美国家发病率较我国高。90% 的心肌梗死由冠状动脉粥样硬化所致，少数由梅毒性主动脉炎、冠状动脉栓塞及冠状动脉痉挛引起。男女发病人数约为（2～5）：1，40 岁以上占绝大多数。女性发病年龄较男性晚10 年左右。发病前常有明显诱因，如情绪波动、体力负荷过重、饱餐、高脂饮食、感染、手术、休克等，有时可在睡眠中发病。因为上述情况会造成冠状动脉管腔狭窄和心肌供血不足，而侧支循环尚未充分建立，一旦心肌严重而持久缺血超过 1 小时便可发生急性心肌梗死。心电图呈现 ST 段弓背样抬高，异常深大 Q 波及 T 波倒置；临床化验可见血中心肌酶活力增高；放射性核素诊断阳性率为 90%～95%；近年由于治疗手段的改进，心肌梗死（起病后 8 周时）病死率由过去的 30%～40%，下降至 10%～15%。预防动脉粥样硬化和冠心病，长期服用小剂量抗血小板聚集药，有利于防治心肌梗死。普及有关心肌梗死的知识，早诊断，早治疗，是减少死亡率的关键措施。

心肌梗死属中医学中"胸痹""真心痛"的范畴。中医认为急性心肌梗死是本虚标实的病证。心脉瘀阻、心气衰微为其共同病机。本虚主要是心气虚，心气虚进一步发展可以出现心阳虚，更严重的则为阳脱或亡阳，甚至阴阳俱竭，亦有气阴两虚者。标实主要是血瘀，可伴有痰浊、气滞、肝火旺等。气虚血瘀贯穿于本病的全过程。因此，益气活血便是正治，是基本的法则，并可根据不同阶段进行辨证论治，常与行气通腑、化浊清热、养阴、通阳等法结合应用。一般来讲，中医将急性心肌梗死分三个阶段治疗。

第一阶段（气虚血瘀阶段）：多在发病 3 天内，有的自起病 24 小时后开始由第一阶段向第二阶段转化。症见胸闷、气短、倦怠、懒言、自汗、肢冷、心痛彻背，痛有定处等气虚血瘀之症。治以扶正祛邪，益气活血。

第二阶段（湿浊中阻阶段）：可达 2 周左右，症见食欲不振，脘腹胀满，四肢倦怠，不欲饮，或渴不多饮，大便多秘结，脉弦滑或濡滑，舌苔由薄白向腻转化。1 周内黄腻苔居首位。治以益气活血加芳香化浊、燥湿和中之品。

第三阶段（气阴亏损阶段）：起病 2 周后，舌苔由腻转化为薄白净。部分病例呈剥脱苔或舌光无苔者，痰浊中阻之症也随之减轻。部分患者出现口渴喜饮，心烦失眠，头晕，心悸，动辄气短，汗出，神疲倦怠，脉多弦数或细数等。治以益气活血，佐以养阴之品。

🍅 例1 翁维良治疗心肌梗死胸痛案

夏某，男，63 岁。

初诊日期： 2018 年 5 月 24 日。

主诉： 冠状动脉狭窄植入支架术后 10 年，胸痛不适频发，加重半月。

病史： 2008 年 9 月，患者因轻微脑梗死就诊于当地医院，住院期间发现陈旧性心肌梗死，冠状动脉造影检查提示，左前降支（LAD）弥漫 50% 左右狭窄，左回旋支（LCX）狭窄 75%～95%，右侧冠状动脉（RCA）近段多处弥漫狭窄 75%～90%，第一转折处慢性闭塞，见左向右发出 2 级侧支。2008 年 10 月，于 RCA 植入支架 3 枚，术后不规律服用常规西药。2012 年 2 月，患者劳累后再次出现心前区闷痛，伴有左侧肩背部放射痛，体力活动受限，于当地医院再行冠状动脉造影检查，结果提示，冠状动脉病变严重，支架欠通畅，建议行冠状动脉搭桥术。然而，患者因左室功能不全（EF30%）放弃手术治疗，选择药物保守治疗。2018 年 5 月，因心绞痛频繁发作，体力活动明显受限，平路步行 100 米左右即心绞痛加重，需休息后方可缓解，就诊于北京某三甲医院，诊断为不稳定性心绞痛，同时完善心脏彩超提示左室功能降低，仍无法行冠状动脉搭桥术，故患者转求中医治疗。刻下症见：患者无明显心绞痛发作，但在活动、饱食后，胸闷、憋胀等心前区不适感明显，长时间走路后症状加重，不活动则无症状发作，体力尚可，可缓慢上下天桥，纳眠可；舌体胖大，质黯，苔白腻，左脉沉结，右脉沉细。心电图（ECG）示，心室期前收缩，心室内传导阻滞，下壁梗死，ST-T 段异常；超声心动图示，经皮冠状动脉介入治疗术后，节段性室壁运动异常，左心增大，二尖瓣、三尖瓣轻度反流，左心功能降低，EF36%。

诊断： 冠状动脉狭窄支架植入术后（支架 3 枚），缺血性心肌病，心功能不全。

辨证： 气虚血瘀。

治法： 益气活血，温阳利水。

处方： 生黄芪 15 g，炙黄芪 15 g，太子参 15 g，刺五加 10 g，北沙参 12 g，人参 10 g，党参 12 g，麦冬 10 g，五味子 10 g，玉竹 15 g，茯苓 15 g，车前草 15 g，川牛膝 15 g，玉米须 20 g，三棱 10 g，莪术 10 g，丹参 15 g，赤芍 15 g，延胡索 15 g，郁金 15 g，鸡血藤 15 g，干姜 10 g。每日 1 剂，水煎服。嘱患者规律服药，定期复诊；遇事勿恼，走路勿跑，饮食勿饱。

就诊经过： 患者于翁教授门诊就诊 1 年余，共就诊 7 次。翁教授依据患者的临床表现及客观检查指标，以中医理论为指导，认为该患者属气血同病，血瘀为甚，气虚、气滞兼而为病，故治予益气活血、温阳利水之法，处方取冠心病6号方、四参养阴汤、生脉饮合益气活血养阴药等。经治疗后，患者的心功能及心绞痛发作情况均得到明显改善，EF逐步提升至59%。

末次就诊： 2019年6月6日。患者病情稳定，近3个月无心绞痛发作，偶有饱食后胸部胀闷，无喘息症状，走路可，情绪、纳寐平，二便正常；舌质紫红，舌下络脉轻度瘀张，苔薄黄，左脉沉结，右脉沉细。患者诸症减轻，继以前法出入。处方：太子参15g，刺五加12g，党参15g，北沙参12g，玄参12g，炙黄芪15g，黄芪15g，酒黄精15g，路路通15g，地龙15g，延胡索15g，郁金15g，丹参15g，赤芍15g，红花12g，三棱12g，莪术12g，干姜6g，藿香12g，佩兰12g。每日1剂，水煎服。

【评析】 本案患者病程十余年，支架植入术后3年出现支架内堵塞严重，且心功能低下（EF30%），提示冠状动脉病变严重，单纯西医保守治疗效果不佳。中医辨证思路：患者病久，正虚邪盛，虚实夹杂，尤以血瘀为甚。其瘀之因，一则责之于气，气虚、气滞均可致瘀，患者年老病久，五脏之气渐损，日久气虚、气滞兼见为病，气为血帅，气机不畅，则血行不利，因而致瘀，故益气、调气为治血瘀之本；二则责之于血，血行不畅而致瘀，虚瘀兼夹，合而为病。综合观之，本病之由在气血，故治当益气活血，气血同调，标本兼顾。

[1] 钱真真，翁维良，高蕊. 翁维良治疗冠脉支架植入术后缺血性心肌病伴严重左心功能不全验案分析 [J]. 上海中医药杂志，2021，55（8）：32-36.

🍅 例2 樊瑞红治疗心肌梗死胸痛案

吴某，女，69岁。

初诊日期： 2019年8月20日。

主诉： 胸闷憋气伴心前区疼痛间断发作2年，加重1周。有冠心病、高血压病病史。刻下症见：胸闷憋气，阵发心前区疼痛，偶有头晕，腰痛，易汗出，双下肢不肿，纳食可，夜寐差，大便干，小便可，舌黯苔薄白，脉弦细。查心电图示：窦性心律，Ⅱ、Ⅲ、aVF、V₃～V₅导联 T 波低平倒置。

诊断： 冠心病，不稳定型心绞痛。

辨证： 气阴两虚，胸阳不振。

治法： 益气养阴，通阳活血。

处方： 炒酸枣仁、浮小麦各 30 g，丹参 24 g，茯神、茯苓、合欢皮、柏子仁、黄精各 20 g，瓜蒌、薤白、小通草、川芎、白芷、鸡血藤、制远志、百合各 15 g，赤芍、酒五味子各 10 g，荜茇 9 g，全蝎 6 g。7 剂，每日 1 剂，水煎，早晚分服。

二诊： 患者胸痛症状好转，仍觉气短，诉有咽干，原方去全蝎、荜茇，加炙黄芪 30 g，知母 9 g，继服 7 剂。

三诊： 患者胸痛气短症状皆好转，咽干消，二诊方去黄精，加砂仁（后下）、香附、枳壳各 15 g，继服 7 剂。服法同前。药后诸症皆减，后间断于门诊治疗，病情平稳，日常生活质量改善，中度劳作鲜有不适。复查心电图示：窦性心律，相较就诊前 ST 段及 T 波改善明显，T 波由明显倒置变为直立，个别导联由倒置变为平坦，回升幅度大于 0.3 mV。

【评析】 本案患者为老年女性，素体气阴亏虚，兼平素动则汗出，故生血乏源。心血不足，机体久失于濡养，故见心神不宁。心气不足，心阳亦久遏于内，血脉无以推动，停滞于内，久而成瘀，故成胸痹。因而其病机为气阴亏虚，治以益气养阴，通阳活血。方中瓜蒌、薤白、小通草通阳泄浊，荜茇、白芷温阳止痛，再以川芎、赤芍、丹参、鸡血藤、全蝎养血活血通络，患者心神不宁，夜不能寐，以制远志、酸枣仁、茯神、茯苓、百合、合欢皮、柏子仁养血安神，浮小麦、酒五味子、黄精益气养阴。后再以炙黄芪增其补气之力，并以砂仁、香附、枳壳通其气机，使所补之气得畅。

[2] 王嘉琦，樊瑞红 . 樊瑞红辨治心肌缺血验案举隅 [J]. 山西中医，2020，36（8）：21.

例3 张问渠治疗心肌梗死胸痛案

邹某，男，64 岁。

初诊日期： 2016 年 3 月 5 日。

病史： 患者胸闷、胸痛，于 2015 年 4 月 16 日就医，经心电图证实为前壁心肌梗死，冠状动脉造影示左冠状动脉堵塞 85%，左前支堵塞 60%，回旋支堵塞 40%，即放入支架 1 支，并用西药症状明显改善。于 2016 年 3 月 5 日患者又出现心前区疼痛、胸闷、气短、疲劳、失眠，因心绞痛发作医院又建议放支架，患者拒绝，即来中医诊治，脉象弦细无力，唇紫，舌质黯。

诊断： 心肌梗死。

辨证： 气虚血瘀。

治法： 益气活血化瘀。

处方： 生黄芪 30 g，西洋参 20 g，瓜蒌、桃仁、红花、赤芍各 10 g，降香 15 g，香附 20 g，郁金 15 g，酸枣仁 30 g，法半夏 10 g，另加三七粉、元胡粉、血竭粉各 0.5 g，分 2 次冲服。

二诊： 4 月 19 日。服上方 14 剂后心前区疼痛明显减轻，疲乏亦减，能入眠，血压正常，仅心悸，即上方去西洋参，加红景天 15 g、柏子仁 15 g、生龙齿（先煎）25 g，再进 30 剂。

三诊： 5 月 22 日。症状明显改善，心前区痛已消失，心悸亦消，能入眠。心电图示 STV_4、V_5 由下降 0.1 mv 上升 0.52 mv，宗上方去柏子仁、龙齿加玉竹 15 g，改为 2 日 1 剂，每日 1 次。并加服防梗溶栓胶囊，每日 2 次，每次 4 粒。

四诊： 6 月 14 日。患者无任何不适，还能 1 天游泳 1 小时，心电图示，陈旧性前壁心肌梗死，无 ST-T 改变。嘱咐仅服防梗溶栓胶囊每日 3 次，每次 4 粒，连续服 6 个月防止心痛再发。

2017 年 11 月 20 日随访一切良好。

【评析】 胸痹心痛乃本虚标实，张问渠认为宜用"通"与"补"法，但先须辨别以虚为主，还是以实为主。若因虚致实，宜先扶正补虚，如因实致虚，宜先祛实通脉；若虽实而体弱，宜"通补"兼施。本例证气虚血瘀，因心痛、质黯，先宜"通"为主，选用桃仁、红花、赤芍、降香活血定痛，气为血帅，气行则血行，故佐香附、郁金理气止痛，后加红景天加强至功效。但实中有虚，症见疲乏，故佐黄芪、西洋参补气充脉；瓜蒌、法半夏通阳宣痹，驱散阴雾之气；酸枣仁、龙齿、柏子仁安神镇惊。惟三七粉、元胡粉、血竭粉合用冲服，乃治心痛之妙方，为名医大师郭士魁传承，诚为明辨标本之要。

[3] 张慧，蔡其思. 张问渠临床验案举隅 [J]. 湖北中医杂志，2019，41（1）：26-27.

病毒性心肌炎

病毒性心肌炎是病毒感染致全身多系统受累，以侵犯心脏尤为突出的一组临床综合征，病变以心肌细胞发生急性、亚急性或慢性炎症，甚或坏死为主，心包、心内膜亦可累及。本病临床表现复杂多变，病情轻重相差悬殊。婴儿多数发病急骤，病情危重，常死于急性期。成年人多数症状轻微，一般表现为心悸、乏力、头晕、胸闷、胸痛，危重病例可出现心衰、严重心律失常或猝死。慢性期患者多有心脏缺血改变、心律失常或心功能不全。

根据本病病因和临床表现特点，属于中医学"温毒""心悸"范畴，乃温邪出卫入营，内舍于心所致。温病学称为逆传，这种逆传，虽不一定出现神昏谵语之候，但可出现心气、营阴耗损之症，如身热夜甚，心悸气短，舌绛而干，脉细数或结代等。心气或心阴素亏以及受邪较重为发生逆传的病理基础，心之气阴亏虚为本，感受温热毒邪为标。发病早期，以表里同病为其特征，多见发热或微恶风寒、咽痛、肌肉疼痛、汗出、咳嗽等湿邪袭表犯肺之症及胸闷、心悸、舌红、脉数等温毒内犯心经之症状。也可见到夏秋季节，外感时邪，内伤心营的病证，早期以湿热相兼为特征，症见反复发热，汗出不解，周身困乏，心悸气短，舌苔黄腻，脉细数或濡数。中期，以余热未尽而气阴耗损为其特征，症见心悸，气短，乏力，心烦不寐，低热不退，口干尿黄，舌红少津，脉细数或结代；也有明显心脉瘀阻者。后期以气阴两伤，血运涩滞，心脉瘀阻为特征，症见心悸、胸闷、胸痛、舌黯红，或有瘀斑、瘀点，脉涩、迟或结代。甚则阴阳两虚，或水饮凌心犯肺，甚至发生厥脱危候。

病毒性心肌炎的中医治疗，急性期以清热、解毒、宁心为主，恢复期和慢性期则根据气血阴阳的盛衰，以扶正治本为主，辅以活血、理气、清热、利湿以治其标，标本兼治，邪去正安。

例1　周亚滨治疗病毒性心肌炎胸痛案

范某，男，28岁。

初诊日期： 2020年9月17日。

病史： 患者于1个月前外感后出现恶寒发热、咽痛、干咳，伴阵发性心悸、胸闷，自服感冒药后缓解，未予重视，3天前由于劳累后上述症状加重，服药后未缓解，遂来门诊就诊。现心悸，胸闷，偶有胸部刺痛，咳白痰，气短乏力，活动后明显，精神倦怠，纳可，二便尚可，眠差，舌黯红苔白稍厚，脉细数结代。既往有慢性病毒性心肌炎病史2年。心电图示：窦性心动过速；心率：105次/分钟；心肌酶中乳酸脱氢酶偏高。

诊断： 病毒性心肌炎。

辨证： 气阴不足，痰浊阻滞。

治法： 补心气阴，祛痰化滞。

处方： 黄芪50 g，党参15 g，生地黄15 g，麦冬15 g，五味子15 g，茯苓15 g，茯神30 g，延胡索40 g，当归20 g，蜜远志20 g，柏子仁20 g，蜜百合30 g，虎杖15 g，北豆根30 g，竹茹20 g，胆南星15 g，苦参15 g，紫石英（先煎）30 g，甘松15 g，炙甘草10 g。7剂。每日1剂，分早晚饭后温服。

二诊： 9月30日。偶有不寐，心烦，胃脘部不适，余症大有缓解，舌黯红，苔白，脉细。上方加生地黄15 g、合欢皮20 g、首乌藤15 g、薏苡仁30 g、山药20 g，10剂。

三诊： 10月12日。心悸胸闷等症皆有缓解，不寐多有缓解，心肌酶恢复正常，舌黯红，苔薄白，脉细。为巩固疗效，上方去虎杖、北豆根、瓜蒌、半夏、苦参、紫石英、延胡索，加黄精20 g，续服7剂。嘱患者勿劳累、少熬夜、避风寒，不适随诊。

【评析】　根据本案患者症状及舌脉检查，总结出该患者病毒性心肌炎余邪未清，加之心气阴不足，痰浊阻滞。方中黄芪、党参补中益气，生地黄、麦冬、五味子养心气阴，茯神、茯苓通利三焦固心脾，虎杖、北豆根泄火解毒祛邪，竹茹、胆南星除痰湿，苦参、紫石英、甘松止悸定惊，延胡索、当归活血止痛，远志、柏子仁、百合养心调神，炙甘草调和诸药。二诊加生地黄，与百合配伍可养阴清热除烦，情志不畅易致脾失健运，故加薏苡仁、山药可健脾祛湿不滋腻。三诊因解毒祛邪等药损伤机体正气，故加入黄精以平补脾胃及肺肾等脏。用药通补兼施，补而不滞，标本兼顾，旨在使气阴得复，痰浊得祛，外邪能出，气血畅通，三焦疏利，故疾病向愈。

[1] 崔莹莹，陈会君．周亚滨从虚、火、滞理论治疗病毒性心肌炎 [J]．江苏中医药，2021，53（8）：27-30．

🍅 例2　赵明君治疗病毒性心肌炎案

患者，女，35岁。

初诊日期： 2018年11月13日。

主诉： 反复心悸两周。

病史： 1个月前因受凉后出现心悸、气短、持续低热、咽痛、四肢酸痛无力，自服感冒药好转。2周前出现心悸，在当地县医院门诊查：血清肌酸激酶同工酶、肌钙蛋白均明显增高；心电图示：T波低平、ST段轻度压低。诊断为病毒性心肌炎。住院予以静脉输注1，6二磷酸果糖，同时口服心速宁胶囊、辅酶Q10等药物。治疗10天后，上述症状未明显缓解。病人来我院要求中医治疗。刻下症见：心悸，气短，全身乏力，颜面潮红，咽痛，口干口苦，眠差，纳差，舌红苔黄腻，舌下络脉迂曲，脉滑数。

诊断： 病毒性心肌炎。

辨证： 痰热扰心兼瘀。

治法： 清热化痰，活血化瘀。

处方： 黄连6g，竹茹10g，半夏10g，陈皮6g，茯苓12g，赤芍12g，丹参15g，香附10g，石菖蒲10g，灯心草3g，青蒿（后下）12g，牡丹皮12g，麦冬15g，蝉蜕6g，炙甘草6g。7剂，水煎温服，每日1剂。

二诊： 11 月 20 日。服药 7 天后，患者心悸、口苦口干、咽痛等症状好转，仍诉全身乏力、睡眠差、纳差，故上方去青蒿、牡丹皮、石菖蒲、灯心草、蝉蜕，加炙黄芪 30 g、北沙参 15 g、粉葛根 12 g、山药 15 g、远志 12 g、琥珀粉（冲服）3 g、酸枣仁（打碎）15 g、鸡内金 10 g。14 剂。

三诊： 12 月 4 日。服药 14 天后，患者心悸、气短逐渐好转，全身乏力、眠差、纳差等症状改善，复查：血清肌酸激酶同工酶、肌钙蛋白明显下降。心电图：ST 段基本回升到基线水平。后继续以原方加减对症治疗，1 个月上述症状基本消退，患者再未出现过心悸、气短等表现。

【评析】 病毒性心肌炎以病毒感染多见，进展期多合并微循环障碍及心肌免疫损伤，赵明君认为这与火毒痰瘀等致病因素密切相关。本例患者咽痛、口干口苦、舌红苔黄腻、脉滑数等症状支持痰热扰心证，故以黄连温胆汤清热化痰宁心。病人可见舌下络脉迂曲，说明兼有瘀血，火毒痰瘀相互搏结，易使病情反复，久治不愈，因此，稍加赤芍、丹参、香附以行气活血。火毒之邪最易耗气损阴，故后期治疗方案中加山药、粉葛根、北沙参以滋阴益气，帮助受损的心肌细胞快速恢复。火毒痰瘀虚是病毒性心肌炎基本的病理特征，在清热解毒化痰同时注意调节气机，给邪气以出路。方中以黄连为主，兼有调气之陈皮、半夏、香附，降火之黄连、竹茹、灯心，可使有余之气无法化火、已化之火得以清泻，从而达到治疗的目的。

[2] 潘超，赵明君 . 赵明君治疗病毒性心肌炎经验 [J]. 中西医结合心脑血管病杂志，2020，18（20）：3504-3506.

🍅 例 3　王行宽治疗病毒性心肌炎胸痛案

患者，男，16 岁。

初诊日期： 2019 年 3 月 12 日。

主诉： 反复心悸、胸痛半年，再发加重 1 周。

病史： 患者半年前曾患感冒，当时有发热，鼻塞、流黄涕，全身倦怠感和肌肉酸痛等不适，无明显畏寒，当时未予重视；随后患者出现阵发性心悸不适，甚时言语乏力；偶感胸痛不适，呈刺痛；劳累、运动时上述症状加重伴呼吸困难；患者于当地医院就诊，查体：心音减弱，可闻及第三心音。心肌酶谱：肌钙蛋白T 0.04 ng/L，心肌肌酸激酶同工酶 60 U/L，红细胞沉降率 27 mm/L，C 反应蛋白 30 mg/L。心电图：窦性心律；多导联 ST-T 改变。诊断为病毒性心肌炎；虽经治疗后患者症状有所好转，但稍有劳累或感冒后症状反复发作，生活质量明显下降，致使患者痛苦不堪、情志抑郁。1 周前患者因劳累后再发胸痛、心悸不适，呈阵发性；偶感头晕不适；纳食馨，夜寐梦扰易醒；二便自调。舌红，苔少，脉细弦。

诊断：病毒性心肌炎。

辨证：温热毒邪乘虚侵入，内舍于心。

治法：益气养营，清热解毒，兼疏泄肝木。

处方：白参 10 g，麦冬 10 g，五味子 5 g，黄芪 20 g，重楼 10 g，虎杖 15 g，炙甘草 5 g，丹参 10 g，白芍 15 g，凌霄花 10 g，柴胡 10 g，紫石英（先煎）10 g，柏子仁 10 g，炒酸枣仁 15 g，茯神 10 g。14 剂，水煎服，每日 1 剂，分次温服。

二诊：2019 年 3 月 26 日。服药后心悸已除，胸部疼痛未发。夜寐较前安谧，纳食香，二便自调。舌淡红，苔薄白，脉细弦。复查心电图正常。诸症已除，继服 14 剂中药善后，处方：白参 10 g，炙黄芪 20 g，麦冬 10 g，当归 10 g，柴胡 10 g，白芍 15 g，白术 10 g，炙甘草 5 g，枳壳 10 g，茯神 10 g，炒酸枣仁 20 g，丹参 10 g，柏子仁 10 g。

【评析】 四诊合参，患者在发病前曾感受风热之邪；但患者素体羸弱，心之气营不足，不耐邪气，加之失治，病邪内舍于心，心脉不畅，痰瘀内生，发为心悸、胸痛；从患者心悸、寐差、胆怯、舌红、少苔、脉细的表现来看，患者心之气营亏损明显；毒邪稽留，致患者劳累后症状再发；病情反复，又易使患者情绪抑郁低沉。因肝心共主血脉，肝失疏泄，心脉更难畅通，此案以心之气营亏虚、脉络瘀阻、毒邪稽留、肝木失疏为病机，治疗上应以补益气营、活血通络、清热解毒、疏肝解郁为法，故方以宁心定悸汤加减。患者服用 2 周后症状明显好转，去重楼、郁金、虎杖等寒凉质重之药，予平补，疏肝行气之类以善后。

[3] 王玥，任凤鸽，张建军，等. 王行宽辨证治疗慢性病毒性心肌炎临床经验 [J]. 中国中医急症，2020，29（10）：1864-1865，1876.

深静脉血栓形成

深静脉血栓形成（DVT）是较常见的四肢血管疾病，近年来，本病的发病率在逐年增加。据报道，美国每年有 25 万～ 50 万人患深静脉血栓性疾病；英国患下肢深静脉功能不全者占人口的 0.5%，其中大部分是下肢深静脉血栓形成的后遗症。国内深静脉血栓形成也逐年增多。自 19 世纪 Virchow 首先提出静脉血栓形成的三大因素（血液高凝、血流滞缓和管壁损伤）以来，经近百年的验证，已被医学界所公认。本病好发于下肢，血栓形成后，血栓远端静脉高压，从而引起肢体肿胀、疼痛及浅静脉扩张或曲张等临床表现。严重者还可以影响动脉供血，并使静脉瓣膜受损，遗留永久性的下肢深静脉功能不全，影响生存质量。

按照血栓的组成，静脉血栓有 3 种类型。①红血栓：最为常见，组成比较均匀，血小板和白细胞散在性分布在红细胞和纤维素的胶状块内；②白血栓：基本由纤维素、白细胞和成层的血小板组成，只有极少量红细胞；③混合血栓：由白血栓组成头部，板层状的红血栓和白血栓构成体部，红血栓或板层状的血栓构成尾部。静脉血栓形成引起静脉回流障碍，其程度取决于受累血管的大小和部位，以及血栓的范围和性质。阻塞远端静脉压升高，毛细血管瘀血，内皮细胞缺氧，使毛细血管渗透性增加，阻塞远端肢体出现肿胀。深静脉压升高及静脉回流障碍，使交通支静脉扩张开放，阻塞远端血流经交通支而入浅静脉，出现浅静脉扩张。血栓可沿静脉血流方向向近心端蔓近，小腿血栓可继续伸延到下腔静脉，甚至对侧。当血栓完全阻塞静脉主干后，血栓还可逆行向远端伸延。血栓可脱落，随血流经右心，栓塞于肺动脉，而并发肺栓塞。另一方面血栓可以机化、再管化和再内膜化，使静脉管腔能恢复一定程度的通畅。因管腔受纤维组织收缩作用影响，以及瓣膜本身的破坏，可致静脉瓣膜功能不全。

本病属于中医"股肿""脉痹""瘀血"等范畴。中医对深静脉血栓形成认识久远。《备急千金要方》中说："久劳、热气盛、为湿热所折，气结筋中"。"气血瘀滞则痛，脉道阻塞则肿，久瘀而生热。"《血证论》则认为"瘀血流注，四肢疼痛肿胀，宜化去瘀血，消利肿胀。"又说："有瘀血肿痛者，宜消瘀血"，"瘀血消散，则痛肿自除。"中医认为深静脉血栓形成由于手术或外伤以及妊娠、肿瘤、偏瘫或长期卧床、制动，或长途乘车等以致伤气，气伤则运行不畅，"气为血帅"，气不畅则血行滞缓，加之外来损伤，导致瘀血阻于络道。脉络滞塞不通，不通则痛。络道阻塞营血回流受阻，水津外溢，聚而为湿，停滞肌肤则肿。血瘀脉中，瘀久化热，则肢体发热。总之络脉血瘀湿阻是本病的主要病机。常用的中医治疗方法则有活血化瘀法、清热解毒法、温经散寒法、温肾健脾法、利水渗湿法、软坚散结法、镇痉通络法。

🍅 例1　庞鹤治疗深静脉血栓形成疼痛案

卢某，男，49岁。

初诊日期：2016年1月12日。

主诉：右下肢肿胀、疼痛2个月。

病史：患者2个月前无明显诱因出现右腿肿胀、疼痛明显，肤色紫红，于当地医院诊断为下肢深静脉血栓，已连续口服华法林钠片2.5～5 mg/次，每日1次，抗凝治疗2个月，症状无变化，1周前复查下肢血管超声仍提示右下肢多处静脉血栓形成，遂来就诊。既往史：否认高血压、冠心病、糖尿病、高脂血症等慢性病史，否认吸烟及长期大量饮酒史。刻下症见：右腿色紫黯，肿胀疼痛，站立、行走后自觉右下肢刺痛难忍，须持拐杖行走，发病以来神疲乏力、食欲差、入睡困难、二便正常。查体：右下肢肤色紫黯，皮肤粗糙，浅静脉怒张，未见明显破溃。左下肢肤色正常。右下肢较左侧明显增粗。右下肢肤温较左侧明显增高，右下肢皮肤肌肉饱满，张力较左侧明显增大，局部触痛明显，胫骨前凹陷型水肿左（－），右（＋）。双下肢周径：膝上15 cm：左侧49 cm，右侧53 cm。膝下10 cm：左侧38 cm，右侧41 cm。右侧足背动脉、胫后动脉较左侧略减弱，双腘动脉、股动脉搏动正常。右下肢直腿伸踝试验（Homans 征）阳性，压迫腓肠肌试验（Neuhof征）阳性，左侧未见异常。舌边有齿痕，舌淡紫，舌苔薄白，脉滑。辅助检查：2016 年 1 月 6 日外院双下肢动静脉超声示右下肢动脉未见异常，右下肢深静脉血栓形成，右侧大隐静脉血栓形成，右小腿肌间静脉血栓形成。

诊断： 下肢深静脉血栓形成。

辨证： 气虚血瘀，湿浊阻络。

治法： 逐瘀祛浊，益气通络止痛。

处方： 黄芪 30 g，地龙 9 g，水蛭 9 g，虻虫 6 g，桂枝 12 g，当归 15 g，赤芍 15 g，白芍 30 g，川芎 12 g，三七 6 g，丹参 15 g，木瓜 15 g，伸筋草 15 g，鸡血藤 15 g，黄柏 15 g，虎杖 20 g，薏苡仁 15 g，苍术 12 g，车前子（包煎）15 g，益母草 20 g。14 剂，水煎服，每日 1 剂，分早晚温服。

复诊： 2016 年 1 月 26 日。患者服药 2 周后右下肢肿胀疼痛减轻，可不持拐杖进行室内活动，仍不能久行，余症状同前。舌淡紫，苔薄白腻，脉滑。专科查体可见右下肢肤色紫黯稍减，其他未见明显变化。处方如下：黄芪 30 g，地龙 9 g，水蛭 6 g，虻虫 6 g，桂枝 12 g，当归 15 g，赤芍 15 g，川芎 12 g，三七 6 g，丹参 15 g，木瓜 15 g，伸筋草 15 g，黄柏 15 g，苍术 12 g，车前子（包煎）15 g，益母草 20 g，滑石粉（包煎）20 g，黄芩 15 g，白豆蔻 10 g，茵陈 15 g。28 剂，水煎服，每日 1 剂，分早晚温服。

其后患者连续复诊 6 个月，庞教授随证用方加减，其中地龙、虻虫、水蛭 3 味虫类药贯穿使用于整个治疗过程，未见过敏反应及不良反应。患者下肢肿胀、疼痛、肤色紫黯等症状逐步减轻，2016 年 7 月 26 日复诊时，下肢动静脉超声（2016 年 7 月 20 日外院）示：右下肢动脉未见明显异常，右下肢腘静脉近心端血栓形成。与首诊超声对比，提示患者下肢多发血栓病情明显好转。患者右下肢与左下肢对比无明显肿胀、疼痛，肤色无差异，治疗效果满意。2018 年 1 月回访，患者生活如常人，未见病情反复。

【评析】 经络是运行气血、联系脏腑和体表及全身各部的通道。《灵枢·

脉度》云："经脉为里，支而横者为络，络之别者为孙。"人体血液运行的通道又称"血脉""血络"。庞教授认为，下肢静脉血栓病位在下肢经络肌腠，但在不同发病时期，瘀血的定位并不相同，应辨别其在经、在络，还是处于脉外，对应选用不同的虫类药物。庞教授将地龙、虻虫、水蛭3种虫类药配伍应用，可同时破除阻于经脉、血络及散于脉外的瘀血，现代药理研究亦证实这3种虫类药对抗凝血的机制并不相同，可互补使用。但虫类药物有相应使用禁忌，如下肢深静脉血栓患者若有消化道出血、妊娠等情况应禁用水蛭、虻虫、地龙，对这3种虫类药过敏患者也应禁用。此外，文中部分药物剂量稍大，为专家个人用药经验，仅供参考。

[1] 林晶，李友山，张凡帆，等 . 庞鹤教授运用虫类药治疗下肢深静脉血栓经验总结 [J]. 现代中医临床，2018，25（4）：36-39.

🍅 例2　王勇治疗深静脉血栓形成疼痛案

患者，女性，64岁。

初诊日期： 2016年5月27日。

病史： 5天前因股骨颈骨折行左侧人工全髋关节置换术，术后常规抗凝治疗并卧床休息，1天前突发左下肢广泛性肿胀，疼痛，进行性加重，皮色光亮，倦怠乏力，少气懒言，无畏寒发热，精神欠佳，术后饮食一直较差，寐欠安，二便调，余一般情况可。舌淡黯红，有瘀斑，苔稍黄腻，脉沉细涩。专科检查：左下肢广泛性肿胀，皮色光亮，皮温稍高，浅静脉扩张，左大腿广泛压痛，腓肠肌无压痛，胫前轻度凹陷性水肿，Homans征（−），左大腿较右侧肿胀约3 cm，左侧足背动脉及胫后动脉搏动与右侧相同，肢端血运感觉正常。辅助检查：双下肢血管彩超提示左侧股静脉血栓形成。D−二聚体：12.28 μg/L。

诊断： 急性左下肢深静脉血栓形成。

辨证： 气虚血瘀。

治法： 益气活血，化瘀止痛，佐以利水消肿。

处方： 黄芪50 g，白芍30 g，桂枝10 g，当归尾12 g，川牛膝15 g，丹参30 g，

大腹皮 15 g，陈皮 10 g，枳壳 10 g，泽泻 10 g，茯苓 10 g，猪苓 10 g，延胡索 15 g，三棱 10 g，莪术 10 g，玄参 10 g，甘草 6 g。14 剂，煎服，每日 1 剂，早晚分服，酌情配合低分子肝素钠抗凝治疗。

半月后，患肢肿痛减轻，皮色稍亮，皮温正常，舌淡黯，苔薄白，脉沉细。处方：黄芪 50 g，白芍 30 g，桂枝 6 g，当归尾 10 g，川牛膝 15 g，丹参 30 g，大腹皮 15 g，陈皮 10 g，枳壳 10 g，泽泻 10 g，茯苓 10 g，猪苓 10 g，党参 12 g，白术 12 g，木瓜 10 g，甘草 6 g。服 10 剂后，患肢肿胀基本消退，疼痛不显，患肢较健侧肿胀小于 0.5 cm，下肢血管彩超提示：左侧股静脉血栓再通（80%），血流充盈信号尚可，充盈速度稍弱。

出院后按原方继服 7 剂巩固疗效，定期复诊。

【评析】 本案患者因手术致气血双损，精亏神疲，复因术后纳食欠佳，水谷精微乏源无以化生成气，久卧伤气，综合出现术后气虚较甚，正气亏损，气虚推动乏力，血液痹阻脉络，气滞血瘀，气滞发为痛，血瘀发为肿；气行则水行，气弱则津液运行失常，流注下肢，聚而为肿，故病机特点为气虚血瘀，脉络痹阻，故治疗运用消栓饮益气活血化瘀，祛湿消肿，除痹通脉，又因患者脉络痹阻较重，疼痛难忍，故加用三棱、莪术破血逐瘀，以增活血止痛之功。服药 14 剂，患者症状减轻，因久病伤及脾气，血瘀随缓，但脾气亏虚失于健运，津液输散失职，故在原方基础上删去三棱、莪术破血药，加用党参、白术补益脾气，木瓜祛湿除痹通络，正所谓正气存内，邪不可干，正气充盈，祛邪外出。全方诸药合用，扶正祛邪，标本兼顾，共奏益气活血、利湿消肿、消栓通脉之功，正所谓"气盛血自行，瘀散肿自消"。

[2] 简功辉，李冬春，黄永松，等．王勇教授治疗创伤性深静脉血栓的学术经验 [J]. 中国中医急症，2017，26（5）：809-811.

例3 陈绍宏治疗深静脉血栓形成疼痛案

黎某，女，92 岁。

初诊日期：2008 年 3 月 15 日。

主诉：左下肢肿胀疼痛 1 月余。

病史：2008 年 2 月患者出现左下肢肿胀疼痛，肤温不高，局部皮肤稍红，右下肢及双上肢无水肿。查下肢静脉彩超提示：左下肢深静脉内血栓形成并闭塞，在院外治疗后效果不佳且加重。刻下症见：左下肢肿胀疼痛，按之凹陷，压痛明显，肤温不高，局部皮肤正常，右下肢及双上肢无水肿，伴外伤后左侧第 5 足趾有 2 cm×3 cm 大小的溃疡，表面可见少量脓液渗出，无渗血，皮色黯红硬肿，神疲乏力，舌淡黯苔白腻，脉弦。

诊断：下肢深静脉血栓形成。

辨证：肾阳不足，气血津液凝滞。

治法：温阳散寒以通滞，益气养血托毒以化腐生肌。

处方：熟地黄 15 g，鹿角胶（烊化）30 g，肉桂（后下）10 g，麻黄 10 g，白芥子 15 g，红花 10 g，川芎 15 g，白芍 20 g，黄芪 30 g，当归 15 g，皂角刺 15 g，穿山甲（先煎）15 g，甘草 5 g。服药 3 剂后肢体肿胀疼痛缓解，溃疡脓成已透尽。续服 6 剂，下肢肿胀疼痛消失，溃疡初步愈合。

【评析】下肢深静脉血栓属中医学"股肿"范畴，本患者以左下肢无红热的肿痛，脓透不尽、周边皮色黯红硬肿的溃疡为特点，伴神疲乏力，舌淡黯苔白腻，脉弦，病机特点以阳气虚衰，寒凝经脉，瘀血阻络为主，水湿停聚为辅。清·唐容川《血证论》指出："瘀血流注，四肢疼痛肿胀，宜化去瘀血，消利肿胀"。故治疗以温阳益气、散寒通络、活血化瘀为主，配合补养气血、通阳利湿消肿为辅等为法，选方阳和汤和透脓散加减，意取阳和汤之温阳补血、散寒通滞和透脓散之益气养血、透脓破症。寒邪凝滞，痹阻经脉，气血津液运行滞涩不畅，不通则痛，壅滞则肿，用阳和汤温阳散寒，化凝通滞。阳和一转，凝寒自散，肿痛去也。伤口感染久治不愈，疮不敛口，乃气血损伤。迁延日久，伤及阳气，损及阴津。非甘温补益不能收功。宗《黄帝内经》"形不足者温之以气，精不足者补之以味"之意，用阳和汤加透脓散，补益气血阴阳，托毒透脓，且能通络散滞，祛其阴滞之邪。阳生阴长，气血充足，自能生肌长肉而愈。

[3] 兰万成，李俊，丁邦晗，等. 陈绍宏临床经验拾萃 [J]. 辽宁中医杂志，2009，36（7）：

1079-1080.

血栓闭塞性脉管炎

血栓闭塞性脉管炎是一种累及血管的炎症和闭塞性病变。主要侵袭四肢中小动静脉，以下肢血管为主。本病多发于青壮年，以男性为多，下肢远端发病者较为普遍。由于血管腔发生闭塞，引起局部组织缺血、缺氧，最后并发溃疡、坏死，导致肢体末端脱落，故常以慢性间歇性跛行及远端肢体疼痛、发绀，甚至发生坏死为其临床特征。现代医学对于本病的病因及发病机制，目前尚无定论，一般认为烟碱中毒、寒冷刺激、外伤、潮湿、感染及精神因素的作用是较为常见的发病原因。在诸多因素中，吸烟是参与本病发生和发展的重要环节。在上述病因的作用下，中枢神经系统的调节功能障碍，使自主神经功能失调，交感神经趋向兴奋；内分泌活动异常，肾上腺功能亢进，引起中、小血管持续性痉挛，血管壁营养障碍，最后导致血栓形成和血管腔闭塞等病变。

血管闭塞性脉管炎的临床症状、体征的轻重与肢体缺血程度相关，而缺血程度又取决于肢体动脉阻塞的部位、快慢、程度、范围和侧支循环建立的状况。目前国内常采用Ⅲ期三级的临床分期方法。国外一般采用 Fontaine 临床分期法。治疗原则，主要是促进侧支循环，重建血流，改进肢体血供，减轻或消除疼痛，促进溃疡愈合及防止感染，保存肢体，以恢复劳动力。重点是改善患肢的血液循环。目前，治疗血栓闭塞性脉管炎的方法很多，可采用手术和非手术疗法。非手术疗法如下。①一般疗法：严禁吸烟，防止受冷、受潮和外伤。患肢适当保暖，但不宜热敷或热疗，以免组织需氧量增加，加重组织缺氧、坏死。勿穿硬质鞋袜，以免影响足部血循环。患肢做 Buerger 运动，以促进侧支循环的建立。②血管扩张药：应用血管舒张药物，可缓解血管痉挛，促进侧支循环。③低分子右旋糖酐：能减少血液稠度，增加红细胞表面负电荷，抗血小板集聚，因而能改善微循环，防止血栓延伸，促进侧支循环形成。④去纤维蛋白治疗：可以降低纤维蛋白原和血液黏度。⑤前列腺素 E1（PGE1）：具有扩张血管、抗血小板和预防动脉粥样硬化作用。⑥物理疗法：包括超声波、肢体负压与正负压交替疗法及高压氧治疗。

血栓闭塞性脉管炎属中医"脉痹""脱疽"范畴。早在《黄帝内经·痈疽》即有"发于足趾，名曰脱痈。其状赤黑，死不治，不赤黑，不死。不衰，急斩之，不，则死矣"的记载，至南北朝《刘涓子鬼遗方》将之更名为"脱疽"。中医学认为本病与脏腑、经络和营卫气血关系密切。本病外因常为感受寒湿，寒邪客于经脉，寒凝血瘀，气血不行，壅遏不通而发病；内因多因情志内伤，饮食失节，虚损劳伤以致脏腑功能失调，心阳不足，心血耗伤，血脉运行不畅而导致。其病机多与肝、脾、心、肾功能相关，如肾水亏损，心火偏亢，则心肾失调，致元气大亏，血行不畅；脾肾阳虚，运化失司，不能散精于血脉；肝气郁结，不得疏泄，久则营卫气血运行失调，气滞血瘀，经脉瘀阻，气血不达四末而病情迁延难愈。

中医一般分为以下5型。①阴寒型：多属于早期或恢复阶段。治则以温经散寒为主，佐以活血化瘀，可先用阳和汤加减。②气滞血瘀型：多为第二期。治则以疏通经络，活血化瘀，选用当归活血汤加减。③湿热型：为三期轻度趾端坏疽、溃疡继发感染。治则以清热利湿为主，佐以活血化瘀，可用四妙勇安汤加味或茵陈赤小豆汤加减。④热毒型：为第三期继发感染及毒血症。以清热解毒为主，佐以凉血化瘀，可用四妙活血汤加减。⑤气血两虚型：多见于恢复阶段或病久体质虚弱者。以补养气血为主，可用顾步汤加减。

🍅 例1 陈渭良治疗血栓闭塞性脉管炎疼痛案

曾某某，女，15岁，学生。

主诉：发现左第1趾肿痛，发黑半年余。

刻下症见：左足第1趾发黑、肿胀，有压痛，肤温冷，跖趾活动稍受限。舌黯苔薄白，脉细滑。左下肢血管彩超：左髂总动脉细线样血流信号，流速大致正常。左下肢股动脉、腘动脉、胫前动脉、胫后动脉血栓（近闭塞）。股静脉、腘静脉、胫前静脉、胫后静脉、大小隐静脉血流畅通。

诊断：血栓闭塞性脉管炎。

辨证：痰瘀互结。

治法： 除痰通络。

处方： 姜半夏 9 g，白芍 30 g，茯苓 30 g，玄参 20 g，浙贝母 40 g，夏枯草 20 g，甘草 5 g，煅牡蛎（先煎）30 g，蒲公英 30 g，广东土牛膝 30 g，枳壳 15 g，天竺黄 12 g。8 剂，外敷伤科黄水。

二诊： 疼痛减，色稍红润，守前方加丹参 15 g。8 剂。

三诊： 患者诉饥不欲食，口淡，陈教授认为乃实邪势减，胃气欲复，守前方再加黄芪 10 g，党参 15 g，再服 7 剂。

四诊： 左足第 1 趾皮肤潮红、肿胀，有压痛，肤温冷，跖趾关节活动增，仍稍受限，舌淡苔薄白，脉细滑。治以补中益气、温阳活血为法，方予补中益气合补阳还五合仙方活命饮加减：黄芪 10 g，当归 3 g，川芎 3 g，赤芍 10 g，甘草泡地龙 15 g，丹参 10 g，山银花 15 g，玄参 25 g，炙甘草 2 g，白芷 10 g，浙贝母 15 g，皂角刺 15 g，天花粉 20 g，蒸陈皮 5 g，三七 5 g。21 剂。

五诊： 左足第 1 趾皮肤稍潮红，轻度肿胀，无压痛，肤温常，跖趾关节活动正常。舌淡苔薄白，脉缓滑。复查左下肢血管彩超：腘动脉、胫后动脉流速减低。胫前动脉、足背动脉未见血流信号，静脉血流通畅。予食疗汤方活血汤、补脾强身汤交替调理。2 年后回访患者，未见异常，复查左下肢血管彩超：下肢动脉流速减低，未见血栓。

【评析】 百病多由痰作祟，陈渭良教授一般首诊脉管炎患者以痰论治。早期脉管炎虚实夹杂，不可妄行攻补，本脾胃虚弱，妄行攻伐则气血生化乏源，瘀邪更甚。痰邪黏腻，补益气血则更助痰势。故治宜分清泌浊、痰瘀分利，则实邪势孤，分而利导，祛旧生新。

[1] 邓蕴源，林晓光，江涌，等 . 陈渭良教授论治血栓闭塞性脉管炎临床经验 [J]. 四川中医，2020，38（10）：14-16.

🍅 **例 2　李妍怡治疗血栓闭塞性脉管炎疼痛案**

患者，男，44 岁。

初诊日期： 2015 年 9 月 18 日。

主诉： 左足溃烂 1 月余，加重伴疼痛 2 周。患者有血栓闭塞性脉管炎病史，无糖尿病病史。刻下症见：患足发黑、溃烂，伴疼痛、发麻、发凉，舌淡红，苔黄，脉沉细。

诊断： 血栓闭塞性脉管炎。

辨证： 瘀血阻滞，湿热互结。

治法： 活血养血，清热化湿。

处方： 当归 30 g，川芎 20 g，苍术 15 g，黄柏 15 g，牛膝 10 g，黄芪 30 g，桂枝 10 g，赤芍 15 g，丹参 10 g，三棱 10 g，莪术 10 g，蒲公英 20 g，败酱草 20 g，甘草 10 g。7 剂。每日 1 剂，水煎，分 2 次口服。

二诊： 2015 年 9 月 28 日。患者疼痛略有减轻，患足溃疡略有好转，舌淡红，苔黄，脉沉细。上方当归加至 45 g，桂枝加至 15 g，败酱草加至 30 g，加连翘、玄参各 15 g，继服 7 剂。

三诊： 2015 年 11 月 9 日。患者疼痛、麻木症状明显减轻，患足溃疡明显好转，舌红，苔黄，脉沉细。上方当归加至 60 g，蒲公英加至 30 g，继服 15 剂。

四诊： 2016 年 1 月 25 日。患者症状明显好转，患足溃疡已结痂愈合，舌红，苔薄黄，脉沉细。上方当归加至 70 g，继服 7 剂。2016 年 2 月 29 日五诊，患者症状好转，患足颜色变淡，溃疡已结痂愈合，舌淡红，苔薄黄，脉沉细。继服原方 7 剂，以巩固疗效。

【评析】 李妍怡教授根据本例患者症状及舌、脉象，辨证其为瘀血阻滞、湿热互结，治予佛手三妙散化裁方活血养血、清热化湿。方中重用道地药材岷当归，活血养血而不伤正；川芎为血中气药，能上行头目，下行血海；黄柏清热燥湿，擅清下焦湿热；苍术燥湿健脾，化痰；牛膝引药引血下行，兼能活血；然恐单纯上述用药药力不足，难撼久病之疾，故用三棱、莪术破血逐瘀；佐丹参、赤芍，与归、芎相配，共奏活血、破血兼养血之效；黄芪、桂枝益气温经，和血通痹；因益气滋阴又易生痰，故以桂枝、苍术和之，乃《金匮要略》"治痰饮者当以温药和之"之意；恐黄芪补益而生余痰，痰瘀又可化热，故以蒲公英、败酱草清热解毒。现代药理学研究表明：重用岷当归可以降低全血黏度、全血还原黏度、血浆黏度，提高血清高密度脂蛋白胆固醇，而对心、肝、肾、脑、血液等均无不良反应；当归配伍川芎，其含有的阿魏酸、藁本内酯等活性成分具有降低全血黏度、全血还原黏度、红细胞聚集指数等作用，且有明显的活血化瘀功效；三妙散具有抗炎、抗菌等药理活性，对痛风和浅静脉炎等有一定疗效；黄芪桂枝五物汤具有营养神经、促进神经恢复的作用；蒲公英具有广谱的抑菌、抗炎、抗氧化、抗血栓等作用。纵观全方，活血养血，寒热并用，温凉并存，体现了李妍怡主任医师以和为贵的用药思想。

[2] 张滕飞，程谦谦，樊省安. 李妍怡主任医师治疗血栓闭塞性脉管炎经验 [J]. 中医研究，2016，29（12）：44-45.

🍅 例3 曹烨民治疗血栓闭塞性脉管炎疼痛案

杨某，男，33岁。

初诊日期： 2015年1月16日。

病史： 患者2014年12月15日于外院就诊，查下肢动脉B超示右足背动脉、胫后动脉血流消失。刻下症见：右足第1趾溃破疼痛1月余，间歇性跛行距离小于300米，纳可，寐欠安，舌淡胖，苔黄腻，脉沉细而数。查体：双下肢皮温降低，右下肢明显，右足背红肿，各趾间湿糜；第1趾紫绀溃破，创面累及趾根，黄色分泌物渗出、量多、略秽臭、触痛明显；右足背及胫后动脉未触及，右腘动脉搏动减弱，右足抬高苍白试验（＋）Ⅱ度/30秒，左足背及胫后动脉搏动减弱，左腘动脉搏动正常，左足抬高苍白试验（－）。

诊断： 血栓闭塞性脉管炎

辨证： 湿热壅盛，阳气郁闭。

治法： 清热利湿解毒，温阳通络止痛。

处方： 熟附子（先煎）12 g，炙麻黄6 g，细辛3 g，干姜12 g，苦参15 g，茵陈蒿30 g，栀子15 g，制大黄12 g，川黄连12 g，垂盆草30 g，白英30 g，白花蛇舌草30 g，仙鹤草30 g，金银花30 g，蒲公英30 g，甘草9 g，水牛角（先煎）30 g，连翘20 g。水煎，每日1剂，早晚分服。同时创面清洁换药。

二诊：1月30日。患足疼痛明显减轻，足背红肿好转，创面渗出物减少，舌淡红，苔黄，脉沉细而数。综合四诊，热邪仍存，继守原法，原方加半边莲30 g、半枝莲30 g，继予创面清洁换药。

三诊：2月13日。患足疼痛基本缓解，偶发针刺样疼痛，红肿完全消退，创面有少量渗出物，坏疽趋向分界，舌黯红，苔薄黄，脉沉细而涩。中医辨证已转为脱疽（瘀血阻络证），故治以祛瘀通络、温经止痛。方选通幽汤合麻黄附子细辛汤加减。处方：桃仁9 g，红花30 g，当归18 g，制附子（先煎）12 g，炙麻黄6 g，细辛3 g，干姜12 g，生地黄15 g，熟地黄15 g，赤芍15 g，白芍15 g，炙甘草9 g，垂盆草30 g，白英30 g，白花蛇舌草30 g，仙鹤草30 g，制大黄12 g，水牛角（先煎）30 g，三七粉（冲服）4 g。同时创面清洁换药。

四诊：3月16日。患足静息痛消失，右足大趾第1趾节干黑、坏死分界清楚，皮温基本正常。故行右足大趾第1趾节截除术，术后创面愈合。

五诊：4月6日。患者间歇性跛行距离600～800米，无静息痛，但仍感右下肢发凉，乏力，舌红，苔光剥，脉沉细而数。中医辨证为脱疽（气阴两虚，稳定期），故治以益气养阴、温经通络、清热解毒。方选顾步汤合麻黄附子细辛汤加减。处方：制附子（先煎）12 g，炙麻黄6 g，细辛3 g，干姜12 g，炒党参30 g，石斛15 g，麦冬18 g，当归12 g，牛膝15 g，垂盆草30 g，益母草30 g，茶树根15 g，白茅根15 g，半边莲15 g，半枝莲15 g，黄芪45 g，白术30 g，薏苡仁30 g，甘草9 g。1个月后随访，患肢发凉感减轻，跛行距离1000米左右。随访1年，患者病情稳定，可慢行至1100～1200米。

【评析】　本案患者初诊时证属湿热壅盛、阳气郁闭，故方选茵陈蒿汤合麻黄附子细辛汤加减。方中麻黄、附子、细辛、干姜四药协同，共奏温阳通络之效，苦参、茵陈、栀子、垂盆草、制大黄、川黄连、白英清热利湿，金银花、蒲公英、白花蛇舌草等清热解毒。诸药合用，清热利湿解毒以治标，温阳通络以治本。二诊时患足足背红肿好转，创面渗出物减少，热邪仍存，原方加半边莲、半枝莲以加强清热解毒之力。三诊时辨证已属瘀血阻络，治以祛瘀通络、温经止痛，方选通幽汤（《兰室秘藏》）合麻黄附子细辛汤加减。四诊手术指征已现，故行截趾术。

五诊时，辨证属稳定期气阴两虚，治以益气养阴、温经通络、清热解毒，方选顾步汤(《辨证录》)合麻黄附子细辛汤加减。方中续用附子等温经通络，以炒党参、石斛、麦冬、当归、牛膝、黄芪、白术共奏益气养阴之效，垂盆草、茶树根、半边莲等清热解毒。诸药合用，清热解毒、通络祛瘀以治标，益气养阴、温经扶阳以治本，故收良效。

[3] 张国奇，曹烨民 . 曹烨民扶阳固本法为主治疗血栓闭塞性脉管炎经验 [J]. 上海中医药杂志，2017，51（3）：23-25.

第四章
神经系统

血管神经性头痛

既往所谓血管性头痛，实际是头部血管舒缩功能障碍引起的一类头痛（偏头痛类）；而神经性头痛，则是因高级神经活动长期处于过度紧张或疲劳状态，以及强烈的精神刺激引起大脑功能活动紊乱所造成的头痛。临床除头痛外，还常伴有一些神经衰弱的表现，如失眠多梦、注意力不集中、工作能力下降、记忆力减退等躯体和精神方面的症状。这也正是血管性头痛和神经性头痛的主要区别。但是，某些患者既具有血管性头痛的特点，又具有神经性头痛的临床表现，故不易区分，临床统称为血管神经性头痛。

目前国际分类法已取消血管性头痛及神经性头痛的命名，将原发性头痛分为偏头痛、紧张型头痛、丛集性头痛及其他原发性头痛。

中医认为头痛往往因风寒、情志抑郁、劳倦、恼怒、瘀血、痰浊等而诱发，比较顽固，不易速愈。多见于女性，常于青春期起病，呈周期性发作，部分与月经周期有关。临床常见有风寒、痰浊、肝郁、瘀血性头痛。头痛分急慢性两大类，急性头痛多见于西医的感染性发热性疾病、脑血管意外、颅内占位性病变等疾病。慢性头痛多见于血管性头痛、神经功能性头痛、紧张性头痛、脑外伤后遗症等。

例1 段海辰治血管神经性头痛案

患者，女，42岁。

初诊日期：2013年10月2日。

主诉： 发作性头前额及左侧颞部疼痛 5 月余，加重半个月。

病史： 患者 5 个月前淋雨后出现头前额及左侧颞部冷痛，后每遇寒、淋雨或受凉即复发；半个月前受凉后头痛再发。刻下症见：厚帽覆头仍感头凉如冰，头痛，舌质淡，苔白，脉弦滑。头颅 CT 检查正常。

诊断： 头痛。

辨证： 风寒上扰，痰瘀阻络。

治法： 疏风散寒化痰，通络止痛。

处方： 川芎 15 g，白芷 15 g，细辛 6 g，羌活 15 g，当归 15 g，荷叶 6 g，升麻 15 g，防风 10 g，葛根 20 g，白僵蚕 10 g，桂枝 6 g，蜈蚣 3 条，炙甘草 6 g。

二诊： 10 月 7 日，患者头凉痛减轻，受寒后仍感头痛，舌质红，苔白，脉弦滑，上方继服 10 剂。

三诊： 10 月 17 日，患者头痛消失，未再发作。随访半年，无复发。

【评析】 本案患者因淋雨受凉，风寒湿邪阻络，日久郁而化热，炼液为痰。痰热瘀蒙蔽清阳，导致头痛难愈，遇风、冷、雨，外邪引动伏邪而发。方中防风、桂枝、羌活辛温，祛风散寒除湿，解外感之邪气；当归、川芎、蜈蚣活血祛瘀，搜风通经活络，以驱久羁之伏邪；白僵蚕化痰浊；升麻、荷叶轻清升散，解肝郁，清郁热，升胃阳，以升散清化中焦之郁热湿浊，助其升清化浊；葛根升阳解表；白芷、细辛辛温升散，引药力以达巅顶。全方轻灵清透，祛邪扶正，谨护"首阳之会"而达到治疗头痛的目的。

[1] 张秀梅，徐进杰，张鑫哲 . 段海辰教授治疗血管神经性头痛经验 [J]. 中医研究，2016，29（4）：42-43.

🍅 **例 2 李智杰治血管神经性头痛案**

张某，女，41 岁。

初诊日期： 2012 年 11 月 26 日。

主诉： 头痛 3 年余。

病史： 患者诉 3 年前感受风寒后出现头痛，以右侧前额、巅顶疼痛为主，呈刺痛感，可持续数分钟到数天不等，痛甚伴头晕、恶心、纳食欠佳，二便调，舌质黯红，夹瘀点，苔薄，脉浮细涩。经颅多普勒超声检查示：脑血流速度增快，血压 140/90 mmHg，神经系统查体无明显异常。

诊断：头痛。

辨证：风寒瘀血。

治法：通阳活血，破瘀止痛。

处方：莪术 10 g，红花 10 g，何首乌 15 g，葛根 15 g，细辛 6 g，防风 15 g，白芷 10 g，藁本 8 g，鸡血藤 15 g，7 剂，水煎取汁 400 mL，每日 1 剂，分早中晚 3 次温服。1 周后复诊，患者诉头痛次数明显减少，隐痛程度明显减轻，持续时间短。继用上方 7 剂，2012 年 12 月 10 日复诊，头痛偶发，隐痛持续几秒钟后缓解。原方蜜治为膏，继续服用 2 个月后，随访至今未复发。

【评析】 本案患者感受风邪而头痛，久久不愈，邪气阻络，日久为瘀，莪术味辛性烈，专攻气中之血，主破积消坚，红花，辛散温通，为活血通经、祛瘀止痛之要药。细辛，辛温，功在散寒祛风、止痛开窍，古人云："头面风痛不可缺此"，"治少阴头痛如神"。葛根能疗伤寒中风头痛，重在补益精血，主要针对脏腑功能失调，肝肾不足而治。诸药合用，破瘀活血，祛风散寒，使头面阳气得通，自然痛解。

[2] 胡伟，李智杰，罗伟杰 . 李智杰教授治疗偏头痛的经验 [J]. 光明中医，2015，30（2）：247-248.

例3 郭利平治血管神经性头痛案

患者，男，24 岁。

初诊日期：2018 年 3 月 14 日。

主诉：右侧眉棱骨、太阳穴处呈抽掣样痛，反复疼痛 2 年。

病史：疼痛剧烈，多于上午发生，持续时间 1 ～ 5 小时。痛时不能做任何工作，同时还伴有心烦、恶心。纳寐可，小便黄，大便可。舌质红，苔白，脉弦滑。查血压 120/80 mmHg，当地医院颅脑 CT、MRI 等检查未发现异常。

诊断： 血管神经性头痛。

辨证： 肝阳上亢。

治法： 平肝清热，息风通络。

处方： 天麻 10 g，钩藤（后下）15 g，石决明（先煎）15 g，白芍 15 g，柴胡 15 g，黄芩 10 g，川芎 10 g，炙甘草 6 g，白芷 15 g，薄荷（后下）15 g，葛根 15 g，鸡血藤 12 g，丹参 15 g，蔓荆子 10 g，蜈蚣 1 条，全蝎 6 g。7 剂，水煎服，每日 1 剂，分早晚 2 次温服。

二诊： 头痛程度减轻，头痛发作时间也缩短，痛时可从事其他活动。在原方基础上，加用海风藤 12 g，青风藤 12 g，再服 7 剂。后随访至今，未见复发。

【评析】 天麻、钩藤、石决明平肝息风，解痉止痛；方中白芍和肝血，养肝阴，濡筋脉，缓急止痛；柴胡引药入经，黄芩清泄肝热，川芎活血通窍，甘草调和诸药。同白芍配伍，酸甘化阴，养阴益血，全蝎、蜈蚣散瘀通络，息风止痉，以定痛。丹参、鸡血藤、蔓荆子、薄荷和血行血，清利头目。柴胡、黄芩引药直达少阳，白芷、葛根引药直达阳明。全方共奏平肝潜阳、息风泻火、止痛行气之效。

[3] 刘震, 郭利平. 郭利平教授治疗血管神经性头痛经验采菁 [J]. 天津中医药, 2020, 37(7): 803-805.

🍅 例 4　卢桂梅治血管神经性头痛案

彭某，女，27 岁。

初诊日期： 2009 年 11 月 9 日。

主诉： 反复发作左侧头痛 2 年余，加重 2 天。

病史： 此次因生气后发作，呈胀痛感，伴恶心呕吐、心烦易躁、口干口苦、眠差多梦，神经系统检查正常，舌质红而干，苔黄而糙，脉弦数有力。经颅多普勒（TCD）示轻度脑血管痉挛。

诊断： 血管神经性头痛。

辨证： 肝郁化火，脑络瘀阻。

治法： 清肝泻火，镇心安神。

处方： 菊花、藁本、蒺藜、栀子、黄芩、白芍、丹参各 12 g，钩藤（后下）15 g，蔓荆子 20 g，薄荷（后下）、甘草各 5 g。每日 1 剂，水煎分服。

复诊： 11 月 16 日，头痛及诸症明显减轻，但仍梦多易躁、口苦。上方去藁本、丹参，加柴胡、桑叶各 12 g，再服 7 剂而愈，复查 TCD 示未见异常。

【评析】 血管神经性头痛患者，其痛急骤，剧烈突发突止，具有"风"的特性；发病多责之于肝。辨证多从气郁、肝火着手，运用疏肝解郁、清肝泻火之剂施治。柴、芩配栀子，泻三焦之火；钩藤、蒺藜、菊花平肝息风、清热泻火。血管神经性头痛发作多由情绪变化所引起，发作时多伴心烦意乱、精神不振，缓解期间常出现失眠、头晕、乏力等症，所以可以用柴胡配郁金、川楝子、延胡索以疏肝解郁、行气止痛。川芎是治疗头痛的要药，能活血理气止痛。蔓荆子、白芷善治阳明经头痛，藁本善治巅顶头痛，细辛善治少阴经头痛，且有散寒止痛之功效。此外如兼有痰湿则可合用半夏、白术燥湿化痰；如肝阳偏亢则可合用天麻、钩藤、蒺藜、白芍平肝息风。另外对久病患者适当加用虫类药物如地龙、僵蚕、蝉蜕等以祛瘀通络、解痉定痛，常可取得较好的效果。在治疗上始终要贯穿"清""通"两个原则。

[4] 黄年斌．卢桂梅从肝论治血管神经性头痛经验 [J]．江西中医药，2011，42（8）：16-17.

卒中相关头痛

卒中相关头痛（stroke-associated headache，SH）即与卒中发生相关的头痛，可出现于卒中当时、之前或之后。卒中相关头痛是卒中患者常见的症状，发生率较高。头痛性质以压痛、跳痛及针刺样疼痛为主，多为持续性疼痛。依卒中形式不同，头痛表现形式也不一致。卒中相关头痛的病因及其病理生理机制尚不完全明确。压力因素可能是机制之一，尤其对于出血性卒中，颅内痛觉敏感结构如颈内动脉或硬脑膜受到牵拉或变形而引起头痛，但无法解释腔隙卒中和短暂性脑缺血发作如何引起卒中相关头痛以及卒中前头痛的成因。多数研究认为，后循环卒中易发生头痛，且常发生于卒中灶同侧，与椎基底动脉供血区较颈内动脉供血区有较多的三叉神经血管系分布有关，因同侧的三叉神经血管系统受到刺激，故头痛常发生于卒中灶同侧。此外，闭塞动脉直径的变化、卒中灶或周围痛觉感受器的牵拉或变形、缺血组织或血小板释放活性物质如前列腺素、5- 羟色胺等都可使三叉神经血管系统受到刺激，发生头痛。但有些专家对上述观点提出质疑，认为后颅窝的感觉并非三叉神经单独介导，颈神经也支配后颅窝的感觉，后循环卒中所致的头痛完全由三叉神经血管系统受刺激是不正确的，而颈神经与三叉神经共同参与后循环卒中导致头痛是较合理的。

中医认为中风相关性头痛病人，多半平素性情急躁或发病前有情绪激动的诱因。《儒门事亲》说"夫风者，厥阴风木之主也……半身不遂，……肝木为病，人气在头"，病人五志过极，心火暴盛，或素体阴虚，水不涵木，复因情志所伤，肝阳暴张，引起心火，风火相煽，气血上逆，发为中风和头痛。

🍅 例1 刘献琳治脑出血后头痛、头晕案

赵某，女，32 岁。

初诊日期： 1986 年 5 月 2 日。

病史： 患者素有脑血管畸形，于 3 月 1 日上午，突然昏倒，不省人事，经检查为脑溢血，遂即手术开颅取出血块，但左半身偏瘫不见好转，经中医会诊治疗后，肢体功能逐渐恢复，能自己行走。现觉头痛头晕，失眠多梦，健忘，患者担心不能工作，颇以为苦。诊查舌红无苔，脉弦细。

诊断： 脑出血，头痛。

辨证： 肝肾阴虚，风阳上扰，神志不宁。

治法： 培下清上，宁志安神。

处方： 蒸首乌 15 g，女贞子 15 g，枸杞子 15 g，生地黄 15 g，桑叶 9 g，菊花 9 g，远志 6 g，石菖蒲 9 g，炒酸枣仁 30 g，五味子 10 g，龙齿（先煎）30 g，合欢花 15 g。连服 6 剂，头痛头晕见轻，失眠多梦健忘好转，仍用上方调治月余，诸症平复，遂恢复工作。后因该患者退役调往外地，未予随访。

【评析】 本案患者主要表现为头晕头痛，失眠健忘，心悸多梦，舌红少苔，脉沉细或弦细，辨证以舌红少苔为关键。病机为肝肾阴亏，风阳上扰，心神不宁。当以培下清上，宁志安神为治。拟一方为乌菟汤，多年应用，疗效甚著。药用蒸首乌、女贞子、枸杞滋养肝肾之阴以培下；桑叶、菊花平肝息风以清上；远志、炒枣仁、五味子以宁志安神。梦多者，加石菖蒲、龙齿以镇静开窍。

《当代名医临证精华·头痛头晕专辑》

例2 孙鲁川治中风头痛案

林某，男，50岁，工人。

初诊日期：1966年9月8日。

病史：患眩晕症3年，经常服益寿宁、芦丁、地巴唑等。眩晕时轻时重，未得痊愈。前天夜晚冒寒外出小便，天明即感头痛，手麻，午后身热，口㖞眼斜，言语不利，右半身不遂。西医诊断为脑梗塞。脉洪数，舌红，苔薄白。

诊断：脑风塞，头痛。

辨证：肝风内动，风寒外感。

治法：息风解表，内外兼顾。

处方：霜桑叶30 g，杭菊花12 g，薄荷（后下）6 g，夏枯草12 g，钩藤（后下）30 g，石膏（先煎）25 g，丝瓜络6 g，全蝎3 g，僵蚕6 g。水煎服。

二诊：9月21日。上方连服3剂，外感解除，肝风渐息，头痛欲止，手麻、言语不利、身热、口㖞眼斜均减。舌苔转黄而腻，此乃郁热宣透之佳象，勿可认作病进。继以清热息风，化痰通络。处方：钩藤（后下）30 g，夏枯草12 g，瓜蒌25 g，丝瓜络9 g，忍冬藤30 g，玄参18 g，全蝎3 g，僵蚕6 g，鲜桑枝30 g。水煎服。

三诊：9月27日。继进上方6剂，郁热得透，苔黄渐疏，诸症皆趋向愈。惟下肢尚觉乏力，行走不便，再拟养血通络，壮其筋骨为治。处方：钩藤（后下）30 g，忍冬藤25 g，鸡血藤30 g，丹参18 g，鲜桑枝30 g，桑寄生25 g，龙牡（先煎）各18 g，水煎服。

再守上方加减，调治半月，诸症悉平告愈。

【评析】 明·虞搏云："夫中风一证，盖因先伤于内，而后感于外之候，但有轻重不同耳。"近代张锡纯先生亦云："多先有中风基础，伏藏于内，后因外感而激发……然非激发于外感之风，实激发于外感因风生热，内外两热相并，遂致内气暴动。"通过治疗本例，实践证明了虞、张二氏这一论点的正确性。又按临床治疗此证，特别是初见舌苔白薄，虽经清化，但舌苔仍转黄腻。先严着重指出："此乃郁热宣透之佳象，勿可认作病进。"堪称卓识，实为 50 余年来经验之谈。读者若能对此深深体验，自知其言之正确。

《孙鲁川医案》

例3 江世英治中风头痛案

韩某，男，60 岁，干部。

初诊日期：1978 年 1 月 10 日。

病史：患者有高血压病史十余年，1977 年 12 月患脑血栓经某医院抢救治疗，症状缓解而出院。于 1978 年 1 月 10 日来我院急诊室诊治。测血压 300/150 mmHg。刻下症见：性情躁急，头痛头晕，项僵，舌颤，右半身偏瘫，步履不正，需扶持方能勉强徐行，神志恍惚，难寐多梦，食欲锐减，大便正常，夜尿较多，舌质偏黯红，脉弦有力。

诊断：头痛。

辨证：肝风内动，窍闭神昏。

治法：开窍救逆，镇肝息风，疏通经络。

处方：怀牛膝 9 g，山楂 12 g，夏枯草 12 g，菊花 12 g，白芍 15 g，猪笼草 20 g，桑寄生 30 g，茯苓 10 g，石菖蒲 6 g。

二诊：1 月 25 日。服药 7 剂后血压 290/140 mmHg。头痛头晕稍减，项背仍觉僵痛，右上下肢活动不灵，夜寐多梦，舌脉如前。处方：草决明 30 g，葛根 30 g，牡蛎（先煎）25 g，田七花 6 g，猪笼草 20 g，墨旱莲 15 g，熟地黄 15 g，白芍 15 g，首乌藤 15 g，杭菊花 12 g，枸杞子 9 g。

三诊：2月1日。服上药7剂。测血压280/130 mmHg。头痛头晕减轻，项背僵痛有所好转，右半身上下肢活动较前有力，然步履不稳，难寐少梦，食欲渐增，舌质黯红，苔微黄，脉弦。守前方加减治疗1月余，诸症日渐好转。

八诊：3月8日。血压130/85 mmHg。无心悸，情况良好，体力渐增，行动自如，饮食如常，二便调，舌质红润，脉平。处方：枸杞子12 g，泽泻12 g，熟地黄20 g，茯苓20 g，山药15 g，菊花15 g，山茱萸10 g，牡丹皮10 g，玉米须30 g。

继服1个月，以巩固疗效，查访患者已康复，未复发。

【评析】 本案患者平素性情容易急躁，肝阴暗耗，加之精神冲动，肝火偏亢，风阳升动上冲巅顶而致眩晕、头痛。又因肝阳上亢，肝火过盛，致肝风内动，"血之与气，并走于上，则为大厥"。经脉阻滞，终致偏瘫。今患者素体亏虚，水不涵木，肝体不足，肝火偏亢，皆属下虚上盛，本虚标实之证，故治宜标本兼顾，法在开窍救厥，镇肝息风，平肝潜阳，补水涵木，疏通经络。后宜着重补水制火，养阴益肾，使邪气得祛，正气得复，方内加玉米须者，取其行水利湿，使其降压而不腻湿伤阴，知常达变，以收速效。

《当代名医临证精华·头痛头晕专辑》

🍅 例4 张久余治中风头痛案

候某，68岁，男。

初诊日期：2003年3月20日。

主诉：突然口眼歪斜，左半身不遂2天。

病史：素有高血压十余载，又有糖尿病，近日操劳家务劳累，前2天下午突然发病，当即送医院，诊断为脑血栓形成，住院月余，病情缓解出院，请余去家中诊治。刻下症见：发热头痛，左上肢麻木无力，不能持物，左下肢酸软乏力，难以抬步，语言不清，口唇麻木，头昏头胀，大便干燥，唯神志尚清，血压160/120 mmHg，脉浮弦而数，舌苔薄黄。

诊断：脑梗塞，头痛。

辨证：营卫不足，肝肾虚弱，风中经络。

治法： 益气养营，滋补肝肾，佐以解表疏通经络。

处方： 羌活 10 g，独活 10 g，防风 10 g，当归 20 g，川芎 10 g，赤芍 10 g，生地黄 15 g，熟地黄 15 g，枸杞子 20 g，杜仲 20 g，桑寄生 15 g，柏子仁 15 g，炒酸枣仁 15 g，黄芩 15 g，秦艽 15 g，茯苓 15 g，炙甘草 10 g，炒白术 15 g，5 剂。

二诊： 3 月 26 日。表热已解，左侧活动稍有好转，血压 140/100 mmHg，仍感乏力，头痛头胀，脉弦细涩，舌质有瘀点，舌苔薄白。秦艽 15 g，黄芪 20 g，当归 20 g，川芎 10 g，芍药 10 g，桑寄生 15 g，生地黄 10 g，柏子仁 10 g，炒酸枣仁 15 g，黄芩 15 g，杜仲 15 g，茯苓 10 g，牛膝 15 g，水蛭 6 g，地龙 9 g，炒白术 10 g，炙甘草 10 g。7 剂。

三诊： 4 月 4 日。头痛头胀稍减，但气短，仍感乏力，血压 140/90mmHg，照上方连服月余，左上肢活动恢复，左下肢扶杖能自行走路。将上方配制丸药，每丸重 10 g，一日 3 次，每次 2 丸，连服 3 月，巩固疗效，逐渐康复。

【评析】 《素问·通评虚实论》说："仆击偏枯"，《金匮要略·中风历节病脉证并治》提出"夫风之为病，当半身不遂"的主证外，还首先提出中经络、中脏腑的分类方法。此例络脉空虚，风邪入中，治宜大秦艽汤加减，服药 5 剂后二诊表热已解，仍感乏力，头胀脉弦涩，舌边有瘀点，按补阳还五汤义黄芪加至 50 g，加地龙、水蛭、牛膝以增补气活血、疏筋活络、化瘀之力。方中黄芪为补气要药，有健脾益气，补气通阳的功效，据现代药理学研究，其能兴奋中枢神经，提高机体抗病能力，增强毛细血管弹性，具有扩张血管、降低血压之作用，并有显著的强心保肝功效［《中国中医秘方大全》（上）566 页］；据水蛭对家兔的实验，证实水蛭对脑出血急性期具有促进血肿吸收，促进神经恢复的作用，又可化瘀止血，改善血液循环，防止脑出血［《中国中医秘方大全》（上）567 页 1］；地龙主要成分含蚯蚓碱、蚯蚓素等，有清热解痉、扩张血管、通利经络的作用［《中国中医秘方大全》（上）569 页］。全方共奏补气活血通络之功效，服汤剂月余，又配制丸药服三个月，已离拐杖行走，走路有点慢，余症已除，基本康复。

《张久余医案集锦》

脑瘤

脑瘤又称为颅内肿瘤，是指生长于颅腔内的新生物。脑瘤分为原发性和继发性两大类，原发于颅内的脑膜、脑、神经、血管、颅骨及脑的附件，如脉络丛、脑垂体、松果体等，称为原发性脑瘤；它也可以从身体其他部位的恶性肿瘤扩散而来，称为继发性或转移性脑瘤。原发性脑瘤占中枢神经系统原发性肿瘤的80%～90%，椎管内起源的肿瘤占10%～20%。脑瘤的发病率，国外约为（4～5）/10万，在我国中枢神经系统肿瘤占男性肿瘤的第8位，女性肿瘤中的第10位。除脑膜瘤和听神经瘤女性多于男性外，其他均以男性多见，尤其是各种神经胶质瘤。本病可发生于各种年龄，约85%见于成年人，但在儿童中，发病率仅次于白血病，居第二位，形成第一个年龄发病高峰（15岁以下）。20～30岁以后，随年龄的增长，脑瘤发病率增加，至60～80岁发病率达高峰，形成第二个高峰。成人与儿童在好发部位和类型上有所不同，1～12岁儿童以小脑幕下的肿瘤多见，最常见为髓母细胞瘤，其次为星形细胞瘤和胶质母细胞瘤。成人及1岁以下婴儿以小脑幕上的肿瘤多见，其中50%以上为星形细胞瘤和多形性胶质母细胞瘤。恶性脑瘤，生存期短，死亡率高，治疗困难，据世界卫生组织（WTO）统计，中枢神经系统肿瘤死亡约30/100万人，其中绝大多数是颅内原发性恶性肿瘤。

脑瘤与中医学中的"头痛""癫痫""中风""眩晕""虚劳""头风""真头痛""呕吐"等病症的描述有所相似，或曰与此类疾病相类似。相关文献记载最早见于《黄帝内经》，如《灵枢·厥病》就明确指出了"真头痛"的临床表现和预后，曰："真头痛，头痛甚，脑尽痛，手足寒至节，死不治。"《灵枢·大惑论》指出："故邪中于项，因逢其身虚，……入于脑则脑转，脑转则引目系急，目系急则目眩以转矣。"又如《素问·奇病论》曰："人有病头痛以数岁不已……当有所犯大寒，内至骨髓，髓者以脑为主，脑逆故令头痛……病名曰厥逆。"此外，《中藏经》也指出："头目久痛，卒视不明者，死。"以上这些论断都与现代医学中的脑部肿瘤临床特点极为相似。

例1 李雁治脑瘤头痛案

魏某，男，59岁。

初诊日期：2017年1月12日。

主诉：头晕、头痛2月余。

病史：患者2个月前无明显诱因出现渐进性头痛、头晕，其间因"突发神志不清，伴四肢抽搐1次"于上海某医院就诊。脑电图示：右半球慢波频段功率增强，前头部明显；头颅MRI增强扫描示：右侧额叶病变（范围约5.6 cm×41 cm×3.9 cm），考虑低级别胶质瘤（弥漫性星型瘤）可能。建议进一步行磁共振波谱分析（MRS）检查。遂于2016年12月13日复至上海某医院就诊，进一步复查头颅MRI、MRS（2016年12月19日）示：双额弥漫性病变，较入院前片增大，Cho/NAA峰轻度升高，低级别胶质瘤不除外。正电子发射计算机断层显像（PET/CT）检查结果示：双侧额叶（右侧明显），右侧颞叶片状低密度影，甲硫氨酸代谢降低，结合病史，考虑为低代谢病变。后对症予丙戊酸钠缓释片控制癫痫，盐酸普拉克索片、多巴丝肼片治疗帕金森（既往帕金森病史1年余），原发病灶未行手术、放疗、化疗等治疗措施。现为求进一步中西医结合治疗来诊。刻下症见：乏力，肢软，头晕阵作，时有头痛，口干明显，小便尚可，大便溏薄，1日3～4行，舌质黯，苔薄白偏腻，脉弦细。

诊断：脑瘤。

辨证：脾气亏虚，津血不足，痰毒瘀结。

治法：健脾益气，滋阴养血，化痰解毒活血。

处方：黄芪30 g，太子参15 g，白术15 g，云苓15 g，广陈皮9 g，薏苡仁18 g，怀山药18 g，白扁豆30 g，莲子18 g，北沙参18 g，麦冬12 g，枸杞子18 g，女贞子18 g，蛇六谷30 g，姜半夏18 g，制天南星18 g，煅牡蛎（先煎）30 g，海藻15 g，全蝎9 g，蜈蚣5 g，天葵子18 g，王不留行9 g，天麻18 g，川芎18 g，炒谷芽30 g，炒麦芽30 g。14剂。每日1剂，水煎，早晚温服。

二诊：1月19日。头晕减轻，偶有头痛；大便仍溏薄，口干、胃纳较前好转；夜寐可，舌脉似前。上方去北沙参、麦冬，加炮姜15 g、白附子12 g，以加强温脾止泻、息风止痛之药力。

三诊： 2月16日。头晕、头痛较前明显改善，精神好转，惟时有腰酸；大便成形，每日1～2行；口干已瘥，腻苔渐化。上方去炮姜、天麻、莲子、白扁豆，加菟丝子18g，怀牛膝15g，盐杜仲15g，以补肾强腰。

2017年8月17日患者复查头颅MRI示：脑内多发散在异常信号灶，与2016年11月7日比较，两侧额叶、右侧颞叶病灶明显吸收缩小，建议随访。门诊规律随访至2019年12月，患者病情平稳，且影像学无进展表现。

【评析】 本案患者影像学检查提示低级别胶质瘤可能，但因拒绝进一步侵入性的检查与治疗，未能获取明确的病理学诊断。单从影像学表现来看，瘤体较大，存在占位效应，此时若邪毒不去，长驱直入，正气必将速溃。故针对正虚，在扶正的同时不可偏废攻邪之法。脑瘤常见的邪气以痰、瘀、毒为主，本案患者热毒之象不显，而以脾虚夹痰瘀之证为主。故遣方用药不可过于苦寒，从痰、瘀、虚三者入手，且须时时顾护正气。方中健脾以黄芪四君子汤为基础，配合薏苡仁、怀山药、白扁豆、莲子等实脾止泻。化痰立足基础药对蛇六谷、姜半夏，辅以制天南星燥湿化痰，煅牡蛎、海藻、天葵子软坚化痰，药多而力宏。王不留行、川芎活血化瘀以期痰瘀并治。以上健脾、化痰、散瘀三法并举，而以健脾化痰为主。此外，患者头晕时作，结合既往有抽搐、神昏病史，考虑兼夹风邪为患，故投全蝎、蜈蚣、天麻平肝息风、攻毒散结。佐以谷芽、麦芽、陈皮等消导流通之品和胃助运，使补而不滞、伐而不伤。全方谨守病机，遣方体现药对运用之功，灵活化裁加减，故收满意疗效。

[1] 王宇立，李雁.李雁治疗脑瘤常用药对经验[J].上海中医药杂志，2021，55（2）：33-37.

🍅 **例2 陈玉超治脑瘤头痛案**

陶某，女，47岁。

初诊日期： 2018年8月10日。

病史： 患者2年前无明显诱因出现右半脸时时抽跳、麻木，行头颅CT提示脑胶质瘤，于2016年8月2日在上海肿瘤医院行外科手术切除病灶，术后病理检查示：高级别胶质瘤（WHO3级），后予替莫唑胺化疗6次，放疗30次。现患者为寻求中医药治疗，来我院就诊。刻下症见：患者右眼下部偶有跳麻，耳鸣如蝉，头晕不显，视物无旋转，无恶心呕吐，行走正常，自觉乏力，汗出不多，夜寐一般，大便偏干，有鲜血，小便正常。舌瘦小，色淡，苔薄白，脉弦细。

诊断：脑瘤。

辨证：痰瘀互结。

治法：益气化痰，祛瘀通络，升清降浊。

处方：南沙参15 g，薏苡仁30 g，茯苓15 g，郁金10 g，炒僵蚕15 g，姜黄10 g，蝉蜕6 g，熟大黄6 g，炒牛蒡子15 g，车前子（包煎）10 g，石菖蒲15 g，全蝎5 g，陈皮6 g，姜半夏10 g，制天南星10 g，白花蛇舌草30 g，川芎12 g，鸡血藤20 g，炙甘草6 g，焦六神曲12 g，炒枳壳10 g。14剂，每日1剂，水煎，早晚分服。并配合脑瘤克胶囊服用。

二诊：2018年8月24日。患者无明显头晕，无视力模糊，口不苦，无呕吐，大便日行，质正常，无鲜血，小便正常，但仍感乏力，为耳鸣所苦。舌质淡，苔薄白，脉细。守上方加黄芪30 g，全当归10 g，醋五味子10 g，再予14剂。

三诊：2018年9月7日。患者耳鸣、乏力等症较前缓解，守8月14日方口服汤药14剂，并配合脑瘤克胶囊继续服用。

【评析】 本案乃患者先天元气虚弱，聚湿生痰，瘀血内停，壅塞清窍，以致清阳不升，浊阴不降。当以益气化痰，祛瘀通络，升清降浊为主，方拟升降散加减治之。方中僵蚕、蝉蜕升清发郁，与全蝎共为虫类药，力擅搜风通络；姜黄、大黄活血化瘀，通腑泻浊。患者放化疗后，耗伤阴液，故优选南沙参补中益气，养阴生津，又予茯苓、薏苡仁帮助建立中焦气运；石菖蒲、川芎、郁金、牛蒡子、车前子善通脑窍；半夏、陈皮、南星、白花蛇舌草利湿解毒；鸡血藤善舒筋通络；神曲、枳壳消导和中，顾护脾胃，炙甘草调和诸药。二诊患者大便不干，便血止，耳鸣、乏力明显，考虑患者素体本虚，清窍失养，又兼放化疗耗伤正气，故前方加黄芪、当归、五味子补气升阳，养血健脾。

[2] 陈湘燕，陈玉超 . 陈玉超运用升降散化裁治疗脑瘤 [J]. 长春中医药大学学报，2019，35（4）：633-636.

例3　马纯政治脑瘤头痛案

患者，女，30岁。

初诊日期： 2017年5月10日。

病史： 2012年行脑胶质瘤切除术，术后化疗2周期，2016年因癫痫复发于当地医院诊疗后，行第2次脑胶质瘤切除术，术后癫痫反复发作。平素口服卡马西平，抗癫痫治疗效果欠佳。现患者神志清，精神欠佳，癫痫反复发作，较前频繁持续，约5分钟。吐字不清，右侧肢体活动不利，纳食欠佳，二便正常，舌黯红，苔白厚腻，脉沉弦。

诊断： 脑胶质瘤术后化疗后。

辨证： 痰瘀阻窍。

治法： 行气化痰，祛瘀通窍。

处方： 炙黄芪20 g，厚朴9 g，炒川芎10 g，当归15 g，胆南星18 g，姜半夏15 g，浙贝母15 g，红豆杉12 g，石菖蒲30 g，赤芍15 g，桂枝12 g，地龙15 g，藁本12 g，白芷12 g，炒山楂15 g，炙甘草6 g。7剂，水煎服，每日1剂。

二诊： 2017年5月18日。精神可，诉癫痫发作次数较前减少，右侧肢体活动不利、纳食较前明显好转。处方：炙黄芪30 g，川芎15 g，当归15 g，红豆杉20 g，陈皮9 g，清半夏9 g，石菖蒲30 g，枸杞子30 g，酒苁蓉15 g，炙淫羊藿15 g，地龙15 g，薏苡仁20 g，苍术15 g，白芷12 g，藁本15 g，炒决明子10 g，炒山楂10 g，炙甘草6 g。15剂，煎服法同前。

三诊： 2017年6月5日。精神可，诉癫痫未再发作，吐字较前明显清晰。守5月18日方，口服汤药30剂，另加蜈蚣30条，全蝎90 g，守宫90 g，鸡内金120 g，蟾皮90 g，打粉口服分30天口服。2017年7月2日电话回访，患者诉上述症状均未再发作，嘱患者按三诊方打粉长期服用。

【评析】 本案患者癫痫反复发作，发作时两目上视，口吐白沫，四肢抽搐，结合患者舌黯红，苔白厚腻，脉沉弦，辨证为痰瘀阻窍证，治宜活血化瘀，祛痰通窍。方中以石菖蒲为君，《景岳全书》曰："癫痫客忤，开心气胃气，行滞气，通九窍，益心智"，其味辛，可化湿开胃、开窍豁痰、醒神益智；胆南星、厚朴味苦，可燥湿化痰助菖蒲以涤痰开窍，且厚朴味辛，为阴中之阳，可升可降，行气以助化痰，炒川芎、当归、赤芍活血化瘀，推陈致新为臣药；红豆杉清热解毒、抗癌，炒山楂健胃消食改善纳差症状，桂枝温通血脉，改善右上肢活动不利症状，地龙通络抗癌助化瘀血共为佐药；白芷、藁本引药上行，炙甘草调和药性为使药。全方在辨证基础上注重行气化痰，活血通络。二诊患者症状减轻，脑瘤日久损伤正气，加用枸杞子、淫羊藿、酒苁蓉等药物补元阴元阳，正气足则邪气消。三诊患者病情稳定，嘱其服用虫类药物打粉，虫类药善搜剔经络之风、湿、痰、瘀，"疗死血，虫类为要药"。

[3] 刘亚南，吕默晗，屈帅勇，等. 马纯政教授中医药治疗脑瘤的经验 [J]. 中国中医药现代远程教育，2018，16（11）：68-70.

例4 刘伟胜治脑瘤头痛案

覃某，男，64 岁。

初诊日期： 2015 年 4 月 16 日。

病史： 2015 年 2 月于广州某医院确诊为左侧额叶少突星形细胞瘤（Ⅱ级），于 2015 年 3 月 24 日在该院行手术切除。术后未行任何诊治。既往吸烟史 40 余年，10 支 / 天。刻下症见：神疲，呼吸困难，双下肢乏力，行走困难，言语欠清，伴头晕头痛，偶有恶心呕吐，胃纳差，眠可，大小便失禁。舌红，苔薄黄，脉弦。查体：全身浅表淋巴结未扪及肿大。左下肢肌力 3 级，右下肢肌力正常。余无异常体征。

诊断： 脑瘤。

辨证： 肝阳上亢，肝风内扰。

治法： 平肝潜阳，息风止痛。

处方： 钩藤（后下）20 g，天麻 15 g，川芎 15 g，全蝎 10 g，蜈蚣 3 条，僵

蚕 20 g，白芷 15 g，半枝莲 20 g，白花蛇舌草 20 g，补骨脂 15 g，淫羊藿 15 g，茯苓 15 g，甘草 10 g，红豆杉 1 袋，大黄（后下）10 g，芒硝（冲服）10 g。7 剂。每日 1 剂，水煎，2 次分服。同时配合服用中成药鸦胆子油乳胶囊。嘱患者泻下次数会增多，若泻下次数多于 5 次 / 天，去方中芒硝。

二诊：2015 年 4 月 30 日。双下肢乏力较前稍有改善，偶可站立，恶心呕吐较前减轻，言语欠清同前。纳差，时有大小便失禁。查体：双下肢肌力 3 级。舌红，苔薄黄，脉弦细。四诊合参辨证为肝阳上亢、肝风内扰。守方续服。

三诊：2015 年 7 月 30 日。患者可扶行，右下肢水肿，无恶心呕吐，言语较前流利，纳眠一般。查体：右下肢水肿，皮色、肤温正常。查右下肢动静脉彩超提示右下肢动脉未见异常，右下肢静脉血栓形成。舌黯红，苔白腻脉沉弦。在上方基础上加莪术 15 g。7 剂。每日 1 剂，水煎，2 次分服。

四诊：2015 年 8 月 14 日。患者步态正常，右下肢水肿减轻，并于外院行溶栓治疗。查体同前，舌黯红，苔白腻，脉沉弦。上方加桃仁 15 g、丹参 15 g。7 剂。每日 1 剂，水煎，2 次分服。

五诊：2015 年 10 月 9 日。患者步态正常，右下肢水肿消退，余基本同前。上方去大黄、芒硝。

此后根据症状，在此方基础上辨证加减，服药至今。

【评析】 本案参症状及体征，考虑患者以脑水肿所致的颅高压及压迫症状为著，中医辨证为肝阳上亢、肝风内扰，治疗中坚持"急则治标，缓则治本"的基本原则，以"平肝潜阳，息风止痉"为法，首以攻邪，改善水肿所致的头晕、行走不稳等症状，待患者颅高压症状缓解后，处方去大承气汤，加强补益脾肾、活血化瘀之力。中医药治疗术后、放化疗后脑水肿有一定的优势，现代医学对于脑水肿一般以对症脱水治疗为主，常症状反复，效果欠佳。

[4] 陈奕祺，李柳宁 . 刘伟胜中医辨证治疗脑瘤经验浅谈 [J]. 江苏中医药，2017，49（6）：17-19，22.

脑震荡

脑震荡是指头部遭受外力打击后，即刻发生短暂的脑功能障碍。病理改变无明显变化，发生机制至今仍有许多争论。临床表现为短暂性昏迷、近事遗忘以及头痛、恶心和呕吐等症状，神经系统检查无阳性体征发现。它是最轻的一种脑损伤，经治疗后大多可以治愈。其可以单独发生，也可以与其他颅脑损伤如颅内血肿合并存在，应注意及时作出鉴别诊断。主要临床症状为：①意识障碍，程度较轻而时间短暂，可以短至数秒钟或数分钟，但不超过半小时；②近事遗忘，清醒后对受伤当时情况及受伤经过不能回忆，但对受伤前的事情能清楚地回忆；③其他症状，常有头痛、头晕、恶心、厌食、呕吐、耳鸣、失眠、畏光、注意力不集中和反应迟钝等症状；④神经系统检查无阳性体征。

中医认为脑震荡多由于跌倒时头部着地或头部直接受到钝器的打击或碰撞所致，头为诸阳之首，位居至高，内含脑髓，脑为元神之府，以统全身。头部受外力震击，脑和脑气必然受损，气血逆乱，神明昏蒙，心乱气越，故可出现短暂昏迷，醒后逆行性健忘。同时头部脉络受损，气滞血瘀，阻于清窍，清阳不升，发为头晕头痛，浊阴不降则恶心呕吐。损伤后期，肝肾亏损，水不涵木，风阳上越，而有反复眩晕。耗伤气血，心血不足，故心烦失眠，气短乏力，思维和记忆力减退。

🍅 例1　黄瑞彬治脑震荡头痛案

患者，男，28岁，工人。

初诊日期： 2003年4月16日。

病史： 患者1日前因骑摩托车跌伤，当时昏迷约15分钟，清醒后有逆行性遗忘，头痛眩晕，恶心纳呆，耳鸣耳聋，失眠健忘，舌淡，尖边微紫，苔薄白，脉细稍涩。头颅CT检查未见异常。

诊断： 脑震荡。

辨证： 气滞血瘀，脑髓失荣。

治法： 行气活血，补肾填髓。

处方： 黄芪30 g，全当归20 g，鹿角片12 g，参三七3 g，制乳没各6 g，炙全蝎6 g，炮山甲10 g，制马钱子2 g，广地龙10 g，正川芎12 g，粉葛根20 g，炙甘草9 g。每日1剂，开水烊冲，分3次饭后1小时服。投本方7剂后，诸症悉除，记忆如常。3个月内无复发，1年后随访无后遗症，病乃痊愈。

【评析】 本案当归、乳香、没药活血祛瘀，当归兼能补血，故祛瘀而不伤血；黄芪补气以活血，因气为血帅，气旺则血行；参三七、全蝎、山甲、鹿角搜逐血络，疗伤定痛，参三七且可止血，鹿角并能补肾益精，故四味相配通络活血而不动血耗精；马钱子通络止痛，兴奋神经；地龙利水祛浊，减低颅压，浊邪得祛，精气乃升；川芎、葛根引药上行，使诸药直达病所，充分发挥药效；甘草调和诸药。全方合用，使邪祛正盛，脑络通畅，五脏精华之血，六腑清阳之气，皆上注于首，头脑得养，其病则愈。

[1] 黄瑞彬，黄周红 . 愈伤健脑颗粒治疗脑震荡40例临床观察 [J]. 光明中医，2009，24（1）：66.

🍅 例2 李振华治脑震荡头痛案

张某，女，53岁。

初诊日期： 1989年10月15日。

主诉： 头痛2月余。

病史： 1989年7月骑自行车时两车相撞。跌倒短时失去知觉，苏醒后全身及头部疼痛，数日后，四肢不痛唯头部刺痛不减，局限在头部左侧，同时伴有失眠多梦、记忆力减退。在省医院诊断为脑震荡后遗症，曾服维生素 B_1 及止痛药无效而来就诊。查体：患者呈疼痛病容，心肺未闻及异常，腹软，无压痛及反跳痛，肝脾未及。舌质黯红苔薄白，脉沉涩。

诊断： 脑震荡。

辨证： 气滞血瘀。

治法： 透窍通络，活血止痛。

处方： 当归12 g，川芎10 g，赤芍12 g，桃仁10 g，红花10 g，丹参15 g，

石菖蒲 10 g，蒸首乌 20 g，麝香（分 2 次冲服）0.3 g，白芷 10 g，细辛 5 g，菊花 12 g，大麻 10 g，甘草 3 g，葱白 3 寸。每日 1 剂，水煎，分 2 次温服。

二诊：上方共服 12 剂，头部刺痛消失，头晕、失眠、健忘、多梦减轻。舌质红苔薄白，脉沉细。治以养血活血，补肾宁神。自拟补脑汤。当归 10 g，川芎 10 g，赤芍 12 g，熟地黄 15 g，蒸首乌 20 g，山茱萸 15 g，枸杞子 15 g，石菖蒲 10 g，酸枣仁 15 g，丹参 15 g，菊花 12 g，细辛 5 g，甘草 3 g。上方共服 15 剂，诸症消失，精神复原，上班工作。

【评析】 本案属中医学"外伤头痛"范畴，用通窍活血汤，透窍化瘀，活血理气，使血行流畅，疼痛自止。方中当归、赤芍、川芎、桃仁、红花、丹参活血化瘀，行气通络；石菖蒲、麝香、细辛、白芷、天麻、菊花、葱白，透窍散瘀止痛；蒸首乌以养血；甘草调和诸药。待头痛基本消失，乃去麝香、白芷、桃仁、红花、天麻等透窍散瘀止痛之品，加熟地黄、山茱萸、枸杞子、酸枣仁滋肾补脑，养血安神以巩固疗效。

[2] 谢海青. 李振华教授治疗脑震荡后遗症验案两则 [J]. 中国医药指南，2008，6（23）：366-367.

例 3 陈汉平治脑震荡头痛案

释某，女，25 岁。

初诊日期：2000 年 5 月 19 日。

病史：患者因车祸致头晕、头痛。受伤时有不省人事片刻，伴头晕、头痛，但无呕吐，右肩肿痛，右上肢功能活动障碍，左第 4、第 5、第 6 肋平锁骨中段周围肿痛、流血。X 线片提示：右锁骨外 1/3 骨折。入院诊断：①右锁骨外 1/3 骨折；②左胸部挫擦伤；③脑震荡？入院后予抗炎、止痛对症治疗，骨折处予整复，"8"字绷带外固定，病情逐渐好转，2 周后右锁骨无疼痛，左胸挫擦伤创口已痊愈，但头晕、头痛逐渐加重，夜不成眠，经营养脑神经、止痛等治疗，症状反复。

诊断：脑震荡。

辨证：气滞血瘀。

治法：活血化瘀通络。

处方：生地黄 12 g，川芎、赤芍、桃仁、红花、当归尾、川牛膝、枳壳、石菖蒲各 10 g，柴胡 6 g，甘草 5 g，麝香（冲服）0.2 g，薄荷（后下）3 g。3 剂，每天 1 剂，水煎，分早晚 2 次服。同时停用一切对症止痛药。服药后患者自觉头部较清醒，头晕、头痛有所好转。原方继续服 9 剂，头晕、头痛消失，查脑电图示轻度异常，血液流变学指标正常。随访 3 月未复发。

【评析】 头为诸阳之会，手足三阳经皆循头面，足厥阴肝经也上会于巅顶，交于百会。头为清阳之府，五脏精华之血，六腑清阳之气，皆上注于头。由于遭受外力打击，致头部气滞血瘀、经脉受损、脑络瘀阻，或头痛日久入络而出现头晕、头痛等症状。在络病学理论指导下，根据叶天士"久病入络" "久痛入络"的理论，方中桃仁、红花、川芎、赤芍、当归、生地黄、川牛膝、活血化瘀；川芎、石菖蒲活血通窍；石菖蒲、薄荷开窍通络；柴胡、枳壳疏肝行气。全方共奏活血化瘀通络之效，对因脑震荡所致之头晕、头痛、食欲不振、失眠、记忆力减退等症状均有明显改善。

[3] 陈汉平，黄佩珊 . 脑震荡后遗症方治疗脑震荡后遗症 96 例临床观察 [J]. 新中医，2010，42（7）：13-14.

神经痛

神经痛是指在没有外界刺激条件下而感到的疼痛，又称为自发痛。按病变部位可分为周围性神经痛和中枢性神经痛。周围性神经痛主要包括：三叉神经痛、膝状神经节痛 、枕大神经痛 、肋间神经痛、颈肩臂神经痛、臂丛神经炎、尺神经痛、正中神经痛、股外侧皮神经痛、股神经痛和坐骨神经痛等。中枢性疼痛主要包括脊髓痛、丘脑痛、脑桥痛、延髓痛、大脑皮质痛等。

三叉神经痛

三叉神经痛是指在面部三叉神经分布区内，出现短暂的、反复发作的剧痛。以第2、第3支受累最多见，多为单侧，可局限于一支，也可多支同时受累。疼痛区以上下唇外侧、鼻翼、口角、门齿轮、大齿、颊舌等最为敏感，轻微刺激即可诱发，故有"触发点"或"折机点"之称。疼痛性质为短暂的发作性剧痛，呈闪电、刀割、烧灼、撕裂样痛，严重者伴同侧面肌反射性抽搐，痛前无先兆。每次发作历时几秒至2分钟，突发骤止，间歇期完全正常，常见于炎性浸润、动脉粥样硬化压迫以及桥小脑角肿瘤、鼻咽癌、三叉神经节肿瘤、脊索瘤、多发性硬化等，是一种病因尚未明了的神经系统常见疾患。发病女性居多，多见于中、老年人，40岁以上者约占70%～80%。

三叉神经痛属中医"面痛""头痛""偏头风"等范畴。中医学认为是由感受风寒、痰火之邪及阳明胃热所致，而以风邪为主。因为阳明经络受风毒传入经络而凝滞不行，故有此证，或因情志内伤、肝失条达，郁而化火，上扰清空所致。另外因气血瘀滞，阻塞经络而为痛。临床上以肝胆风火和阳明燥热多见。

🍅 例1　闫润红治三叉神经痛案

闫某，女，72岁。

初诊时间： 2010年3月2日。

病史： 患者面部疼痛半年。疼痛性质为刺痛，口苦、口渴，便秘，小便黄，平素急躁，舌苔黄腻而燥，脉弦。既往患有高血压、高脂血症病史。

诊断： 三叉神经痛。

辨证： 肝火内盛。

治法： 和解少阳，平肝潜阳，息风止痛。

处方： 白芍、丹参、牡蛎（先煎）、石决明（先煎）各30 g，柴胡、钩藤（后下）、黄芩、白芷各12 g，炙甘草15 g，细辛3 g，蜈蚣1 g，半夏（冲服）9 g，全蝎（冲服）2 g，大黄（后下）6 g。7剂，水煎，每日早晚饭后1小时温服。

二诊：服药后疼痛大减，夜间不痛，早上8时至10时较重，下午减轻，睡眠改善，大便正常，口苦，口干多饮，纳可，舌苔薄黄，偏燥，脉弦。效不更方，继续服用6剂。二诊见效明显，效不更方。

以后继续使用此方随证加减，三、四诊见效明显而收工，电话随访患者3年未反复。3年后患者又有复发疼痛，继续使用本方加减治疗，效果明显。

【评析】 本案患者用八味息风止痛汤与小柴胡汤（去人参、生姜、大枣）合方。患者性情急躁易怒，口干、口苦，由肝胆火盛，热郁少阳所致，故用八味息风止痛汤用于平肝潜阳，息风止痛，加小柴胡汤和解少阳，祛邪扶正。唐容川《血证论》论述"小柴胡能通水津，散郁火，升清降浊"；在《伤寒论》中，"少阳"作为祛除邪气之通道，少阳胆经为六经之枢，无论外感还是内伤，皆可取其使病邪转输于外的作用；去人参、生姜、大枣以防助热化火；白芷引药上行至头面部，直达病所，可加强诸药祛风止痛的作用；患者大便秘结加大黄泻热通便；细辛加强通络止痛作用。本病在辨证前提下选用"八味息风止痛汤"随证加减药物，取得不错的效果。

[1] 杨立环，原文娜，闫润红．闫润红从风论治原发性三叉神经痛临床经验 [J]. 云南中医中药杂志，2020，41（9）：1-4.

🍅 例2　吴远华治三叉神经痛案

顾某，女，73岁。

初诊日期：2019年11月17日。

主诉：左侧面部反复疼痛5年余，复发加重1周余。

病史：多年前在外院诊断为三叉神经痛，曾予卡马西平片口服，初为200 mg/d，即可控制疼痛，后随病情进展逐渐加量仍不能控制，长期服用大量抗癫痫药卡马西平，3个月前出现走路不稳，曾有跌倒经历，经头颅磁共振成像检查除外颅内病变，考虑卡马西平片引起的共济失调。患者诉1周前，骑摩托车外出不慎面遇寒风，导致面部疼痛加剧。刻下症见：左侧上、下颌骨处疼痛明显，多于晨起刷牙、咀嚼时或遇冷刺激诱发，发作时可有放电样疼痛，数秒钟可稍好转，2～3天即发作 1 次，严重时疼痛如刀割感，伴面部拘紧感，左侧眼睑不自主跳动，自用毛巾热敷，疼痛及拘紧感稍好转。不能咀嚼食物及大声说话，伴头昏耳鸣，纳眠差，大便稍溏，小便调，舌淡，苔白腻，脉弦紧。

诊断：三叉神经痛。

辨证：风寒外袭。

治法：祛风散寒，通络止痛。

处方：荜茇 12 g，细辛 3 g，川芎 12 g，白芷 18 g，羌活 10 g，醋延胡索 20 g，全蝎 6 g，蜈蚣 2 g，炙甘草 6 g，颗粒剂开水冲服，每日 1 剂，共 300 mL，分 3 次温服，连服 7 日。

二诊：自述服药 2 日后疼痛明显缓解，可以正常进食及说话，服药期间发作次数较前减少，面部拘紧感好转，冷刺激诱发明显减少，左侧眼睑仍不自主跳动，寐尚可，二便调。效不更方，祛邪务尽，遂减醋延胡索量为 10 g，荜茇 6 g，遵上方继服 7 剂。

三诊：面痛基本好转，纳眠好转，眼睑跳动稍好转，全蝎减量为 5 g，再予上方继服 1 月余巩固其疗效。根据其眼睑跳动予针灸治疗 1 次，主以祛风散邪，息风止痉，穴取阳白、翳风、太阳、头维、合谷、足三里、太冲穴，以平补平泻法为主，留针 30 分钟，针后眼睑跳动明显好转，并嘱其调情志，避风寒，慎起居，饮食有节，以防病情复发。

【评析】 本案患者左侧上、下颌骨处出现疼痛，累及眼支，因外感风寒之邪诱发加剧，同时伴有面部拘紧感，左侧眼睑不自主跳动，舌淡，苔白腻，脉弦紧。风寒之邪侵袭经脉，经络血脉痹阻，气血失调，不通而痛已成。初诊时应用祛风散寒、通络止痛之法，效果明显，二诊后病情好转，减少醋延胡索、全蝎、荜茇用量继续服用，患者在 7 ～ 14 剂后疼痛基本痊愈，见效神速。全方重用祛风止痛之药，对于疼痛较重、病程较长的难治性三叉神经痛有一定临床应用价值，配合针刺通达经络，调畅气血，针药并用，速去顽疾。

[2]陈传兰，吴远华.祛风散寒通络法治疗原发性三叉神经痛经验 [J].中国民族民间医药，2020，29（16）：65-67.

例3 胡志强治三叉神经痛案

李某某，女，65岁。

初诊日期： 2018年3月21日。

主诉： 右侧头面部疼痛反复发作1年余，加重1个月。

病史： 患者1年前劳累、情绪激动后突然出现右侧头面部疼痛，灼痛难忍，于临沂市某医院急诊就诊，颅脑MRI示：右侧三叉神经与血管关系密切，责任血管考虑为右小脑上动脉，诊断为三叉神经痛，予卡马西平100 mg，每日2次，口服，疼痛减轻。后反复发作，服药可缓解。1个月前无明显诱因疼痛发作，自觉症状较前加重，发作较前频繁，继服卡马西平治疗，效不佳。刻下症见：右侧头面部阵发性烧灼样刺痛，伴右侧面部酸胀不适，洗漱、说话、进食时易诱发，疼痛持续约1分钟，心烦易怒，口苦咽干，纳尚可，寐欠安，小便黄，大便干燥，舌红苔黄，脉弦。

诊断： 三叉神经痛。

辨证： 阳明郁热。

治法： 清热解郁，疏风止痛。

处方： 石膏细辛汤，石膏（先煎）、白芍各30 g，羌活、白芷、金银花、连翘各15 g，川芎、荜茇各12 g，蔓荆子、防风各9 g，细辛、甘草各6 g。7剂，每日1剂，水煎，早晚分服。

二诊： 服药后疼痛较前减轻，发作次数较前减少，面部酸胀感稍减轻，时有心烦，口苦咽干，寐欠安，入睡可，多梦，易醒，夜眠约4小时，小便调，大便干燥，舌红苔黄，脉弦。上方加蒲公英、淡豆豉、瓜蒌各15 g，酸枣仁30 g。7剂。

三诊： 右侧头面部疼痛程度较前明显减轻，仍时有面部酸胀，心烦、口苦较前减轻，纳可，寐较前改善，二便调，舌红苔薄黄，脉弦。二诊方改细辛3 g，加延胡索、当归、麦冬各15 g。续服14剂巩固疗效。2018年5月9日，2018年10月10日，电话回访，患者疼痛未再发作，状态良好。

【评析】 本案选用石膏细辛汤，加大细辛用量，以加强止痛之力，加用金银花、连翘以疏风清热解毒。二诊仍心烦口苦，寐欠安，大便干燥。遂用蒲公英以增强清热解毒之力，淡豆豉以清热除烦，瓜蒌清热润肠通便，酸枣仁养心安神助眠。三诊疼痛程度较前明显减轻，仍时有面部酸胀，乃将细辛减至 3 g，加延胡索以增强活血行气之力，考虑瘀血阻络，新血不生，日久必血虚津亏，故加用当归补血活血，麦冬养阴生津，合白芍、甘草以益阴柔筋，以善其后。

[3] 魏柳燕，胡志强 . 胡志强运用石膏细辛汤治疗三叉神经痛验案 1 则 [J]. 山西中医，2020，36（8）：24.

肋间神经痛

肋间神经痛是指一种胸部肋间或腹部肋间神经支配部位的发作性剧痛综合征，其患病率约占各种神经痛的 7.3%。为由后向前，即从胸椎沿相应的肋间至前胸呈半环形的放射性疼痛。若病变在下段肋间神经，则疼痛可由背部向腹部呈带状放射，临床上多数为一侧单支或少数几支肋间神经疼痛。某些感染性胸神经根炎或胸段脊膜炎等可累及双侧的多支肋间神经，疼痛性质可呈持续性或间断性针刺样或刀割样疼痛，发作时常伴患区肌肉痉挛。深呼吸、咳嗽、喷嚏、哈欠或脊柱活动时疼痛加剧并向患侧腰背或前胸放射，体检有时可见患部胸椎棘突旁肋间、胸骨旁、膈下或腹壁有压痛，皮肤感觉减退或过敏，偶有肌肉萎缩。最常见的压痛点为脊柱点，在脊柱旁腋前线上，肋骨和肋软骨的联合线上。根性肋间神经痛，屈颈或压颈试验可呈阳性。由于病因不同，当病变同时侵及肋间神经和脊旁交感神经干时，除肋肩疼痛外，也可伴有心前区痛或腹痛及患区血管运动障碍。带状疱疹性神经节神经炎，早期多有低热、倦怠、食欲缺乏等全身症状。某些胸段脊髓或脊膜病变，常伴有下肢的感觉、运动障碍及二便功能紊乱。根据病因不同，可选择胸部 X 线片、CT、MRI、超声心动及脑脊液学等检查，与其他胸腹疼痛性疾病相鉴别。

中医称肋间神经痛为胁肋痛，早在《内经》中已有记载，《灵枢·五邪》说："邪在肝，则两胁中痛。"胁肋痛是因胁肋部经气不和所致，是以肌肤沿肋骨相引掣痛为主要表现的疼痛类疾病。

中医学认为胁属少阳，肝胆病变或外伤于风寒湿邪，均可导致少阳经气不利，使经络阻滞不畅，引起胁肋疼痛。由气滞、血瘀及湿热阻滞胁络或阴虚失养所致。

例1 罗卫平治带状疱疹后遗肋间神经痛

胡某某，男，54岁。

主诉：阵发性右胁肋部疼痛1月余。

病史：1个多月前无明显诱因右胁肋部出现疱疹伴口苦咽干，无发热，在皮肤科治疗后疱疹消退。其后出现右胁肋部放射性、触电样刺痛，阵发性发作，伴随心烦、胸闷、口苦、失眠、纳呆。舌淡黯，苔白，脉弦。

诊断：带状疱疹后遗症（肋间神经痛）。

辨证：胃虚胆郁夹瘀。

治法：和解少阳，行气祛瘀。

处方：小柴胡汤加味。柴胡、黄芩、郁金、延胡索、地龙各15 g，生姜、川楝子、田七、川芎各10 g，法半夏8 g，太子参30 g，大枣6枚，炙甘草6 g。每日1剂，水煎服。7剂后右胁肋疼痛明显减轻，效不更方，又续服7剂，诸症右胁肋疼痛消失，余症亦除。随访1年未再发。

【评析】 带状疱疹后遗症之肋间神经痛，属中医学"胁痛"范围。根据其症状及舌、脉等表现，辨证为胃虚胆郁夹瘀。因患者表现为胁肋疼痛休作有时、口苦咽干，符合小柴胡汤之证。且胁肋部为少阳胆经分布，胆经不畅，致少阳枢机不利，经脉阻滞，故见胁痛。予以小柴胡汤疏利三焦、和畅气机，辅以郁金、延胡索、田七行气活血、通络止痛，诸药同用，使气机和畅，疼痛自除。

[1] 罗卫平. 小柴胡汤加减治疗神经系统疾病验案举隅 [J]. 浙江中医杂志，2011，46（8）：570.

例2 肖洪波治带状疱疹后遗肋间神经痛

患者，男，65岁。

主诉：胁肋刺痛1年。

病史： 患者于 1 年前无明显诱因下左胁肋部出现透明水疱，灼痛明显，遂就诊于当地医院，予激素、抗病毒等治疗后疱疹渐愈，但胁肋部遗有间断反复性烧灼样疼痛，后予以营养神经、止痛等药物治疗后，疼痛较前缓解，但症状反复出现，现患者胁肋部刺痛间断性发作，难以入眠。二便正常，饮食欠佳，舌黯，苔薄黄，脉涩细，视觉模拟评分法（VAS）评分 6 分。

诊断： 带状疱疹后遗肋间神经痛。

辨证： 气虚血瘀。

治法： 扶正祛邪，理气活血。

处方： 予针刺治疗。初予以浮刺，穴位取疼痛节段脊神经出行肋间神经走行区域阿是穴与疼痛相对应的夹脊穴，并对症选合谷、太冲、阳陵泉、期门、足三里、内关，15°进针，进针 0.5～1.5 寸，留针 20 分钟。

二诊： 患者诉疼痛缓解，夜间疼痛时间减少，夜寐尚可。VAS 评分 4 分。浮针治疗同上。取针后予以梅花针叩刺，叩刺沿脊神经出行方向伴疼痛局部，叩刺以局部皮肤潮红、适度出血、微痛为宜。

三诊： 患者诉较前明显好转，疼痛发生周期变长，夜间已不发疼痛，胁肋部偶有胀痛，VAS 评分 2 分。治疗同二诊。嘱患者注意保暖，畅情志，痊愈后应劳逸结合。随访 2 个月病情未复发。

【评析】 本案病机属卫气已伤，正气虚弱，久病伤络，气血亏虚，不荣则痛；余邪稽留，气虚血瘀，经络阻滞，不通则痛。治疗原则为扶正祛邪，理气活血。该病病变在脊髓神经根，疼痛位于左肋间，从而辨证辨经选取肝胆经腧穴阳陵泉、期门。浮刺穴位取疼痛对应节段脊神经出行肋间神经走行区域与相对的夹脊穴，取其散邪不伤正之意，再予以疼痛局部穴位的梅花针叩刺，令其旧血除则新血生。肖师善用开四关，四关穴为全身气机之枢要，理气行气，气行则血行，瘀血去则疼痛自愈。足三里、内关共用以达疏通经络，调理气血之用。患者年老久病，肖师初予浮针轻宣邪气，手法宜轻，以免闭门留寇，后予以梅花针去除瘀血，以达开门祛邪之功。诸法使用，扶正祛邪，理气活血，通络止痛。余邪除，气血调，脉络通，病乃去。

[2] 雍启正，卢尹凤，肖洪波 . 肖洪波治疗带状疱疹后遗肋间神经痛临床经验撷要 [J]. 世界最新医学信息文摘，2018，18（88）：147-149.

坐骨神经痛

见第六章运动系统腰椎间盘突出症部分。

多发性神经病

多发性神经病是指主要表现为四肢对称性末梢型感觉障碍、下运动神经元瘫痪和（或）自主神经障碍的临床综合征，其感觉障碍多为感觉异常，如蚁走感、刺痛等。本病可由多种原因引起，主要有中毒、营养缺乏或代谢障碍、炎症性或血管炎、遗传及恶性肿瘤等。常见疾病有糖尿病性周围神经病、急性炎症性脱髓鞘性多发性神经病、遗传性共济失调性多发性神经病、副肿瘤综合征等。

本病相当于中医学"痿证""痹证""麻木"等范畴。本病的病因病机主要有湿热浸淫、寒湿阻络、气虚血瘀、脾胃虚弱、肝肾不足等。

🍅 例 1　李妍怡治多发性神经病疼痛案

马某，男，61 岁，自由职业。

初诊日期：2018 年 6 月 19 日。

主诉：四肢麻木、疼痛 2 年余。

病史：自诉 2 年前无明显诱因出现双下肢麻木、疼痛，触觉减退，以上症状夜间加重，影响睡眠。伴颈项拘急不舒、倦怠乏力、情绪低落。食纳可，大便稍干，小便正常，夜寐差。舌黯红，苔薄白，脉弦细。查体：双侧上肢、双侧膝关节以下感觉减退，跟腱反射减弱，双侧巴宾斯基征（－）。辅助检查：双正中神经、双侧尺神经、双侧腓浅神经、双胫后神经感觉神经传导速度减慢，诱发电位波幅降低，左正中神经运动传导速度减慢，诱发动作电位 Erb 刺激无运动反应，肘、腋窝刺激波幅降低，右正中神经运动神经传导速度减慢，远端潜伏期延长，诱发动作电位近端波幅降低，双腓总神经运动神经传导速度均减慢，远端潜伏期延长，诱发动作电位波幅降低，左尺神经 F 波传导速度减慢，M 延长，出现率降低。右胫神经 H 反射潜伏期延长，M 延长。提示广泛周围神经损害。

诊断： 多发性神经病。

辨证： 气虚血瘀。

治法： 益气活血，化瘀通络。

处方： 当归 30 g，川芎 20 g，黄芪 40 g，桂枝 10 g，白芍 15 g，桃仁 9 g，红花 5 g，僵蚕 15 g，生地 10 g，柴胡 15 g，木瓜 15 g，伸筋草 15 g，甘草 5 g，龙骨（先煎）30 g，牡蛎（先煎）30 g，葛根 15 g，羌活 10 g，五味子 15 g，首乌藤 10 g。9 剂，水煎服，每日 1 剂，早晚分服。另外，维生素 B_1、维生素 B_4 各 10 mg 口服，每日 3 次，甲钴胺胶囊 50 mg 口服，每日 3 次，以营养神经。嘱患者畅情志，忌食肥甘厚腻之品。

二诊： 2018 年 6 月 29 日。自诉四肢麻木刺痛、颈部僵硬不适均有所缓解，夜间肢体不适明显好转。近来腰部连及臀部酸困不适，久坐加重。观其舌脉同前，遂上方加杜仲、牛膝各 15 g，以补益肝肾。7 剂，水煎服，每日 1 剂，早晚分服，嘱其畅情志，避免长期伏案、搬动重物，适当做颈部米字运动，五点支撑运动，增强腰部肌肉锻炼。

三诊： 2018 年 7 月 9 日。患者精神佳，自诉除入睡困难外，上述症状均有不同程度改善。予右佐匹克隆片 3 mg，入睡前半小时口服，以帮助建立睡眠周期。

效不更方，嘱其继续口服 9 剂以巩固疗效。

【评析】 本案患者年老体衰，四肢刺痛，夜间加重，乏力倦怠，舌黯，为血痹，气虚血瘀证。李妍怡教授以益气活血化瘀为主要治法，兼祛风散寒、温经通痹。以黄芪大补肺脾之气，气旺则血生，气足无顽麻。气虚无力推动血行，则内生瘀血。以大剂量当归以活血养血、化瘀通络；配伍辛温祛风之川芎增强活血化瘀之力，兼以祛风；桂枝、白芍，以调和营卫；加辛温通络之桃仁、红花，增强化瘀之效；生地养阴生津，避免川芎、当归辛温燥烈伤阴；柴胡辛行苦泄，调达肝气，助气行，化瘀滞；久病入络，用僵蚕、全蝎以搜风通络；肝肾不足、腰膝酸软，以杜仲牛膝以补益肝肾，引血下行；木瓜、伸筋草、羌活以化湿通络止痛；颈部拘挛不适，用葛根以舒筋活络；夜寐欠佳，用龙骨、牡蛎安神定惊，用五味子以养心安神，用首乌藤养血安神、祛风通络。本方以益气化瘀为基本治法，兼顾化湿浊、祛风邪，辨证补肝肾、调心神，以病为纲，辨证加减，标本兼顾，从而发挥了良好的临床治疗效果。

[1] 王涛 . 李妍怡教授治疗多发性神经病的临床经验总结 [D]. 甘肃中医药大学，2019.

🍅 例 2　闫也治慢性酒精性多发性神经病

患者，男，56 岁，工人。

主诉：双下肢远端麻木 1 个月。

病史：1 个月前，无明显原因出现双下肢远端麻木感，未在意，自行用热水泡脚。近 1 个月来麻木症状未见好转，前来我科就诊。患者否认既往糖尿病、心脏病、高血压、结核病等病史。无油漆、重金属、化学品等有毒物质接触史。患者自 20 岁左右开始饮白酒，至今已有 30 余年，每日平均饮酒约 250 mL，饮酒期间进食较少。患者平素性情急躁易怒，纳差。神经系统检查：神志清楚，定向力、理解力、判断力正常，计算力、近期记忆力及远期记忆力正常。脑神经检查未见异常。双上肢肌容积正常，双下肢胫前肌轻度萎缩；双上肢肌力 Ⅴ - 级，肌张力正常；双下肢肌力 Ⅴ - 级，肌张力正常。双下肢肢体远端皮肤痛温觉及轻触觉障碍，双下肢小关节音叉振动觉障碍。双手轮替试验、指鼻试验正常；龙贝格征（＋）及 Mann 氏征（＋）。双侧肱二、三头肌腱反射减弱，双侧膝腱及跟腱反射减弱，霍夫曼及巴宾斯基征（－）。双下肢皮肤粗糙，弹性欠佳，皮温略低。予双下肢肌电图检查，提示周围神经损害。舌黯红，苔黄腻，脉弦细数。

诊断：多发性神经病。

辨证：肝气郁结，气滞血瘀，血虚，肢体筋脉失养

治法：益气活血，化瘀通络。

处方：柴胡 30 g，芍药 30 g，党参 20 g，黄芪 30 g，山药 30 g，葛根 30 g，

当归 20 g，丹参 20 g，牛膝 30 g，川芎 20 g，桑寄生 20 g，山茱萸 20 g，五味子 18 g，生地黄 20 g，甘草 15 g，水煎服，100 mL，每日 1 次口服，同时配合维生素 B₁ 注射液 100 mg、维生素 B₁₂ 注射液 500 μg，每日 1 次肌内注射。

2 周后复诊，患者自诉麻木症状减轻，饮食较前好转，原方去生地黄、党参，甘草改为炙甘草，加伸筋草 20 g。连续治疗 2 个月，临床症状明显缓解。

【评析】　酒具大热之性，饮酒后脾胃首先受损，水湿内蕴，困阻中焦，气血生化乏源，脾主四肢肌肉，则四肢、肌肉功能受到影响；肝主筋，酒毒之邪，使肝气郁结，之后化火，更助长酒毒之邪，而久病入络，气滞血瘀，筋骨又失于濡养，久而久之，则发为痿病。故本病病机多为肝郁气滞、血瘀、血虚。治宜补虚养血，柔肝通脉。

[2] 于博．闫也教授中西医结合治疗慢性酒精性多发性神经病经验总结 [D]. 辽宁中医药大学，2010.

癫痫

癫痫是由多种病因引起的慢性脑部疾患，是一组疾病和综合征，以脑部神经系统反复突然过度放电所致的间歇性中枢神经系统功能失调为特征，是一种起源于大脑，并反复发作的运动、感觉、自主神经、意识和神经状态不同程度的功能障碍。具有发作性、反复性和自然缓解性等特征。

其中腹痛型癫痫和头痛型癫痫，属植物神经发作范畴。腹痛型癫痫多见于儿童，表现为突然发作性腹痛，呈刀割样痛或绞痛，疼痛剧烈，多在脐周或上腹部，也可放射至下腹部或腹侧面，持续时间一般为数分钟，也可达数小时以上，常伴有恶心、呕吐、腹泻等胃肠系统变化。头痛型癫痫为突然发作性头痛，有的在发作前有情绪激动、头晕、恶心、目眩等先兆。部位以前额多见，其次为颞区、顶区、眼眶部。性质以搏动性痛最常见，也可表现为胀痛、刺痛，持续数分钟，数十分钟，有的达 1 小时以上，发作时常伴有恶心、呕吐、意识障碍、多汗等，可伴其他发作（小发作、大发作）。

中医认为，癫痫多属本虚标实、上盛下虚的证候。在发作期有本虚的见证，但多以风阳、痰热、气逆、络阴的标实证较为突出。风痰浊邪蒙蔽脑窍，壅塞清阳，元神失控致上盛的症状比较明显；至休止期以后，证候多由实转虚，是本虚标实而侧重在本虚，上盛下虚而侧重在下虚，其虚多见气虚与阴虚，但以脾肾两脏证候为主。癫痫发作期多为时短暂，规律性的治疗难以按病期考虑，治疗的时间以休止期为主，所以对休止期的辨证治疗十分重要。

🍅 例1 周仲瑛治癫痫案

杨某，男，13岁。

初诊日期： 2007年3月15日。

病史： 患者2006年10月6日突发手足抽搐，神志不清，口吐黏沫，牙关紧闭，先后大发作5～6次，小发作频多，发无定时，每次多则5～6分钟，少则1～2分钟，发后有短暂神志不清，头昏、寐差易醒，二便尚可，舌黯紫，苔淡黄薄腻，脉弦滑。2001年曾有头部外伤病史，西医诊断为癫痫，服西药控制不佳。

诊断： 癫痫。

辨证： 心肝火郁，风痰瘀阻。

治法： 清心泻火，镇风疏肝，祛风化痰通络。

处方： 天麻10g，钩藤（后下）15g，炙僵蚕10g，炙全蝎5g，制天南星10g，广地龙10g，法半夏10g，丹参15g，黄连4g，知母10g，石决明（先煎）30g，珍珠母（先煎）30g，天冬10g，麦冬10g，14剂，水煎服，每日1剂，早晚分服。

二诊： 最近癫痫发作4次，发时神昏不清，昏迷约5～6分钟，左上肢、右下肢抽搐，口吐白沫，牙关紧闭，发后困倦欲寐、乏力，纳可，不发时如常人。舌质黯，苔薄黄腻，脉弦滑，其病机为风痰内闭、瘀阻神机。3月15日处方加石菖蒲9g，矾郁金10g，远志5g，白薇15g，牡丹皮10g，14剂水煎服，每日1剂，早晚分服。

三诊： 近3天未发，近周曾在凌晨睡梦中发病，约持续1～2分钟，意识不清，手足抽搐，面色青紫，吐沫不多，发后头昏微痛，面黄不华，舌质红苔薄黄，脉细滑，其病机为风痰内闭、痰阻清空、心脾两虚。处方：天麻10 g，钩藤（后下）15 g，白蒺藜10 g，川芎15 g，法半夏10 g，炙僵蚕10 g，炙全蝎5 g，广地龙10 g，制天南星10 g，石菖蒲10 g，制远志5 g，广郁金10 g，太子参12 g，麦冬10 g，茯苓10 g，焦白术10 g，白薇15 g，珍珠母（先煎）30 g。14剂，水煎服，每日1剂，早晚分服。

四诊：近2周仅发作2次，发时吐沫、抽搐，约80秒后清醒，发作后头晕疲劳，纳可，寐差，燥热多梦，大便溏，每日2行，小便正常，舌质黯紫，苔黄薄腻，脉细滑，其病机为风痰瘀阻、心肾两虚。处方：天麻10 g，白蒺藜10 g，川芎10 g，法半夏10 g，炙僵蚕10 g，炙全蝎5 g，广地龙10 g，丹参15 g，制天南星10 g，石菖蒲10 g，广郁金10 g，太子参10 g，麦冬10 g，五味子5 g，茯苓10 g，焦白术10 g，怀山药15 g，炒酸枣仁25 g，煅龙骨（先煎）20 g，煅牡蛎（先煎）25 g，白薇15 g。14剂，水煎服，每日1剂，早晚分服。2011年4月因鼻衄复诊，自诉癫痫经治3年未发。

【评析】 本案首诊周仲瑛从心肝火郁、风痰瘀阻的病机入手，选用天麻、钩藤、全蝎、地龙平肝息风；僵蚕、南星、半夏祛风化痰；丹参活血通络，安神宁心；黄连"最泻火，亦能入肝，大约同引经之药，俱能入之，而入心，尤专经也"，合石决明、珍珠母平肝潜阳，安神定惊；火郁伤阴，知母清热泻火兼生津，天冬、麦冬养阴息风。二诊时加入石菖蒲、矾郁金、远志加强化痰开窍安神，白薇、牡丹皮清火除热。陶弘景言："白薇疗惊邪、风狂、痉病"，诸药合用，药证合拍，癫痫发作次数开始减少。发病日久，虚实夹杂，再结合面色不华等症情表现，痰邪作祟因脾虚而起，转从"风痰内闭、痰阻清空、心脾两虚"治疗。在基本方之上加太子参、麦冬、茯苓、焦白术益气养阴，健脾化痰，标本兼顾。治疗8个月后病情稳步好转，根据寐差多梦、燥热不宁等新症状，结合舌脉考虑心肾两虚，继予祛风化痰、化瘀通络基本方为主，兼太子参、麦冬、五味子益气养阴生津；茯苓、焦白术、怀山药补气宁心，补益脾肾；炒酸仁养血宁心、安神助眠，合龙骨、牡蛎重镇安神、益肾镇惊。经治3年癫痫未发，实属良效。

[1] 李柳，叶放，夏飞，等 . 周仲瑛从风痰辨治癫痫的临证思路与经验 [J]. 中国中医基础

医学杂志，2021，27（2）：314-317.

🍅 **例2　谢炜治癫痫案**

患者，男，26岁。

初诊日期： 2019年11月9日。

主诉： 发作性神昏、四肢抽搐20余年，加重1年。

病史： 患者2岁时出现意识不清，双目上视，牙关紧闭，四肢抽搐，持续10分钟后自行缓解，醒后疲乏，无大小便失禁，于当地医院就诊治疗，服用苯妥英钠、丙戊酸钠等后病情好转，此后9年未见发作。于2004年1月上述症状再发持续5～10分钟，此后偶有发作，伴有意识障碍、双目凝视等症状出现，近1年发作3次，病情加重，时有情绪低落，心情抑郁，11月3日发作1次，刻下症见：舌质黯红，苔薄黄，脉弦细。辅助检查：2004年6月9日脑电图示小儿不正常脑电图，①背景脑波较同龄组稍慢；②睡眠状态偶见发作波；③支持癫痫诊断。2010年6月6日脑电图示：正常脑电图。

诊断： 癫痫。

辨证： 痰郁化热夹瘀。

治法： 疏肝理气，活血化瘀。

处方： 柴胡25g，黄芩10g，法半夏10g，党参10g，甘草10g，生姜3片，大枣7枚，桂枝10g，白芍15g，龙骨（先煎）30g，牡蛎（先煎）30g，钩藤（后下）30g，当归10g，酒川芎10g，丹参20g，石菖蒲30g，远志10g，7剂，水煎服，每日1剂。

二诊： 本周未发作，服药后无明显不适，偶尔排便次数稍多，或稀软。舌黯，苔薄稍黄，脉弦细。守方再服用14剂。

三诊： 癫痫未发作，无其他不适，守方再服用14剂。随后一直随诊至今，处方随证略作加减，病情稳定，半年以来癫痫未再发作。

【评析】 癫痫的治疗宜从肝论治，治法以疏肝为主，其次以化痰、活血、清热、息风等。疏肝投以柴胡桂枝汤；因郁生瘀，加四物汤、丹参；因郁可引动肝风，肝为风木之脏，故宜投钩藤，以镇肝息风；因郁可出现气上逆，夹痰上冲，宜用龙骨、牡蛎，镇气上冲；肝郁化火生痰，加石菖蒲、远志以化痰开窍。另外，要注意患者精神方面的疏导，树立信心，坚持长期、规律服药，以图根治。

[2] 刘桂余，梁小珊，杨路，等．浅析谢炜教授"从肝论治"癫痫经验 [J]．环球中医药，2021，14（1）：112-114.

🍅 例3　刘海英治癫痫案

患者，男，57 岁。

初诊：2018 年 1 月 19 日。

主诉：发作性四肢抽搐、意识丧失 2 年，加重 10 小时。

病史：患者 2 年前无明显诱因突发意识丧失、四肢抽搐、两目上视、口吐白沫，发作持续约 10 分钟后自行好转，患者 2 年来口服药物治疗，不能完全控制。发病前无外感、劳累、情绪波动、声光刺激及睡眠不足史。

诊断：癫痫。

辨证：风痰闭阻，兼内有郁热。

治法：息风涤痰，开窍定痫。

处方：天麻 12 g，石菖蒲 20 g，远志 18 g，陈皮 12 g，姜半夏 9 g，茯神 20 g，茯苓 20 g，丹参 18 g，桃仁 15 g，僵蚕 6 g，蝉蜕 6 g，姜黄 9 g，酒大黄 12 g，红曲 6 g。同时配合艾灸疗法，艾灸神阙穴，益气健脾以杜生痰之源。

二诊：连续服药 1 年，2019 年 2 月 18 日复诊行脑电图检查，示大致正常。至 2019 年 5 月 3 日，癫痫未再发作。

【评析】　本案处方以定痫丸为本，平肝息风、豁痰开窍；合用升降散为发其郁热，取僵蚕、蝉蜕升阳中之清阳，姜黄、大黄降阴中之浊阴，升降相协，寒热并用，补泄兼行，使内外通和而杂气之流毒顿消。

[3] 李松伟，刘海英，李晶．刘海英教授以"火郁发之"理论调治特发性癫痫经验报道 [J]．中西医结合心脑血管病杂志，2020，18（19）：3326-3328.

脑炎、脑膜炎

脑炎是指病原微生物引起的脑实质的炎症，临床特征是突然高热、意识障碍、头痛、颈强，神经系统症状可多种多样，病后留下的后遗症也较多。脑炎按病源可分为病毒性、细菌性、螺旋体性、真菌性、原虫性等脑炎；按病程可分为急性、亚急性和慢性。

所谓脑膜炎就是脑膜炎症，可由细菌或病毒感染所致。主要包括流行性脑膜炎、结核性脑膜炎、病毒性脑膜炎。临床以脑膜症状为主，如剧烈的头痛、喷射性呕吐、颈部抵抗，病人可出现高热、抽搐、昏迷，好发于儿童。病毒性脑膜炎的症状较轻微，大多数人能完全恢复，少数遗留后遗症。而细菌性脑膜炎的症状较重，如果治疗不及时，可能会在数小时内死亡或造成永久性的脑损伤。当感染源同时侵犯脑膜、脑实质时，则称为脑膜脑炎。

中医认为脑炎、脑膜炎属"温病""头痛""温毒""发热""癫狂"等范畴，乃湿热邪毒外袭，化火入营，上扰清窍，引动肝风所致。本病的发病原因是由于人体正气内虚，时令温热疫邪和湿热疫邪乘虚侵袭。若感受温热毒邪，多起病急骤，变化迅速，即表现为一派里热炽盛之象，热极化火生风，可转化为内风动越之象；火热煎液成痰，可成风痰或痰热之证；若暑热燔灼不解，风、痰、火交织过盛则可因人体精气耗夺，而出现内闭外脱的危重证候，甚至引起死亡。若感受湿热毒邪，起病较缓，热势不高，缠绵难解，易化湿生痰。温热湿邪内阻，脾胃运化失调，胃气上逆则胸脘满闷、恶心呕吐，蒙蔽心包则表情淡漠、嗜睡乃至昏迷。故本病的病机转化过程主要为热、风、痰的相互转化，而热是生风生痰的原始病因。疾病的后期邪恋正虚，耗津伤阴，病及肝肾。

🍅 **例1 裴学义治乙型脑炎案**

患儿，男，8岁。

初诊日期：1999年7月7日。

主诉：发热3天伴抽搐。

病史：患儿3天前出现发热，体温38～40℃，发热第3天出现躁动、呕吐伴间断抽搐、意识不清，来我院诊治，腰椎穿刺脑脊液示常规细胞数12个/mm³，中性粒细胞比例30%，淋巴细胞比例70%。脑脊液生化正常。诊断：乙脑，予抗病毒、降颅压治疗1周，体温降至38℃左右，仍间断抽搐，神志不清，大便2～4次/天。遂请裴老会诊。刻下症见：患儿昏迷状，四肢抽搐，喉中痰鸣，舌质红，苔黄白厚腻，脉滑数。

诊断：乙型脑炎。

辨证：湿热互结，上蒙清窍。

治法：芳香化湿，醒脑开窍。

处方：藿香10g，佩兰10g，僵蚕10g，钩藤（后下）10g，全蝎6g，石菖蒲9g，郁金9g，菊花9g，薄荷（后下）6g，滑石9g，鲜芦根30g。14剂，水煎服，每日1剂，早晚分服。局方至宝丹1丸，分2次服用。

二诊：1999年7月21日。患儿体温降至正常，仍神志不清，反应迟钝，抽搐次数减少，四肢肌张力仍偏高，舌质略红，苔白，脉弦细。证治同前，去局方至宝丹，前方加天竺黄10g、远志10g。14剂，煎服法同前。

三诊：1999年8月4日。病情逐渐好转，神志朦胧，有自主意识，偶有轻微抽搐，体温正常，继服前方21剂，煎服法同前。

四诊：1999年8月25日。体温正常，神志清。抽搐消失，能简单回答问题。

【评析】本案中医归属"湿温"范畴，其病机为湿热蕴结，上蒙清窍，扰动神明，肝风内动。治疗主要以清化湿热、息风醒脑开窍为主。用藿香、佩兰芳香化湿，菊花、薄荷疏风清热，钩藤、全蝎、石菖蒲、郁金、远志镇肝息风、开窍醒脑。鲜芦根配滑石清热淡渗利湿，在以上药物基础上加用"三宝"之一"局方至宝丹"以加强清热豁痰开窍、止痉醒神之功。该患儿经过1月余的中药调治收到明显疗效。

[1]胡艳，柳静，幺远，等.裴学义治疗流行性乙型脑炎经验[J].北京中医药，2020，39（1）：1-3.

🍅 **例2　郭纪生治病毒性脑炎案**

郝某，男，57岁。

初诊日期： 2009年8月4日。

主诉： 频繁抽搐6个月。

病史： 于某院诊断为病毒性脑炎，经多家医院治疗无效，病情进一步恶化。刻下症见：体温37～38℃，神志清楚，喉中痰鸣，呼吸急促，咳嗽痰黏，痉挛性抽搐，发作时躯体后仰，角弓反张，转瞬间抽搐消失，日间频繁发作，夜间尤甚，常需3～4人照顾，小便短赤，大便时干，舌短难伸出口外，牙关紧，舌质黯红而乏津，脉弦数而大，有力。

诊断： 病毒性脑炎。

辨证： 气营两燔，肝风内动。

治法： 清气凉营，镇肝息风。

处方： 白虎汤加减与安宫牛黄丸同用。石膏（先煎）60 g，大青叶15 g，天麻10 g，僵蚕10 g，钩藤（后下）30 g，鳖甲（先煎）15 g，龙骨（先煎）30 g，石决明（先煎）15 g，珍珠母（先煎）30 g，白茅根30 g，丹参15 g，射干12 g，地龙15 g，山药30 g，天花粉30 g，郁金12 g，全蝎6 g，蜈蚣8条。每日1剂，水煎2次，取汁300 mL，分3～5次频频喂下，服3剂。

二诊： 2009年8月8日。患者抽搐减轻，但仍抽搐频繁，喉中有痰，呼吸急促。上方石膏加量至90 g，服15剂。

三诊： 2009年8月23日。患者抽搐减半，痰量明显减少，体温恢复正常。后石膏逐渐加量达150 g，并配合西洋参益气养阴，恢复正气。经过近5个月治疗，最后基本康复。

【评析】 此例温疫属里热炽盛，热极生风，气营两燔，治疗以白虎汤加减，清气凉营，镇肝息风，方中重用石膏，直入胃经，使其敷布于十二经，退其淫热，则甚者先平，而诸经之火自无不安矣。

[2] 张学林，王素平. 郭纪生教授治疗病毒性脑炎经验 [J]. 中国中医药现代远程教育，2011，9（15）：13-14.

🍅 例3　杨震治重症手足口病脑炎案

周某，男，4岁。

初诊日期：2014年7月15日02时50分入院。

主诉：发热3天，出疹2天。

病史：入院前3天发热，测体温最高达39.6℃，多次予"美林"，退热效果不佳。2天前手足心出现皮疹，口腔出现疱疹，诉头痛，精神差，纳差，睡眠不佳，咳嗽有痰，当天无大便，舌质红，苔黄干，脉沉数。入院查体：体温39.8℃，脉搏112次/分钟，血压92/60mmHg，精神差，双手、足心可见丘疹、疱疹，口腔见多处疱疹，咽部充血，颈软。双肺呼吸音粗，未闻及干湿性啰音。心率112次/分钟，律齐，腹部饱满，肠鸣音2次/分钟。门诊血常规：白细胞6.21×10⁹，予利巴韦林、喜炎平、美洛西林、氢化可的松及物理降温等治疗体温下降至38℃。9时体温再度上升，患儿诉头痛，出现抖动。查体：体温39.8℃，脉搏140次/分钟，血压100/60 mmHg。精神差，颈部有抵抗。双肺呼吸音粗。心率140次/分钟，肠鸣音4次/分钟，四肢凉。查血、尿常规，肝、肾功能正常，血糖7.3 mmol/L，EV71抗体阳性。心肌酶谱轻度异常，胸片示两肺纹理增重。

诊断：重症手足口病、脑炎。

辨证：温邪入里，温热化燥。

治法：攻下热结，宣畅气机。

处方：予头枕冰袋物理降温、吸氧、呋塞米、氢化可的松等治疗。白天抖动减少，但仍头痛、持续高热，体温最低39.4℃，18时30分腹部透析示肠胀气。

予中药小承气汤直肠滴入。19时解黄色坚硬大便10余枚后热渐退，头痛缓解，夜间睡眠好，血压渐降，偶有易惊、无抖动。7月16日8时查房，病情好转，无易惊、无抖动。查体：体温37.0℃，脉搏100次/分钟，血压90/60 mmHg，神志清，精神可，颈部无抵抗。心率100次/分钟，律齐，肠鸣音5次/分钟，四肢温暖，巩固治疗。于7月22日症状消失，复查正常出院。

【评析】　手足口病重症表现为动风，但动风原因有虚实之分，在卫、在气、在营、在血之别，本病为气分实热，引动肝风，如仅以凉肝息风之剂无异于扬汤止沸，治以小承气汤攻下热结，釜底抽薪。薛生白《湿热病篇》："湿热证，发痉撮空，神昏笑妄，舌苔干黄起刺或转黑色，大便不通者，热邪闭结胃腑，宜承气汤下之。"本病为温邪入里湿热化燥，与手阳明大肠积滞相结致阳明腑实，已成可下之证，虽有热结，但以痞满为甚，病情尚轻，且小儿稚嫩之体，故用小承气汤通和胃肠之气，而不予大承气汤。直肠给药，可使药物直达病所，且吸收好，易于接受，也避免了胃肠道刺激，同时可减少肝、胃对药物的降解。

[3] 杨璞叶，刘蒲芳，杨震，等.杨震教授治疗重症手足口病脑炎经验 [J].陕西中医，2015，36（1）：75-77.

🍅 **例 4　罗道揆治化脓性脑头痛炎**

周某，男，32 岁。

初诊日期：1978 年 4 月 28 日。

病史：4 月 6 日突然畏寒不发热。3 日后臀部及腰部脓肿，经当地医院抗炎治疗，脓肿溃破而愈。但仍畏寒发热，腰骶部疼痛，头剧痛欲吐。因病情加重转入本院。检查腋温 39.8℃，脉搏 80 次 / 分钟，皮肤未见出血点，颈项强直，克氏征阳性，布氏征阳性。白细胞 8.9×10⁹，中性粒细胞比例 74%，淋巴细胞比例 26%，脑脊液涂片：脓样白细胞 ++++，红细胞 +，脓细胞 4 ～ 5 个。诊断为急性化脓性脑膜炎（普通型）。用青霉素、磺胺嘧啶、10% 葡萄糖注射液、甘露醇等治疗 3 天，病情未见减轻而来就诊。刻下症见：发热（腋温 39.8℃），头痛，颈项强直，不能转侧，两手稍抽搐，腰骶疼痛，神志尚清，但沉沉嗜睡，无汗，微渴，口中甜味特甚，小便黄赤，大便不爽，舌质晦黯，舌苔酱黄厚腻，脉弦细数。

诊断：急性化脓性脑脊髓膜炎。

辨证：肝胆火盛，湿邪内陷。

治法：清热利湿解毒。

处方：龙胆草 15 g，石膏（先煎）15 g，玄参 15 g，生地黄 10 g，金银花 18 g，连翘 12 g，栀子 10 g，黄芩 10 g，葛根 10 g，木瓜 10 g，泽泻 10 g，薏苡仁 24 g，红参（另蒸兑）4.5 g。水煎服，每日 1 剂。

4月30日服药2剂，病势略有好转，颈项稍能转动，口中甜味稍减，舌苔白干稍黄，脉细弱。仍宗原法出入，药用龙胆草10 g，黄芩10 g，黄柏10 g，麦冬10 g，木瓜10 g，北沙参15 g，玄参15 g，薏苡仁15 g，黄连3 g，甘草3 g，泽泻6 g，红参（另蒸兑）4.5 g。

又服2剂，颈项转动灵活，口中甜味全除，饮食稍增，二便正常，脉滑大。照上方加减，再服8剂，症状消失，脑脊液化验正常。继予清热滋阴扶正之剂善后。

【评析】 本案为急性化脓性脑脊髓膜炎，由脓肿引起。病见发热、头痛、项强，苔酱黄腻，脉弦细，辨为肝胆火盛、湿热内陷。用龙胆泻肝汤加减：胆草、芩、栀泻肝胆之火，银翘解毒，石膏清热，泽泻、苡仁利湿热；玄、地凉血增液，葛根、木瓜舒筋柔润，红参固本扶正，诸药合用使肝火清，湿热利，热毒解，病遂愈。

[4] 孟跃，周根香. 罗道揆治疗重症脑炎经验举隅 [J]. 辽宁中医杂志，2008（2）：287-288.

蛛网膜炎

蛛网膜炎指脑或脊髓的蛛网膜在某些病因的作用下发生的一种组织反应，以蛛网膜的增厚、粘连和囊肿形成为主要特征。可表现为急性、亚急性或慢性病程。病人出现程度不同的发热和全身症状。

目前认为蛛网膜炎可由感染、外伤、异物、神经系统原有病变、颅骨及脊柱病变等因素引起，可通过腰椎穿刺、头颅X线、CT或MRI等检查手段辅助确诊。治疗方案主要包括以抗感染、降低颅内压、糖皮质激素等药物为主的保守治疗以及针对病灶的手术治疗。

中医无蛛网膜炎相关病名，依据其症状情况、认知，与脑膜炎等疾病相似，具体见脑炎、脑膜炎章节相关内容。

例1 刘星元治蛛网膜炎头痛案

杨某，女，40岁，军医。

初诊日期： 1974 年 7 月 7 日。

病史： 患者自诉 1970 年 11 月开始突然头痛发作，同时发冷发热，呕吐，视物不清。1 周后，热退呕止，但头痛如裂、项强、眩晕、脑内凉感，走路不稳，如坐车船中，1 月不减。头不欲抬，肢体无力，左半身麻木不仁，捏之无感觉。左侧耳鸣，视神经乳突轻度水肿，颅压高，脑电图调节差，西医诊断为蛛网膜炎。视力检查示畏光羞明，眼前如同纱布遮阻，视力表为 0.3。曾在兰州独立师医院住院 5 个月，以后视力恢复至 0.6，麻木及头痛亦稍减轻。头顶部剧痛，并且特别嗜睡，手压头部痛处，立即发生呕吐。经验所知，夏季比冬季症状略轻，下午比早上略轻。全身乏力，经期加重。睡中多梦，手抖不能写字，眼底静脉变粗，血压 100/58mmHg。情绪急躁，发烦，喜肃静恶闻人声。1961 年患肝炎，肝脾疼痛，全身散在出血点，手足虚肿。脉虚而弦，舌质淡，舌边光，苔少。

诊断： 蛛网膜炎，头痛。

辨证： 厥阴头痛。

治法： 平调寒热，缓解止痛。

处方： 乃处旋代乌梅汤、芍药甘草场合方，加藁本作为引经之用。旋覆花 9 g，代赭石（先煎）9 g，乌梅 15 g，黄柏 3 g，黄连 1.5 g，干姜 3 g，党参 3 g，桂枝 3 g，当归 3 g，细辛 1.5 g，附子（先煎）1.5 g，炒花椒 1.5 g，杭白芍 9 g，甘草 3 g，藁本 3 g。3 剂，隔日 1 剂。

二诊： 7 月 21 日。服药后头痛略减，其中有一天头不痛。精神仍感不振，嗜睡，后脑及顶部仍感不舒，全身无力，脉虚舌淡。从证候脉象及血压低方面考虑，在 7 月 7 日处方中，加补中益气汤：黄芪 15 g，白术 9 g，陈皮 6 g，升麻 1.2 g，柴胡 2.4 g。3 剂，隔日 1 剂。

三诊： 7 月 29 日。经服前方，头部未痛，精神亦稍好转。患者提出是否可以配成丸药，长期服用，慢慢除根。故将 7 月 7 日处方、7 月 21 日加味各药增加 5 倍，配制蜜丸，长期服用。处方：旋覆花 45 g，代赭石 45 g，乌梅 75 g，黄柏 15 g，黄连 7.5 g，干姜 15 g，党参 15 g，桂枝 15 g，当归 15 g，细辛 7.5 g，附子 7.5 g，炒花椒 7.5 g，黄芪 75 g，白术 45 g，陈皮 30 g，升麻 6 g，柴胡 12 g。

共研细面，装大菜碗内，放蒸笼上蒸 2～3 个小时。炼蜜为丸，每丸重 9 g，每服 1 丸，每日 2 次。

【评析】　按经络部位，头病如裂，眩晕如坐车船，左身麻木不仁，视力重大变化，嗜睡多梦，尤其头顶部突出疼痛，属于厥阴肝经头痛。方以乌梅汤为主，乌梅汤是肝经疾患的主方，凡肝经病证，多可用之。配以旋代，对头痛呕吐，具有和肝胃降逆气的作用。盖头痛问题，关系到清气上升、浊气下降，旋代配合乌梅汤大有这种作用。芍药甘草汤，酸甘化阴，治血虚挟热，血得补则筋有所养，故此方擅于解除挛急。头痛如裂，因血虚筋失濡养，发生挛急可知。藁本辛温，药力雄猛。主治太阳经头风，能上至巅顶，故用其所长，以为引经直达病所之药，但用量不宜大。二诊加入补中益气汤，此方是主治阳气下陷的名方。患者血压低，眩晕欲倒等一系列证候，均与阳气下陷有关。加入此药后，果真一周头部未痛，精神好转；可见从整体考虑问题是重要的。

《刘星元临证集》

中风后肢痛

中风一证较为多见，因病急骤暴变，见症多端，如自然界风性善行而数变之势，而且临床常以突然昏倒，不省人事，或口眼㖞斜，语言不利，半身不遂为主证，所以古人命名"中风"，它概括了现代医学中的脑血管意外疾患。中医学在汉唐以前，病因多以"内虚邪中"立论，认为由外风乘虚而入所致；至宋元时代乃识为内因，刘河间主张"心火暴盛"，李东垣认为"正气自虚"，朱丹溪认为由"湿痰生热"引起，至明代张景岳，则提出风证大多是外感风邪，他认为中风证"非风一证，即时人所谓中风证也，此证多见卒倒，卒倒多由昏愦，本皆内伤积损颓败而然，原非外感风寒所致，而古今相传，咸以中风名之，其误甚矣"。由此可见，历代医家通过观察，对本病有了相当清楚的认识。清代张伯龙据《素问·调经论》"血之与气，并走于上，则为大厥，厥则暴死，气复反则生，不反则死"一节，参考现代医学神经学说认为，"凡卒倒昏瞀，痰气上壅之中风，皆由肝火自旺，化风煽动，激其气血，并走于上，直冲犯脑，震扰神经，而为昏不识人，㖞斜倾跌，肢体不遂，言语不清诸症，皆脑神经失其功用之病。"

中风后由于血脉不通，经气不利，气与血不得濡筋骨、利关节，则可能导致身体各个部位的疼痛，以四肢多见。现代医学认为，中风肢体疼痛发病机制为血液循环不足及运动减少致关节囊、韧带、肌肉和肌腱挛缩，锻炼不当引起创伤、扭伤及末梢神经损害等。

🍅 例1　肖伟治中风后肩背痛案

权某，男，56岁。

初诊日期： 2019年10月8日。

主诉： 右侧肢体活动不利4个月，加重伴右肩痛1个月。

病史： 患者4个月前行走时感右侧肢体无力，行走不稳，有头晕，无头痛，无恶心、呕吐及意识障碍。行颅脑MRI示多发腔隙性脑梗死，脑干梗死亚急性期。西医诊断为脑梗死。中医诊断为脑卒中。予抗血小板聚集、清除氧自由基、改善循环及对症处理治疗后，患者症状好转，后出院。1个月前患者在无诱因下上述症状加重，伴有右肩部疼痛，疼痛难忍，为求进一步诊治，遂于我科门诊就诊。刻下症见：神情、精神一般，右肩部疼痛、无力，心悸、气短、头晕，纳眠差，大小便正常，四肢乏力，舌淡苔白，脉细弱。专科查体神情、精神可，对答切题，查体合作，理解力、定向力、记忆力正常。双瞳孔等大等圆，直径3 mm，对光反射灵敏，眼球运动正常，眼震（－）。右侧鼻唇沟浅，示口角左歪，伸舌右偏。左侧肌力、肌张力正常，右侧上肢肌力3+级，下肢肌力4级，脑膜刺激征（－）。

诊断： 中风后肩痛。

辨证： 气血虚痹。

治法： 益气养血。

处方： 黄芪15 g，桂枝12 g，芍药12 g，生姜25 g，川芎9 g，甘草10 g。每日1剂，水煎后早晚分服。针灸取穴：根据子午流注纳甲法按时开穴，辅以肩髃、臂臑、肩贞、阿是穴、肩髎。得气后留针30分钟，1次/天。

二诊： 2019 年 10 月 15 日。患者诉肩痛及头晕症状减轻，右侧上肢肌力 4 级，下肢肌力 4 级，继续治疗。

三诊： 2019 年 11 月 12 日。患者肩痛基本消失，无头晕、心悸，仍遗有轻微肢体功能障碍，嘱患者避风寒，慎起居，调畅情志，加强肢体锻炼。

【评析】 本案患者系中年男性，平素多重体力劳动，以致损伤肢体筋脉，今中风病后体虚，气血虚弱，腠理不密，以致风寒湿邪入侵肢体经脉，伤及气血阴阳，损伤正气。治疗以黄芪桂枝五物汤加减。黄芪为君，补气卫表，臣药为桂枝、芍药，桂枝与黄芪相配伍，温补阳气，调血通经，桂枝得黄芪益气振阳，护卫卫气，黄芪得桂枝，固表驱邪。芍药滋养营血，通血除痹，与桂枝合用，调营卫而和表里。生姜辛温，助桂枝疏风解表；甘草和中缓急，调诸药以为佐使。针灸取穴以子午流注取穴为主穴，配合肩部常规取穴。

[1] 余瑞，肖伟，王慧慧. 肖伟治疗卒中后肩痛经验总结 [J]. 中医药临床杂志，2020，32（11）：2092-2095.

脊髓空洞症

脊髓空洞症是一种慢性、进行性的脊髓病变，以脊髓内空洞形成、脊髓积水及胶质细胞增生为主要病理学特征表现，临床表现因其病变部位及影响范围的不同而异，多为进行性、阶段性、分离性的疼痛、温度觉丧失，肌肉无力、萎缩及皮肤营养障碍，触觉及深感觉保存等。美国神经疾病和中风研究所将本病大致分为伴随 Chiari 畸形的脊髓空洞和不伴随 Chiari 畸形的脊髓空洞两类，后者常由创伤、脑出血、脑膜炎、肿瘤或者蛛网膜炎等原因引起。

本病以肌肤麻木，不知温痛，肌肉萎缩无力为主要临床表现，中医辨证可归属"痿证""痹证""血痹""虚劳"等范畴。颈部脊髓经由督脉循行，督脉、任脉前后相连，督脉阳气虚衰，任脉阴血不足，外应四肢、肌肉，与肝、脾、肾三脏密切相关，临床可见一派阳虚气弱、阴虚血亏之象。

例1　王梅康治脊髓空洞症案

患者，男，32岁。

初诊日期： 2004年11月2日。

病史： 患者于5年前无明显诱因发现右下肢无力，伴右侧胸腹背部痛觉、温觉减退，劳累后加重，无明显肢体麻木、头痛头晕及恶心等不适，活动时无明显受限，休息后有所缓解。在我院神经外科磁共振检查示：脊髓空洞症，经西医治疗未见明显好转。入院时，一般情况好，神清语利，跛行步态，步入病房，心肺腹未见明显异常，双手大小鱼际及指间肌无萎缩，活动自如，右侧躯体自乳头平面至右腹股沟及右后背部相同平面皮肤痛温觉减退，左下肢痛温觉减退，右下肢肌力Ⅳ级，四肢张力正常，右下肢膝、腱反射亢进，余肢肌力、感觉及反射均正常，双侧巴宾斯基征可疑阳性。舌淡苔白，脉弱无力。

诊断： 脊髓空洞症。

辨证： 肾精亏虚，髓海失养。

治法： 滋阴清热，补益肝肾。

处方： 黄柏15 g，砂仁（后下）6 g，天冬6 g，生、熟地黄各15 g，党参15 g，木瓜15 g，川牛膝15 g，桑寄生15 g，杜仲15 g，僵蚕12 g，法半夏15 g，甘草6 g，龟甲（先煎）15 g，锁阳12 g，白芍9 g。水煎服，每日1剂，分2次服，针灸、推拿每日1次，治疗2周后诸症明显好转，1个月后自觉症状消失，四肢有力，带药出院。

【评析】 脊髓空洞症的中医治疗首重辩病与辨证相结合。《黄帝内经》曰："谨守病机，各司其属，有者求之，无者求之。"识其机要，方能效如桴鼓。脊髓空洞症之病因病机与肝、脾、肾三脏关系密切。肝肾不足，髓海空虚，筋骨失养，脾虚源乏，生化无主，后天失调属病之本；气不畅达，血不盈脉，瘀血内停，痰瘀胶结，经络阻隔，气血失和为病之标。治疗宜急则治其标，以行气活血、化瘀通络为主；缓宜治本，以益肾填精、养肝健中为主，或标本兼顾。投药之际，辨证为本，因人制宜，临证化裁，孰轻孰重，随机应变，以求确实疗效。

[1] 王梅康. 从中医论治脊髓空洞症 [J]. 中医研究，2005（10）：57-58.

第五章
泌尿系统

下尿路感染

　　下尿路感染包括尿道炎与膀胱炎，是由细菌感染而引起的疾病。两者常同时发病，也可单独发病，西医将本病分为急性与慢性两类。

　　尿道炎临床症状为尿急，尿痛，排尿不畅，不发热。膀胱炎急性期发病突然，有尿痛、尿急、尿频，可有终末血尿，以女性最为多见；慢性期其痛势不剧，症状与急性期相同。疼痛特点：排尿时尿道灼痛、涩痛或刺痛和下腹部、耻骨上部钝痛等，重者可放射至两股及会阴。一般排尿开始即痛者，病变在尿道，排尿终末时痛者，病变在膀胱。查体下腹部、耻骨上部、会阴及尿道区可有压痛，少数人尿道口有轻度红肿。尿镜检有较多白细胞和脓细胞，红细胞可增加；尿细菌培养，菌落计数 $\geqslant 10^5/mL$。

　　下尿路感染治疗要点是抗菌治疗、病因治疗，急性期用药必须足量，以免转为慢性或转生他变。

　　中医称本病为"淋证"，中医辨证可分为以下5型。①膀胱湿热：小便涩痛灼热尿频，尿急，滴沥短涩，尿色黄赤浑浊，伴小腹拘急胀痛；或见口苦心烦，脘腹满闷，大便不爽，舌红，苔黄腻，脉濡数或滑数。②小肠实热：小便热涩刺痛，尿频，尿急，小便短少，尿血或色黄赤，心烦不寐，口舌糜烂，口渴，便秘，舌尖红赤，苔黄，脉滑数。③肝经郁热；小便短涩，涓滴难下，伴有小腹胀痛难忍，胸闷胁胀，急躁易怒，面红目赤，口干苦，舌质红，苔薄黄，脉弦数。④肝肾阴虚：小便频数短涩，灼热刺痛，淋沥不爽，尿黄或带血，时轻时重，反复发作，口干咽燥，手足心热，心烦失眠，头晕耳鸣，腰膝酸软，舌质红少苔，脉细数。⑤肝肾阴虚：小便频数，淋沥不已，尿液浑浊，伴小腹坠胀，腰酸膝软，头晕心悸，神疲气短，肢冷畏寒，纳呆便溏，卧则稍减，遇劳则重，舌质淡胖，边有齿痕，苔白润，脉细弱。治疗以清利湿热通淋，或攻补兼施为主。

🍅 例1 张炳厚治膀胱炎尿痛案

患者，女，35岁。

初诊日期：2016年3月10日。

主诉：尿频、尿急、尿痛2年余。

病史：患者2年前劳累憋尿后，出现尿频、尿痛，腹部B超示：膀胱壁毛糙，膀胱镜：间质性膀胱炎；尿培养：大肠埃希菌（＋）。曾予多次膀胱灌洗治疗，效果不显。刻下症见：尿频，20～30次/天，尿急、尿痛、外阴痛、尿道口痛，疼痛甚剧，夜尿频数，右腰酸痛，口干夜甚，手足心热。痛经，月经量少、色黯，有血块，大便黏滞，3～4次/天，肛门灼热。近5年霉菌性阴道炎反复发作。查体：下腹部压痛，无反跳痛，双肾区无叩痛，各输尿管点无压痛。舌黯，苔黄，前少根厚，脉沉细数。辅助检查：尿常规示尿蛋白1.0 g/L，白细胞30～45/HP，B超示膀胱残余尿109 mL，膀胱壁黏膜粗糙。

诊断：间质性膀胱炎，霉菌性阴道炎。

辨证：肝肾阴虚，下焦湿热，兼血瘀。

治法：滋补肝肾，清利下焦，佐以活血化瘀。

处方：生地黄12 g，熟地黄20 g，龟甲（先煎）20 g，黄柏12 g，玄参15 g，山茱萸30 g，益母草15 g，泽兰10 g，滑石块（先煎）30 g，萹蓄20 g，瞿麦20 g，石韦30 g，蒲公英15 g，泽泻15 g，黄连12 g，甘草15 g。7剂，每日1剂，水煎，分2次服。

二诊：2016年3月17日。尿频、尿急、尿痛减轻，20～30次/天，夜尿减为4～5次，外阴痛及口干减轻，腰酸痛减轻，仍尿不尽、尿痛，末段疼痛，大便1～2次/天。月经量少，无痛经。舌黯苔薄黄，脉弦细。前方加阿胶珠15 g，莲子 40 g。7 剂，煎服法同前。

三诊： 2016 年 5 月 19 日。服药后尿频、尿急、尿痛、尿道口痛减轻，口干缓解，夜尿 4～5 次，尿量少，排尿费力，有尿不尽，外阴瘙痒，白带多，右侧酸痛，月经后期 1 周，有血块，量少，经来时有腰坠胀感，药后腹泻。膀胱残余尿 59 mL，尿常规转阴。苔薄白，脉弦细滑。上方去阿胶珠加金荞麦 20 g，柴胡 15 g，琥珀粉（冲服）6 g。14 剂，诸症改善，间断门诊抄方。

【评析】 劳淋核心病因病机是正虚邪伏，虚是发病基础，湿热是发病因素，毒瘀是病理产物，可以互化。清补地龟汤是张炳厚教授为清补法创制的代表方，为大补阴丸化裁，张教授指出"顺其性即为补，补其正即为顺"，肾者喜润，脏以藏为补，方中熟地黄补血养阴、填精益髓，为补肾阴之要药；肾之精血受戕，当以血肉充养，配伍龟甲为阴中之至阴，潜通奇脉，以骨补骨，以精补精，滋阴益肾、伏藏相火；枸杞子甘平，滋补肝肾、益精明目；以上诸药皆入肝、肾经；配伍导火汤之玄参、生地黄加强壮水制火之功；以知母之润配黄柏之燥，苦坚肾，寒清热，以熟地黄之滋、龟甲之润，配伍知柏之清泻，非阴中之火不可用；以车前子、泽泻导火下行，清利膀胱，使湿热从小便而去；诸药合用，攻补兼施，辅以当归为血病之要药，补血活血，寓通于补。全方固本清源，坚阴不滋腻、利湿不伤阴。

[1] 孟元，王雨，王悦芬，等.张炳厚分期辨治劳淋经验 [J].北京中医药，2021，40（6）：600-603，606.

🍅 例 2 余承惠治难治性尿路感染尿痛案

史某，女，59 岁.

初诊日期： 2016 年 6 月 1 日。

主诉： 反复尿路感染 10 年。

病史： 2016 年 3 月再发，先后至当地及上海某医院住院，予抗生素治疗效果不显后，因无药可用出院，曾服中药治疗，仍未治愈。2016 年 6 月 1 号至余老门诊求治，刻下症见：尿频、尿不尽、小便灼热刺痛，少腹胀痛，阴道干涩等。尿常规：白细胞（+++），亚硝酸盐（+），红细胞计数 255/μL，白细胞 5794/μL，细菌 724/μL。舌黯红，苔黄腻，脉细滑。

诊断：下尿路感染。

辨证：湿热蕴结膀胱。

治法：清热利湿，通淋行气，活血止痛。

处方：知母 10 g，黄柏 10 g，石韦 15 g，苍术、白术各 10 g，茯苓 15 g，乌药 10 g，苏木 10 g，蒲公英 15 g，王不留行 15 g，萹蓄 15 g，地锦草 15 g，墨旱莲 15 g，炒柴胡 10 g，川厚朴 3 g，佩兰 10 g，干姜 3 g，炙甘草 3 g，白花蛇舌草 30 g，土茯苓 30 g。7 剂，水煎服配合外洗，每日 1 剂。嘱患者清淡饮食，多饮水，勤换内裤勤排尿。

二诊：2016 年 6 月 8 日。患者尿不尽、尿频明显缓解，仍有小便刺痛、小腹胀痛。舌脉同前。尿常规：白细胞（++），亚硝酸盐（+），红细胞数 56/μL，白细胞 167/μL，细菌 78/μL。遂加重清利湿热药物，加用瞿麦 15 g，马齿苋 15 g，炙甘草加量至 5 g，配合延胡索 10 g，加强缓急止痛，加用桔梗 10 g，鸡血藤 15 g，共 14 剂。

三诊：2016 年 6 月 22 日。患者无明显尿频、尿不尽，排尿无刺痛，但仍有不爽，小腹有坠胀感，舌黯红，苔薄黄微腻，脉细滑。湿热渐去，正气不足，加用黄芪 15 g，太子参 12 g，苍术、白术各 10 g，炙升麻 10 g，减瞿麦、马齿苋、蛇舌草、延胡索，共 14 剂。

四诊：2016 年 7 月 20 日。无明显排尿不适，小腹坠胀感减轻，复查尿常规转阴。

患者坚持服药近半年，期间未出现复发，末次复诊无明显不适，舌脉明显改善，多次复查尿常规阴性。

【评析】　对于难治性尿路感染，余承惠认为正气不足、湿热逗留是其反复发作、迁延难愈的关键，临床辨治当重虚实，祛邪扶正，分主次。本案为老年患者，病程较长，正气之亏更甚常人。治疗上，清利解毒贯穿全程，重视运用风药，以尽快减轻患者急苦为先，据舌脉与尿路症状表现，调整祛邪扶正之主次地位，配合外治法、重视饮食调护，以期达到快速改善症状、减少复发、治愈疾病的目的。

[2] 高银龙，吴艺青，陶静，等 . 余承惠教授诊治难治性尿路感染经验 [J]. 四川中医，2018，36（6）：10-12.

例3　徐嵩年治慢性尿路感染尿痛案

王某某，男，43 岁，机关干部。

初诊日期： 1979 年 7 月 21 日。

病史： 患者于今年 3 月初感腰酸和尿道麻木。尿常规：红细胞 0～2 个、白细胞 0～2 个，曾注射多种抗生素治疗，未能获效。刻下症见：小便频数，排尿刺痛，溺后余沥，睾丸隐痛，腰酸，头晕耳鸣，寐差，口干不欲饮，大便干结，舌红苔腻，脉细滑。盖因肾虚湿热下注，膀胱气不宣行。诊断为热淋，治以滋肾清热，通利膀胱。经诊治 2 月余，复查白细胞 +，症状明显好转，但症情常因劳累反复发作，发病时排尿不畅、溺后余沥、睾丸作胀、少腹灼热、口臭恶心、舌红、脉细弦，前列腺液白细胞（+++）。

诊断： 下尿路感染。

辨证： 肝肾不足，气滞血瘀。

治法： 清利行瘀治实，调养肝肾治虚；发病时治实，缓解时补虚。

处方： 党参 12 g，白薇 15 g，蒲公英 30 g，炮山甲 9 g，王不留行 15 g，天花粉 15 g，龙葵 15 g，芙蓉叶 30 g，鹿茸草 30 g，牡丹皮 9 g，海金沙草 30 g，滋肾通关丸（包煎）12 g。上方经调治 4 月余复查前列腺液 3 次，白细胞由 +++ 渐减至 10 只左右，病情稳定。

【评析】　慢性尿路感染，常因劳累而反复发作，不易根治，故属劳淋。劳淋应属虚症，但在发病期间，由于前列腺炎变、瘀积，若施以滋养肝肾补虚，则不能取得较好效果，所以应按热淋施治。补虚治法只宜施于症情缓解之后，故本案处方是从祛邪治实着手，在清热通利之中加用炮山甲、王不留行、天花粉、鹿茸草等活血、行瘀、散结之品。在本方加减法中，也曾采用猫爪草消炎散结，对前列腺炎变、瘀积，亦能取得消散效果。本案善后调理用六味地黄丸合滋肾通关丸滋养肝肾，清利下焦。

[3] 葛文姝，吕振雷，向玲，等 . 徐嵩年教授治疗慢性尿路感染经验举隅 [J]. 中国中医药现代远程教育，2018，16（23）：68-69.

例 4　熊继柏治疗下尿路感染尿痛案

患者，女，34 岁。

主诉：尿频、尿急、尿痛 10 天。

刻下症见：尿频，尿急，尿痛，尿热，尿色黄赤，口苦，心烦，目中赤缕。舌红，苔黄腻，脉数。

诊断：急性膀胱炎。

辨证：湿热下注。

治法：清火利湿，通淋止痛。

处方：龙胆草 6 g，栀子 10 g，黄芩 15 g，柴胡 10 g，生地黄 15 g，车前子（包煎）10 g，泽泻 10 g，木通 5 g，当归 10 g，甘草 10 g，黄柏 10 g。10 剂，水煎服。药后诸症悉减，原方再进 15 剂，其病痊愈。

【评析】　此淋证初起，湿热客于下焦，膀胱气化不利，故见尿频、尿急、尿痛、尿灼热，舌苔黄腻。而脉数、口苦、心烦、目中赤缕为肝经火旺之象。为龙胆泻肝汤之证。

[4] 邹晓玲，刘朝圣，李点，等 . 熊继柏教授辨治淋证经验 [J]. 中华中医药杂志，2015，30（4）：1151-1153.

肾盂肾炎

肾盂肾炎是一种以腰痛、肾区叩击痛和尿频、尿急、尿痛、发热为主要特征的疾病。可发生于男女各种年龄，以育龄妇女最为多见。西医将本病分为急性或慢性两大类。急性肾盂肾炎常见腰部钝痛或酸痛、肾区叩痛，伴有尿频、尿急、尿痛、发热，体温多在 38 ～ 39℃，呈弛张热。白细胞升高，有典型的脓尿，出现颗粒或白细胞管型，尿液菌落计数 >10⁵/mL。慢性肾盂肾炎多数有急性肾盂肾炎史，腰酸痛，不规则低热，轻度尿频，小便浑浊。

急性肾盂肾炎的治疗要点是抗感染，使用足量抗生素，尽快控制病情，以免转为慢性，慢性者易产生耐药性。

本病相当于中医学的"淋证""腰痛"，治疗上以实则清利，虚则补益为主。中医辨证分为以下 4 型。①湿热蕴结：腹部、少腹拘急胀痛，伴小便短数，灼热刺痛，尿色黄赤，或见寒热往来、口苦、恶心、呕吐、便秘，舌质红，苔黄腻，脉濡数。治宜清热利湿通淋。②热盛伤络：腰痛拒按，伴小便热涩刺痛，尿色深红，或挟血块，疼痛满急，或见寒热往来、口苦、心烦、呕恶、便秘，舌质红，苔黄腻，脉滑数。治宜清热通淋，凉血止血。③肝郁气滞：腰痛，少腹满痛，伴小便涩滞，淋沥不畅，或见呕恶，大便时干，苔薄白，脉沉弦。治宜疏肝理气，通导下焦。④脾肾两虚：腰酸隐痛，小便不甚赤涩，淋沥不已，时作时止，遇劳即发，或见神疲乏力，纳呆，舌质淡，脉虚弱。治宜健脾益肾。

🍅 例 1　李顺民治肾盂肾炎腰痛案

患者，女，49 岁。

初诊日期： 2013 年 7 月 24 日。

病史： 患者 2007 年 6 月曾出现腰痛、尿频、尿急、尿痛、发热，外院查尿白细胞 500，白细胞 215/μL，诊断为急性肾盂肾炎，外院给予静脉滴注抗生素治疗后症状改善，但此后腰痛、尿频、尿急时作，给予抗生素治疗症状可减轻。刻下症见：自觉疲劳乏力，腰酸痛，身困重，懒动，出汗较多、黏，怕风，易长湿疹，痒，尿频，尿少，尿黄，小便不利，大便 2 ～ 3 日 1 次，质黏，纳差，多梦，舌淡红，苔黄腻，根厚有裂纹，脉细。

诊断： 慢性肾盂肾炎。

辨证： 脾肾两虚，湿热下注。

治法： 益气养阴，清利湿热。

处方： 黄芪 30 g，生地黄 20 g，土茯苓 20 g，盐车前子（包煎）30 g，麦冬 20 g，

凤尾草 20 g, 川牛膝 20 g, 蝉蜕 10 g, 白茅根 20 g, 甘草 5 g, 白术 10 g, 防风 10 g, 麦芽 20 g, 薏苡仁 30 g。7 剂, 每日 1 剂, 水煎, 分 2 次服。

二诊: 疲劳、腰痛、怕风改善, 仍尿频, 尿少, 口干, 腰酸, 大便每日 1 次, 质黏, 苔薄黄腻, 脉细。复查尿常规正常。原方去防风, 加白花蛇舌草 15 g、盐杜仲 10 g、淡竹叶 10 g。7 剂, 煎服方法同前。

三诊: 腰酸, 无尿频、尿急, 纳眠可, 大便每日 1 次, 便软, 苔薄白腻, 脉细。复查尿常规正常。前方去白花蛇舌草、淡竹叶。7 剂, 煎服方法同前。

【评析】 此案患者病程较长, 反复发作, 自觉疲劳乏力、腰酸痛、身困重、怕风、懒动、纳差, 具有典型的脾肾气虚表现, 同时合并尿少、多梦、脉细等阴虚见证, 故李顺民主张从脾论治, 以黄芪、白术、薏苡仁、甘草健脾益气, 同时兼顾养阴、清热利湿, 共奏扶正祛邪之功。

[1] 杨曙东, 何日明, 祁爱蓉, 等. 李顺民教授治疗慢性肾盂肾炎的经验 [J]. 世界中医药, 2015, 10 (9): 1372-1373.

🍅 例2 曹田梅治肾盂肾炎案

张某, 女, 52 岁。

初诊日期: 2006 年 12 月 27 日。

病史: 患者有 Ⅱ 型糖尿病病史 10 年。肾功能不全 (失代偿期) 病史 1 年。长期尿蛋白 (+++), 潜血 (+)。糖尿病眼底病变及周围神经病变均已出现。反复出现尿频、尿急, 多次住院检查发现肾盂、肾盏变形, 确诊为慢性肾盂肾炎。近 10 天感排尿不适, 口中灼热, 排尿有灼热感。无发热, 无腰痛, 无尿痛、尿急, 有时排尿后尿道口灼热涩痛。舌淡苔白腻, 脉沉弱。血糖血压控制良好。尿常规示白细胞 (+++), 尿蛋白 (+++), 潜血 (++), 镜检白细胞 (++ / HP)。

诊断: 慢性肾盂肾炎。

辨证: 肾阴亏虚, 湿热下注。

治法: 养阴清热利湿。

处方: 猪苓 30 g, 茯苓 30 g, 滑石 30 g, 泽泻 20 g, 阿胶 (烊化兑服) 20 g,

牛膝 30 g，乳香 3 g，萆薢 20 g，石韦 30 g。7 剂，每日 1 剂，水煎，分 2 次服。

二诊： 自诉服药 7 剂后明显好转，因未挂上号，自取原方服 4 剂，共服 11 剂。现症状缓解，口中仍灼热，发黏，小便有灼热感。自服金银花菊花水后，尿灼热、口黏好转，下午双下肢有轻度水肿。舌淡苔白，脉沉弱。今日尿常规示蛋白（+++），潜血（+），白细胞（-）。辨证：湿热已清，以肾阴亏虚为主。治宜补肾养阴，少佐温阳。方用六味地黄丸合左归丸加减，药用黄芪 30 g，太子参 20 g，山茱萸 30 g，泽泻 15 g，生地黄 15 g，牡丹皮 15 g，山药 15 g，补骨脂 15 g，菟丝子 15 g，淫羊藿 15 g，枸杞子 15 g，熟地黄 90 g，五味子 6 g，茯苓 15 g，巴戟天 15 g，天冬 30 g，麦冬 30 g。本方共服 20 剂。

三诊： 复查尿常规，尿蛋白（++），潜血（+），白细胞（-），口中已无灼热感、黏腻感，小便无灼热感，双下肢水肿消退。未再开药，嘱患者注意休息，勿劳累，控制饮食，控制血糖。随访 1 年，无排尿不适感，多次复查尿常规，白细胞阴性。

【评析】 此例初诊为劳淋之肾阴亏虚，湿热下注，阴虚则虚火上炎，故口中灼热；湿热下注膀胱，则排尿灼热。对于此型患者，曹田梅习用猪苓汤，以清热育阴利湿。劳淋发作时须清利为主，故又配伍可分清别浊、祛风除湿之萆薢，利水通淋之石韦，牛膝引药下行，直达膀胱。更妙在乳香一味，辛香走窜，味苦通泄，既入血分，又入气分，能行血中气滞，内能宣通脏腑气滞，外能透达经络，利于膀胱气化功能的恢复，又有减轻血尿作用，用量虽少，却为本方点睛之笔。

[2] 张李兴，曹田梅.曹田梅教授治疗慢性肾盂肾炎经验 [J].实用中医内科杂志，2011，25（6）：3-5.

🍅 例 3　童安荣治肾盂肾炎案

宫某，女，45 岁。

就诊日期： 2017 年 9 月 16 日。

主诉： 尿频、尿急反复发作，伴腰酸 3 年余，再发加重 1 周。

病史： 患者于 3 年前罹患急性肾盂肾炎，未能尽愈，后病情时有起伏，尿频、尿急，有时伴有小便滴沥刺痛，尿道灼痛，每于劳累、感冒后加重，自行口服抗感染药（具体不详）后症状可缓解，未予重视，已逾 3 年。1 周前患者劳累后感上述症状较前明显加重，尿频、尿急、尿痛，每天数十行，伴腰酸困，直不堪忍，遂来就诊。查体：左肾叩击痛（＋），左侧输尿管走行区压痛（＋），双下肢无水肿，舌质红，苔黄腻，脉滑数。尿常规示：白细胞（＋），尿蛋白（－），隐血（＋＋），上皮细胞 37 个 /μL。镜检：白细胞 12 ～ 25 个 /HP。

诊断：急性肾盂肾炎。

辨证：湿热下注。

治法：清利湿热。

处方：柴胡 12 g，炒黄芩 15 g，黄柏 15 g，香附 15 g，姜半夏 15 g，炒山药 20 g，萹蓄 5 g，瞿麦 15 g，车前草 15 g，石韦 10 g，猪苓 15 g，滑石 10 g，白花蛇舌草 30 g，女贞子 15 g，墨旱莲 15 g，白茅根 15 g，炒神曲 10 g。5 剂，每天 1 剂，水煎 400 mL，早晚分服。患者感疗效尚可，自行续服 5 剂。

二诊：食欲增进，精神好转，偶有小便淋沥，腰酸困，口干苦，手足心热。舌质红，苔薄，脉沉细。尿常规示：白细胞（＋－），尿蛋白（－），隐血（＋）；镜检：白细胞 7 ～ 9 个 /HP。辨证属劳淋缓解期，为脾肾亏虚兼有湿热，治以补肾健脾，兼以清利湿热为法。故原方去黄柏、香附、萹蓄、车前草、猪苓、滑石、白花蛇舌草、女贞子、墨旱莲，加党参 15 g、泽泻 15 g、熟地黄 15 g、山茱萸 15 g、枳壳 15 g、当归 20 g，继服 5 剂，服法同前。

三诊：小便淋沥不尽症状消失，腰困、乏力明显减轻，近期无手足心热，食欲增进，大便偏干。舌质淡，苔薄，脉沉细。尿常规示：白细胞（－），尿蛋白（－），隐血（－）。二诊方基础上加黄芪 15 g，熟地黄改为生地黄继服 5 剂，以增强补气益肾之功效，增强体质，巩固疗效。嘱患者多饮水，清淡饮食。保持外阴清洁，避免憋尿，预防复发，定期复查尿常规。随访至今未复发。

【评析】 本案患者初诊时为急性发作期，以湿热下注为主，治以清热利湿之法。方中柴胡、黄芩、黄柏、姜半夏、炒山药疏肝健脾、清利湿热；萹蓄、瞿麦、车前草、石韦、猪苓、滑石、白花蛇舌草共奏清热解毒、利湿通淋之效；因患者尿中隐血，故加以白茅根、女贞子、墨旱莲清热止血；舌苔黄腻以炒神曲健脾消食。二诊时，童安荣认为湿热之邪十去八九，辨证属劳淋缓解期。患者腰酸困、口干苦、手足心热之症乃淋证日久，湿热之邪耗伤阴津所致，辨证为脾肾亏虚兼有湿热，治法当以标本兼治为原则，以补肾健脾，兼以清利湿热为法。

[3] 许晴阳，童安荣. 童安荣治疗慢性肾盂肾炎经验 [J]. 湖南中医杂志，2019，35（4）：26-27.

🍅 例4 赵玉庸治肾盂肾炎尿痛案

王某，女，60岁。

初诊日期： 2009年10月6日。

病史： 患者半年前尿频、尿急、尿痛，尿常规检查：白细胞（+++），诊断为慢性肾盂肾炎，予抗生素治疗后症状减轻。之后反复发作，时轻时重。刻下症见：腰痛，小腹拘急，尿频、尿急、尿痛，大便干，隔天1行，舌红苔黄腻，脉弦滑。尿常规检查：白细胞（+++），上皮细胞（++）。

诊断： 慢性肾盂肾炎。

辨证： 湿热内蕴。

治法： 清热化湿。

处方： 土茯苓30 g，苍术、黄柏、虎杖、枳壳各10 g，炒薏苡仁13 g，怀牛膝12 g，石韦、蒲公英、白花蛇舌草、马齿苋、冬葵子、土贝母、泽兰各15 g，沉香6 g。7剂，每天1剂，水煎服。

二诊： 腹痛减轻，仍有腰痛，尿道不适，排尿后小腹不适，食欲好转，大便偏干，每日1次，舌红苔薄白，脉弦细滑。药初见效，仍守原法，守方去泽兰，加柴胡10 g，桑寄生20 g，续断12 g。14剂，如前法煎服。

三诊： 腹痛减轻，腰痛、尿道不适消失，舌红苔薄白，脉弦细滑。尿常规复查：阴性。药已中的，守法守方巩固疗效。处方：土茯苓20 g，苍术、黄柏、柴胡、枳壳各10 g，沉香6 g，炒薏苡仁30 g，怀牛膝12 g，石韦、蒲公英、马齿苋、白花蛇舌草、虎杖、冬葵子、土贝母各15 g。14剂，如前法煎服。

【评析】 淋证以小便频数短涩、淋沥刺痛、小腹拘急引痛为特征，其病机如巢元方《诸病源候论》所说："由肾虚而膀胱热故也"，故肾虚为本，膀胱湿热为标的病机认识成为临床治疗的主要依据，八正散为主方。赵玉庸通过对患者的症状、体征分析，同时考虑年龄因素，认为年轻体壮患者主要表现为邪气盛，本身正气尚足，可用八正散清利湿热，邪去则正安；而对于年老体虚、或反复发作者，八正散虽能祛邪，但亦伤正，邪去正伤，复而感邪，故反复发作不已。治疗须遵循巢元方所论述的病机，祛邪扶正并用，故具有清利下焦湿热并有补肾作用的四妙散更为合拍。方中黄柏清热祛湿，苍术健脾祛湿，薏苡仁健脾渗湿，牛膝补肾壮腰。本方原治湿热痹证，根据其补脾肾且清湿热的作用机制，赵玉庸用于老年人及反复发作淋证的治疗，以补脾益肾为本，辅以清利湿热，方用四妙散并加入清热解毒之品，有较为理想的临床效果，不仅患者的临床症状得以控制，复发率明显减少。具体应用时，常加虎杖、枳壳、冬葵子、土贝母利水通淋、散结消癥、通利大便；沉香理气止腹痛；泽兰活血利水治疗腰痛；柴胡引诸药归经；续断、桑寄生补肝肾强腰膝，共同加强疗效。

[4] 王笋，王聪慧，王香婷，等.赵玉庸教授治疗慢性肾盂肾炎验案3则[J].新中医，2010，42（12）：157-158.

肾及输尿管结石

肾与输尿管结石是最常见的泌尿外科疾病之一。由于尿盐晶体较易随尿液排入膀胱，故原发性输尿管结石极少见。临床多见于青壮年，20～50岁发病率最高，男女比例为3：1，家庭患病率比普通人群高3倍。结石能引起尿路梗阻，导致近端尿路扩张积水，严重时可使肾功能逐渐丧失。其临床症状是间歇性腰部或腹部绞痛，伴有血尿。疼痛多于剧烈活动后发作。疼痛多呈阵发性或间歇性，其痛多始于腰部，并放射至下腹部、外阴及大腿内侧，绞痛发作时常面色苍白，大汗淋漓。查体患侧肾区或输尿管区可有压痛或叩击痛。95%以上结石可在腹部平片上显影。B超、CT检查，对确诊本病也有重要的临床意义。西医治疗主要是以体外冲击碎石或手术治疗为主。

本病相当于中医学的"石淋""砂淋""血淋"。中医辨证分为以下3型。①下焦湿热：腰腹胀痛，尿频急迫，伴淋沥涩痛，尿色黄赤带血，或见尿中夹有砂石，小便刺痛难忍，或伴腰痛如绞，牵引少腹，连及外阴，舌红，苔黄腻，脉滑数或弦数。治宜清热通淋排石。②脾肾亏虚：腰酸痛如绞，痛引腹部及外阴，伴有下肢酸软，纳呆，少气乏力，头晕，耳鸣，面色不华，尿频，舌质淡胖，苔薄白，脉沉细无力。或见五心烦热，盗汗，舌红，脉细数。或见畏寒喜暖，自汗，舌质淡胖，脉沉迟。治宜健脾补肾，利尿排石。③气滞血瘀：平素腰痛不著，但发作时腰痛如针刺刀割，痛引腹部、外阴；或尿中夹有血块，舌质紫黯或有瘀斑，脉弦紧或细涩。治宜行气化瘀，通淋排石为主。

🍅 例1 张建伟治输尿管结石腰痛案

南某，男，28岁。

初诊日期：2017年3月20日。

主诉：右侧腰痛、小便涩痛半年，加重伴尿血3天。

病史：患者平素从事体力劳动，嗜食辛辣刺激之物，有抽烟、饮酒不良嗜好，右侧腰部时有疼痛，小便涩痛，未予重视。3天前劳累后出现腰痛加重，小便涩痛，尿色发红，遂来就诊。症见右侧腰痛，小便短赤尿道刺痛，遗精，性功能下降，肢体困倦，口苦，大便正常，舌红，苔黄腻，脉数。查体：肾区叩击痛（＋）。尿常规：白细胞（＋＋），红细胞（＋＋＋）。泌尿系彩超示：右侧输尿管上段扩张，距肾门约80 cm处可见大小为14 mm×7 mm的强回声。

诊断：输尿管结石。

辨证：湿热下注。

治法：清热利湿，排石通淋。

处方：海金沙（包煎）30 g，金钱草30 g，鸡内金30 g，冬葵子15 g，石韦15 g，瞿麦15 g，通草15 g，滑石10 g，白茅根30 g，小蓟15 g，当归12 g，赤芍12 g，柴胡10 g，甘草6 g。7剂，水煎服，每日1剂。嘱患者多饮水，清淡饮食，可辅助爬楼梯、跳绳以加速砂石下行。

二诊: 2017 年 3 月 27 日。患者诉腰痛症状减轻,小便正常无血尿,复查泌尿系彩超示结石消失。患者遗精,性功能下降,刻下症见:心烦,腰膝酸软,口苦,舌红,苔黄腻,脉数。结合患者生活习惯,予以知柏地黄丸加减。处方:知母 10 g,黄柏 10 g,牡丹皮 12 g,山药 30 g,山茱萸 12 g,茯苓 30 g,泽泻 12 g,白术 12 g,薏苡仁 30 g,甘草 6 g。7 剂,水煎服,每日 1 剂。

三诊: 2017 年 4 月 3 日。患者诉遗精未作,诸症明显缓解,舌淡红,苔薄黄,脉弦,守二诊方继服 7 剂,以巩固治疗。后随诊 2 月,未复发。

【评析】 本案患者为青年男性,平素从事体力劳动,嗜食辛辣刺激之物,有抽烟、饮酒不良嗜好,久之湿热蕴结,下焦煎熬成石,以致此病,同时患者遗精,性功能下降,但急则治其标,患者目前腰痛剧烈,同时伴有血尿,故一诊以清热利湿、排石通淋为法,方用石韦散加减,方中海金沙、金钱草、鸡内金、冬葵子、石韦排石化石;瞿麦、通草、滑石清热利湿通淋;白茅根、小蓟祛湿热、凉血止血;当归活血止痛赤芍、柴胡活血散瘀止痛。二诊中患者腰痛症状减轻,小便正常,无血尿,复查泌尿系彩超示结石消失。患者遗精,性功能下降,刻下症见心烦,腰膝酸软,口苦,舌红,苔黄腻,脉数,中医诊断为湿热下注型遗精,方用知柏地黄丸加减,方中知母、黄柏、牡丹皮清热泻火滋阴,山茱萸为固精止遗之要药,与山药同用以滋水养阴;泽泻可泄肾经之虚火,尤用于下焦湿热症;茯苓、白术、薏苡仁三药同用,以防苦寒药伤及脾胃。

[1] 申小娜,邢靖晨,袁苗,等.张建伟教授治疗淋证经验总结 [J].中国民族民间医药,2017,26(20):78-79.

🍅 **例2 陈德宁治肾及输尿管结石腰痛案**

张某,男,50 岁。

初诊日期: 2011 年 12 月 8 日。

主诉: 间断性左侧腰部疼痛 1 年余。

病史: 曾在外院诊断为左输尿管下段结石,患者不愿手术治疗。诊见左侧腰部隐痛不适，呈阵发性，痛引少腹，小便淋沥涩痛，明显肉眼血尿，舌红，苔黄腻，脉弦数。查体：左侧输尿管行径压痛明显，左肾区叩击痛（＋），右输尿管行径无压痛，右肾区叩击痛（－）。辅助检查：尿常规示隐血（＋＋＋）红细胞2051个/μL，白细胞741个/μL；泌尿系B超示：左肾多发小结石，左输尿管下段结石约0.3 cm×0.5 cm，伴轻度扩张，右肾、右输尿管、膀胱未见异常；腹部泌尿系平片示左肾区散在大小不等的高密度影，左输尿管下段约平第4腰椎横突处有一约绿豆大小的高密度影。

诊断：左肾多发结石，左输尿管下段结石，尿路感染。

辨证：湿热蕴结。

治法：清热利湿通淋，佐以行气止痛。

处方：广金钱草、车前草、仙鹤草各30 g，海金沙（包煎）、鸡内金、滑石、萹蓄各20 g，乌药、延胡索、白芍、石韦、白花蛇舌草各15 g，川木通、琥珀粉（冲服）各5 g。7剂，每日1剂。水煎，早晚分服。并嘱其多饮水，适当跳跃运动，清淡饮食，放松心情。

二诊：腰痛明显好转。小便涩痛消除，未见肉眼血尿，复查尿常规示未见异常。上方白花蛇舌草、萹蓄、滑石均减至10 g，加杜仲、茯苓各20 g，续断15 g。继服14剂，腰痛消除，患者诉小便时见绿豆大小结石经尿道口排出。虑及此方多为苦寒之药，利尿淡渗之品易伤脾胃，遂上方减萹蓄、滑石、车前草、仙鹤草、延胡索、白芍，加砂仁（后下）15 g，桑寄生、炙黄芪各30 g，木香5 g。继服1月复查，泌尿系B超示：双肾未见结石，双侧输尿管未见异常。后随访复查2次，泌尿系B超均未见结石。

【评析】 陈教授认为，对直径大于1 cm、表面不光滑的结石，中医治疗疗程长。往往效果不理想，建议患者尽早外科治疗。而对形状比较规则、直径小于1 cm的泌尿系结石，中医药治疗效果较好，且在安全性、预防复发方面亦优于西医。临证论治，当清利湿热贯穿始终，重视固其本、调其气、正其源三法的灵活运用。切不可见石排石，一味攻逐，囿于利湿通淋排石一法，宜审证详辨，法随证立，方从法出，做到有主有次，有并有独而治之，方能取得满意之疗效。

[2] 王全，周文彬，尹霖，等.陈德宁教授治疗尿石症经验介绍 [J].新中医，2013，45（2）：176-178.

🍅 例 3 党中勤治肾结石腰痛案

王某，男，38 岁，职员。

初诊日期： 2009 年 9 月 10 日。

病史： 左侧腰部疼痛 2 天，食欲不振，腹胀满，伴少腹部不适，夜寐欠安，小便少，大便略干，舌质红稍黯，苔黄厚腻，脉弦滑数。查体：左肾区叩击痛阳性，左侧腹部压痛。泌尿系 B 超示左肾结石，结石大小约为 0.5 cm×0.5 cm。

诊断： 肾结石。

辨证： 湿热下注。

治法： 清热化湿，排石利尿。

处方： 金钱草 30 g，海金沙（包煎）15 g，萹蓄 25 g，瞿麦 25 g，石韦 30 g，滑石（包煎）25 g，冬葵子 15 g，车前子（包煎）30 g，广木香 12 g，麦芽 25 g，槟榔 12 g，延胡索 15 g，薏苡仁 30 g，蒲公英 25 g，白茅根 30 g，鸡内金 25 g。7 剂。每日 1 剂，水煎，早晚分服。服药期间禁食辛辣刺激、油腻饮食，并嘱其大量饮水，多做蹦跳运动。16 日下午腰腹疼痛加重，并伴有小便不爽、尿道疼痛骤剧，小便后症状消。继服 7 剂后复查，B 超示左肾结石消失。嘱其养成长期多饮水习惯，随访半年，未复发。

【评析】 本案方中金钱草、鸡内金、石韦为历代医家公认化石之药，化石溶石、利水通淋，共为君药；车前子、滑石、萹蓄、瞿麦清膀胱热结、通利水道，冬葵子清热利尿、化石通淋，海金沙软坚散结、利水通淋共为臣药；广木香疏通气机、行气止痛；延胡索活血通络、止痛利尿；白茅根清热利尿、止血；蒲公英清热解毒、利湿；莪术活血化瘀、通络止痛；槟榔下气行水；麦芽下气宽中共为佐使。共奏清热化湿、活血通络、溶石化石、排石利尿之功，俾湿热除，经络通，气机畅。临诊时根据患者实际情况巧妙加减，效用非常。气虚者加黄芪、白术；阴虚者加熟地黄；痛甚加炒川楝子；血瘀加琥珀；肾气虚者加川牛膝；肾积水者加薏苡仁；血尿者加三七粉。

[3] 魏天贵．党中勤教授治疗尿石症经验 [J]．中国中医急症，2011，20（1）：49.

🍅 例4　宋立群治肾结石腰痛案

吴某某，女，58岁。

初诊日期： 2003年7月8日。

病史： 腰痛反复发作7年余，以右侧为著，病作难忍，时有小便涩滞，淋沥不畅。伴胸闷善叹息，每因情绪激动或劳累加重。超声示：双肾内见多处强回声光团，右肾中极可见0.6 cm×0.6 cm的强回声光团，后方伴声影，左肾下极可见2～3个强回声光团，大小约0.2～0.3 cm，后方伴声影。尿常规：潜血（+），余未见异常。在哈尔滨医科大学附属第二医院诊断为双肾多发结石。曾服用排石灵冲剂等药物治疗，未见明显效果，遂至门诊求治。刻下症见：形体偏胖，略见痛苦面容，烦躁易怒，舌黯红，苔薄白，脉弦。

诊断： 肾结石。

辨证： 气滞血瘀，肝郁化火。

治法： 清热疏肝，活血化瘀排石。

处方： 黄芪40 g，焦白术15 g，茯苓40 g，金钱草30 g，海金沙（包煎）20 g，鸡内金20 g，石韦15 g，滑石40 g，瞿麦15 g，冬葵子15 g，川牛膝15 g，杜仲15 g，柴胡15 g，白芍15 g，枳实15 g，炙甘草15 g，7剂，水煎服。

二诊： 服药后，腰胀痛略有缓解，仍有小便涩滞、尿浊，舌黯红苔薄白，脉弦缓。故上方减柴胡、枳实、白芍，加延胡索15 g、郁金15 g、琥珀（冲服）10 g、猫须草15 g，7剂。

三诊： 患者于昨日排尿时，突觉尿道堵塞感，经用力而排出浑浊砂石约3块，形如细砂，其中有如米粒样1块，尿后即觉少腹胀满豁去，痛楚消失，偶有心烦，尿灼热感。故上方减延胡索，加焦栀子15 g，15剂后复查B超示：双肾未见明显异常。尿常规：未见异常。肾结石排出而病愈。

【评析】 金钱草功能清化湿热，利尿排石，通淋止痛。《本草纲目拾遗》

谓其能治"白浊热淋，玉茎肿痛"。海金沙入小肠、膀胱血分善清二经血分之伏热，攻专利尿通淋。二药伍用，相互促进清热利尿、通淋排石的力量。鸡内金则有消石、磨石、溶石、化石之力。两方合用可奏清热利湿、溶石排石之奇效，另外气和水、石关系密切，"气行则水行，气足则水流加速，气充则石动"。故重用黄芪补气温阳，以助推动之力。延胡索疏肝理气，气行则石动。若血多痛甚可加服琥珀粉，以加强化瘀通淋之功。猫须草，别名肾茶，性凉，味甘微苦，有清热利湿、排石利尿之功，治疗泌尿系结石疗效显著。《本经汇言》云：郁金其性轻扬，能散郁滞，顺逆气，上达高巅，善行下焦。郁金与鸡内金合用对结石有化碎之作用。白术甘温补中，补脾燥湿，益气生血，和中消滞，固表止汗；茯苓甘淡渗利，健脾补中，利水渗湿。白术以健脾燥湿为主，茯苓以利水渗湿为要。二药同用，一健一渗，水湿利有出路，故脾可健，湿可除，饮可化，诸恙悉除。脾胃为后天之本，且化石消石之品多性属寒凉，是故固护脾胃尤为重要。

[4] 金丽霞，宋立群 . 宋立群教授治疗泌尿系结石验案 [J]. 中医药学报，2005（6）：38-39.

膀胱结石、尿道结石

膀胱、尿道结石是泌尿系常见疾病之一，好发于男性儿童和老人。患者多有肾、输尿管结石病史；尿中夹有砂石，或排尿时尿流变细，或突然中断，伴有下腹部及尿道疼痛，或尿血。疼痛部位在下腹部、耻骨上部。尿检可见大量红细胞。X 光片、B 超可发现结石部位、形状、大小和数目。西医以体外冲击波碎石治疗或手术取石为主。

中医称本病为"石淋""血淋"，中医辨证可分为以下 4 型。①湿热蕴结：排尿时尿道和下腹部刺痛或绞痛，伴有小腹拘急胀满，尿中夹有砂石或排尿困难，尿色黄赤或尿血，口苦，心烦，便秘或不爽，舌红，苔黄腻，脉濡数或滑数。治宜清热利湿，通淋排石为主。②气滞血瘀：小腹坠胀刺痛或硬满拒按，尿中夹有砂石，伴有排尿不畅或困难，尿色黄赤，或尿血，尿中挟血块血缕，或伴胸胁不舒，急躁易怒，舌红，苔薄黄，脉弦紧细涩。治宜行气散结，化瘀通淋为主。③气阴两虚：尿频，尿急，尿痛，淋沥不畅，尿中挟有砂石，小便色黄或带血，伴气短汗出，神疲乏力，头晕心悸，腰痛耳鸣，口干，舌质红少苔，脉细数或虚细。治宜益气养阴，化石通淋为主。④脾肾阳虚：尿痛时作，排尿不畅或淋沥不已，尿中时有砂石排出，或尿血，伴腰痛腿软，肢冷畏寒，纳少便溏，神疲面白，舌质淡胖，苔白润，脉沉弱。治宜健脾温肾，化石通淋为主。

例1 王烈治膀胱结石尿痛案

患者朴某，男，13岁，朝鲜族。

初诊：1979年5月8日。

主诉：间断性排尿困难、尿痛2个月。

病史：患儿平素健康，此次起病原因不明，于诊前2个月晨起突然出现排尿困难和疼痛，但可忍受，未加注意。于前3日又有发作，此次尿痛甚，难以忍受，痛则急跳捧腹，发作较频，期间数次尿终而赤。病后曾以尿血就诊，经住院检查确诊为膀胱结石，出院转中医治疗。刻下症见：尿急、尿频、排尿困难、尿痛、尿赤均有发生，其发作时轻时重，轻时可照常活动，饮食、睡眠未见异常。曾经抗炎、止痛、排石等治疗，症未缓解。神情紧张，面色白，形体虚弱，口唇色淡，舌苔薄白，舌质淡红，脉数无力。心肺未见异常，腹软，无显著压痛。辅助检查：白细胞11×10^9/L，中性粒细胞比例68%，淋巴细胞比例32%，尿沉渣见有红细胞和白细胞多数。腹部X线平片可见结石显影。

诊断：膀胱结石。

辨证：湿热气滞。

治法：先清热利湿，再化石通淋，后益气固肾。

处方：木通10 g，车前子10 g，萹蓄10 g，瞿麦10 g，滑石10 g，甘草5 g，大黄6 g，栀子5 g。水煎服，每日3次。

二诊：服药4天，稍有好转，尿色不赤，但尿痛不减。湿热缓解，治用化石通淋。处方：金钱草20 g，鱼脑石（先煎）1.5 g，天葵子10 g，海金沙（包煎）

10 g，海浮石（先煎）10 g，延胡索 10 g，车前子 10 g，牛膝 10 g，甘草 5 g，石韦 10 g。水煎服，1 日 3 次。服药期间大量饮水，并增加活动量。

三诊： 上方用 4 天，尿急、尿痛缓解，未见尿石排出。前方继服。

四诊： 本方进药 1 天，突然腹痛，尿急难忍，排尿中断，终于排出异物，自觉有响，尿盆底处有一大一小砂石状物，大者如燕麦状，灰褐色，三角形，质硬结石，其小者如粟粒大，经检验为草酸钙结晶体。砂石排出，症状顿减，神情安定。继续服药。

五诊： 患儿一般状态好，腹部 X 线平片复查，结石影消失。处以扶正之剂。处方：黄芪 10 g，乌药 10 g，金樱子 10 g，女贞子 10 g，益智仁 5 g，何首乌 10 g。水煎服，每日 3 次。

六诊： 疗效巩固，前方再进 1 周，停药观察，临床获愈。

《内科疾病名家验案评析》上册

【评析】 本案患者临床分三步治疗，石淋多伴湿热，所以治当清热利湿。湿热缓解后宜化石通淋，在化石通淋药中加入延胡索、牛膝调理气血，利于排石。待结石排出后，并未停止治疗，而是针对邪伤膀胱，气血未复，以益气固脬之剂善后，值得借鉴。

第六章
运动系统

颈椎病

颈椎间盘退行性改变及其继发性椎间关节退行性变导致邻近组织（脊髓、神经根、椎动脉、交感神经）受累而引起相应的症状和体征，称为颈椎病。是骨伤科的常见病、多发病，常在中老年以后发病。颈椎病引起的临床症状比较复杂，根据椎间盘变性引起椎体边缘骨赘形成，刺激或压迫脊神经根、脊髓、椎动脉、交感神经的不同，临床常分为4型：神经根型、脊髓型、椎动脉型、交感神经型。治疗上，针灸理疗、推拿按摩等方法多有效，也可根据病情辨证内服外用中药治疗，若神经压迫明显，保守治疗效果不佳时，可行手术治疗。

中医学没有明确提出颈椎病的病名，有关类似颈椎病的病因、病机、症状与治疗，散见于"痹证""痿证""眩晕""颈筋急""颈肩痛"等条目之下。在中医学文献中，类似颈椎病的论述也很多，早在《素问·至真要大论》就有论述如"诸痉项强，皆属于湿""湿淫所胜……项似拔，腰似折，髀不可以回，腘如结，腨如裂"。以上这些症状皆与颈椎病有关，说明外感六淫之邪，尤其风寒湿邪是引起颈椎病的原因之一。《素问·宣明五气》说："五劳所伤：久视伤血，久卧伤气，久坐伤肉，久立伤骨，久行伤筋，是谓五劳所伤"。《金匮要略方论》也说："五劳虚极，……劳伤，经络荣卫气伤，内有干血，肌肤甲错……"过分劳累，伤及筋骨气血，易患颈椎病。归纳前人论述，病因方面有外伤、劳损、风寒、血虚、痰饮、湿热、气滞血瘀、肝肾不足等；治疗上有针灸、推拿、药物内服外用等，创立了不少行之有效的治疗方法。

🍅 例1 施杞治颈椎病疼痛案（二则）

（1）刘某，女，56岁。

病史： 颈项酸楚，转侧不利3年余，右手时有麻木乏力，诸症反复发作，时轻时重，劳作后加重。外院核磁示：C4/5，C5/6椎间盘膨出。查体：霍夫曼征（－）。苔薄白，舌边有瘀点，脉弦细。

诊断： 颈椎病。

辨证： 气虚血瘀，经脉不遂。

治法： 益气化瘀，疏通经络。

处方： 黄芪18 g，全当归9 g，红花9 g，燀桃仁12 g，制附子9 g，炒枳壳9 g，柴胡9 g，川桂枝9 g，赤芍、白芍各15 g，川芎12 g，生地黄、熟地黄各12 g，谷芽15 g，砂仁（后下）3 g，炙甘草5 g。

【评析】 益气化瘀法是施杞治疗颈椎病的主要方法之一。《黄帝内经》认为"人之气血精神者，可以奉身生而周于性命者也"。一旦气血生变则病由是生。清代王清任明确提出"元气既虚则不能达于血管，血管无气，必停留而瘀"。患者为老年女性，症见乏力，又难耐劳作，乃是气虚无疑，又观其脉细舌瘀，必是血行无力而停，难以上达巅顶，故本方中重用黄芪大补元气，使血得气助，得以周流全身；当归、白芍、生地黄养血和血，川芎、赤芍及桃仁、红花活血化瘀；柴胡、枳壳一升一降调气以行血；佐以制附子、川桂枝温通经脉、活血通络。诸药合用，共奏益气化瘀、疏通经络之功。

（2）李某，男，50岁。

病史： 颈项疼痛5年，期间轻重反复，伴双手麻木，腰脊酸楚，时有颈项肌肉牵掣僵板，X线示颈腰椎退行性变。苔薄，脉细。

诊断： 颈椎病。

辨证： 气血失和，络脉瘀阻。

治法： 调和气血，破瘀通络。

处方： 川桂枝9 g，赤芍、白芍各12 g，粉葛根15 g，黄芪15 g，炒白术9 g，炒防风9 g，炙全蝎3 g，党参、丹参各12 g，大蜈蚣2条，炙土鳖虫9 g，制香附 12 g，汉防己 15 g，炙甘草 5 g。

【评析】 本案患者颈椎腰椎退变多年，缠绵难愈，此时瘀血固结难以速去，草木之属难以显效，必要用虫豸之类，借其走窜之性搜剔络邪，方有望祛瘀生新。再用芪术白芍之品固护气血，不致破血太过，伤及正气。

[1] 孙鹏，施杞 . 施杞治疗颈椎病案析 [J]. 上海中医药杂志，2004（6）：27-28.

🍅 例 2　孟宪杰治颈椎病疼痛案

患者，男，42 岁。

初诊日期： 2016 年 9 月 3 日。

主诉： 劳累后颈项部僵硬疼痛，伴左上肢疼痛 2 月余，加重 1 周，未进行正规治疗。

刻下症见： 颈项部僵硬疼痛，颈部转动不灵活，左侧上肢外侧疼痛，晨起时稍有缓解，劳累后加重。既往体健。查体：颈项部僵硬，椎旁及棘突处有明显压痛，左侧较重，头顶叩击试验及压颈试验阳性，左侧臂丛神经牵拉试验（＋），颈部屈伸活动尚可，向右侧屈活动受限，双侧各腱反射正常，双侧霍夫曼征（－）。舌黯红，舌下络脉迂曲，舌苔薄白，脉弦涩。

诊断： 颈椎病。

辨证： 气滞血瘀。

治法： 理气活血，通经止痛。

处方： 姜黄葛根汤加减。姜黄 30 g，葛根 12 g，白芍 12 g，川芎 12 g，鸡血藤 12 g，威灵仙 12 g，延胡索 12 g，桂枝 10 g，陈皮 12 g，甘草 6 g。7 剂，每日 1 剂，水煎，温服，每日早晚各 1 次。另以药渣布包颈部局部外敷。

二诊： 2016 年 9 月 10 日。颈项部及左上肢疼痛明显减轻，僵硬感较前有所缓解，舌下络脉迂曲减轻，守方去延胡索，继服 5 剂善后。

【评析】 本案患者体格壮实，劳累后导致局部气血运行不畅，壅滞于颈部，故出现颈部疼痛、转动不灵；手三阳经络皆行于上肢外侧，上颈部并会于大椎，颈部气血阻滞，导致三阳经络不通，故出现左上肢外侧疼痛、休息后气血瘀滞减轻、劳累后加重，其症是实非虚；舌质黯红、舌下络脉迂曲、苔薄白、脉弦涩亦是气滞血瘀之佐证。故重用姜黄破血行气，佐以葛根、威灵仙、桂枝通肢节颈项，再用白芍、甘草、延胡索等止痛之药，使瘀滞去、经络通，疼痛得到缓解。全方配伍，丝丝入扣，谨合病机。

[2] 禚汉杰，周英杰，孟宪杰. 孟宪杰运用姜黄葛根汤治疗颈椎病验案举隅 [J]. 中国中医药信息杂志，2019，26（4）：130-132.

🍅 例3　詹红生治颈椎病疼痛案

患者，女，66 岁，已婚，农民。

初诊日期：2017 年 4 月 25 日。

主诉：反复颈痛伴左上肢放射痛 2 年，加重 3 个月。

病史：2 年前因受凉感冒后继发颈痛、左上肢痹痛，颈部活动不利，经当地医院治疗症状稍缓解，每至天寒则发，夜间时常痛醒，冬春尤甚。今年 1 月因劳累复发，外院诊为颈椎病，给予针灸推拿等处理，痛感稍轻，但夜间疼痛不改，遂来就诊。刻下症见：颈痛伴左上肢痹痛，呈针刺样，天冷、夜间疼痛明显，晨起僵硬、活动受限，时自汗、耳鸣，口干不欲饮，平素怕冷，无心悸胸闷，无头晕头痛，无五心烦热，纳可眠差，大便硬结，夜尿 3 ～ 4 次。舌淡红，苔根白腻，脉细缓，沉取无力。查体：颈部肌肉僵硬，颈椎前屈、左旋、左侧屈活动受限，颈 4 ～ 6 椎旁左侧压痛（＋），椎间孔挤压试验（＋），左臂丛神经牵拉试验（＋），霍夫曼征（－），双上肢腱反射、肌力正常。辅助检查：颈椎正侧双斜位 X 线片提示颈椎病。

诊断：颈椎病。

辨证：营卫不和，阳虚寒湿。

治法：调和营卫，温阳散寒。

处方：桂枝加附子汤加减。桂枝 15 g，白芍 15 g，赤芍 10 g，附子 10 g，威灵仙 15 g，桑枝 6 g，细辛 6 g，炙甘草 6 g，生姜 3 片，大枣 5 枚，14 剂，水煎服，每日 1 剂。按拨揉推松解理筋，坐位旋提扳手法整骨合缝。

二诊： 2017 年 5 月 9 日。患者颈痛、左上肢痹痛缓解，自汗、晨僵、夜间疼痛改善，怕冷、耳鸣仍存在，口不干，夜尿 2～3 次，舌淡红，苔薄白，脉细缓、沉取无力。患者症状较前均减轻，结合舌脉，证机未变，效不更方。续按拨揉推松解理筋，坐位旋提扳手法整骨合缝。

回访患者颈痛、左上肢痹痛基本缓解，耳鸣、自汗消失，怕冷、纳眠差、二便不调等均明显减轻。

【评析】 根据本案患者体征及影像学表现，明确诊断为神经根型颈椎病。其人自汗畏寒，苔白腻，脉无力，是营卫不和、阳虚寒湿之证。《伤寒论》第 20 条："太阳病，发汗遂漏不止，其人恶风，小便难，四肢微急，难以屈伸者，桂枝加附子汤主之"，用桂枝汤和在表之营卫，以附子壮在表之元阳。入威灵仙、桑枝横走肢臂而祛风除湿，入细辛助附子散寒止痛，久病必有瘀，且患者夜间加重、呈针刺样，此为瘀血作祟，故佐赤芍化瘀。此外更佐以手法整骨合缝。

[3] 熊轶喆，胡零三，陈元川，等 . 詹红生教授"四以相和"论治颈椎病验案举隅 [J]. 时珍国医国药，2018，29（7）：1745-1746.

肩关节周围炎

肩关节周围炎，简称肩周炎，是指肩关节的关节囊及周围软组织退行性改变所引起的一种范围较广的慢性无菌性炎症，多发于 40 岁以上的中老年人。其病名较多，还有"肩凝症""漏肩风""五十肩""冻结肩"等。

肩周炎属于中医学痹证中的"痛痹"和"着痹"范围，五旬之人，肝肾渐亏，气血不荣肢体，筋肉失于濡养，加之外伤、劳损、风寒湿邪侵袭肩部而引起本症。从临床实际来看，肩周炎的病理特点如下。①致病以寒邪为主：肩周炎突出症状是局部疼痛剧烈，这主要与寒邪作用有关，如经云："寒气胜者为痛痹"。②发病以阳气内虚多见：《素问·调经论》指出："阳虚则外寒"，阳气虚于内，则气血停滞，运行失常等也是导致肩周炎病因之一。其治疗方法较多，外治法有推拿按摩、针灸、中药热敷及物理疗法等，中药内服则多以祛风散寒，温经通络，益气养血，活血祛瘀，补益肝肾，强筋壮骨等为原则。

🍅 例1 张志远治肩周炎疼痛案

赵某，男，54 岁。

初诊日期： 1995 年。

病史： 肩部拘紧疼痛数日。向外扩散到手肘，平素怕冷，舌淡，苔白，脉沉。曾自服活络效灵丹加祛风除湿药，效果不佳。

诊断： 肩关节周围炎。

辨证： 寒凝经脉。

治法： 温阳散寒止痛。

处方： 白芷 30 g，老鹳草 30 g，独活 20 g，桂枝 20 g，姜黄 20 g，附子（先煎 2 小时）50 g，水煎服，每日 1 剂，分 3 次服用。

二诊： 患者连服 6 剂，效果显著，唯怕风寒依然存在，遂将附子升至 70 g，效果良好，19 剂彻底治愈。

【评析】 本案患者自感拘紧疼痛，平素怕冷，舌淡，苔白，脉沉，为阴寒在里之象，活络效灵丹加祛风湿药主要作用为活血祛瘀，祛风湿通络止痛，而温阳散寒止痛效果不佳，所以患者服用效果较差。以大量附子温阳散寒止痛；桂枝温通经络；白芷、老鹳草祛风除湿止痛；姜黄破血行气，通经止痛配合大量附子驱寒积，振阳气，全方祛风湿、通经络、止痹痛、散寒邪效力显著。

[1] 张冰玉，张天阳，王玉凤，等．国医大师张志远运用附子治疗疑难杂症验案 [J]. 山东中医杂志，2021，40（2）：203-206.

🍅 例2 郭永红治肩周炎疼痛案

万某，男，49 岁，修理工。

初诊日期： 2019 年 4 月 1 日。

主诉： 左肩部疼痛伴活动受限 3 个月，加重 1 周。

病史： 患者诉 3 个月前出现肩部疼痛，上举受限，遂至某中医馆（具体不详）

就诊，予以口服中药（20剂，成分不详）、针灸、推拿等治疗后，稍有缓解，但仍有疼痛，上举受限，于外院行MRI示：左肩关节积液，肩峰下及三角肌下滑囊少许积液；左肩锁关节退行性病变。诊断为肩周炎。口服塞来昔布及封闭疗法后，症状缓解。1周前患者受凉后复发，上举、外旋受限，遂来就诊。刻下症见：左肩疼痛，并向颈背及肘部放射，影响睡眠，左肩上举、外旋受限，颈肩部紧缩感明显，肩部怕冷，口苦不干，时有汗出，纳可，二便调，舌淡红，苔薄黄，舌底脉络红紫迂曲，脉弦细。查体：左肩关节肩周压痛阳性，以外侧、后侧为主，右肩关节活动可，左肩关节上举120°，外旋40°。

诊断：肩关节周围炎。

辨证：气滞血瘀，寒湿痹阻（太阳少阳并病）。

治法：活血行气，温阳散寒。

处方：柴胡24 g，桂枝12 g，黄芩10 g，芍药12 g，法半夏10 g，人参10 g，炙甘草6 g，姜黄15 g，威灵仙15 g，葛根20 g，大枣4枚，生姜3片。水煎服，每日1剂。另每日予以针灸治疗，选穴：右侧肩痛穴、左侧肩三针（即肩髃、肩前、肩贞）、外关、后溪、昆仑、阳陵泉、大杼、阿是穴，治疗时先针刺右侧肩痛穴，以泻法为主，待患者感明显向上传导为宜，同时嘱患者由慢到快活动患肢，做上举、外展、外旋、内收等功能锻炼，不留针，余者得气后加艾柱，待艾柱烧完冷却再出针。连续治疗7天。

二诊：2019年4月8日。患者左肩疼痛明显减轻，外旋无明显受限，上举仍稍有困难，颈背及肘部疼痛明显改善，颈部紧缩感消失，肩部怕冷改善。晨起口稍苦，纳可，二便调，舌淡红，苔薄黄，脉弦细。患者继续服用上方，配合每日针刺，7日后，疼痛、怕冷、口苦等症状消失，无明显活动受限，舌淡红，苔薄白，脉弦。治疗结束1个月后回访，未再复发。

【评析】　郭永红教授认为治疗肩、背、颈部疼痛，应从太阳、少阳论治，因手太阳小肠经"出肩解，绕肩胛，交肩上"，余者手足少阳、足太阳之经脉、经筋也都在肩膀循行。方选柴胡桂枝汤，以和营卫、通津液。《长沙方歌括》云"阳中太少相因病，偏重柴胡作仔肩"。葛根为解肌生津通阳之要药。肩痛穴为治疗肩周炎经验穴，"肩三针"为局部取穴，患者肩周压痛以外侧、后侧为主，肩外侧归属少阳经，肩后归属太阳经，根据"经脉所过，主治所及"的选穴原则，加上外关、后溪、昆仑、阳陵泉、大杼等少阳、太阳经脉上的穴位，诸穴远近相配，使经脉得通、气血得和、病邪自去、疼痛自止，患者肩部怕冷，故加灸法以达祛风散寒、疏通经络之效。

[2] 刘思琪，郭永红. 郭永红教授运用柴胡桂枝汤结合平衡针治疗肩周炎临证经验 [J]. 中国民族民间医药，2021，30（5）：104-106.

🍅 例3 宋南昌治肩周炎疼痛案

刘某某，女，51岁，工人。

初诊日期： 2013年3月16日。

病史： 左侧肩关节疼痛2月余，入夜尤甚，经服药及理疗等效差，左上肢活动受限，遇风寒、劳累加重，寐差。查体：舌淡红苔薄白，脉弦细。左三角肌处有压痛。左肩关节活动受限，外展、后伸不能。左肩关节X线片未见异常改变。

诊断： 肩关节周围炎。

辨证： 风寒闭阻，瘀血阻络。

治法： 温经散寒，活血止痛。

处方： 自拟肩凝解冻汤内服。炙黄芪18 g，当归15 g，川芎10 g，姜黄10 g，桂枝10 g，丹参12 g，鸡血藤15 g，白芍12 g，炙甘草6 g。取肩髃、骨髎、肩贞、阿是穴，局部腧穴针刺得气后，点燃两支艾条温和灸阿是穴及肩髃、骨髎穴，每穴灸10分钟。曲池、手三里、外关、合谷、足三里、三阴交采用毫针刺，留针40分钟。每天治疗1次。用针疗5次，服中药5剂后，疼痛大减，功能基本恢复。再服药7剂，疼痛消除，停止治疗。

【评析】 本案患者年老气血亏虚，经筋失养，又加上风寒湿邪乘虚侵袭，导致肩部经脉阻滞，"不通则痛"，黄芪、当归、川芎、丹参、鸡血藤补气活血止痛；姜黄破血祛瘀，"治风痹臂痛"；桂枝辛散温通肢节，引药上行肩臂；白芍、甘草酸甘化阴，缓急止痛。诸药配伍，共奏补气理血、散寒止痛之功。

[3] 潘浩，周奕，钟光亮，等．宋南昌临床验案 3 则 [J].江西中医药，2015，46（7）：51-52.

🍅 例 4　娄玉钤治肩周炎疼痛案

王某，男，47 岁。

初诊日期： 2008 年 12 月。

主诉： 右肩关节刺痛，活动受限半年余。

病史： 患者半年前摔伤致右肩部疼痛，症状逐渐加重，每遇气候变化而疼痛加剧，按摩后则痛减，面色黯黧，舌质紫黯有瘀斑，苔腻，脉弦滑。

诊断： 肩关节周围炎。

辨证： 气滞血瘀，痰瘀互结。

治法： 化痰除湿，活血化瘀通络。

处方： 当归 30 g，丹参 30 g，鸡血藤 30 g，红花 12 g，透骨草 30 g，姜黄 9 g，羌活 30 g，桂枝 15 g，半夏 9 g，云苓 12 g，白芥子 12 g，木瓜 12 g，黄芪 15 g，甘草 3 g。7 剂，水煎服，每日 1 剂。服药 7 剂后，诸症明显减轻，嘱按方继服 7 剂，巩固疗效。

【评析】 外伤致筋脉损伤，气血运行不畅，气滞血瘀故见疼痛；痹久，必有瘀血痰浊内生。治疗关键在于化瘀血，除痰湿，通经络。同时稍加扶正之药，顾护中州阳气。方中当归、丹参、鸡血藤、红花养血活血化瘀；桂枝温经通脉；羌活、透骨草祛风散寒；半夏、云苓、白芥子、木瓜化痰除湿；姜黄理气止痛；黄芪益气防复。

[4] 赵幸熬，娄玉钤．娄玉钤教授运用肩凝汤治疗肩周炎经验浅析 [J].光明中医，2011，26（3）：450-451.

肱骨外上髁炎

由急慢性损伤造成以肱骨外上髁周围组织疼痛为主要症状的称为肱骨外上髁

炎。又因多见于网球运动员，故又称为网球肘。本病多发于单侧，并以右侧多见，也可见交替发病，偶尔有双侧同时发病。本病多因急性损伤、慢性劳损等因素所致，但无论何种原因，受伤时前臂多处于旋前位，伸肌群的突然收缩或持久的被动牵拉是本病最根本的原因。

中医学认为本病由于扭伤之后，筋脉受损，瘀血留内，血阻气滞，络道不通，不通则痛；或陈伤祛瘀不净，经络不畅；或由于工种所限，姿势单一，操作日久，筋脉劳损，耗伤气血，从而造成血不养筋，筋脉失去濡养而发生，属于"筋痹""筋伤"的范畴。治疗多以外治法为主，如针灸、中药热敷、推拿按摩、物理疗法及小针刀治疗等。

🍅 例1 陈峰治肱骨外上髁炎疼痛案

夏某，女，38岁，工人。

初诊日期： 2018年9月12日。

主诉： 右肘关节疼痛3月。

病史： 3个月前，患者因用力持物引起右肘关节外侧缘疼痛，疼痛呈持续性、渐进性，拧衣、扫地、端物时疼痛加重，常因疼痛而致前臂无力，持物易落地，休息或局部热敷后疼痛减轻甚至消失。查体：右肘关节外侧缘压痛（+），肱骨外上髁为甚，前臂伸肌群紧张试验（+），伸肌群抗阻试验（+），局部无红肿热，关节无畸形。

诊断： 右肱骨外上髁炎。

辨证： 气滞血瘀。

治法： 活血化瘀止痛。

治疗： 麦粒灸。患者取坐位，患肢前臂取旋前屈曲130°位平放。在肱骨外上髁附近取阿是穴1～2处，局部常规消毒后涂以少许大蒜汁，将做好的麦粒大小艾炷直接置于所选穴位上，用线香自顶部点燃，至患者觉灼热疼痛时，取一截艾条用力按熄艾炷并保持10秒，以保证热力渗透进穴内，每次连灸3～5壮，10天治疗1次，3次为1疗程。灸毕局部涂以少许龙胆紫药水。嘱患者当天不得水洗灸处，并注意灸疮的清洁和防护。1疗程即愈。

【评析】　本案患者平素劳累过度，血不荣筋，经筋失于濡养则痛，故用艾灸振奋阳气，疏通气血。《扁鹊心书》云："保命之法，灼艾第一，丹药第二，附子第三"。艾灸治疗作用快捷，直达病所。《医学入门》记载："寒热虚实，均可灸之。"提示无论寒热虚实，均可应用灸法治疗疾病。麦粒灸法既发挥了艾绒的药性，又结合燃烧的热力，还具备瞬间的痛感，对穴位具有多重感觉刺激。

[1] 罗开涛. 陈峰运用灸法验案赏析 [J]. 浙江中医杂志，2020，55（11）：852-853.

例2　宋南昌治肱骨外上髁炎疼痛案

李某，男，40岁，工人。

初诊日期： 2014年8月25日。

主诉： 右肘关节酸胀疼痛15天。

病史： 患者有长期搬重物慢性劳损史，15天前感肘部酸胀疼痛，搬重物时尤甚，期间未行治疗，疼痛逐渐加重，以至于拧毛巾、刷牙等日常动作均觉不便。查体：右肱骨外上髁上方压痛（＋），右前臂伸肌抗阻试验（＋）。舌质黯，苔薄白，脉沉弦。

诊断： 右肱骨外上髁炎。

辨证： 气滞血瘀。

治法： 活血化瘀，通经止痛。

处方： 采用隔药姜灸。药酒配制：川乌、草乌、半夏、花椒、乳香、没药、麻黄、天南星、樟脑等，用白酒或50%的酒精浸泡，将生姜切成厚约0.3 cm，浸泡上述药酒中备用。根据"以痛为腧"的原则，取患者疼痛部位最明显处，将药姜片平放于该穴处，上置艾柱点燃，如觉甚热，将姜片略抬起片刻再放下，待艾燃尽更换艾柱，每穴连灸3壮，每天1次，5次为一疗程。治疗1次后即感疼痛减半，一个疗程后痛除，肘关节活动自如，至今未发。

【评析】　《黄帝内经太素》云："以筋为阴阳气之所资，中无有空，不得通于阴阳之气上下往来，然邪入腠袭筋为病，不能移输，遂以病居痛处为输。"

隔药姜灸采用的止痛药酒，其川乌、草乌、半夏、天南星、麻黄、花椒、樟脑、乳香、没药等辛香温热、活血化瘀药物泡生姜片作垫隔物，燃艾柱灼腧穴，作用集中，热力均衡，温和持久，透达深远，使药姜灸药力循经直达病所。本法是把药、姜、艾的辛温结合起来并以火的热力直透肌肤，艾灸"火气虽微，内攻有力"，尤对冷痛、痹证疗效甚好。本法疗效显著，简便易行，患者容易接受，尤对惧针或不宜用针者适宜。

[2] 周奕，潘浩，宋南昌．宋南昌治疗"筋伤"验案 3 则 [J]．江西中医药，2016，47（3）：58-59.

🍅 例3　姚新苗治肱骨外上髁炎疼痛案

患者，女，65 岁。

初诊日期： 2017 年 11 月 16 日。

主诉： 右肘部疼痛 1 月余，加重 1 周。

病史： 入院前 1 个月患者无明显诱因出现右肘部疼痛肿胀，于当地医院就诊查 MRI 示：右肘关节腔少量积液，内侧软组织水肿；类风湿三项：C 反应蛋白 0.42 mg/L，抗链球菌溶血素 O 38.0 U/mL，类风湿因子 4.0 U/mL；尿酸 190.0 μmol/L，红细胞沉降率 8.0 mm/h。行针灸治疗后疼痛好转。后仍行体力劳作。入院前 1 周患者酸痛复发，逐渐加重，手部感到无力，前臂旋转活动受限。发病以来患者无发热，素体畏寒，此次尤以肘部为甚，夜寐一般，纳差，二便可。查体：肘关节无红肿，触之无发热感，肘关节屈伸范围不受限制；肱骨外上髁压痛（＋），肱桡关节压痛（＋），伸肌腱牵拉试验（＋）；舌淡苔白，脉弦紧。

诊断： 肱骨外上髁炎（右侧）。

辨证： 风寒湿痹型。

治法： 祛寒止痛，舒筋通络。

处方： 桂枝 12 g，白芍 12 g，炙甘草 10 g，麻黄 6 g，生姜 10 g，白术 20 g，知母 20 g，防风 12 g，制附子（先煎）9 g，桑枝 12 g，炒鸡内金 20 g。7 剂，水煎服。另行针刀松解，沿机体纵轴纵行进入，先在肱骨外上髁附近部位纵行切割，使针体与骨面成 45° 角左右横行分离，切开松解至刀下松动即可，迅速出针。

二诊： 1 周后患者复诊，肘关节功能已如常，畏寒好转，拟前方中药酌减附子用量，续服 7 剂痊愈。

【评析】 本案患者为老年女性，阳气已有虚弱，又常年劳作，气血瘀滞，积聚凝结，筋络粘连，壅阻作痛，筋肌拘挛，则屈伸旋转失利。筋肉失养，疲劳则筋伤，病机既有"不通则痛"，又有"不荣则痛"，先用桂枝汤调和营卫，通其津液，再用附子补阳，麻黄发越阳气，令其养筋，加桑枝横走肢节，通利经脉，再用鸡内金顾护脾胃。诸药合用，共奏祛寒止痛、舒筋通络之功。

[3] 吴雨伦，王春富，彭志强，等. 姚新苗教授针药并用治疗网球肘经验 [J]. 中国乡村医药，2020，27（13）：15.

 例 4　查纬民治肱骨外上髁炎合并半月板损伤疼痛案

钱某，女，43 岁。

初诊日期： 2018 年 7 月 15 日。

病史： 患者 5 个月前曾因两膝关节疼痛，于外院行 X 线检查，检查结果为半月板损伤，医生以抗炎药及镇痛药治疗，并嘱多休息，疼痛有所缓解。近来右肘常发疼痛，且放射至掌部，握物困难，双膝疼痛亦加重。为求进一步诊治，特来就诊。刻下症见：舌质淡红，苔薄白，脉弦滑。

诊断： 肱骨外上髁炎，双膝半月板损伤。

辨证： 肝肾亏虚，风湿痹阻。

治法： 补益肝肾，健脾化湿，搜风通络。

处方： 明天麻 15 g，独活 15 g，云苓 20 g，白术 15 g，桑寄生 15 g，炒杜仲 15 g，海风藤 15 g，寻骨风 15 g，鸡血藤 30 g，骨碎补 15 g，宣木瓜 15 g，薏苡仁 30 g，汉防己 15 g，巴戟天 15 g，片姜黄 15 g，炒谷芽 15 g，炒麦芽 15 g，山楂 15 g，怀牛膝 15 g。14 剂。每日 1 剂，水煎，早晚分服。嘱其多休息，避免劳累和久行。

二诊： 2018 年 7 月 29 日。述关节疼痛减轻，但下午足肿，大便较干、难解。上方去汉防己、薏苡仁、骨碎补、片姜黄，加羌活 15 g，川芎 10 g，全当归 10 g，藁本 15 g，何首乌 15 g，肉苁蓉 15 g。14 剂，水煎服。

三诊： 2018 年 8 月 12 日。大便基本正常，但关节疼痛偶有反复。上方加徐长卿 15 g，淫羊藿 15 g。14 剂，水煎服。

四诊： 2018 年 8 月 26 日。自述疼痛基本消失，故原方再进 14 剂，水煎服。嘱其避免劳累、负重。若无不适可不再就诊。

【评析】 本案患者膝肘处损伤与外力损伤或筋、骨、肉过度使用而磨损有关，与脏腑的功能失调本无太大关联，但因肝主筋、脾主肉、肾主骨，因而骨伤科疾病常需从肝、脾、肾三脏补养，肝阴足则筋"束骨利关节"，脾精盛则大肉丰腴有力，肾阴阳充备则骨骼强健。因此培补肝、脾、肾，可针对性地治疗半月板的损伤及网球肘等磨损性疾病。筋膜炎或滑膜炎主要与风湿之邪阻遏关节有关，因而治疗上多施利湿及搜风通络之品。故应综合治疗，采用补益肝肾、健脾化湿、搜风通络法。方中云苓、白术、炒谷芽、炒麦芽、薏苡仁均为健脾之品，既可运水谷以充脾精，又可运化水湿以解关节湿遏，怀牛膝、巴戟天、炒杜仲及桑寄生均为补益肝肾、强壮腰膝之品，再加骨碎补以壮骨强腰，则三脏同补，筋骨得养而促进恢复；寻骨风、海风藤、明天麻、片姜黄可搜风通络止痛，防己、独活均为祛风利湿之品，待其二诊之时，因足肿而加藁本、川芎、羌活者，又成李东垣羌活胜湿汤之用，祛风、胜湿、止痛之功明显。

[4] 徐新宇，杨帅，李俊辉，等. 查纬民"异病同治"法治疗疑难杂症验案 4 则 [J]. 上海中医药杂志，2019，53（11）：37-40.

腰椎间盘突出症

腰椎间盘突出症是骨科的常见病和多发病，是腰腿痛最常见的原因。现在已认识到大多数腰痛合并坐骨神经痛是由腰椎间盘突出症引起的。本病多发于青壮年，患者痛苦大，有马尾神经损害者可有大小便功能障碍，严重者可致截瘫，对患者的生活、工作和劳动均可造成很大影响。

本病属中医学的"腰痛""腰腿痛"等范畴。中医学关于腰腿痛的记载历史悠久。《素问·刺腰痛》云："衡络之脉，令人腰痛，不可以俯仰，仰则恐扑，得之举重伤腰"；又说："肉里之脉，令人腰痛，不可以咳，咳则筋缩急。"《医学心悟》也说："腰痛拘急，牵引脚足。"这与腰椎间盘突出症的症状极为相似。其病因与劳伤肾虚、气血瘀滞、风寒湿困、经络失荣有关。治疗上针灸推拿等方法多有效，也可根据病情辨证内服外用中药治疗，若神经压迫明显，保守治疗效果不佳时，可行手术治疗。

例1 宋南昌治腰椎间盘突出症疼痛案

付某某，女，38岁，公务员。

初诊日期：2013年4月28日。

主诉：右侧臀腿部酸胀痛2年余，近发加剧伴腰痛3天。

病史：于2年前无诱因出现右侧臀腿部酸胀痛，曾在外院诊治，诊为腰椎间盘突出症，予以针灸、牵引、中西药物等治疗，症状稍缓，但仍存右侧臀腿痛，时轻时重，遇阴雨天症状加重，3天前于家中弯腰搬东西后觉腰痛加剧，活动不利。查体：腰部两侧肌肉紧张，L4～L5右棘突旁压痛明显，沿右臀下肢后侧坐骨神经分布区臀、腘、腓肠肌点见明显压痛。右侧下肢直腿抬高试验（＋）。CT示L4/5椎间盘膨出并向右突出0.4 cm，L5/S1椎间盘突出0.6 cm。

诊断：腰椎间盘突出症。

辨证：气滞血瘀夹湿。

治法：行气活血，祛湿通络。

处方：取腰3～骶1夹脊穴。配患侧环跳、委中、阳陵泉、承山、太溪、昆仑、三阴交。嘱患者俯卧位，置沙袋于脚踝部使其下肢放松，局部穴位常规消毒，取3寸30号毫针于相应腰夹脊穴（棘突旁开1寸）与皮肤成75°角度进针2～2.5寸，以局部有较强针感及下肢有放射麻木或胀感为度；环跳穴进针后施提插捻转手法使针感传至足心，余穴均以常规进针深度，施手法得气后留针40分钟，同时点燃6根4 cm长的艾条放入艾灸盒中置于腰部夹脊穴上，灸盒内温度以患者耐受为度。起针后拔火罐，治疗10次，疼痛消失，行走正常，继续巩固治疗 10 次，临床症状完全消失。

【评析】 本案选取腰椎棘突旁开 1 寸，针体与皮肤成 75° 角，针尖朝椎体斜刺 2 ～ 2.5 寸，直达病所，改善局部血液循环；配合远道取穴环跳、委中、阳陵泉、承山、三阴交、太溪、昆仑，可加强镇痛作用，缓解腰腿部症状。夹脊穴针刺法集传统针刺手法中深刺、斜刺于一体，一针贯通膀胱经和督脉，发挥了透经透穴的作用。夹脊穴针刺后放上艾灸盒，配合艾灸盒温热、持久的火力透达深层软组织，缓解局部肌肉紧张，消除深层炎症，减轻神经根水肿、压迫。夹脊温针灸治疗腰椎间盘突出症疗效显著。

[1] 刘柏霖，何勇，徐涵斌，等 . 宋南昌治疗腰椎间盘突出症经验 [J/OL]. 中国中医药信息杂志，1-3[2021-06-29].https：//doi.org/10.19879/j.cnki.1005-5304.202006375.

🍅 例 2 　王建伟治腰椎间盘突出症疼痛案

张某，男，50 岁。

初诊日期： 2019 年 9 月 12 日。

主诉： 反复腰痛伴双下肢麻木 2 月余。

病史： 患者 2 月余前活动后出现腰部疼痛，以刺痛感为主，晨起腰部酸软，伴双下肢麻木感，长时间站立、行走后症状加重，卧床休息后可稍缓解。刻下症见：脊柱腰椎段活动受限，腰部活动范围前屈 25°、后伸 15°、左侧屈 15°、右侧屈 15°。L4 ～ L5 棘突间及棘突旁压痛，双下肢直腿抬高试验、加强试验阳性，双下肢肌力Ⅴ级，双侧小腿前外侧、足背外侧感觉稍麻木。神清，精神稍疲倦，怕冷，纳可，眠一般，夜尿 1 ～ 2 次，大便正常。舌淡黯，苔薄白，脉沉细弦。

诊断： 腰椎间盘突出症。

辨证： 瘀阻督脉证。

治法： 祛瘀通督，补气活血，补益肝肾。

处方： 予祛瘀通督方加减。黄芪 30 g，当归尾 12 g，川芎 10 g，赤芍 12 g，水蛭 10 g，蜈蚣 1 条，土鳖虫 5 g，桂枝 10 g，泽泻 10 g，肉苁蓉 10 g，淫羊藿 10 g，鸡血藤 15 g，桑寄生 15 g，独活 10 g。7 剂，每日 1 剂，水煎，分 2 次口服。

二诊: 9月19日。患者诉腰部疼痛感明显减轻,双下肢麻木感减轻,站立、行走时间延长,仍有畏寒表现,大便较稀,量多色黑,舌脉基本同前。原方加肉桂(后下)3 g,炒白术15 g,茯苓15 g,14剂。并指导患者进行飞燕式、五点式运动,锻炼腰部肌肉力量。

三诊: 9月7日。服药14剂后,患者诉腰痛及双下肢麻木感基本消失。

【评析】 本案患者西医诊断为腰椎间盘突出症,中医诊断为痹证。患者因活动后出现腰部局部刺痛,伴双下肢麻木,查体发现腰部活动受限,局部压痛明显,双下肢局部感觉麻木,并见怕冷等表现,故辨证为肝肾不足、瘀阻督脉。肝肾不足,气血痹阻于腰部发为腰痛;瘀血阻滞督脉,阳气不得循经运行,故双下肢麻木、畏寒等。治以祛瘀通督方。方中黄芪大补元气,补气行血;当归尾、川芎化瘀通络、行气活血;赤芍、水蛭、蜈蚣、土鳖虫破血逐瘀、通络止痛;肉苁蓉、淫羊藿温阳气、补肝肾;桑寄生、独活祛风除痹、补益肝肾;桂枝温阳化气;鸡血藤舒筋活络。二诊时患者痛减,畏寒、便溏,加肉桂温阳补肾、引火归元,加炒白术、茯苓健脾祛湿,并结合中医导引之术帮助康复。

[2] 王建伟. 王建伟效方治验——祛瘀通督方 [J]. 江苏中医药,2021,53(2):3-4.

🍅 例3 翁凤泉治腰椎间盘突出症疼痛案

张某,60岁。

主诉: 腰部疼痛伴右下肢麻木3年余。外院诊断为:腰椎间盘突出症。多次治疗,但症状反复。现腰部疼痛加重,伴右下肢麻木。查体:腰椎生理曲度变直,腰部肌肉僵硬,L3～S1椎体及两旁压痛(+),叩击痛(+),直腿抬高左70°,右60°,加强试验(+)。膝腱反射正常,病理征未引出,纳眠可,二便调,舌质黯,苔薄白腻,脉弦细。

诊断: 腰椎间盘突出症。

辨证: 肝肾亏虚夹湿。

治法: 补益肝肾,祛湿止痛。

处方: 杜仲10 g,续断10 g,香附6 g,当归6 g,骨碎补3 g,狗脊6 g,墨旱莲 6 g, 茯苓 6 g, 白术 6 g, 党参 6 g。3 剂为 1 个疗程, 日 1 剂或隔日 1 剂均可, 早晚水煎温服, 1 周内服完。手法包括放松手法、摇臀揉腰等。针刺取 L3 ～ L5 双侧夹脊穴、肾俞、大肠俞、关元俞、小肠俞、膀胱俞、委中、腰阳关、环跳、承山、阿是穴等。针刺操作：进针得气后, 轻度捻转、提插, 留针 30 分钟, 隔日 1 次, 3 次为 1 个疗程。治疗 1 个疗程后, 患者腰痛及右侧下肢麻木感明显缓解, 腰椎活动功能改善。2 个疗程后右下肢麻木感明显消失, 腰痛较前明显减轻, 直腿抬高右 70°。

【评析】 本案方药以杜仲、续断补益肝肾、强壮筋骨; 香附、当归、骨碎补活血化瘀、行气止痛; 狗脊泻肝肾湿气、强筋骨; 墨旱莲滋阴益肾; 茯苓、白术、党参健脾祛湿。手法上予放松手法、摇臀揉腰等放松腰部肌肉, 改善关节间位置; 针刺取穴上, 近取肾俞、大肠俞、关元俞、小肠俞、膀胱俞及 L3 ～ L5 双侧夹脊穴, 除治疗腰背疾病外, 肾俞、大肠俞、关元俞补肾益阳, 强壮腰膝; 小肠俞、膀胱俞兼有清热利湿作用; L3 ～ L5 双侧夹脊穴, 其位于督脉与膀胱经之间, 既可强健腰肾, 又可补阳通督。远取委中穴, "腰背委中求", 有舒筋活络、强健腰膝等作用; 患者除腰痛外, 兼有下肢麻木, 辅以环跳、承山, 加强治疗腰椎间盘突出压迫的下肢麻木疼痛症状。

[3] 梁志锵, 翁凤泉. 翁凤泉治疗腰椎间盘突出症临证经验 [J]. 中国民族民间医药, 2020, 29（12）: 81-82.

🍅 例 4 李应存治腰椎间盘突出症疼痛案

患者, 男, 24 岁。

初诊日期: 2018 年 7 月 11 日。

主诉: 腰腿酸痛 2 年余。

病史: 腰腿酸重困痛, 疼痛自腰部沿下肢向足底放射, 每遇阴雨天或腰部感寒后加剧, 痛处喜温喜按, 伴下肢麻木, 腿膝乏力, 纳眠可, 二便调, 舌淡, 苔白, 脉沉尺弱。查体: 直腿抬高试验及加强试验(+); 颈肩腰部肌肉僵硬, 有轻度压痛, 活动度尚可。腰椎 CT 检查示: 腰椎顺列, 生理曲度存在, L5 ～ S1 椎间盘突出（中央型），硬膜囊及两侧神经根受压。

诊断：腰椎间盘突出症。

辨证：肾阳不足，寒湿阻络。

治法：散寒除湿，温补肾阳，活血通络，宣痹止痛。

处方：敦煌大补肾汤合疗风虚瘦弱方加减内服。熟地黄 30 g，桂枝 10 g，盐泽泻 10 g，五味子 15 g，淡竹叶 12 g，黄芪 20 g，当归 40 g，川芎 20 g，白芷 30 g，赤芍 15 g，羌活 6 g，路路通 20 g，透骨草 25 g，牛膝 20 g，炙淫羊藿 20 g，炙甘草 15 g，生姜 3 片，大枣 3 枚。6 剂。每日 1 剂，水煎，每日 3 次。同时联合敦煌神明白膏加减外敷，处方：制附子（先煎）10 g，桂枝 15 g，制吴茱萸 10 g，花椒 20 g，白术 10 g，当归 30 g，川芎 10 g，白芷 30 g，细辛 10 g，前胡 10 g，透骨草 30 g，伸筋草 20 g，炙甘草 12 g。3 剂。每剂可用 2 天，加水 2 000 mL，煎沸约 30 分钟，离火冷温，用毛巾浸温药液对局部湿热敷，早晚各 1 次，每次 30 分钟，药液凉时可再加温。

二诊：2018 年 7 月 18 日。下肢放射痛减轻，下肢麻木如故。内服方加当归至 50 g、赤芍至 20 g、路路通至 30 g，继服 6 剂；外敷方加木香 25 g，再用 3 剂。

三诊：2018 年 7 月 25 日。下肢放射痛消失，腰腿困痛较前减轻，受凉后仍疼痛，下肢麻木感减轻。内服方加当归至 60 g、透骨草至 30 g、淡竹叶至 15 g、牛膝至 25 g、炙淫羊藿至 25 g，再服 6 剂；外敷方加川芎至 15 g、桂枝至 25 g、伸筋草至 30 g、炙甘草至 15 g，加路路通 25 g，再用 3 剂。

四诊：2018 年 8 月 8 日。无明显腰腿疼痛，下肢麻木感明显减轻。内服方加羌活至 10 g、牛膝至 30 g，继服 6 剂；外敷方加桂枝至 30 g，再用 3 剂。

五诊：2018 年 8 月 15 日。腰部疼痛、下肢麻木等症状基本消失。内服方改川芎为 15 g、炙甘草为 20 g，加防风 10 g，去黄芪，继服 6 剂；外敷方改为木香 30 g、路路通为 30 g，再用 3 剂。

六诊：2018 年 8 月 22 日。腰腿酸重困痛、放射痛、下肢麻木消失，行走有力。内服方改炙淫羊藿为 15 g、淡竹叶为 20 g、桂枝为 6 g、羌活为 10 g，加防风 15 g，继服 6 剂；外敷方改炙甘草为 20 g、川芎为 20 g，再用 3 剂。随访，无复发。

【评析】 《黄帝内经·脉要精微论》云："腰者，肾之府，转摇不能，肾将惫矣。"本例患者肾阳不足，风、寒、湿乘虚而入，气血痹阻不通，筋脉骨节失于濡养，故见腰腿酸重困痛、痛连下肢、肢体麻木、困倦乏力，正如《仁斋直指方·腰痛方论》曰："肾气一虚，凡冲风受湿，伤冷蓄热，血沥气滞，水积堕伤，与夫失志作劳，种种腰疼，迭见而层出矣。"治宜散寒除湿，温补肾阳，活血通络，宣痹止痛。内服方主方选用敦煌大补肾汤补肾填精；合敦煌疗风虚瘦弱方益气调血。方中桂枝、羌活温通经络以通痹；当归、白芷活血止痛；路路通、透骨草祛风活络；牛膝、淫羊藿补肝肾，强筋骨，《张仲景五脏论》载"河内牛膝，疗膝冷而去腰疼……仙灵脾草能去腰疼，然则忘杖归家"；生姜、大枣调胃和中，使生化有源；甘草调和诸药。外敷方主方选用敦煌神明白膏，活血通络，散寒止痛；加伸筋草、透骨草祛风除湿，舒筋活络。外敷时湿润的热蒸汽和挥发的中草药有效成分可直接通过肌肤孔窍，经穴位的渗透、吸收而深入腠理，达到化瘀止痛、除湿通络的功效。内外合治，协同增效，必当覆杯而愈。

[4] 杨佳楠，李鑫浩，陆航，等 . 李应存教授运用敦煌医方内外结合治疗虚寒型腰椎间盘突出症经验 [J]. 中医研究，2019，32（11）：39-41.

急性腰扭伤

急性腰扭伤是指腰部肌肉、韧带、筋膜、腰椎小关节部位的急性损伤，损伤以下腰部多见，以腰部剧痛、活动受限为主要临床表现，青壮年体力劳动者多见。

中医认为"腰者，一身之要，俯仰转侧无不由之"。如因劳动用力不当，抬物过重，或因撞击、重压等原因，伤及腰脊，以致气血不畅，经络受损，闪腰阻络，气血不通而痛。正如《景岳全书》云："跌扑伤而痛者，此伤在筋骨而血脉凝滞也。"中医治疗急性腰扭伤方面，有较多独特的治疗方法，特别是在推拿及针灸等方面，在中药内服外用法上也积攒了许多行之有效的方法，有些有立竿见影之效。

例 1　马勇治急性腰扭伤疼痛案

周某，男，51 岁，保安。

初诊日期： 2016 年 1 月 4 日。

病史： 当日早晨因搬动重物不慎扭伤腰部，疼痛难忍，遂来求医。刻下症见：腰部疼痛明显，无法正常行走，表情痛苦，面色稍白，肢凉，舌质淡红，苔薄白。询问患者有无长期腰部不适症状，患者诉半年来常感腰部酸楚，并未引起重视。查体：腰部左侧肌肉紧张僵硬，疼痛拒按。X 线检查：腰椎未见明显异常。

诊断： 急性腰扭伤。

辨证： 气滞血瘀。

治法： 活血化瘀，通络止痛。

治疗： （1）针刺，取患者左侧后溪穴。具体操作：以 0.3 mm×35 mm 毫针直刺患者左侧后溪 1 寸，行强刺激泻法，嘱患者缓慢做深蹲数次、小幅度活动腰部 15 分钟，期间患者缓慢步行，并为其行针 1 次。治疗毕，患者自诉疼痛明显减轻，基本能直立行走。

（2）后以扶阳祛痹汤加减治其本。

处方： 黄芪 40 g，白芍 15 g，桂枝 15 g，干姜 6 g，附子（先煎）12 g，炒白术 15 g，淫羊藿 15 g，补骨脂 15 g，薏苡仁 12 g，细辛 6 g，僵蚕 10 g，广木香 10 g，鸡血藤 30 g，炒当归 12 g，甘草 10 g。7 剂。水煎服。嘱注意保暖，卧床休息。

二诊： 2016 年 1 月 11 日。腰痛十去七八，俯仰灵活，未再扭伤。继予原方 7 剂。

三诊： 2016 年 1 月 18 日。腰已不痛，腰间酸楚感减轻。仍以原方加减。处方：黄芪 30 g，白芍 15 g，桂枝 15 g，干姜 4 g，附子 10 g，炒白术 12 g，淫羊藿 10 g，薏苡仁 12 g，细辛 6 g，僵蚕 10 g，广木香 10 g，鸡血藤 15 g，炒当归 12 g，甘草 10 g。7 剂。水煎服。药后悉症均失。

【评析】　慢性腰痛患者常存在肾虚的内在病因，易因体位不当受外力损伤导致急性腰扭伤，马勇常先以针刺配合运动疗法解决患者痛剧之标，后以独创经验方扶阳祛痹汤治其本。本案患者为中老年男性，虽有明显外伤史，但也需考虑其肾气是否亏虚。患者年逾五旬，肾气已衰，加之其诉长期腰酸史，面色稍白，手凉，舌质淡，苔薄白等，考虑为肾虚腰痛，即慢性腰痛急性发作所致的急性腰扭伤，故以针刺等外治法解决患者一时之痛苦，再以独创扶阳祛痹汤补肾祛邪，内外同治。考虑患者为中老年男性，初诊时肾阳虚之证明显，故重用黄芪、干姜、附子、白术，加淫羊藿、补骨脂补肾填精。三诊时症状明显减轻，故酌情减少药味药量，诸症自愈。

[1] 司誉豪，郭杨，马勇.马勇治疗急性腰扭伤经验窥探[J].江西中医药大学学报，2016，28（4）：23-25，33.

🍅 例2 郭剑华治急性腰扭伤疼痛案

朱某，男，29岁。

初诊日期：2002年5月18日。

病史：患者因搬重物时用力不慎致腰部发生疼痛，以左侧腰骶部持续性剧痛为甚。行走困难，咳嗽时疼痛加重。查体：腰骶部肌肉紧张，左侧骶棘肌压痛及髂后上嵴处压痛，无明显放射痛，腰椎向左侧弯。直腿抬高试验（±），双下肢无压痛，舌苔薄白，质淡红，舌下有少许瘀点，脉弦涩。X片示未见明显骨折征象。

诊断：急性腰扭伤。

辨证：筋脉受损，血瘀气滞。

治疗：活血止痛，舒筋通络。

处方：芍药30 g，甘草、桃仁、红花、三七各10 g，川续断、当归各15 g。水煎服，每日1剂，分3次服。服6剂后症状消失。

【评析】 腰扭伤是临床常见病、多发病。中医认为是经络气血运行不畅，导致气滞不煦、血壅不濡、津液涩滞等而出现疼痛。芍药甘草汤方中芍药益阴和营，甘草补中缓急。二药合用能柔肝舒筋，缓急止痛，敛津液，养阴血。故用本方辨证加味治疗软伤痛症疗效较好。本病其病机为筋脉损伤，血脉瘀滞。气机不通，不通则痛。治疗以芍药甘草汤加当归、川续断活血理气、缓急止痛；配桃仁、红花、三七以加强活血化瘀、舒筋通络之功。诸药合用达到活血通络，解痉止痛的目的。

[2] 郭剑华，刘渝松．芍药甘草汤加味治疗软伤痛症举隅 [J]．实用中医药杂志，2004（12）：706-707.

🍅 例3　卢永兵治急性腰扭伤疼痛案

黄某，男，51岁。

初诊日期：1993年12月6日。

病史：患者自诉平常腰肌常有痹痛，逢劳累或天气变化加剧。一天前下午在搬家时，提物过重，腰部左侧突然疼痛难忍，不能屈伸、转侧。刻下症见：面红，口苦，口臭，小便赤，大便结，舌红，苔黄厚腻。左腰肌明显压痛，腰椎无压痛，查小便常规未见异常。

诊断：急性腰肌扭伤。

辨证：气滞血瘀，风热外袭。

治疗：益气养血，清热疏风，行气泻便。

处方：黄芪30g，海桐皮50g，生地黄20g，桑枝30g，黄柏10g，枳壳12g，大黄（后下）15g。服1剂后，大便通，每日3～4次，矢气频频，腰痛大减。服第2剂后，腰痛消失。

【评析】　此例急性腰扭伤的基本病机为气虚血弱，故不用行气活血之药，而用益气生血，养血通脉的方法进行治疗。用益气养血、清热疏风通络、行气通便之药，因其原有腰肌风湿，现扭伤兼腑实。临证见有急性腰肌、腰椎疼痛，或大便秘结，或虽通而舌苔黄厚腻者，用大黄活血通便，甚能奏效。

[3] 卢永兵，卢灿辉，郑婷．气虚血弱病证辨治举隅 [N]．中国中医药报，2017（5）．

🍅 例4　彭文忠治急性腰扭伤疼痛案

杨某，男，32岁。

初诊日期：2012年11月15日。

病史：患者 3 天前搬抬重物时不慎扭伤腰部致腰部疼痛，站立、行走困难，咳嗽、翻身时疼痛加重。查体：腰部肌肉僵硬，腰椎向左侧弯畸形，腰 3、腰 4 椎体左侧缘有明显压痛，直腿抬高试验阳性。舌质紫黯，脉弦涩。腰椎 X 线检查示腰椎屈度变直、侧弯，余未见明显异常。

诊断：急性腰扭伤。

辨证：气滞血瘀。

治法：行气活血，通络止痛。

处方：当归 15 g，丹参 15 g，乳香 6 g，没药 6 g，白芍 20 g，炙甘草 6 g，香附 15 g，炒枳壳 12 g。每日 1 剂，水煎，早、中、晚饭后温服。同时针刺双手经外奇穴腰痛穴及腰部阿是穴，用泻法，每日 1 次。治疗 5 天后腰痛消失，活动自如，随访半年未复发。

【评析】 急性腰扭伤属中医"筋伤"范畴。外伤致腰部肌肉、筋脉损伤，血溢于脉外，瘀血内生，气机不畅，气滞血瘀，不通则痛。病机为筋脉受损，气滞血瘀。活络效灵丹方出自张锡纯《医学衷中参西录》，方中当归、丹参活血化瘀，通络止痛，兼以养血；乳香、没药活血行气，消肿定痛。芍药甘草汤和血益血、缓急止痛，加香附、炒枳壳行气。诸药合用共达行气活血、通络止痛之功。腰痛穴属于经外奇穴，是治疗急性腰扭伤的经验穴，刺之腰部疼痛可缓解。配合针刺腰部阿是穴，具有行气活血、通经活络、改善血液循环、缓解疼痛等作用。

[4] 彭文忠 . 筋伤病症从瘀论治验案举隅 [J]. 实用中医药杂志，2014，30（1）：60-61.

腰椎骨质增生

腰椎骨质增生，是指以腰椎关节软骨退变、椎体骨质增生为主的骨关节炎，又称为"腰椎骨刺"，属于增生性脊椎炎中最常见的一种骨关节病症，故又称为退行性脊椎炎、肥大性脊椎炎、老年性脊椎炎、脊椎骨关节炎、增生性脊椎炎，含义是一样的。本病为一种慢性骨关节炎，故初期一般无临床症状，少数患者可出现腰背酸痛、活动发僵等；晚期随着病情的发展，骨刺的形成，产生以下腰痛为主的一系列症状。

本病属中医学"腰痛""骨痹""骨疣病"等范畴。在中医学文献中，有关本病病因病机的论述也很多，但多认为由肝肾亏虚、虚瘀夹杂所致。中年之后，年老体衰，精血亏虚，或久病体虚，或房事过度等可致肝肾亏虚，精血不足，髓海虚损。筋骨失荣，组织变性而发为本病；或老年肝肾渐亏，复感风寒，坐卧湿地，冒雨涉水等，使风寒湿邪乘虚入侵经络，痹阻筋脉，气血不通，筋骨失养而发病；或长期姿势不良，过度负重劳累，或跌扑闪挫等损伤腰脊，使气血瘀滞，络脉痹阻，不通则痛。总之，中医学对其发病机制的认识，可以概括为肝肾虚损、风寒湿痹阻和气血瘀滞等方面相结合而发病。

例1 刘柏龄治腰椎骨质增生疼痛案

崔某，男，55岁，汽车驾驶员。

初诊日期： 1991年5月2日。

病史： 腰痛3年余。久坐、仰卧、翻身出现腰痛，晨起尤甚，腰部僵硬，但活动后酸痛可缓解。搬运重物时腰痛明显加重。查体：脊柱生理弯曲存在，腰前屈为30°，后伸为5°，左右旋转为5°，左右侧屈10°，L2～L5棘突间及棘突有轻度压痛，直腿抬高试验及"4"字试验均为阴性，X线（1991年5月2日）示：L2～L5椎体前缘唇样改变，侧位可见L2、L3间隙已形成骨桥。

诊断： 腰椎骨质增生症。

辨证： 肝肾亏虚，气虚血瘀。

治法： 补肾生髓健骨，活血舒筋止痛。

处方： 骨质增生止痛丸120丸。熟地黄300 g，鹿衔草200 g，肉苁蓉200 g，鸡血藤200 g，淫羊藿200 g，莱菔子100 g，骨碎补200 g。嘱服1个月。

二诊： 6月3日。自述服药半月时，腰痛即明显好转，有松快感。晨起腰部仍有不适感。查体：腰部活动已不受限，腰部已无明显压痛，又嘱服120丸，于1996年7月1日随访，病人已恢复健康，可以参加正常工作。

【评析】 《黄帝内经》说："三八，肾气平均，筋骨劲强，……四八，筋骨隆盛，肌肉满壮。五八，肾气衰，发堕齿槁"，又说"腰者，肾之府，转摇不能，肾将惫矣……。骨者，髓之府，不能久立，行则振掉，骨将惫矣"，不难看出，骨质增生是因肾气虚、不能生髓、充骨，而致骨的退变。本案患者老年男性，肾精虚耗，又久坐劳累。阴阳俱不足，故以熟地黄为主药，取之补肾中之阴，淫羊藿补肾中之阳为君药；合肉苁蓉入肾充髓为臣药，骨碎补、鸡血藤、鹿衔草在方中有镇痛作用为佐药；莱菔子有消食理气，以防补而滋腻之弊是为使药。诸药合用，使精髓得充，筋骨得舒。

[1] 李治罡，毕立新，谭振刚．刘柏龄教授治疗腰椎骨质增生症经验 [J]. 中国中医骨伤科，1999（2）：64-65.

⬤ 例2　张炉高治腰椎骨质增生疼痛案

斯某，女，46岁，农民。

病史： 腰痛已4年余，每因劳累加剧。甚则腰部板硬，牵扯大腿，行动受限。近3个月来，腰痛剧烈，不能直立，而只能卧床，翻身亦能加重腰痛，并牵及右侧大腿痛。经中药针灸等治疗无效。就诊时因腰痛不能行动而被用木板抬来。X线示：L3～L5骨质增生，L4～L5骨桥形成。

诊断： 腰椎骨质增生症。

辨证： 肝肾亏虚，风湿阻络，气滞血瘀。

治法： 祛邪通络，补虚固本。

处方： 骨质增生散加味1剂。制马钱子、血竭、金钱白花蛇、蜈蚣、威灵仙、透骨草、土鳖虫、防风、怀牛膝、狗脊、当归共研细末，每日3服，每次2g。服药7天，腰痛加剧，患者家属特来问讯。嘱其继续服用。服至一月，腰痛基本消失，能自理家务，临床治愈。5年后随访，能参加各种体力劳动。

【评析】 本案患者中年以上，肝肾渐衰，肾虚不能养骨，肝虚不能养筋，再加常年劳作，风邪寒湿并入腠理，发为此病，方中金钱白花蛇、蜈蚣通络止痉，防风、威灵仙祛风胜湿，血竭、当归、透骨草、土鳖虫养血活血止痛，制马钱子活血止痛，牛膝、狗脊补益肝肾，壮筋骨，利关节，诸药合奏祛风通络、活血止痛、补肾壮筋之功。

[2] 张炉高.骨质增生散治疗腰椎骨质增生病 328 例 [J]. 中国民间疗法，1996（6）：46.

🍅 **例 3　许振亚治腰椎骨质增生疼痛案**

李某，男，63 岁，退休教师。

初诊日期： 1991 年 12 月 10 日。

主诉： 腰部疼痛 2 年余。

病史： 入冬以来，其痛沿左臀部向下放射至足跟，局部灼热如刀割样疼痛，下蹲受限，夜不安寐，舌淡苔白，脉弦紧。在某医院 X 线摄片示 L3 ～ L5 椎间隙狭窄，呈唇样骨质增生，经中西医治疗 3 月，痛势不减。

诊断： 腰椎骨质增生。

辨证： 肝肾亏虚，气滞血瘀。

治法： 补益肝肾，行气活血。

处方： 益肾化瘀通络汤加减。熟地黄、菟丝子、狗脊、白芍、玉竹、威灵仙、牛膝、鹿衔草各 30 g，延胡索、皂角刺、川续断、肉苁蓉、川乌、鹿角片、土鳖虫、穿山甲、红花各 12 g，甘草 8 g。加马钱子、全蝎、蜈蚣、守宫，共为散剂，每服 15 g，黄酒送下，连服 2 周，疼痛大减，夜能安睡，又续服 2 月，症消康复如故。

【评析】 本案患者为老年男性，肝肾本已不足，再加劳损发为此病，病程迁延，瘀血顽痰结于患处，令经络不通而痛，方中熟地黄、菟丝子、补益肝肾治本，加肉苁蓉、鹿角片温养阳气，使血得气之助能够运行，再用大量活血化瘀、通络止痛药治标，所以屡屡见效。

[3] 许振亚.益肾化瘀通络汤治腰椎骨质增生症 [J]. 新中医，1993（7）：18.

🍅 **例 4　吕发强治腰椎骨质增生疼痛案**

患者，男，56 岁。

初诊日期： 2015 年 5 月 15 日。

病史： 腰部疼痛酸楚伴右下肢麻木，反复发作 1 年余，加重 2 天。在他院诊断为腰椎骨质增生，用药不详。刻下症见：除上症外伴行走时间稍长痛麻加重、痛有冷感，口不渴，大小便正常。舌质淡红，边尖有瘀点，苔白腻，脉弦紧。X 线示腰椎骨质增生，4 ～ 5 椎间隙变窄，生理弧度变直，侧偏。

诊断： 腰椎骨质增生。

辨证： 风寒湿痰，瘀阻筋脉。

治法： 除湿散寒，祛风化痰，活血通络。

处方： 乳香、没药、土鳖虫各 10 g，牛膝、独活、杜仲、蜂房、制天南星各 15 g，白芍、续断各 20 g，狗脊 30 g，甘草 5 g，制川乌 15 g，干姜 10 g，细辛 6 g。将药置于罐中，水出药面约 2 cm，漫泡 30 分钟后，煮沸 15 分钟取汁，再加水如前，煮沸 20 分钟取汁，两汁混匀分 3 次服，每日 1 剂。5 剂后痛冷大减，偶有酸麻。效不更方，原方进出 10 余剂，余症消失。随访 2 年未复发。

【评析】 《诸病源候论·腰背痛诸候》所说："劳损于肾，动伤经络，又为风冷所侵，血气击搏，故腰痛也。"正气虚是腰腿痛发病的内在因素和病变的基础。腠理空疏，营卫不固，为风、寒、湿、热之邪入侵创造了可乘条件。患者为老年男性，肝肾亏虚，筋骨失养，又不免外邪趁虚而入，故发为腰痛。方中以乳香、没药、土鳖虫、牛膝活血祛瘀、通络止痛；独活、蜂房、制天南星祛风散寒、除湿化痰；白芍、甘草缓急止痛；杜仲、续断、狗脊、牛膝强腰补肾、舒筋止痛；牛膝引药达病所；甘草调和诸药。该方诸药合用共奏活血通络、祛风除湿、化痰散寒、舒筋止痛的作用。

[4] 吕发强 . 乳没独鳖汤治腰椎骨质增生腰腿痛 [J]. 中医临床研究，2018，10（7）：101-102.

踝关节扭伤

踝关节扭伤是一种综合性损伤，以踝关节部位疼痛，伴有不同程度的功能障碍为特征。扭伤暴力可造成踝部的骨折，或韧带、肌腱、筋膜、滑膜等软组织损伤，还可造成踝部及跗跖部的微动关节的错缝。踝关节扭伤是临床上的常见病、多发病，以软组织损伤为主的患者往往不引起自身的重视，而一定程度的软组织损伤往往比骨折难治愈，骨折的病人到后期所遗留的症状常常是软组织损伤的症状，再加上不恰当或不及时的治疗，踝部扭伤常遗留有肿胀、疼痛等症状，有的患者日后形成习惯性扭伤。

中医学认为此种由外力造成皮肉筋脉损伤，引起局部经络阻塞、气血凝滞，气伤痛，形伤肿，气血两伤，故常肿痛并见。若病久不愈或失治误治，瘀血不去，筋伤难复，气血内虚，寒凝湿聚，则又可形成气虚血瘀寒凝之证。

🍅 例1　廖怀章治疗踝关节扭伤疼痛案

谢某，男，24岁。

病史：患者因运动起跳落地时右踝关节内翻致左踝关节肿痛、活动受限半天，受伤后未作特殊处理遂来就诊。查体：左踝关节及足背处肿胀，外踝周皮肤可见青紫瘀斑，跟腓前、后韧带及跟腓韧带处压痛明显，按之肿胀凹陷。X线排除骨折损伤。

诊断：踝关节扭伤。

辨证：气滞血瘀。

治法：活血化瘀，利水消肿。

处方：当归尾15 g，白茅根15 g，川芎12 g，牡丹皮12 g，赤芍12 g，红花10 g，茯苓12 g，三七3 g，泽兰12 g，水蛭7 g，地龙9 g，生地黄12 g，木通6 g，土鳖虫10 g，甘草6 g，7剂，每日1剂，水煎服，早晚分服，服药1周后复诊。

予以石膏使踝关节保持中立位1周，嘱患者拄拐行走，避免患肢负重，同时加重其他部位肌肉的锻炼收缩，整体考虑，避免由于踝部损伤导致其他地方肌肉机能下降。

二诊：石膏较前松动，左踝关节肿胀较前好转。左外踝压痛较前减轻。予以拆除石膏，继续拄拐行走。方药同前，7剂，水煎服。指导患者进行适当功能锻炼，踝关节予以不负重背伸、跖屈、内翻、外翻活动，每组 8～10 次，每天 3 组。2 周后患者踝关节无明显疼痛，肿胀基本消退。

【评析】 本案为急性踝关节踝关节扭伤，根据详细的查体以及影像学检查后，排除骨折后，考虑踝关节周围韧带损伤。踝关节稳定性遭到破坏，早期通过制动，防止局部损伤加重，并予以活血利水之法以达消肿止痛、祛瘀生新之功。中后期予以活血利水的同时，辅以适度功能锻炼，促进局部气血流通，避免由于长时间制动而导致的关节僵硬。整个病程以达内外兼治、动静结合，以便得到更好的疗效。

[1] 王康，廖怀章，卢敏，等.廖怀章教授治疗急性踝关节扭伤经验总结[J].亚太传统医药，2020，16（12）：106-107.

例2 姜益常治陈旧性踝关节扭伤疼痛案

患者，女，44 岁。

病史：患者 3 个月前下楼时踩空台阶不慎扭伤右踝关节，自用万通筋骨喷剂喷于疼痛处，疼痛肿胀症状略有缓解。现走路稍多时出现右踝关节肿痛，活动受限。足部做内翻动作时外踝前下方剧痛。背伸 25°，跖屈 30°，X 线片示右踝关节未见明显异常。舌质紫黯苔白微腻，脉沉细。

诊断：陈旧性右踝关节扭伤。

辨证：气滞血瘀。

治法：活血化瘀。

处方：海桐皮、透骨草、红花、当归、花椒、威灵仙、白芷、防风、艾叶、荆芥、延胡索、川牛膝各 15 g，中药熏洗。

无菌消毒后，于右踝关节行小针刀治疗，治疗后右踝关节疼痛明显缓解，背伸及跖屈接近正常活动范围。回家后行中药熏洗。

二诊：右踝关节肿胀消失，仅轻微疼痛，行针刀治疗，继续行中药熏洗治疗。

三诊：右踝关节活动如常，疼痛消失。

【评析】 "肝在体合筋"，凡筋伤之证，当有恶血留其内时，皆以肝经为主。因"肝主藏血",故败血凝滞体内,必归于肝。"肾主骨",筋附于骨,精血同源,筋得益于肾阴精血的共同滋养。《普济方》谓:"若因伤折,内动经络,血行之道,不得宣通,瘀积不散,则为肿为痛。"本病病机多为气滞血瘀。肿痛是气血运行受阻后筋伤病变的临床表现。《素问》说:"气伤痛,形伤肿。"气机不通,伤病所在;瘀血阻滞,经脉不通,不通则痛。急性踝关节扭伤如果没有及时治疗或适当休息,或负重活动会使损伤的韧带不能修复,无菌性炎症长期存在,发生粘连,影响踝关节活动伴行走肿痛,而易形成陈旧性损伤。小针刀松解可解除病变瘢痕组织粘连,祛瘀通络,修复侧副韧带损伤。同时配合中药熏洗可活血续筋,临床疗效较好。

[2]杨金贵,姜益常.姜益常治疗陈旧性踝关节扭伤经验[J].实用中医药杂志,2017,33(7):848.

🍅 例3 向开维治踝关节扭伤疼痛案

张某,女,52岁,踏板舞爱好者。

初诊日期: 2017年3月13日。

病史: 患者2月前因不慎跌倒出现右踝部外侧明显肿痛,伴活动受限,不能行走,遂就诊于当地医院,行右踝DR提示未见明显骨折征象,外踝局部软组织肿胀影。诊断为急性右踝关节扭伤,经理疗等治疗后,右踝疼痛、肿胀较前减轻,但仍跛行,常感关节冰凉、僵硬、刺痛、乏力等症,久行、久站后加重,经热敷及平卧休息后无明显缓解,严重影响生活质量,遂来我院推拿科就诊。刻下症见:右踝关节轻度肿胀伴活动受限,局部轻压痛,纳眠可,二便调;舌紫黯,舌边散在瘀点,苔白,脉沉缓涩。查体:右下肢跛行,右踝局部皮肤颜色变黯,皮温低,右踝关节外侧轻度水肿、压痛,右踝背屈、跖屈、内外翻活动受限。复查DR提示未见明显异常。

诊断: 陈旧性踝关节扭伤。

辨证: 寒凝血瘀。

治法: 温经散寒,活血化瘀。

处方： 黄芪 10 g，杜仲 10 g，海藻 10 g，续断 12 g，土鳖虫 12 g，血竭 3 g，萆薢 10 g，牛膝 10 g，红花 3 g，肉桂 15 g，羌活 10 g。将上述药材与白酒和醋浸泡 30 分钟后装入薄布袋，热蒸 30 分钟后取出药包于右踝部热敷，早晚各 1 次，1 周后复诊。

复诊： 患者诉右踝部冰凉感消失，触其皮温正常，无明显刺痛，停中药热敷；患者仍感右踝僵硬、乏力，触诊其关节活动背屈、跖屈活动受限，关节"胶着"现象明显，故以推拿疏通经络、理筋整复，具体手法：①患者俯卧位，医者施拿揉法从小腿近端起至跟骨基底部，自上而下施治 10 次；②用掌根推法沿足底至足趾 10 次；③点揉阳陵泉、足三里、三阴交、丘墟、解溪等穴各 30 秒；④握拳推法分别从足跟处至腓肠肌内、外侧头各 8 次，同时嘱患者持续背屈踝关节；⑤患者仰卧位，握拳推法从外踝沿小腿外侧至腓骨小头上缘，同时嘱患者持续跖屈踝关节；⑥嘱患者屈髋屈膝，右踝保持中立位 90°，脚尖翘起，医者面对患者，左手握住小腿远端，向内外踝平面方向加压胫腓骨，右手握住距骨内外侧腹侧加压，同时嘱患者主动交替做跖屈，放松 10 次后，结束手法。以上手法每周 3 次，连续 2 周，患者右踝关节活动范围明显增加，僵硬感消失，停止手法治疗，嘱患者做提踵训练、弹力带足背拉伸及足背外翻拉伸训练，1 个月后复诊，患者右踝乏力消失，步行距离增加，查体右踝关节活动基本正常，3 个月后随访，患者右踝活动自如。

【评析】 现代医学认为陈旧性踝关节扭伤是急性踝关节扭伤后重视不够，未及时治疗，伤后仍长期负重，而导致踝关节酸痛无力、不能久行、功能受限的一种常见病。本案中，综观患者舌、脉、症，辨病为右踝筋伤，辨证为寒凝血瘀，运用中药热敷，白酒通血络、除寒痹，白醋散瘀效用力专等特性，配合肉桂、羌活、杜仲、萆薢祛寒湿、除萎软；血竭、牛膝、红花活血化瘀；续断、土鳖虫强筋骨；黄芪升阳化气；海藻软坚散结；诸药合用共达祛寒除瘀之效。《素问·痹证》曰："筋痹不已，复感于邪，内舍于肝。"筋脉失于气血濡养，风寒湿邪侵入而为"兼邪"，内传于肝，肝主筋，终致筋脉拘挛，故多用木药取其升发之性治之。经中药外敷仍存僵硬等症，予以拿揉、点揉、握拳推法等手法疏通经络、理筋整复，在陈旧性踝关节扭伤治疗手法中，拿揉法调和气血、促进损伤处炎症物质吸收；握拳推法为刺激性手法，旨在解除肌肉痉挛，营养肌组织，防止肌肉萎缩；关节滑动手法恢复踝关节的正常解剖关系，修复僵硬的踝关节功能；配合主动牵伸活动能激活痉挛的肌肉，募集更多肌肉以提高神经肌肉功能，增强本体感觉反馈，强化动作的控制与学习。

[3] 潘建翔，向开维，董龙聪，等. 向开维教授治疗陈旧性踝关节扭伤验案举隅 [J]. 按摩与康复医学，2019，10（7）：59，63.

例4 孙树椿教授治踝关节扭伤疼痛案

患者，女，24 岁。

病史：患者 1 年前在国外留学期间不慎扭伤左踝，至当地医院行 X 线及磁共振检查，确诊无骨折，诊断为外踝关节扭伤，给予冰敷及理疗等治疗。治疗一段时间后踝关节疼痛消失，但步行若超过 30 分钟即会出现踝部及下肢肿胀，无法穿鞋，遂至我院就诊。查体：踝关节无明显痛点，下肢肿胀，肿胀按之随起，步行及踝关节活动皆无困难。

诊断：陈旧性踝关节扭伤。

辨证：气滞血瘀。

治法：活血化瘀。

处方：因为患者无明显痛点，踝关节活动正常，考虑踝关节肿胀为气滞肿，故未施行手法而给予口服四逆散加良附丸加减并配合外洗方熏洗治疗。

（1）口服方：柴胡 10 g，枳壳 10 g，赤芍 10 g，白芍 10 g，甘草 5 g，香附10 g，高良姜 10 g，黄芩 10 g，防风 10 g，紫苏梗 10 g，牛膝 10 g，延胡索 10 g，水煎服，每日 2 次，连服 2 周。

（2）外洗方：伸筋草 15 g，透骨草 15 g，路路通 15 g，花椒 10 g，威灵仙 15 g，红花 10 g，细辛 6 g，黄柏 15 g，海桐皮 15 g，苍术 15 g，香附 15 g，乳香 10 g，没药 10 g，苏木 15 g，川牛膝 15 g，将上述药物煎煮后，放入容器中，先熏蒸患处，待药液变温后，用药液洗患处。治疗 3 天后肿胀开始消退，治疗 2 周后踝关节肿胀消失、活动恢复正常。

【评析】 治疗踝关节扭伤时强调辨位施治，确认所伤之处是关键，然后以轻巧柔和的手法舒筋散结；重视中药内服外治，对于不同的踝关节损伤者，给予相应内调药和外用药；尤其擅长手法治疗，动静结合，在动态的情况下将紊乱的筋骨复正，达到骨正筋柔的效果；对于陈旧性踝关节扭伤患者，疼痛已经不明显或消失，但步态时有强迫体征，常有下肢肿胀，按之凹陷，但随之复起。孙树椿教授称此种情况为"气滞肿"。对于"气滞肿"多采用口服四逆散加良附丸加减治疗。四逆散为和解剂，具有调和肝脾、疏肝理脾、透邪解郁的作用，善治手足不温，或肝脾气郁证。良附丸具有温胃、行气、疏肝、祛寒止痛的作用。但是对于肿胀严重、按之不起、踝关节骨性标志消失者，再配以具有祛风除湿、活血通络、逐瘀消肿作用的外洗方进行熏洗。内外兼施可以达到祛风除湿、舒筋活络、利水通经、逐瘀消肿、生肌止痛的功效，从而可以消除踝关节肿胀。

[4] 叶宜颖，高景华，王尚全，登．孙树椿教授治疗踝关节扭伤的经验 [J]．中医正骨，2017，29（3）：77-78，80.

跟痛症

跟痛证是足跟部周围疼痛性疾病的总称，是由于急慢性损伤所引起的以足跟部疼痛为主症的病症，它不是一种独立的疾病，而是由多种原因引起的疼痛性症候群。好发于 40～60 岁的中老年人。

本病属于中医学中的"足跟痛"范畴，《诸病源候论》称为"脚跟颓"，如云："脚跟颓者，脚跟忽痛，不得着地，世俗呼为脚跟颓"。中医学认为足跟部系肾经所过之处，肾藏精，主骨生髓，此处作痛，乃肾精亏损，肝失所养，肝主筋，肝血不足，筋失濡养，血行瘀滞；或肾亏髓空，寒湿之邪乘虚而入，凝滞于下，发为本病。本症发病不外虚实两端，虚是指肝肾亏虚，骨弱筋衰；实包括风寒湿邪外侵，气血瘀滞等，因而治疗也当虚实两端入手。

例 1　郑福增教授治顽固性跟痛症案

李某，女，55 岁。

初诊日期： 2014 年 2 月 7 日。

病史： 左足跟部隐痛 1 年余。经口服非甾体抗炎镇痛药、痛点封闭、小针刀等治疗，症状缓解不明显，遂来就诊。刻下症见：右足跟部隐隐作痛，坐卧时疼痛减轻，活动后加重，遇寒加重，得温则舒，压痛明显，舌质黯，苔薄白，脉沉细。DR 片示跟骨骨质增生。

诊断： 跟痛症。

辨证： 肾虚髓亏。

治法： 补肾益髓，蠲痹通络。

处方： 独活寄生汤加减，独活 20 g，桑寄生 30 g，秦艽 15 g，木瓜 18 g，当归 30 g，川芎 18 g，熟地黄 15 g，白芍 15 g，桂枝 12 g，茯苓 15 g，杜仲 18 g，怀牛膝 30 g，党参 15 g，甘草 6 g。7 剂，每日 1 剂，水煎，分 2 次口服。口服益肾蠲痹丸，每次 8 g，每日 3 次，饭后服。另用三川汤加减：川乌（先煎）30 g，川牛膝 30 g，当归 30 g，川花椒 30 g，伸筋草 30 g，海桐皮 30 g，3 剂，煎汤外洗，连洗 7 天，并给予痛点红外偏振光照射，每日 1 次。

复诊： 2014 年 2 月 14 日。疼痛较前减轻，遂停用益肾蠲痹丸，守上方治疗半月，疼痛消失。嘱患者注意日常保养。随访至今无复发。

【评析】　本患者年老体弱，肾气逐渐亏虚，筋骨失养，骨萎筋弛；"久立伤骨，久行伤筋"，过度站立或行走后，损伤足跟部筋骨，导致筋骨经脉失养，"不荣则痛"。肾虚髓亏是导致顽固性足跟痛的内因，寒湿、劳损、外伤等为诱发因素，瘀血阻滞是导致其难愈的根源。外治法直接作用于局部痛点，取效快，但效果短暂，易复发，故配合中药内服，整体调理脏腑气机，效果持久，不易复发。此病并非短时间可治愈，故症状缓解后，应巩固治疗，并加强足跟部的保养。

[1] 刘晓玉，郑福增，周子朋，等 . 郑福增教授治疗顽固性跟痛症的经验总结 [J]. 中国中医药现代远程教育，2015，13（2）：34-35.

例2　李同生治跟痛症案

于某，男，55岁，职业司机。

初诊日期： 2016年3月31日。

病史： 左足跟部刺痛1年余。近1周症状明显加重，在家休息后症状缓解不明显，遂来求诊。刻下症见：左足跟无红肿，足底跟骨跖筋膜起点处压痛明显，跟骨侧面亦有轻压痛；舌淡苔腻，脉弦。左足侧位X线片示左跟骨骨质增生。

诊断： 跟痛症。

辨证： 气血瘀滞，湿热下行。

治法： 行气活血，祛湿通络止痛。

处方： 当归12g，川芎10g，赤芍10g，红花10g，桃仁10g，地龙8g，秦艽12g，苍术12g，黄柏10g。7剂，每日1剂，水煎，分2次口服。另用紫金酒外擦患处，同时用北京布鞋鞋底击打跟部疼痛区域，每日各1次，以扩张局部皮肤血管，促进药物吸收，使活血化瘀药直达病所，还可改变软化后跟骨骨刺的方向，解除骨刺对跟部脂肪垫和滑囊的刺激，使无菌性炎症更易吸收，从而达到治疗跟痛症的目的。2016年4月7日复诊，疼痛较前减轻，守上方治疗半月，疼痛基本消失。

【评析】　跟痛症其根本原因为瘀血阻滞，气机运行不畅，从而使局部出现无菌炎性水肿刺激神经末梢引起疼痛不适。李同生治疗时采用中药口服，以行气活血、化瘀止痛。同时外擦紫金酒，并用北京布鞋底击打跟部疼痛区域，以扩张局部皮肤血管，促进药物吸收，使活血化瘀药直达病所，还可改变软化后跟骨骨刺的方向，解除骨刺对跟部脂肪垫和滑囊的刺激，使无菌性炎症更易吸收，从而达到治疗跟痛症的目的。药内服方为自拟活血通络化湿方加减，方中当归补血活血，通经止痛；川芎理血行气，通经止痛；赤芍、红花、桃仁活血行血化瘀；地龙通脉；秦艽祛风除湿、治痹痛；苍术健脾燥湿；黄柏清热燥湿；甘草益气补中，调和诸药。诸药配伍，共奏活血、通络、化湿之功。具有改善足跟部微循环障碍，帮助缓解疼痛不适的功能。

[2]张建，付明立，何伟. 名老中医李同生教授治疗跟痛症经验[J]. 中西医结合研究，

🍅 **例3 雷根平治跟痛症案**

张某，男，53岁。

初诊日期： 2016年6月7日。

病史： 间断左足跟疼痛2年。局部皮色如常，不红不肿，劳累及久站后加重，不敢久站久行，发作时双脚不敢着地，曾多处求医，效果欠佳。1个月前症状加重，就诊于我院骨伤科，相关检查均无异常。患者形体瘦削，面色微红，伴右耳耳鸣，手脚心发热，偶有腰酸困，眠尚可，纳可，二便调。舌红，苔少，左脉滑，右脉弱。

诊断： 跟痛症。

辨证： 肝肾亏虚，气滞血瘀。

治法： 行气活血，补益肝肾。

处方： 六味地黄丸加减，生地黄30 g，熟地黄30 g，山茱萸15 g，山药10 g，牡丹皮10 g，茯苓10 g，泽泻10 g，川牛膝30 g。7剂，每日1剂，分早晚温服。

二诊： 6月14日。足跟痛明显减轻，久站久行后能耐受，耳鸣、腰酸困、手脚心发热均有所减轻，在上方基础加石斛20 g、黄芪60 g，赤芍、丹参各20 g。

三诊： 6月21日。病史同前，原方去黄芪，加独活20 g，加桂枝、桃仁各15 g。

四诊： 6月28日。足跟部疼痛时轻时重，考虑患者虚劳日久，气血瘀滞不行，非虫类药不能逐瘀通痹，遂在原方上加地龙15 g、乌梢蛇20 g。因患者近日出门远游，遂带药14剂，并嘱其避免劳累。随访半年，患者足跟痛未再复发。

【评析】 《灵枢·经脉》曰："肾足少阴之脉，起于小指之下，斜走足心，出于然谷之下，循内踝后，别入跟中。"患者反复左足跟部疼痛，劳累及久站后加重，皆因素体肝肾不足，虚劳日久，经络失养所致，耳鸣、手脚心热均为肝肾不足的表现，方选六味地黄丸加减。六味地黄丸由金匮肾气丸化裁而来，出自宋代儿科大家钱乙，临床上广泛运用于肾阴虚诸症。加牛膝一味不仅引药下行、直达病所，还可活血祛瘀、补肝肾、强筋骨，兼能祛风除湿，张锡纯在其著作《医学衷中参西录》中谓牛膝"善治肾虚腰疼腿疼，或膝疼不能屈伸，或腿痿不能任地"。肾阴虚是发病的根本，虚劳日久，影响气血生化及运行，产生瘀血，故在滋肾阴的同时，加上活血化瘀之药，虚实并治。

[3] 余德惠，雷根平 . 雷根平主任医师辨治跟痛症经验 [J]. 现代中医药，2017，37（3）：14-16.

🍅 例 4　韩文朝治跟痛症案

患者，男，52 岁。

初诊日期： 2019 年 5 月 14 日。

病史： 右足跟部疼痛 6 个月余。行走困难，劳累及天气降温后症状加剧，休息后症状轻微缓解，近 1 个月受凉后症状加剧，在家自行局部艾灸治疗，效果不显著，遂来就诊。查体：右足跟部肤色正常无红肿，足底筋膜跟骨处有明显压痛，跟骨的跖面和侧面也有压痛。X 线检查提示右足跟骨骨质增生。患者身体消瘦，面颊潮红，自诉偶有腰部酸软，夜晚自觉燥热，手足心出汗，睡眠一般，二便可，舌红，脉弦细。

诊断： 跟痛症。

辨证： 肝肾亏虚，气滞血瘀，风寒湿盛。

治法： 补益肝肾，益气生血，活血化瘀，温经散寒。

处方： 黄芪 15 g，知母 10 g，当归 15 g，熟地黄 15 g，白芍 15 g，枸杞子 10 g，桃仁 10 g，川芎 10 g，独活 10 g，桂枝 15 g，鸡血藤 9 g，黄柏 15 g，泽泻 10 g，茯苓 10 g。7 剂，水煎服，每日 1 剂，早晚分服。另口服三七粉（冲服），每日 3 g。

二诊： 2019 年 5 月 21 日。患者脚跟疼痛、腰膝酸软、手足心出汗、畏寒恶风等症状明显改善，在上方基础上加牡丹皮 10 g，浮小麦 10 g，清虚热、护卫气、实腠理，服用方法同前。

三诊： 2019 年 5 月 28 日。患者疼痛、恶风畏寒症状已基本消失，夜晚燥热症状明显改善，然手足心仍自觉发热，在上方基础上去川芎、独活、鸡血藤、三七粉，加山药 10 g，女贞子 10 g 滋肾阴，服用方法同前。随访时患者症状基本消失，已痊愈。告知患者日常注意保暖，避免久站。

【评析】 本案是由于中老年患者五脏受损，气血衰败，脏腑阴阳失衡，身体机能下降所致。肾主骨，肝主筋，肝肾功能不足导致筋骨不利，局部摩擦，气血瘀滞，久而久之产生骨刺；脾主运化，具有将水谷精微和津液吸收、转送到全身各脏腑的生理机能，脾受损则导致后天化生不及，脏腑功能受损，气血不足于内，肌体失却防卫，风寒湿等外邪趁机入侵致病。患者为老年男性，从事体力劳动，受凉后症状加剧，同时有腰膝酸软、夜间燥热、手足心出汗等症状，诊断为肝肾亏虚、气滞血瘀、风寒湿型痹证，治宜补益肝肾、益气生血、活血化瘀、温经散寒，所用药物既可补益肝肾、滋阴泻火，又可活血化瘀、温经通络，疗效甚好。

[4] 王琳琳，张玉帛，韩文朝．韩文朝教授治疗跟痛症经验 [J]．风湿病与关节炎，2020，9（11）：36-38.

膝骨性关节炎

膝骨性关节炎是由关节退变、软骨被破坏所致的慢性关节炎。可继发于骨折脱位等，膝内、外翻及髌骨软化等慢性炎症也可以导致骨关节病。病变初期多发于髌股关节或胫股关节，然后波及整个关节。其病理变化主要为关节软骨受损、破坏、剥脱，形成游离体。滑膜、关节囊、髌下脂肪垫可充血、增生、肥厚和纤维化。

中医认为此症为肝肾亏损，筋骨失荣，血行瘀滞；或肾亏髓空，寒湿之邪乘虚而入，凝滞于膝关节而发病。本症多为本虚标实，虚是指肝肾亏虚，骨弱筋衰；实包括风寒湿邪外侵，气血瘀滞等，治疗当以通利为原则。

例1 卢敏治膝骨性关节炎疼痛案

贺某，女，53岁。

初诊日期：2018年1月11日。

主诉：右膝关节疼痛、活动不利10年余。

病史：患者诉10年前扭伤右膝关节，致右膝关节疼痛，呈持续性胀痛，活动后加重，休息后缓解，与天气变化相关。下蹲受限，上下楼梯时疼痛加重，行走时无弹响，无交锁，曾于外院就诊，好转不明显。刻下症见：腰酸，畏寒，饮食一般，夜寐多，小便清长，大便正常，舌质黯，苔薄白，左手尺脉弱，右手沉。既有往椎体压缩性骨折（L1）、腰椎间盘突出症病史。查体：右膝稍肿胀，髌骨周围轻压痛，以内侧为甚，浮髌试验（＋）、抽屉试验（－）、侧方试验（－）、麦氏征（－）、回旋研磨试验（±），右膝关节活动度尚可，用力屈曲时无明显疼痛，右下肢肌力、肌张力可，生理反射存在，未引出病理反射。X线片检查：右膝关节股骨外缘、胫骨内侧缘、髌骨后侧缘骨质增生，骨板下骨质疏松，关节间隙变窄。

诊断： 膝骨性关节炎，腰椎退变，L1压缩性骨折。

辨证： 气虚血瘀，肝肾不足，寒邪阻络。

治法： 补气活血，补益肝肾，祛邪通络。

处方：（1）补气活血通络汤加减。独活10 g，槲寄生10 g，乌梅6 g，黄芪30 g，当归10 g，白芍15 g，牡蛎（先煎）10 g，蜈蚣1条，怀牛膝10 g，醋乳香10 g，防风6 g，细辛3 g，甘草3 g。10剂，每天1剂，分2次温服。

（2）中药外治。舒筋活络外敷包合活血安痛酒局部热敷。

（3）膏药外贴。筋骨通贴膏（主要成分：附子、肉桂、芍药、当归、桃仁、红花、伸筋草、透骨草、地龙等，结合现代工艺统一制备而成），每次1片，外贴患处，每天1～2次。

（4）西药治疗。艾瑞昔布口服，每次1粒，每天2次。2周后，患者右膝关节疼痛较前明显缓解，诉近期有关节无力感，当前治疗方案有效，结合患者目前症状、体征，在原方基础上加淫羊藿、木瓜、川芎，再进10剂，嘱患者在日常生活中注意调养。后追访半年未有复发。

【评析】 本案患者系中年女性，素体肝肾亏虚，肝主藏血，肾主藏精，肝肾同源，精血亏虚，不能濡养经脉，而致筋骨失于濡养，加之患者从事销售工作，长期冒雨受风，风寒湿三气由腠理而入，深入筋骨，痹阻筋脉。此为气虚血瘀兼肝肾不足型的典型病案。方中重用黄芪健脾益气，当归补血活血，黄芪与当归相配，使其补而不滞，化生有源；防风与独活相配，加强祛风除湿之功效；细辛祛风散寒、通络止痛，与独活、防风共用，风寒湿三邪俱去也；槲寄生祛风湿、补肝肾、强筋骨，一者祛邪，二者补虚，用之有利而无害矣；怀牛膝补益肝肾，引血下行，在此处有引经药之功；白芍养血和营、平肝止痛，与当归相配，有四物汤之意，能养血补血，同酸涩乌梅同用，既能养阴，又能防止温燥药耗伤津液；牡蛎咸寒软坚，既能驱逐顽痰，又能敛精补肾；蜈蚣为虫类药物，生性走窜，其善于走而不守，力效能深达筋骨，外出皮腠，能搜风通络、去除顽疾；醋乳香活血散瘀止痛；甘草调和诸药。诸药合用，共奏补气血、养肝肾、祛外邪、通筋络之效。患者复诊时诉右膝关节疼痛较前明显缓解，近期感关节无力，卢教授认为此为肝肾亏虚，精血不足，筋伤骨病日久，长期失于濡养则患者感觉筋骨痿软无力，二诊时加用淫羊藿、木瓜、川芎，以加强补益气血、滋补肝肾之功效，收获良效。

[1] 段航，卢敏，邝高艳，等．卢敏运用补气活血通络汤加减治疗膝骨关节炎验案举隅 [J]．湖南中医杂志，2019，35（4）：98-100.

🍅 例2 杨凤云治膝骨性关节炎疼痛案

黄某，女，62岁。

初诊日期： 2013年3月22日。

病史： 患者自诉3个月前无明显诱因出现右膝关节的疼痛，活动不利，晨起疼痛尤甚，活动后缓解，活动时有摩擦音。自用云南白药喷雾剂，有少许改善。一周前疼痛加重，屈伸不利，患肢不能下地负重行走。刻下症见：右膝关节疼痛，神疲乏力，少气懒言，畏寒怕冷，精神倦怠，腰膝酸软，纳可，眠差，小便短少，大便稀薄，舌质淡，苔白，脉沉细。右膝关节内翻畸形，双侧膝眼压痛，浮髌试验（－），髌骨摩擦试验（－），研磨试验（＋），抽屉试验（－），双下肢肌力及肌张力正常，足背动脉搏动正常。辅助检查：右膝关节 X 线片示右膝关节退行性变，轻度骨质增生，C 反应蛋白23 mg / L，尿酸、红细胞沉降率、类风湿因子等均正常。

诊断： 膝骨性关节炎。

辨证： 阳虚寒凝，肝肾不足。

治法：温阳散寒，补益肝肾。

处方：阳和汤化裁，熟地黄 15 g，肉桂（后下）10 g，麻黄 10 g，鹿角胶（烊化）10 g，木瓜 8 g，炮姜 6 g，白芥子 10 g，鸡血藤 20 g，汉防己 10 g，甘草 3 g。7 剂，水煎温服，每日 1 剂，分早晚 2 次温服。嘱饮食清淡，适当运动，每次药渣用布包好敷于患处，不适随诊。

二诊：2013 年 3 月 29 日。患者诉服上药 7 日后右膝关节疼痛有所减轻，但自觉膝关节肿胀无力，脘腹胀闷，不思饮食，头身困重，纳差，眠可，二便平，舌体淡胖，苔白滑，脉沉细，辅助检查：C 反应蛋白 20 mg/L。处方：上方加用薏苡仁 10 g，7 剂，水煎温服，每日 1 剂，分早晚 2 次温服。

三诊：2013 年 4 月 5 日。患者诉服上药 7 日后右膝关节疼痛明显减轻，但右膝关节内侧膝眼有刺痛感，夜间加重，胃脘部偶有疼痛，无恶心呕吐，无口干口苦，纳可，眠安，二便平，舌质紫黯，脉结代，辅助检查：C 反应蛋白 15 mg/L。处方：上方加用川芎 10 g，当归 15 g，红花 10 g，木香 10 g。7 剂，水煎温服，每日 1 剂，分早晚两次温服，巩固疗效。

【评析】 本案患者年老体弱，肝肾亏损，肝藏血，血虚则筋骨失养，肾主骨，肾虚则骨枯髓减；又因患者所发病的节气为立春，立春雨水到，湿气重，寒气亦盛，湿气重浊，寒主收引，故关节活动不利。治宜温阳散寒，补益肝肾。方中阳和汤温阳补血，散寒通滞；加木瓜舒筋活络，除湿和胃；加鸡血藤活血补血，舒筋活络；加汉防己祛风止痛，利水消肿。肝肾得以滋养，寒湿得以消除，从而疼痛减轻，活动改善。二诊，患者膝关节疼痛有所减轻，继续阳和汤温阳补血；但因湿邪留滞于内，湿邪重浊，侵犯于膝关节，故膝关节肿胀无力；侵犯于胃脘，湿邪困脾，致脾失健运，加用薏苡仁利水渗湿除痹。三诊，患者膝关节疼痛明显减轻，活动改善明显，继续阳和汤温阳补血；右膝关节内侧膝眼刺痛为气血瘀滞于此，加用川芎活血行气，祛风止痛，当归活血止痛，红花活血祛瘀止痛；胃脘部疼痛为脾胃气滞，运化失调所致，故而加木香行气止痛。

[2] 刘敏，刘美年，刘丽，等.杨凤云用阳和汤加减治疗膝骨性关节炎验案 1 则 [J].江西中医药，2014，45（4）：39.

🍅 **例3 许鸿照治膝骨性关节炎疼痛案**

李某，男，55岁，公交车司机。

初诊日期：2018年11月18日。

病史：2年前无明显诱因出现双膝关节疼痛，疼痛部位较为固定，行走及蹲起时加重，休息后缓解，曾于当地医院治疗后症状缓解。1周前因工作劳累致使上述症状加重，于外院检查X线片示双侧髌股关节面毛糙，髁间隆突骨质增生，关节间隙狭窄，故来门诊就诊。刻下症见：患者精神欠振，身重困痛，小腿拘挛，双膝肿胀冷痛，腰部酸软，微恶风寒，纳寐不佳，二便调，舌淡，苔白，脉沉细。

诊断：膝骨性关节炎。

辨证：气滞血瘀，寒湿痹阻。

治法：温阳散寒，行气活血。

处方：熟地黄15 g，肉桂（后下）10 g，鹿角胶（烊化）10 g，炮姜6 g，麻黄10 g，白芥子10 g，鸡血藤10 g，炮山甲6 g，香附10 g，甘草3 g。7剂，水煎服，每日1剂，早晚分服。嘱其配合股四头肌锻炼，并注意膝部保暖。

二诊：1周后复诊，双侧膝关节疼痛较前略有缓解，肿胀明显减轻，但膝周行走时仍有疼痛，夜寐渐安，苔薄白，脉沉细。上方去麻黄加当归12 g，7剂。并以海桐皮汤熏洗。

三诊：诸症改善，膝部活动改善，睡眠基本恢复正常。为巩固疗效，守方14剂。

随诊3个月，患者诉双膝关节疼痛及活动受限未见复发。

【评析】 本案患者初诊见身重困痛，小腿拘挛，双膝肿胀冷痛，腰部酸软，微恶风寒，舌淡，苔白，脉沉细，此乃年老体弱，脾肾亏虚，气血不足，卫外不固，久病及肾，损及少阴，真阳阳虚失于气化所致之水津失布，不能滋养润滑关节。故用阳和汤加减，水煎内服，以温阳化湿，兼补营血。二诊服药之后诸症减轻，水湿得温煦，则肿胀渐消，正所谓"益火之源，以消阴翳"，此时肾阳虽已得复，而气血尚未平复，故去除燥热之麻黄，易以平补之当归，其味甘而重，故功专补血；其气轻而辛，故又能行血；所谓补中有动，行中有补，为血中之气药，亦血中之圣药。三诊症状缓解，考虑其日久病程，故嘱其继服以获全功。

[3] 杨文龙，刘敏，李芳，等.许鸿照治膝痹病临证思路 [J].江西中医药大学学报，2021，33（1）：15-16.

🍅 例 4　王培民治膝骨性关节炎疼痛案

杨某，女，63 岁。

初诊日期： 2019 年 9 月 2 日。

主诉： 双膝肿痛 2 年余，加重 1 个月。

病史： 患者 2 年前出现双膝不适，劳累后见膝上缘肿胀，休息后可缓解，畏寒畏风；纳谷不馨，晨起口苦明显；寐差，因膝痛入睡尤其困难；小便正常，大便干结，便秘。舌淡红，体胖嫩，可见齿痕，苔白腻，脉沉迟，左部脉微弱较显。曾就诊于当地多家医院骨科，行 X 线、磁共振成像（MRI）影像检查示膝骨性关节炎、半月板损伤、关节腔积液。实验室检查排除类风湿关节炎、脊柱关节病等炎症性关节炎。

诊断： 膝骨性关节炎。

辨证： 寒凝痹阻，气郁血虚。

治法： 温经散寒，柔肝养血。

处方： 制附子 10 g，制狗脊 10 g，巴戟天 10 g，薏苡仁 15 g，郁金 15 g，神曲 15 g，炒白芍 10 g，丹参 10 g，黄芪 20 g，石斛 30 g，远志 12 g，金银花 10 g，山茱萸 30 g，知母 12 g，醋乳香 6 g，醋没药 6 g，当归 20 g，忍冬藤 15 g。7 剂，每日 1 剂，水煎，分 2 次服。联用仙叶沐足洗剂（经验方）睡前沐足，药物组成：海桐皮 15 g，伸筋草 15 g，透骨草 15 g，威灵仙 10 g，红花 10 g，川芎 10 g，苏木 10 g，桑枝 20 g，桂枝 10 g，艾叶 10 g，防风 10 g，肉桂 10 g，酸枣仁 10 g，知母 10 g，菊花 10 g，绿萼梅 10 g。7 剂，睡前温汤沐足 15 分钟。

二诊： 9 月 17 日。膝关节疼痛、肿胀均减；查舌象由舌体胖嫩可见齿痕、质淡红、苔白腻转舌质黯红、苔薄白，脉象较前有力。患者自诉畏寒、恶风显著好转，睡眠改善，晨起口苦及便秘亦好转，胃纳仍欠佳。遂上方去淡附片、制狗脊、巴戟天，加厚朴 15 g、焦山楂 20 g。沐足药去知母、菊花、绿萼梅。续服 4 周后，患者诉诸症较前缓解，原需旁人搀扶或借助拐杖行走，现能自行从家中步行至门诊复诊。守方继用 4 周，诸症均消。

【评析】 中医学认为肾主骨，肝主筋，"膝为筋府""肝喜条达而恶抑郁"，因此将"补肝肾，强筋骨""柔肝养肝""疏肝解郁"三法有机结合治疗本病。膝痹宁温经散寒、柔肝养血，本案以该方化裁，加用黄芪补气以活血；当归、丹参活血通络；醋乳香、醋没药活血化瘀；远志安神定志；忍冬藤通经活络；金银花清解风热，擅消因瘀化热所致的关节疼痛；石斛、知母滋补阴液、濡养经筋，兼制诸药燥性。针对膝骨关节炎以肝肾不足、风寒湿夹杂为本，寒凝气滞、血瘀化热、寒热错杂为标，病程日久常又瘀郁相兼的复杂病机，本案诸药合用，既能温经通络、散寒止痛，又能清解瘀热、解毒止痛，配合仙叶沐足洗剂，疏肝解郁、理气止痛，取得了显著的疗效。

[4] 王培民 . 王培民效方治验——膝痹宁方 [J]. 江苏中医药，2021，53（2）：5-6.

膝关节滑膜炎

膝关节创伤性滑膜炎是指膝关节损伤后引起的滑膜无菌性炎症反应，临床上分急性创伤性和慢性劳损性炎症两种。急性创伤性炎症，多发生于爱好运动的青年人，以出血为主。由于外力打击、扭伤、关节附近骨折或手术创伤等，使滑膜受伤充血，产生大量积液，滑膜损伤破裂则大量血液渗出。积液、渗血可增加关节内压力，阻碍淋巴系统的循环。由于关节内酸性代谢产物的堆积，可使碱性关节液变。如不及时清除积液或积血，则关节滑膜在长期慢性刺激和炎性反应下逐渐增厚、纤维化，并引起关节粘连，影响关节功能活动。

慢性损伤性滑膜炎，以渗出为主。一般由急性创伤性滑膜炎失治转化而成，或其他慢性劳损所引起。慢性劳损多发生于中老年人、身体肥胖或过用膝关节负重的人。慢性损伤导致滑膜产生炎性渗出、关节积液。

膝关节滑膜炎属中医的"痹证"范围。多由风、寒、湿三气杂合而发病，一般挟湿者为多，或肥胖湿盛，湿气下注于关节而发病。急性期滑膜损伤，瘀血积滞，治宜散瘀生新为主，慢性期水湿稽留关节，只是关节不利，屈伸困难，治宜祛风燥湿、通利关节，若寒邪较盛，治宜散寒、祛风、除湿；若风邪偏盛，治宜祛风除湿为主，蠲痹止痛。另外，无论急性期、慢性期，若关节内积液较多，都应卧床休息，减少关节活动，必要时应关节制动，以利于炎症的吸收、肿胀的消退。

🍅 例1 王培民治疗膝关节滑膜炎疼痛案

徐某，女，56岁，工人。

初诊日期： 2017年3月22日。

病史： 患者1年前因跌仆导致右膝关节疼痛不适，查X线片示骨质未见明显异常。后右膝疼痛反复发作，近1周右膝疼痛肿胀加重，遂来就诊。查体：右膝压痛，肿胀，皮色不红，关节活动度尚可，舌质黯红，苔薄白，脉弦涩，纳可，二便调，寐尚安。

诊断： 膝关节滑膜炎。

辨证： 血络筋伤。

治法： 益气祛邪，活血解毒，通利关节。

处方： 黄芪40 g，蜜远志20 g，牛膝20 g，石斛30 g，金银花10 g，丹参20 g，当归15 g，醋没药6 g，醋乳香6 g，酒山茱萸20 g，知母10 g，党参10 g，茯苓20 g，醋三棱10 g，醋五灵脂10 g，7剂，水煎服，每日1剂，早晚分服，加用院内制剂外敷。

二诊： 处方14剂，煎服法同前。继守前方，加地龙10 g，金银花剂量加至15 g，以加强活血解毒之效。

三诊： 查肝肾功能未见明显异常。患者膝部疼痛较前明显减轻，肿胀较前缓解，去醋三棱，加佛手、绿萼梅各10 g以理气，14剂，煎服法同前。

四诊： 患者右膝疼痛、肿胀等症状偶有发作，去地龙，加炒麦芽15 g，14剂，煎服法同前。后患者未到门诊就诊，电话回访患者告知右膝疼痛鲜有再发。

【评析】 本案患者给予四神曲直汤加味以扶正祛邪、活血化瘀、利湿通络。患者症情日久但正气尚存，遂与地龙、金银花等药物加强活血解毒通络之功。服药 1 个月症情缓解，为加强理气，嘱患者调整饮食、生活习惯。四诊时加用炒麦芽以顾护胃气，正气充足，邪自易除。

[1] 时孝晴，张立，邢润麟，等 . 王培民治疗膝关节滑膜炎临床经验 [J]. 中国中医基础医学杂志，2021，27（2）：325-328.

例 2 李木清治膝关节滑膜炎疼痛案

患者，男，62 岁。

初诊日期： 2016 年 5 月 16 日。

主诉： 左膝关节肿痛伴活动受限 3 月余。

病史： 患者诉 3 个月前无明显诱因出现左膝关节肿痛，休息后无明显缓解，予以活络油外擦，1 个月后症状未见明显改善。既往体健。查体：双膝关节无明显内外翻畸形，未见明显皮下瘀斑，左膝较右膝肿胀明显，左膝肿胀处压痛明显，有波动感，双侧皮温未见明显异常，测量周径示髌骨上极：左侧 39.4 cm，右侧 37.8 cm；正中：左侧 38.3 cm，右侧 37.0 cm；下极：左侧 35.8 cm，右侧 35.2 cm。膝关节活动度：左侧 10°－0°－90°，右侧 10°－0°－130°。浮髌试验左侧（＋），右侧（－）。双侧前后抽屉试验、回旋挤压试验均未见异常，双下肢血运、感觉、肌力正常。辅助检查：X 线检查双膝未发现骨质异常，左膝关节周围软组织肿胀。磁共振成像（MRI）提示左膝关节大量积液，滑膜肥厚。平素畏寒喜热，无口干口苦、心悸胸闷，夜寐可，纳食可，二便调，舌质淡，苔白腻，脉迟缓。

诊断： 膝关节滑膜炎。

辨证： 寒湿痹阻。

治法： 祛风除湿止痹，温经散寒止痛。

处方： 独活 15 g，秦艽 15 g，肉桂（后下）9 g，细辛 3 g，当归 15 g，川芎 12 g，五加皮 12 g，桑枝 12 g，威灵仙 12 g，木香 9 g，乳香 9 g，薏苡仁 12 g，茯苓 12 g，黄芪 15 g，牛膝 9 g，甘草 6 g。10 剂，每日 1 剂，水煎，早晚温服。药渣煎水，熏洗膝关节，每日 1 次。嘱患者按时用药，避寒保暖，勿劳累负重。

二诊：患者诉左膝关节疼痛、胀闷感明显减轻。查体：膝关节未见皮下瘀，左膝周轻微压痛，肿胀、波动感较前减轻，测量周径示髌骨上极：左侧 38.3 cm，右侧 37.8 cm；正中：左侧 37.2 cm，右侧 37.0 cm；下极：左侧 35.6 cm，右侧 35.2 cm。膝关节活动度：左侧 10° -0° -120°，右侧 10° -0° -130°。浮髌试验左侧（±），右侧（-），双侧前后抽屉试验、回旋挤压试验均未见异常，双下肢血运、感觉、肌力正常。畏寒减轻，舌质淡，舌苔白腻减轻，脉缓。处方：去乳香，加伸筋草 12 g，改黄芪为 20 g，牛膝 15 g。7 剂，每日 1 剂，水煎，早晚温服。药渣煎水，熏洗膝关节。嘱股四头肌等长收缩功能锻炼。分别于 1 个月、3 个月后电话回访患者，诉左膝关节未见明显肿痛，无明显功能障碍。

【评析】 本案患者属中医"膝痹病"范畴，辨证为寒湿痹阻证。方中独活、秦艽、五加皮、桑枝、威灵仙祛风除湿，通利关节；肉桂、细辛助阳散寒，通络止痛；当归、川芎养血活血，濡养筋脉；木香、乳香行气活血，消肿止痛；薏苡仁、茯苓、黄芪健脾益气行滞，利湿通痹；牛膝补肝肾，强筋骨，活血通经，引药下行；伸筋草舒筋活络；甘草调和诸药，缓急止痛。全方共奏祛风除湿、温经散寒、通络止痹之功效。配合药渣煎水熏洗，临床疗效明显。

[2] 姜雄，程学荣，杨振武，等 . 李木清教授治疗膝关节滑膜炎经验探析 [J]. 中国中医药图书情报杂志，2020，44（4）：52-54.

🍅 例 3 傅瑞阳治膝关节滑膜炎疼痛案

患者，女，63 岁。

初诊日期：2018 年 7 月 20 日。

主诉：右膝关节疼痛 3 年，加重 1 个月。

病史：患者自诉 3 年前无明显诱因下出现右膝关节疼痛不适，上下楼梯尚可，行走过多则膝关节酸痛明显，遂于当地卫生院就诊，X 线片示右膝关节轻度增生退变，予针刺、口服止痛药等对症处理，疗效时有好转。1 个月前患者感上述症状加重，查体：右膝关节轻度肿胀，局部压痛明显，皮色不变，肤温正常，关节屈伸功能正常，右浮髌试验弱阳性，右股四头肌轻度萎缩。实验室检查示血常规、红细胞沉降率、抗链球菌溶血素O、类风湿因子均正常。舌质淡，苔滑，脉沉细。

诊断：膝关节滑膜炎。

辨证：肝肾亏虚，瘀水互结。

治法：补益肝肾，化瘀利水。

处方：五苓散合桃红四物汤加减，茯苓9 g，猪苓9 g，白术9 g，泽泻15 g，桂枝6 g，当归15 g，熟地黄15 g，川芎15 g，白芍15 g，桃仁15 g，红花15 g，川牛膝15 g，杜仲20 g，桑寄生20 g。7剂，每日1次，早晚分服。

二诊：患者诉右膝疼痛较前缓解，膝关节活动度稍有好转，无明显肿胀，上方去泽泻、猪苓，继服7剂。

三诊：患者诉右膝略有疼痛，无肿胀，守上方继服7剂后疼痛消失，无明显不适。3个月后电话随访患者病情未见发作，嘱其避风寒，避免劳累。

[3] 朱成林，徐晶，傅瑞阳.傅瑞阳运用"血水相关"理论辨证治疗膝关节滑膜炎经验总结 [J].广西中医药大学学报，2020，23（1）：31-33.

【评析】　本案患者右膝疼痛，轻度肿胀，局部压痛明显，皮色不变，肤温正常，傅瑞阳认为此病位在膝，虽患者临床症状为右膝关节肿胀疼痛，右浮髌试验弱阳性，实验室检查无明显异常，然究其根源在于肝肾亏虚、经筋失养，"血水相关"是发病的关键，本病属本虚标实。因此治疗上根据"活血以利水，利水以化瘀"的治疗原则予五苓散合桃红四物汤利水化瘀，又因患者年老体弱，经筋缺少濡养，故加用川牛膝、杜仲、桑寄生补益肝肾，标本兼治，从而达到肿胀消而疼痛止的效果。

例4　刘柏龄治膝关节滑膜炎疼痛案

赵某，女，46岁，职员。

初诊日期：2000年3月19日。

主诉：左膝关节肿痛半月余。

病史：有轻度外伤史，自服滑膜炎冲剂和壮骨关节丸，不见效果。查体：左膝关节肿胀，两膝眼饱满，局部轻度压痛，皮温略高，浮髌试验（＋），关节活动受限。X线片示左膝关节间隙略增宽，胫骨髁间隆起变尖。刻下症见：舌红，苔黄腻，脉滑数。

诊断：膝关节滑膜炎。

辨证：瘀水互结，阻滞经络。

治法：活血化瘀，除湿消肿。

处方：薏苡仁30g，王不留行20g，苍术20g，丹参15g，泽兰15g，炮山甲15g，赤芍15g，紫草15g，泽泻15g，黄柏15g，川牛膝15g，陈皮15g，每日1剂，水煎服。嘱服1周。

二诊：患膝肿胀渐消，活动进步，痛已减轻，脉濡数，舌红，苔薄白。嘱按前方继服2周。患膝肿胀基本消退，已不甚痛，但走路多时仍有轻度疼痛。治仍用前方加延胡索15g，淫羊藿15g，骨碎补20g，继服2周后服壮骨伸筋胶囊2周，调理而愈。

【评析】 本案系膝部外伤后为病，属亚急性滑膜炎，局部出血与渗液积滞，不得流行，故为肿为痛。本病一般多为无菌性感染，故西药抗生素治疗效果不明显。中药具有温经散寒、活血化瘀、祛风除湿、强筋健骨之功。其治以拟薏苡仁化瘀汤为主。以益气健脾除湿之薏苡仁、苍术为君药，臣药以川牛膝、泽兰、丹参、王不留行、穿山甲活血通经，消肿止痛；合黄柏、泽泻、赤芍、紫草以清热凉血，除湿化瘀，消肿止痛，为佐使药。在治疗期间为使其骨性关节炎得到同时治疗，故加入骨碎补、淫羊藿以补肝肾、坚筋骨，加延胡索以化瘀止痛。后期嘱服壮骨伸筋胶囊更加强舒筋壮骨、化湿通络祛痛的功效。

[4] 李绍军，郭敏. 刘柏龄教授治疗膝关节滑膜炎经验 [J]. 长春中医药大学学报，2009，25（6）：839.

股骨头缺血性坏死

股骨头缺血性坏死又称为股骨头无菌性坏死，中医认为此病属于"骨蚀"一病。《灵枢·刺节真邪》谓："虚邪之入于身也深，……内伤骨，内伤骨为骨蚀。"

其病因复杂，起病缓慢，治疗困难，预后差，病残率较高。中医辨证多属于久伤气血筋骨，本虚标实之证，谨审病机，观其脉证，以法治之。必要时当结合手术、牵引等综合治疗。

🍅 例1 滕义和治股骨头缺血性坏死疼痛案

关某，男，52岁。

初诊日期： 2013年10月8日。

主诉： 双髋酸痛2年余。

病史： 患者有20年饮酒史，每天6两左右，于2011年春开始感觉双髋关节持续性酸痛，向膝关节放射，进而逐渐加重，穿鞋穿袜受限，下蹲困难，跛行，活动后加重，需持拐而行，近日伴有头晕耳鸣，四肢乏力，动则汗出。脉沉细，舌质淡苔薄白。既往有胆囊炎、脂肪肝、酒精肝病史。查体：双股骨头压痛阳性，双大转子叩击痛阳性，单腿独立试验阳性，"4"字试验阳性，双髋关节屈曲30°、后伸10°、内收15°、外展25°，内外旋明显受限。

诊断： 股骨头缺血性坏死。

辨证： 肝肾亏损。

治法： 解酒排毒，补益肝肾。

处方： 葛根花30 g，草果20 g，熟地黄30 g，山茱萸20 g，山药25 g，龟甲15 g，淫羊藿25 g，川芎15 g，当归15 g，牡蛎（先煎）15 g，菟丝子15 g，怀牛膝25 g。每日1剂，水煎，早晚温服。

二诊： 连服上方30剂，行走疼痛减轻，但下蹲或穿鞋袜时仍较困难，原方加伸筋草30 g，五加皮15 g，以舒筋通络、强筋壮骨，治疗3个月后可离拐行走，生活自理，嘱逐渐增加活动，每日在床上做空蹬自行车数次，1年后随访病人，已可行走500～1000米，能做较轻的体力工作，X线片显示股骨头密度增高，囊性坏死区有所修复。

【评析】 本案系因长期大量饮酒，致肝肾损伤，骨血脉络瘀滞，骨失所养，引起股骨头缺血性坏死。方中重用葛根花，取其性味甘平，解酒醒脾，配草果辛香浓烈，燥湿散寒，增强解毒健脾之效。熟地黄、山茱萸、山药、龟甲滋补肝肾；菟丝子、淫羊藿补肾阳；当归养血通络；牛膝强腰脊、补肝肾，引药下行。消除病因，修复骨质，病人很快治愈，这与审因论治有关。

[1] 张秀华，滕义和. 滕义和教授因因治疗股骨头缺血性坏死验案举隅 [J]. 中国中医药现代远程教育，2015，13（16）：39-41.

例2 刘国升治股骨头缺血性坏死疼痛案

患者，男，43岁。

初诊日期： 2011年3月10日。

病史： 患者1年前无明显诱因出现右髋部疼痛伴行走不利，肢体困重，1个月前因受凉加重，出现明显跛行，腰酸，乏力，畏寒，四肢冰凉，无汗出，纳眠差，大便干，小便调，舌质黯红偏淡，苔白厚腻，脉沉细滑。查体：右髋部腹股沟处压痛，右髋关节屈曲80°，内旋10°，外展15°，"4"字试验阳性。右髋部X线正侧位片示右侧股骨头无菌性坏死，Ficat Ⅱ期；MRI示ARCO Ⅱ C期，T2象限股骨头髓腔内及关节腔内骨髓水肿，坏死范围指数57.79。VAS评分7.8分，Harris评分68分。

诊断： 股骨头缺血性坏死。

辨证： 脾肾亏虚，风寒湿凝滞，浊沫痰瘀结聚。

治法： 填精益髓，温经散寒，破积逐瘀。

处方： 六味地黄丸和乌头汤、小活络丸加减，熟地黄30 g，山药30 g，山茱萸18 g，茯苓20 g，牡丹皮20 g，泽泻20 g，何首乌30 g，续断30 g，桑寄生30 g，盐杜仲20 g，巴戟天30 g，鹿茸20 g，锁阳20 g，补骨脂20 g，制川乌40 g，麻黄30 g，威灵仙30 g，秦艽30 g，蜈蚣5条，半夏20 g，天南星15 g，乳香20 g，没药20 g，血竭10 g，穿山甲10 g，全蝎10 g，土鳖虫20 g，鸡内金20 g，木香15 g。上药研为细末，每次5 g，每日3次，口服。并嘱患者减少患肢负重，拄拐步行。

二诊： 右髋部疼痛及畏寒症状显著缓解，继服上方。

三诊：自诉坚持服用散剂治疗至今，右髋疼痛未再发作，查体：右髋部无明显压痛，右髋关节屈曲100°，内旋10°，外展15°。MRI 示 ARCO ⅡC 期，右侧股骨头无菌性坏死病灶较前明显改变，股骨头髓腔内及关节腔内无明显水肿积液，坏死范围指数50.51。VAS 评分2.3分，Harris 评分89分。

【评析】 本案处方六味地黄丸合何首乌、桑寄生、盐杜仲、巴戟天、鹿茸、锁阳平补肝脾肾阴阳，填精益髓，充养筋骨以治本；制川乌、麻黄、威灵仙、秦艽通阳散寒，祛风除湿，通络驱除外来之邪气；蜈蚣、半夏、天南星化痰通络；乳香、续断、补骨脂、没药、血竭、穿山甲、全蝎、土鳖虫破血逐瘀，续筋接骨；木香理气和中，使诸药补而不壅滞；鸡内金消积化滞助运化。全方标本兼顾，使精气复，阳气通，寒湿除，痰积消，血瘀化。由于股骨头缺血性坏死治疗难度大，疗程长，需长期服用中药汤剂，导致依从性差，为此，加工成散剂，服用方便，用药成本低，易保证治疗的连续性。

[2]黄琳，葛玉杰．刘国升教授益精通阳涤痰法治疗股骨头缺血性坏死经验 [J].风湿病与关节炎，2015，4（11）：40-41，55.

🍅 例3　陆肇中治股骨头缺血性坏死疼痛案

边某，男，55岁。

初诊日期：2006年8月17日。

病史：患者日常腰痛乏力，近1个月来腰、胯、膝关节酸痛畏寒，尤以双胯痛为重，跛行不能盘膝坐，大便不成形。来诊前已于2006年8月15日在天津医科大学某附属医院做磁共振检查，结果示双侧股骨头病变，结合临床诊断为股骨头缺血性坏死。刻下症见：面色黧黑，舌体稍胖，色黯，苔薄黄，脉沉涩，尺脉稍弱。

诊断：股骨头缺血性坏死。

辨证：肾虚骨痹。

治法：温肾助阳，活血化瘀。

处方：补骨脂、骨碎补、炙黄芪、黄芩、刘寄奴、白芥子各20 g，枸杞子、五味子、伸筋草、牛膝各 30 g，阿胶珠、当归、三棱、莪术、郁金、川芎各 15 g，丹参 40 g，附子（先煎）10 g。7 剂，每日 1 剂，水煎服，3 次分服。

二诊：服上方 7 剂后双侧胯、膝、腰部疼痛均减轻，宗前方加用党参 30 g，并将炙黄芪加至 30 g，枸杞加至 40 g，阿胶珠加至 20 g；三棱、莪术、郁金均由 15 g 减至 10 g。再服 7 剂。

三诊：跛行、腰痛、乏力均减轻。守原方基本不变，继服以巩固疗效。

四诊：共服中药 3 月余，已可盘腿坐，腰、胯、膝酸痛畏寒均明显减轻。

【评析】 本案治疗以炙黄芪、当归、阿胶珠、五味子、补骨脂、骨碎补、枸杞子益肾、补气血，扶正固本；附子温肾阳，加用黄芩佐制附子之热，清上焦火；患者面色黧黑，腰胯酸痛、乏力，均是肾虚血瘀之象，以三棱、莪术、郁金、刘寄奴、川芎、丹参、牛膝、伸筋草祛风活血化瘀。方中为何加用白芥子？根据肾为生痰之根，肾虚血瘀则生广义之痰饮，使用白芥子可除皮里膜外之痰饮，以治痰饮阻络而致脉络不通，有利于缺血股骨头自我修复。该案加用白芥子有其独特之处。

[3] 张加英. 陆肇中教授临证经验拾零 [J]. 山西中医，2007（2）：7-8.

🍅 例4 施杞治股骨头缺血性坏死疼痛案

白某，男，54 岁。

初诊日期：2009 年 10 月 15 日。

主诉：左髋关节疼痛反复发作 2 年，加剧 1 个月。

病史：患者于 2007 年出现左髋关节疼痛（无外伤史），疼痛呈间歇性发作，活动减少，休息后症状可自行缓解。2 年中左髋关节疼痛呈进行性加重，间歇期缩短，盘腿和下蹲受限，需口服抗炎镇痛药物减轻症状。2009 年 9 月 X 线及 MRI 检查均提示左股骨头无菌性坏死。近 1 个月左髋关节疼痛明显加重，跛行，畏风寒，得温痛减；伴腰膝酸软、疼痛，乏力气短，无全身其他关节疼痛。

查体：快步行走时跛行，左侧腹股沟中点压痛阳性；左侧股骨纵向叩击痛阳性，左侧 "4" 字试验阳性，左髋关节屈曲 120°，后伸 0°，外展 30°，内收 5°，外旋 20°，内旋 20°；右髋关节无压痛、叩击痛，活动度正常；舌淡红，苔薄白，脉弦。实验室检查示血常规、红细胞沉降率、C 反应蛋白正常，类风湿因子阴性。

诊断：股骨头缺血性坏死。

辨证：气虚血瘀，痰湿阻络。

治法：益气化瘀，化痰通络。

处方：健脾汤加味，黄芪 30 g，丹参 15 g，参三七 12 g，淫羊藿 15 g，蛇床子 15 g，骨碎补 15 g，白芍 15 g，地龙 12 g，白术 15 g，川牛膝 15 g，鹿角片 12 g，莪术 15 g。每日 1 剂，水煎，早晚分服。

二诊：左髋关节疼痛、腰膝酸软有所减轻，仍有跛行、乏力，盘腿和下蹲受限，畏寒肢冷缓解；处方：上方加半夏 9 g，陈皮 6 g，去鹿角片。

三诊：左髋关节疼痛、腰膝酸软进一步减轻，仍有轻度跛行，盘腿和下蹲轻度受限；处方：上方去半夏、陈皮、莪术。

四诊：左髋关节疼痛、腰膝酸软进一步减轻，行走自如，无跛行，盘腿和下蹲轻度受限；处方：上方加党参 12 g，茯苓 12 g。

五诊：患者已停药 3 周，症情稳定，左髋关节疼痛基本缓解，行走自如，无跛行，下蹲时轻微疼痛；舌淡红，苔薄白，脉弦。继服上方。

六诊：患者一直连续服用中药，刻下症见：行走自如，无跛行，正常生活及工作，其间时有轻微左髋关节不适，经休息后缓解，极度下蹲受限。2010 年 11 月 1 日复查 MRI 提示左侧股骨头缺血性坏死，与 2009 年 9 月 MRI 对照，左侧股骨头缺血性坏死区面积相同，髓腔信号较前降低，边缘可见环形低信号区。查体：左侧腹股沟中点无压痛，左侧股骨纵向叩击痛阴性；左侧 "4" 字试验阴性，左髋关节屈曲 150°，后伸 10°，外展 45°，内收 20°，外旋 45°，内旋 45°；舌淡红，苔薄白，脉弦。嘱患者继续服用原方，限制负重，控制活动量，定期门诊随访。

【评析】　本案患者为本虚标实之证，气虚、血瘀、湿浊是基本的病理特征，以黄芪、丹参、参三七为君药，益气化瘀；淫羊藿、蛇床子、骨碎补为臣药，佐以白芍、地龙、白术、川牛膝补肾健脾化湿、活血通络。诸药配合精当，旨在调气血、通经络，具有益气化瘀、补肾通络之功效。

[4] 葛京华，侯炜，施杞．施杞运用健脾汤治疗酒精性股骨头缺血性坏死经验 [J]．上海中医药杂志，2011，45（8）：8-10.

骨质疏松症

　　骨质疏松症是指单位体积内骨组织含量减少。随着年龄增长，成人骨质丢失加快，骨质变薄、变脆，即使轻微外伤也可致病理性骨折。本病多发于中老年人，以绝经后的女性多见，女性发病率高于男性。

　　中医认为本病属"虚劳""骨痹"范畴。《素问·上古天真论》说："丈夫……七八肝气衰，筋不能动，天癸竭，精少，肾脏衰，形体皆极。"这说明人体衰老，肝肾虚弱，肾藏精、主骨生髓的功能减退，髓不养骨而发生骨质疏松症。另外，骨质疏松跟脾胃的关系也很密切。如李杲说："大抵脾胃虚弱，阳气不能生长……则骨乏无力，令人骨髓空虚，足不能履地。"脾胃为后天之本，如长期饮食不节，损伤脾胃，日久脾胃失调，气血生化乏源，内不能调和五脏六腑，外不能营养卫气经脉，加之年老体衰，肢体少动，渐成骨质疏松症。总之，骨质疏松症的主要病机，一是肝肾亏虚，二是脾胃虚弱，并且经常两者相互作用而发病。治疗多以肝、脾、肾三脏为主，但应注意补而不滞，滋而不腻，补益之中注意理气和中药的应用。

🍅 例1　姚新苗治骨质疏松症疼痛案

　　患者，女，71岁。

　　初诊日期： 2016年7月20日。

　　病史： 反复腰背部疼痛3年。近1个月来腰背部疼痛症状明显加剧，不能久立，行走后加重，平卧休息后缓解。门诊行骨密度检测：T值 −2.6 SD。刻下症见：神志清，精神疲惫，纳可，夜寐差，二便正常，舌质黯，苔薄白，脉弦细。

　　诊断： 骨质疏松症。

辨证：肝肾亏虚。

治法：补益肝肾，强筋壮骨，兼以活血化瘀。

处方：益骨汤加减，方用补骨脂、骨碎补、生地黄、山药、仙茅、淫羊藿、酸枣仁、青风藤各 15 g，佛手 10 g，白芍、延胡索、远志各 20 g，丹参、煅龙骨（先煎）、煅牡蛎（先煎）各 30 g。14 剂。

二诊：服药后腰背疼痛缓解，夜间盗汗，舌质黯，苔薄，脉弦细。上方去青风藤、佛手，加熟地黄、续断、地骨皮各 12 g。14 剂。

三诊：腰背部疼痛症状已明显缓解，原方加怀牛膝 12 g，三棱、莪术各 9 g，取活血化瘀之效，再服 14 剂，进一步巩固疗效。

四诊：疼痛基本缓解，腰背部活动度基本正常。续服益骨汤原方以巩固疗效。

【评析】 本案患者初诊主要以腰背疼痛为主，经仔细辨证，当属本虚标实之证，本虚主要责之于肝肾，而标实则多系于瘀血。故以益肾疏肝、活血化瘀为基本治则，投以益骨汤化裁治疗。加入仙茅、淫羊藿等温补肾阳之品，增强原方温补肾阳之力；酸枣仁、远志、煅龙骨、煅牡蛎发挥安神定志之效；白芍、佛手共用可柔肝理气；延胡索、青风藤合用可活血行气，通络止痛。诸药合用，共奏益肾健脾、活血化瘀、强肾壮骨、消除骨痿之效。

[1] 唐晶，陈铁武，姚新苗. 姚新苗运用补肾活血法治疗原发性骨质疏松症经验介绍 [J]. 新中医，2021，53（11）：226-228.

例2 喻秀兰治骨质疏松症疼痛案

宋某，女，65 岁。

初诊日期：2019 年 10 月 19 日。

病史：腰背部疼痛伴活动受限半月余。患者平素腰膝酸软，易发腿抽筋，半月前无明显诱因出现腰背部疼痛，弯腰受限，体力活动增加时疼痛加重，休息时疼痛稍缓解，双下肢无麻木感及放射痛，自行外用云南白药膏药，未见明显好转，遂来我院就诊。刻下症见：腰背部疼痛、活动受限，偶有潮热汗出，五心烦热，心情烦躁，精神欠佳，纳食及睡眠均一般，大便秘结，3 日一行，小便正常，体重较前无明显变化。舌红少苔，有裂纹，脉沉细无力。X 线示腰椎退行性改变；骨密度检查示骨量减少，提示骨质疏松。

诊断：绝经后骨质疏松，腰椎退行性改变。

辨证：肝肾阴虚。

治法：滋补肝肾，强筋健骨。

处方：鹿角胶（烊化）20 g，续断 15 g，菟丝子 20 g，牛膝 15 g，补骨脂 20 g，熟地黄 15 g，山药 20 g，丹参、桃仁、郁金各 10 g，白芍 10 g，黄柏 10 g，酸枣仁 10 g，柏子仁 10 g。7 剂，水煎服，每日 1 剂，分 2 次服用。嘱其卧床休息，避免腰部剧烈活动，适当补充维生素 D 及钙剂。

二诊：诉腰背部疼痛稍缓解，活动度较前好转，精神可，睡眠正常，纳食一般，二便调。舌淡红少苔，脉沉细。守上方去酸枣仁、柏子仁，加陈皮 20 g、延胡索 10 g、川芎 10 g，10 剂，医嘱同前。

三诊：诉腰背部疼痛基本消失，活动自如，精神、纳眠均可，二便正常，舌淡红苔薄，脉沉。予上方去延胡索、川芎，加麦冬 10 g、沙参 10 g，7 剂，每日 1 剂。此后每半月至一月于喻秀兰主任处调理，病情未见反复。

【评析】 本案患者为绝经后女性，平素体质较差，易出现腰膝酸软、腿抽筋等肾精不足症状，至我院就诊时，刻下症见：腰背部疼痛、活动受限，潮热汗出，五心烦热，心情烦躁，大便秘结。观患者舌脉，患者系肝肾阴虚，骨失充养，结合实验室及影像学检查，诊断为绝经后骨质疏松，给予自拟补肾调肝汤治疗。方中鹿角胶、续断、菟丝子、牛膝、补骨脂、熟地黄滋补肝肾、强筋健骨；山药滋肾益精，健脾益胃，平补三焦；本案为年老女性患者，气血不足，古有"一味丹参饮，功同四物汤"，故给予丹参益气补血。

[2] 王丽杰，喻秀兰. 喻秀兰主任医师治疗绝经后骨质疏松症临证经验 [J]. 亚太传统医药，2020，16（9）：104-106.

🍅 **例 3 庄洪治骨质疏松症疼痛案**

魏某，女，61 岁。

初诊日期： 2005 年 9 月 1 日。

主诉： 反复腰背痛 5 年，加重 2 天。

病史： 既往有腰椎体压缩性骨折病史。查体：一般情况好，腰椎生理曲度变直，压痛明显，双侧腰大肌紧张，直腿抬高试验左 70°（－），加强试验（－），右 70°（－），加强试验（－）。腰椎屈伸活动受限明显。骨密度检查提示重度骨质疏松。舌紫黯，舌下络脉迂曲，苔薄黄，脉弦。

诊断： 骨质疏松症。

辨证： 气滞血瘀。

治法： 活血化瘀。

处方： 当归、丹参、郁金、白芍、枳壳各 15 g，川芎、甘草各 10 g，黄芪 30 g，补骨脂、杜仲、女贞子、泽泻各 12 g。7 剂，每日 1 剂，水煎，早晚服。

二诊： 腰背痛大减，舌黯红，苔微黄，脉弦。上方去丹参，加香附 12 g，桑寄生 15 g。再服 7 剂，腰背痛进一步减轻，腰椎活动明显改善。

【评析】 庄洪治认为，骨质疏松症多因年老脏腑衰退，气血虚弱，运行失常，致气滞血瘀，痹阻筋络，筋骨失其濡养致脆弱。治当着重活血化瘀，在遣方用药方面，用当归、香附、郁金以活血化瘀、通畅血脉，改善局部的血液濡养；补骨脂、女贞子补肾壮骨，伍以白芍柔肝、柴胡疏肝、黄芪补气、川芎行气、枳壳理气，共调气机。诸药合用，共奏活血化瘀、补肾壮骨、通络止痛之功。

[3] 何铭涛，梁祖建. 庄洪教授从瘀论治骨质疏松症经验介绍 [J]. 新中医，2007（9）：18-19.

🍅 例 4　李跃华治骨质疏松疼痛案

张某，女，69 岁。

初诊日期： 2009 年 12 月 24 日。

病史： 腰背疼痛 10 余年，伴有四肢间断抽筋半年。刻下症见：乏力，腰背、肢体酸痛，在夜间及劳累后明显，腰部活动受限，夜间受凉后下肢抽筋，不能持重，手足欠温，纳食一般，饮用牛奶或饮食稍有不慎易发生腹泻，夜尿频，大便质稀。形体偏瘦，身高较前变矮。舌质黯，舌苔薄白，脉沉细。在中国中医科学院西苑医院门诊行双光能 X 线骨密度检查，提示腰椎 −3.5SD/ 股骨颈 −2.0 SD。在外院行腰椎片提示第 3 ～ 5 腰椎有压缩性骨折。

诊断：重度骨质疏松伴骨痛，腰椎压缩性骨折。

辨证：脾肾两虚兼有血瘀证。

治法：补肾壮骨，健脾活血。

处方：补骨脂 15 g，骨碎补 10 g，杜仲 15 g，川牛膝、怀牛膝各 15 g，当归 15 g，川芎 15 g，党参 30 g，黄芪 30 g，炒白术 12 g，茯苓 15 g，盐龟甲（先煎）15 g，细辛 3 g，制川乌、制草乌（先煎）各 5 g，吴茱萸 3 g，肉豆蔻 10 g，五味子 10 g。14 剂，每日 2 次，每次 200 mL，饭前 30 分钟服用。并嘱其避免腰部的剧烈活动，适当补充维生素 D。

二诊：患者服药 2 周后，自觉腰背及肢体疼痛减轻，手足不温症状缓解，大便 2 日一行，成形。自觉口干，胃脘略胀。舌质黯红，舌苔薄白，依照上方，去肉豆蔻、吴茱萸、五味子，加用生地黄、熟地黄各 30 g，陈皮 10 g。遵上方略作加减，辨治约 3 个月余，患者腰背及肢体疼痛症状不明显，四肢不温改善，抽筋症状消失，二便调，纳眠可，生活能力较以往有很大的提高。半年后复查骨密度提示腰椎 −2.4SD ／股骨颈 −2.0 SD，目前患者仍间断门诊维持治疗。

【评析】 本例骨质疏松属于脾肾两虚兼有血瘀型，此型在老年骨质疏松症中最为常见，方用补骨脂、骨碎补、杜仲、牛膝、龟甲等补肾壮骨，党参、黄芪、白术、茯苓等健脾益气，当归、川芎、川牛膝、补骨脂、细辛、制川乌、草乌等活血通经止痛。患者平素脾胃虚弱，气血生化乏源，久则先天失资，由脾及肾，肢寒怕冷，出现脾虚肾阳不足之便溏的症状，合用五神丸温肾健脾。服药 14 剂后，患者腰背、肢体疼痛及手足怕冷等症状有所缓解，但是大便 2 日一行，口干，舌质略红，老年患者体质薄弱，不耐温补，由于前方温药较多，服药后出现热药伤阴的苗头，故去肉豆蔻等，加用生地黄、熟地黄各 30 g 滋阴清热，以防温药进一步化燥伤阴，加用陈皮健脾理气，以防滞脾。

[4] 汪振杰，张金多，李跃华 . 李跃华治疗骨质疏松症经验 [J]. 吉林中医药，2012，32（4）：

341-343.

骨髓炎

  骨髓炎是指由化脓性细菌入侵骨、关节，引起化脓性感染，病变在骨称为化脓性骨髓炎，若病变在关节称为化脓性关节炎。化脓性骨髓炎是骨髓、骨质和骨膜的化脓性感染。此病很常见，其致病菌是化脓性细菌，以金黄色葡萄球菌感染多见。感染的途径一般有以下几种：由身体其他部位的化脓性病灶经血液循环传播至骨内，称为血源性骨髓炎；经创口感染（如开放性骨折）所致的骨感染，称为创伤性骨髓炎；由邻近软组织感染直接蔓延所致的骨感染。

  骨髓炎在中医为"骨痛疽"，中医认为，邪毒注骨，病势较急者，称为"附骨痈"；病程较长，迁延不愈者，称为"附骨疽"；若邪毒流注关节称为"关节流注"。《诸病源候论》中指出"附骨疽者，由当风入骨解，风与热相搏，复遇冷湿，或秋夏露卧，为冷所折，风热伏结壅遏，附骨成疽。"总体来说本病病理变化为本虚邪实，血亏虚，先天禀赋不足为之本，热毒内蕴，或寒湿浸淫为之标，急性期多属实证、阳证，以热毒壅遏内盛为主，病久则多为虚证，主要为肾虚。

🍅 例1　曹贻训治骨髓炎疼痛案

  娄某，男，43岁。

  初诊日期：2018年12月11日。

  病史：患者2017年10月车祸伤致右胫骨上端粉碎性骨折，于外院急诊行内固定＋伤口VSD引流术，术后细菌培养示金黄色葡萄球菌感染，行抗生素治疗，后确诊为慢性化脓性骨髓炎，行部分内固定物取出＋皮瓣移植术，现右小腿肿胀，皮温高，见内侧1.5 cm×4.0 cm的感染创口，少量淡黄的脓液渗出，味腥，周围皮肤紫黯色素沉着，面色黧黄，精神萎靡，舌红、苔厚，脉沉涩。

  诊断：慢性化脓性骨髓炎。

  辨证：余毒未清，经络瘀阻，气血不足。

治法：清热解毒，活血化瘀，气血双补。

处方：解毒汤加减，赤芍 15 g，马齿苋 15 g，陈皮 9 g，丹参 15 g，地龙 6 g，金银花 15 g，黄柏 9 g，川芎 9 g，醋延胡索 9 g，生地黄 12 g，当归 12 g，蒲公英 15 g，川牛膝 9 g，紫花地丁 15 g，牡丹皮 10 g，玄参 12 g，野菊花 10 g，土茯苓 15 g，板蓝根 15 g，黄芪 20 g，甘草 6 g。15 剂，水煎服，每日 1 剂，早晚饭后 1 小时分服，并配合 2 号洗药外洗。

二诊：患者精神好转，饮食增加，疼痛、肿胀较前减轻，创口缩小，脓液减少，局部皮色红润。解毒汤加穿山龙 6 g，配合 2 号洗药继用 1 个月。

三诊：患者精神倍增，肿胀消退，疮口愈合，皮肤转为红润，症状消失。

【评析】 本案患者病程较长，就诊时症状典型，局部肿胀，创口未敛并伴有脓液渗出，局部皮肤紫黯、色素沉着，属急性期，局部热毒壅盛阻碍气血，造成气滞血瘀，酿肉腐骨成脓。治疗以解毒汤为底方，加用扶正补益之药，以奏清热解毒、活血化瘀、气血双补之效；配合 2 号洗药外用，收湿敛疮，排脓生肌。半月后患者症状改善，效不更方，加穿山龙增强活血作用，促进创口收敛，1 个月后患者痊愈。

[1] 王啸，谭国庆，马陈，等.曹贻训治疗慢性化脓性骨髓炎经验 [J].山东中医杂志，2021，40（1）：83-86.

🍅 例 2 王勇治骨髓炎疼痛案

王某，男，55 岁。

初诊日期：2017 年 11 月 6 日。

病史：2 年前右股骨中上段开放性骨折导致慢性骨髓炎。患者 3 个月前于当地医院行手术清创，术后愈合效果不佳，复查 X 线片检查可见右股骨上段骨质破坏，有少量游离死骨。刻下症见：面色萎黄，精神状态欠佳，患处局部肿胀，窦道愈合不佳，可见少许稀薄脓液，周围皮色不红，肤温偏高，全身无发热咳嗽，偶头晕头痛，无胸闷心悸，无恶心呕吐等不适，舌淡红，苔黄腻，脉细。

诊断：慢性骨髓炎。

辨证： 脾肾亏虚，虚实夹杂。

治法： 补益脾肾，扶正祛邪。

处方： 胡颓子汤加减，胡颓子根 30 g，黑豆 20 g，野菊花、黄芪、忍冬藤、野南瓜各 15 g，白术、当归、党参、牛膝、土茯苓、生地黄、丹参、茯苓各 10 g，甘草 5 g。15 剂，每日 1 剂，水煎服。

二诊： 病情好转，面色稍改善，气色转红润，患处局部肿胀疼痛较前稍缓解，舌淡红，苔薄黄，脉弦细。此时疾病仍处于中期，前方增用黄芪 40 g，胡颓子根 40 g，土茯苓 20 g，20 剂。药后病情好转，继服 30 剂。

三诊： 精神状态可，患者局部肿胀消失，窦道闭合。窦道处肉芽组织新生，未见脓液流出，舌淡红，苔薄黄，脉弦。患者此时处于恢复期，应温和补益，调整胡颓子汤加减方，胡颓子根 20 g，忍冬藤、野南瓜、金银花、黄芪、白术、砂仁（后下）、党参、陈皮、茯苓、大枣、山药、当归各 10 g，甘草 5 g。15 剂。5 月回访，病灶愈合，嘱其继服 20 剂巩固疗效。

【评析】 该病本虚标实，治疗应补益和祛邪并重，若一味强调疾病之"虚"或"实"，均有失偏颇，应该充分重视"虚"与"实"的动态平衡关系，将补益和祛邪结合起来，扶正祛邪并举，才会对治疗慢性骨髓炎具有真正的指导意义。

[2] 谭剑涛，王勇. 王勇运用胡颓子汤治疗慢性骨髓炎经验举隅 [J]. 山西中医，2019，35（10）：4-5.

骨结核

骨与关节结核是结核杆菌侵入骨与关节，发生结核性病变所致的骨病。是骨科常见疾病，多见于儿童和青少年。关于骨与关节结核的中医病名并不统一。有称"阴疽""骨疽""附骨疽""咬骨疽""环跳疽""穿骨疽"等；有称"流痰""痰注发""肾俞虚痰""龟背痰"等；还有"龟背驼""穿骨流注"等名称。中医据其全身症状似痨，病位在骨，称为"骨痨"；骨痨的病机是寒、热、虚、实交杂，以阴虚为主。所以本病是本虚标实之证。先天不足，肾亏髓空为本虚；气血失和，痰浊凝聚为标实。治疗当有缓急之分，急性期以治标为主，重在清热解毒，化痰祛浊；慢性期根据阴阳气血的偏衰以扶正为主。

例1　赵永君治骨结核疼痛案

马某，女，24 岁。

初诊日期：1978 年 4 月 12 日。

病史：胸壁处有一肿块月余。患处疼痛，并兼身有低热，夜间盗汗，腰痛乏力，心悸气短，纳食欠佳。视其肿物在肋弓第 9 肋骨处，大小约为 3 cm×3 cm，按之质软，皮色不变，红细胞沉降率 40 mm/h，结核菌素试验（++）。舌质淡，脉沉细。

诊断：骨结核。

辨证：肾虚骨弱，痰核流注。

治法：强肾健骨，祛瘀止痛。

处方：当归 15 g，熟地黄 15 g，牛膝 9 g，威灵仙 9 g，木瓜 9 g，杜仲 9 g，茯苓 9 g，川芎 9 g，乳香、没药各 9 g，川续断 12 g，补骨脂 15 g，骨碎补 15 g，茜草 15 g，羌活 15 g，黑木耳 250 g。上药共为细末，炼蜜为丸，丸重 6 g。每服 1 丸，日服 2 次，亦可煎服，常以 3 日为 1 个疗程加减：夏枯草 30 g，茜草 30 g，桑寄生 15 g，川续断 9 g，菟丝子 15 g，补骨脂 10 g，当归 20 g，鱼腥草 30 g，狗脊 15 g，黄芪 25 g，党参 15 g，白术 9 g，山药 9 g，百部 9 g，羌活 9 g，丹参 30 g，益母草 30 g。水煎服，每日 1 剂。2 个月后改为隔日 1 剂，3 个月后症状俱减，而肿物渐消，红细胞沉降率转为 19 mm/h。后改汤为丸，又服 3 个月，脓肿全部消失，全身无不适，随访 1 年未有复发。

《现代名中医骨科绝技》

【评析】　本案处方中熟地黄、牛膝、川续断、补骨脂、骨碎补与杜仲为补肾益精之品，又能壮骨强筋；归、芎行血以补血，茯苓健脾以祛湿，羌活、木瓜、威灵仙祛风湿而通上下经络，乳香、没药祛瘀止痛又能生新；更有茜草一味，根据临床现代药理学研究有抗结核之功，故为必用之品，而黑木耳又有益气活血之力。全方共具滋肾温阳强筋骨、补气养血通经络之功，故骨结核用之常能收效。本症之前期，当发热、盗汗等全身中毒症状明显时，也可短期合用抗结核药物，则收效更捷。

🍅 例2　勒士华治骨结核疼痛案

王某，男，41岁。

初诊日期：1971年2月20日。

病史：患者因身倦乏力，腰脊疼痛，咳嗽痛甚，仰俯痛剧，潮热咳嗽年余而就诊。胸部X线片示两肺浸润性结核，左侧肋膜炎；腰部摄片示第3～5腰椎结核，虽经抗结核药物治疗，疗效不显，反而渐加重，查体：第3～5腰椎压痛明显，击顶和拾物试验呈阳性，红细胞沉降率60 mm/h。精神不振，面色黑晦。舌质红，苔薄白，脉滑数。

诊断：脊柱结核。

辨证：阴虚火旺，痰血互凝。

治法：补肾育阳，清热消痰，活血化瘀。

处方：鳖甲（先煎）、玄参各30 g，狗脊、沙参、龟甲（先煎）、白芍、知母各9 g，羌活1.5 g。服上方3剂，咳嗽、潮热消失但腰痛不减，守方服用，腰痛减轻。服至9剂，腰痛消失，已无虚热之象，无明显不适，击顶和拾物试验均呈阴性。遂更换补肾填精、软坚化痰、活血化瘀之法，熟地黄24 g，山药、狗脊、鸡血藤、昆布、海藻、土鳖虫各12 g，鳖甲30 g，羌活4.5 g。服上药12剂，腰部摄片病灶稳定。更换蜡巴豆（巴豆浸沾白蜡中煮沸），每饭后1粒，1年后腰椎摄片复查，破坏之椎体修复。

《现代名中医骨科绝技》

【评析】　脊椎结核属"流痰"范畴。其发于背脊者又名"龟背痰"，病机在于肾精亏损，阴虚火旺，虚火煎津液，聚为痰浊。痰浊阻于骨，与血互结而致气不通。另外，火腐骨血，也可蕴化成脓，而为流痰，故此病之形成，肾精亏损为本，痰血凝聚为标。本症宜用补肾填精、攻削痰血之剂治疗。病发于胸椎者，必致肝郁，引起足太阳和足少阴经筋气机不利，而使俯仰受限。故用柴胡、白芍舒肝，利经筋之气。

内伤疼痛

内伤疼痛是指外力作用于人体后，气血受损，气滞血瘀，经络失于通畅而引起的疼痛，是损伤后必见的症状。疼痛的发生虽有不同的原因和类型，但其基本病机均是气血失调，流通受阻，"不通则痛"。伤气则气滞，伤血则血凝，"气伤痛，形伤肿"，"气无形，病故痛，血有形，病故肿"。由于气血关系密切，气滞必致血凝，血凝亦导致气滞，血凝气滞则经脉痹阻不通，二者均可引起疼痛，只是程度不同而已。

🍅 例1　许巩固治内伤疼痛案

黄某，男，19岁，学生。

初诊日期：1989年3月19日。

病史：患者2年前，被拳打致右胸胁反复发作性胀痛，满闷不舒，症状时好时坏。阴雨天及情绪激动时，胀痛加重。查体：胸廓挤压试验阴性，胸部无明显固定的压痛点。X线检查提示：未见明显骨折。

诊断：慢性胸胁疼痛。

辨证：气滞血瘀。

治法：破气散瘀，理气止痛。

处方：青皮10 g，三棱10 g，陈皮6 g，益智仁10 g，桔梗10 g，肉桂（后下）3 g，藿香10 g，香附10 g，半夏10 g，赤芍10 g，川乌（先煎）10 g，郁金10 g，炙甘草10 g。3剂。上方加水500 mL煎至300 mL。每日1剂，分早中晚3次温服。

二诊：诉胸胁胀痛明显减轻，继服5剂痊愈。随诊数年，无复发。

《现代名中医骨科绝技》

【评析】 本案因伤后瘀血散而未尽，气滞不畅，留伏于经络之间所致。本方用青皮破气散瘀，三棱破血行气，共为君药，深达经络，破除久凝之气血，使之通畅。用香附、陈皮、川乌、郁金行气活血以助青皮破气散瘀，行气止痛。赤芍活血化瘀，以助三棱破血行气。肉桂、藿香鼓动经气而助行气以化瘀。用半夏、生姜宣肺降逆，益智仁暖肾固本。全方共奏破气散瘀、理气止痛之功，切中病机，用之效佳。

例2 张鹏程治内伤疼痛案

李某，女，54岁。

初诊日期： 1997年6月7日。

主诉： 右胸部外伤后疼痛1个月，伴背冷咳痰1周。

病史： 患者1个月前右胸部被撞伤，疼痛胀闷，活动受限。曾在他院就诊，摄片未见肋骨骨折。予行气活血、祛瘀止痛中药15剂，云南白药、跌打丸内服，麝香止痛膏、镇江膏外敷，未效。近1周来又出现咳嗽痰白质稀，口黏，背部发冷，苔白滑，舌边有齿痕，脉滑。查体：右第5～7肋锁骨中线处压痛（＋），挤压征（－）。X线片未见肋骨骨折。

诊断： 胸胁内伤。

辨证： 寒痰停饮。

治法： 温化水饮，宣肺化痰。

处方： 小青龙汤，炙麻黄10 g，白芍10 g，干姜10 g，五味子3 g，甘草3 g，桂枝10 g，半夏10 g，细辛3 g。3剂，煎服。

二诊： 诉服药后胸部胀痛明显减轻，尤其是背部发冷明显好转，续服3剂渐愈。

【评析】 肺居胸廓，外力由表及里，肺脏首当其冲，肺为娇脏，不耐震击，容易损伤，脏腑功能失调，则百病丛生。气机紊乱，肺失清肃，津失输布，聚而为痰，痰浊内生，停聚于肺，又影响气机运行，痰既为病理产物，又为致病因素。或素体阳虚，或痰从寒化而出现寒痰。此例用小青龙汤温化寒饮，宣肺化痰，方中麻黄改为炙麻黄，不取发汗，意在宣肺，痰饮消化，气机畅达，而诸症消失。

[1] 张鹏程 . 经方治疗胸胁内伤两则 [J]. 河南中医，2001（1）：45-46.

🍅 例3　潘敬舜治内伤疼痛案

张某，女，47 岁。

初诊日期： 2005 年 9 月 27 日。

病史： 患者 5 天前骑自行车不慎跌倒，左胸撞击在地。当时感左胸疼痛，活动不利，在外院就诊，经摄片检查：诸肋骨未见明显骨折征象。予以三七胶囊、活血止痛胶囊等治疗，1 周后仍感胸部疼痛，咳嗽加重，胸胁胀闷，气急、咳嗽痛剧，即时来我院就诊。查体：心肺无异常，左胸部腋中线第 5 ~ 8 肋肋骨均有压痛，无肿胀及瘀斑，舌淡红，苔薄白，脉沉。

诊断： 胸胁内伤。

辨证： 气机不利。

治法： 疏肝降气。

处方： 柴胡疏肝散加减，柴胡 10 g，香附 10 g，川芎 10 g，赤芍 10 g，紫苏梗 10 g，青皮 10 g，枳壳 10 g，白术 10 g。5 剂，每日 1 剂，水煎服。并嘱停服三七胶囊、活血止痛胶囊，5 天后告愈。

【评析】　胸为肺之野，清阳所聚，肝之经脉布于胸胁。肺主一身之气，肝藏血，喜条达，胸胁内伤，气血俱损。患者胸部挫伤后见胸胁胀闷，痛无定处，脉沉，舌淡红，苔薄白。证因伤后肺气不利，肝失于条达，根据脉诊，属伤气。三七胶囊、活血止痛胶囊中主要以三七、红花为主，均属伤科之要药，但功偏于活血化瘀，因肝脉布于胸胁，伤气则气滞，气滞则肝气不舒，故胸胁胀闷、脉沉。再因胸为肺所至，肺主呼吸之气，胸部挫伤而致肺气上逆，故兼有咳嗽、呼吸时胸痛加剧，因柴胡疏肝散加清敛肺气之品，气行则血行，故收效显著。

[2] 潘敬舜 . 气血辨证治疗胸部内伤临证举隅 [J]. 世界中西医结合杂志，2008（9）：511.

第七章
风湿免疫系统

风湿免疫系统疾病主要包括风湿病和免疫病。

风湿一词起源于古希腊。公元前 4 世纪，《希波克拉底全集》有关人体解剖的一文中认为：人体的体液由于湿冷而注于四肢、内脏引起疾病，即为风湿。我国《黄帝内经》（公元前 5 世纪）也认为风寒湿三气杂合为痹。风湿病大多累及关节而引起疼痛，风湿这一词也一直沿用至今。

疼痛是风湿免疫病的主要症状，也是导致功能障碍的重要原因。风湿免疫病的疼痛中，起源于关节及软组织的疼痛最为常见，然而肢体和躯干部位的疼痛也可见于内脏和神经系统病变。疼痛发作的时间、性质、部位、伴随症状和缓解方式常能提供诊断线索。

风湿性关节炎

风湿性关节炎为风湿热最常见的一种临床表现，与 A 组溶血性链球菌感染引起的变态反应有关，该病在我国关节炎患者中占的比例已显著下降，如在北京地区已不多见。

风湿性关节炎起病较急，受累关节以大关节为主。首先侵及下肢关节者占 85%，膝关节和踝关节最为常见。其次为肩关节、肘关节和腕关节，手和足的小关节少见。关节病变呈多发性和游走性，关节局部炎症明显，表现有红、肿、热、痛、压痛及活动受限，持续时间不长，常在数日内自行消退。关节炎症消退后不留后遗症，复发者少见。

中医认为本病的发生与体质的强弱以及地理环境、生活工作条件、气候因素等有着密切的关系，病变部位多在筋肉肢节，也可累及内脏。素体虚弱，气血不足，腠理空疏，是本病发生的重要内在因素；气候骤变，寒暑不时，或严寒之地，失之保暖，或久居寒湿，衣食失调，或受风冒雨，汗出入水或水上作业等，均为导致本病的外因条件。风寒湿邪流注关节，痹阻气血，则表现为关节疼痛、肿胀、屈伸不利；若外邪闭遏阳气，风寒湿郁久化热，则可见局部灼热红肿。其中，以风胜者痛处游走不定，时在肩肘，时在膝踝或左右不定；以寒胜者则冷痛剧烈，甚如刀割；以湿胜者则疼痛重着而有定处。

防止链球菌感染是预防本病的重要环节。另外，坚持体育锻炼，注意适应气候寒温变化，防寒保暖，预防呼吸道感染，避免久居寒湿之地，清除慢性病灶，饮食要节制、清淡，不偏嗜，正确对待食补和药补。急性期不宜进辛辣刺激的食物，少食生冷瓜果及虾、蟹、竹笋之类。

🍅 例 1　朱景丽治风湿性关节炎疼痛案

刘某，男，52 岁，农民。

初诊时间： 1993 年 1 月 18 日。

病史： 患者述其 2 周前突感关节酸痛，恶风畏寒，在当地医院服布洛芬等效果不显，且有胃肠道反应。体温 38.9℃，白细胞 11.5×10^9/L，红细胞沉降率 55 mm/h，抗链球菌溶血素 O 650 U，肩关节、肘关节、膝关节、腕关节压痛，功能活动受限。舌淡，苔薄白，脉浮紧。

诊断： 风湿性关节炎。

辨证： 外感风湿，痹阻气血。

治法： 祛风除湿，固本卫外。

处方： 黄芪、当归、海风藤、络石藤、鸡血藤、千年健、追地风各 30 g，桂枝、川芎各 10 g，制川乌（先煎）6 g，防风 20 g，木瓜 10 g，羌活、独活各 10 g。上方服 5 剂后，诸症大减，又服 10 剂，关节酸痛基本消失，功能活动正常。效不更方，再用 5 剂痊愈出院。随访 2 年未复发。

《风湿病效方验案》

【评析】　风湿性关节炎多由风、寒、湿热之邪侵袭筋骨，注于经络，留于关节，痹阻气血而成。然正气虚、腠理不密、卫表无力是诸邪侵犯的先决条件，不可忽视。故在治疗中不可只顾祛风湿、通经络，而忽视扶正气。古人云："正气存内，邪不可干"即是此意，所以重用黄芪、当归益气养血，固本卫外；桂枝温通血脉，阳化生；鸡血藤补血行血，通经络，强筋骨，佐以海风藤、络石藤、千年健、追地风、川芎祛风散寒，活血通络。全方使气血充盛，固表有力，经络舒畅，筋骨得养，故痹证能除。

🍅 例 2　李玉环治风湿性关节炎疼痛案

赵某，男，44 岁，教师。

初诊日期： 1998 年 11 月 3 日。

病史： 患者 6 个月前因徒步涉水而引起全身疼痛久治不愈，按之关节痛，时而刺痛难忍，伴有麻木感，屈伸不利，近 2 周来活动疼痛加剧，行动不便。舌质黯兼有瘀点，脉涩而沉。实验室检查：红细胞沉降率 56 mm/h，类风湿因子阴性，抗链球菌溶血素 O 250 U。

诊断： 风湿性关节炎。

辨证： 营卫不和，气滞血瘀。

治法： 活血通络，逐瘀止痛。

处方： 当归 20 g，川芎 15 g，红花 12 g，桃仁 12 g，五灵脂（包煎）12 g，乳香 9 g，没药 9 g，秦艽 15 g，羌活 12 g，地龙 15 g，川牛膝 10 g，香附 12 g，威灵仙 12 g，甘草 10 g。水煎服 5 剂后，全身疼痛减轻。继服原方 5 剂后各关节疼痛消失，功能恢复正常。复查红细胞沉降率降至 7 mm/h。随访未再复发。

《风湿病效方验案》

【评析】　本案为感受风寒湿热之邪，机体营卫气血失调。寒客经络关节，经络闭塞不通，气滞血瘀，经络阻隔以致关节筋肉肿胀，屈伸不利。采用身痛逐瘀汤为基本治疗方，方中当归、川芎、红花、桃仁活血逐瘀；五灵脂、乳香、没药消肿止痛，活血逐瘀；地龙、川牛膝、秦艽、羌活、威灵仙祛风除湿，通络止痛；甘草调和诸药。

🍅 例3　徐鸿群治风湿性关节炎疼痛案

宋某，女，42岁，农民。

初诊日期：1996年5月13日。

病史：患者肢体酸痛反复发作18年，常因感冒、受凉、遇湿等诱发。近月前又类似发病。刻下症见：四肢关节、肌肉及腰背酸痛，呈游走性，活动不利，以肘膝关节尤甚。神疲乏力，时有心悸不宁，动则益甚。舌淡苔薄白腻，脉结代。红细胞沉降率38 mm/h，抗链球菌溶血素O 600 U。

诊断：风湿性关节炎。

辨证：外感寒湿，内伤气血。

治法：散寒胜湿，调补气血。

处方：三痹汤。防风、秦艽各12 g，独活、桂枝、党参、黄芪、当归、川芎、生地黄、白芍、茯苓各10 g，细辛3 g，生姜3片，大枣1枚。服药7剂后肢体游走性酸痛减轻，又服14剂后自觉症状消失，肢体活动自如，复查红细胞沉降率12 mm/h，抗链球菌溶血素O在500 U以下。3个月后随访病情稳定。

《风湿病效方验案》

【评析】　风湿性关节炎反复发作，缠绵难愈。笔者用清·喻嘉言《医门法律》中三痹汤治疗。喻氏谓："此方用参芪四物一派补药，内加防风、秦艽以胜风湿，桂心以胜寒，细辛、独活以通肾气。凡治三气袭虚而成痹患者，宜准诸此。"清·汪讱庵指出本方特点说："风痹诸方，大约祛风胜湿泻热之药多。而养血补气固本之药少。唯此方专以补养为主，而以治三气之药从之，散药得补药以行其势，辅正驱邪，尤易于见功。"

例4 周建伟治风湿性关节炎疼痛案

梁某，男，52岁，矿井工人。

初诊日期：1995年11月9日。

病史：患者双膝、踝关节及双下肢反复发作疼痛6年余，每因劳累、受凉及气候变化而疼痛加重，曾在外院做检查确诊为慢性风湿性关节炎，经常服抗风湿、抗炎镇痛类药物。刻下症见：双下肢疼痛，尤以双膝、踝关节痛甚，其痛处固定，得热痛减，遇冷痛甚，关节屈伸不利，行走迟缓。舌苔薄白，脉弦紧。

诊断：风湿性关节炎。

辨证：外感风寒湿邪，气滞血瘀。

治法：温经通络，散寒止痛，祛风除湿，活血化瘀。

处方：地龙40g，鸡血藤30g，熟地黄20g，穿山甲、当归、天麻、威灵仙、防风、桑枝、桂枝、川乌（先煎）各10g，络石藤、忍冬藤各15g，白芍20g，甘草6g，水煎服，每日1剂，煮沸后文火久煎。服药5剂后，疼痛缓解。连续服药25剂后，自觉症状完全消失，实验室检查各项指标均正常。随访1年，未见复发。

[1] 周建伟.地龙鸡血藤汤治疗风湿性关节炎30例[J].湖南中医杂志，1997（3）：49-50.

【评析】 风湿性关节炎病机为风寒湿邪流注经络、关节、肌肉等部位，阻滞经络，郁久生热，痰阻成瘀，痰瘀互结，不通而痛。地龙鸡血藤汤中重用地龙，取其通利经络之功；配以穿山甲的善行攻窜，行散通络，直达病所；鸡血藤舒筋活络，活血化瘀；当归、熟地黄补血生新；桂枝、桑枝、威灵仙、防风、忍冬藤、络石藤祛风除湿，解肌止痛；川乌温经通络，散寒止痛；天麻祛风通络；白芍、甘草缓急止痛，现代研究发现，白芍总苷具有镇静、解痉、抗炎作用。全方共奏通经活络、祛风除湿、散寒止痛、补血活血化瘀之功。方中地龙虽用量超常，嘱其久煎，可祛除毒性，增强疗效。

类风湿关节炎

类风湿关节炎又称为类风湿（RA），是一种病因尚未明了的慢性全身性炎症性疾病，以慢性、对称性、多滑膜关节炎和关节外病变为主要临床表现，属于自身免疫炎性疾病。该病好发于手关节、腕关节、足关节等小关节，反复发作，呈对称分布。早期有关节红肿热痛和功能障碍，晚期关节可出现不同程度的僵硬、畸形，并伴有骨和骨骼肌的萎缩，极易致残。从病理改变的角度来看，类风湿关节炎是一种主要累及关节滑膜（以后可波及到关节软骨、骨组织、关节韧带和肌腱），其次为浆膜、心、肺及眼等结缔组织的广泛性炎症性疾病。类风湿关节炎的全身性表现除关节病变外，还有发热、疲乏无力、心包炎、皮下结节、胸膜炎、动脉炎、周围神经病变等。广义的类风湿关节炎除关节部位的炎症病变外，还包括全身的广泛性病变。近年来现代医学虽然在其发病机制和病理变化等方面取得了明显的研究进展，但其病因至今仍然不明确，在治疗上仍然缺乏理想的药物与治疗方案。

类风湿关节炎，中医称为"尪痹"，不少学者认为类风湿关节炎更接近于《金匮要略》之"历节风"，或称"顽痹"、"血痹"以区别于其他的痹证。中医药治疗类风湿关节炎具有较长的历史，大量的临床研究表明中医药治疗类风湿关节炎的有效性。中医药对类风湿关节炎的治疗方案多以辨证论治为主，也有用专方治疗、中成药治疗、单方单味药治疗，或采用针灸、推拿等疗法，各具特色。

🍅 例 1 冯兴华治类风湿关节炎疼痛案

王某，女，64 岁。

初诊日期： 2003 年 1 月 14 日。

主诉： 手多关节疼痛、肿胀 1 年余，加重 1 月余。

刻下症见： 双手掌指关节疼痛、肿胀，局部皮温高，双腕关节肿胀，活动略受限，伴双膝关节、双踝关节、下颌关节疼痛，晨僵 2 小时，口干，体温 37.6℃，倦怠乏力，纳呆，舌黯，苔白，脉弦滑。检查：红细胞沉降率 49 mm/h，类风湿因子 40 IU/mL，C 反应蛋白 0.73 mg/L。双手 X 线片示：符合类风湿关节炎改变。

诊断： 类风湿关节炎。

辨证： 湿热痹阻，气阴不足，瘀血阻络。

治法： 清热利湿，益气养阴，活血通络。

处方： 黄芪 60 g，木瓜、秦艽、怀牛膝各 15 g，远志、连翘、苍术、防风各 10 g，白芍、金银花、土茯苓、青风藤、石斛各 30 g，当归、川芎、莪术各 10g。每天 1 剂，水煎服。

二诊： 关节疼痛明显减轻，体温降至正常。唯感右手掌指关节疼痛，肿胀不明显，局部皮温不高，无晨僵，双腕关节活动自如，口干、眼涩，倦怠乏力，腰膝酸软，舌黯红，苔薄白，脉细数。后期正气渐衰，脏腑受损。仍守上方加补骨脂、枸杞子各 10 g。每天 1 剂，水煎服。

三诊： 患者一般情况好，仅感右手近端指间关节稍有疼痛，不肿。仍治以清热利湿、益气活血补肾之法，继服 30 剂，巩固疗效。

【评析】 痹证乃因风、寒、湿、热等邪气入侵，阻滞经络，使气血周流不畅所致。治疗以祛邪为主。但部分患者用祛邪通络之品疗效不显，因未予以扶正。正虚、外邪、瘀血三者紧密关联、相互影响。痹证多因湿，湿属阴邪，与风寒相合，易伤营卫，湿从热化，易耗散气阴，故本例拟方始终以黄芪为君药，鼓舞气机，气行则血行，气机流贯，凝塞疼痛则除，且大气一转，纵有留湿，亦可益气祛邪，寓泻于补，相辅相成。

[1] 刘宏潇. 冯兴华教授治疗类风湿性关节炎验案 3 则 [J]. 新中医，2004，36（9）：16-17.

🍅 例 2　胡荫奇治类风湿关节炎疼痛案

张某，男，45 岁。

初诊日期： 2012 年 1 月 5 日。

主诉： 双手小关节、双腕关节肿胀疼痛 4 个月。

刻下症见： 双手腕关节肿痛，局部触之皮温高，右侧为重，双手近端指间关节、掌指关节肿胀疼痛，双膝关节肿痛，局部触之皮温高，左侧为重，跛行，伴有右侧颞颌关节疼痛，晨僵 4 小时，饮食可，二便调，舌质黯红，苔黄腻，脉弦细。实验室检查：类风湿因子 116 IU/mL，C 反应蛋白 80.2 mg/L，红细胞沉降率 82 mm/h。

诊断：类风湿关节炎。

辨证：热毒痹阻，湿瘀阻络。

治法：清热解毒祛湿，活血通络。

处方：土茯苓 15 g，土贝母 15 g，忍冬藤 30 g，虎杖 20 g，萆薢 20 g，车前子（包煎）15 g，莪术 10 g，青风藤 15 g，穿山龙 15 g，延胡索 15 g，台乌药 10 g，伸筋草 15 g，徐长卿 15 g，赤芍 15 g。每天 1 剂，水煎，分 2 次服。

二诊：药后 2 周，双手小关节疼痛减轻，肿胀亦减轻，仍有晨僵，持续 2～3 小时，咽喉部疼痛，口干，二便调，纳食、睡眠可，舌黯红，苔黄腻，脉弦细。处方：去虎杖，加金银花 20 g，蒲公英 15 g，秦艽 15 g，威灵仙 30 g，桑枝 30 g，穿山龙 15 g。用法同前。

三诊：服上方 2 周后症状减轻，双手近端指间关节、掌指关节、双腕、双膝关节肿胀疼痛均较前减轻，晨僵 1 小时，咽痛，大便干，舌质红略黯，苔黄，少津，脉弦细。处方：前方加牛蒡子 10 g，玄参 20 g，用法同前。

四诊：服上方 2 周后，双手近端指间关节、掌指关节、双腕、双膝关节肿胀疼痛大减，右侧颞颌关节疼痛基本消失，咽痛减轻，晨僵 0.5 小时，二便调。舌质略红黯，苔薄黄，脉弦细。处方：莪术 15 g，鹿衔草 10 g，台乌药 10 g，青风藤 30 g，穿山龙 15 g，蒲公英 15 g，漏芦 10 g，土贝母 15 g，金银花 20 g，土茯苓 15 g，秦艽 15 g，牛蒡子 10 g，威灵仙 30 g，萆薢 15 g，松节 10 g，炮山甲 10 g。每天 1 剂，水煎服。以上方为主加减治疗 3 个月后，诸关节肿痛基本消失，双膝及腕关节皮温正常，晨僵消失，行走基本如常，二便调。舌质淡红，苔薄白，脉弦细。实验室检查：类风湿因子 20 IU/mL，C 反应蛋白 4 mg/L，红细胞沉降率 10 mm/h，握力左手 200 mmHg，右手 190 mmHg。以上方为基础，做成丸药继续治疗 2 个月以调理善后。

【评析】 风邪、湿邪是导致风湿病的主要病因，且湿邪常和热邪等夹杂在一起，使病情缠绵难愈。因此常选用青风藤、徐长卿、伸筋草等，这些药大多具有祛风除湿，通络止痛之功，配合清热解毒活血之剂，在临床上能有效地缓解患者病情。

[2] 王义军. 胡荫奇从热毒瘀论治活动期类风湿关节炎经验 [J]. 风湿病与关节炎，2012，1（4）：50-51.

例3　路志正治类风湿关节炎疼痛案

患者，女，59岁。

初诊日期：2011年3月24日。

主诉：全身关节疼痛20余年。

病史：20余年前出现双手指关节疼痛，活动不利，渐至全身大小关节疼痛，有时晨僵，夜晚疼痛加重，2006年开始出现关节变形，屈伸不利，双小指发凉麻木，外院诊断为类风湿关节炎，予甲氨喋呤、雷公藤治疗。刻下症见：周身大小关节刺痛，有走窜感，活动不利，疼痛时各关节有灼热感，双小指麻木发凉，怕冷，口苦，鼻咽灼热，口淡无味，大便干，尿黄，背臀痛。患者形体偏瘦，双掌指关节肿大变形，拘挛，双足趾关节变形，膝肘关节变形，屈伸不利，四肢可见多处血管迂曲并呈瘀斑状。

诊断：类风湿关节炎。

辨证：肝肾亏虚，经络痹阻。

治法：益气活血，温经通络。

处方：黄芪18 g，当归12 g，桂枝12 g，赤芍、白芍各12 g，炙麻黄6 g，炒白术15 g，淡附片（先煎）8 g，细辛3 g，防风12 g，防己15 g，全蝎6 g，蜂房10 g，炒三仙各12 g，忍冬藤30 g，川牛膝、怀牛膝各15 g，佛手9 g，甘草8 g，生姜2片为引，7剂，水煎服，每日1剂，早晚分服。泡洗方：浮萍10 g，独活12 g，防风12 g，防己15 g，丹参15 g，马鞭草30 g，苏木20 g，芒硝30 g，追地风15 g，制乳没各8 g，桃红各10 g，鸡血藤20 g，7剂，先熏后洗，注意水温，不宜太热，预防烫伤。服药7剂后，关节肿痛减轻，晨僵较前缓解，怕冷减轻，食欲渐好。上方加减继服，外洗方继用，诸症减轻，随诊半年病情无加重。

【评析】 本案患者病程达 20 年之久，伤气耗血，损及肝肾，呈现出本虚标实的特征，故治疗时必须扶正，路志正常治以补气血、调脾胃、利关节。《金匮要略》曰"血痹阴阳俱微，寸口关上微，尺中小紧，外证身体不仁，如风痹状，黄芪桂枝五物汤主之。"此方适用于肌肤麻木不仁，脉微而涩紧。本案患者周身关节刺痛，四肢可见多处血管迂曲呈瘀斑，乃病程日久，瘀血阻络，故路志正选用黄芪桂枝五物汤以益气和营，以桂枝芍药知母汤温经通痹，加之蜂房、全蝎等以增强通络逐瘀；路志正注重调脾胃，必用白术等调理脾胃之品。久病入络，同时配合活血通络之外洗方，内外同用，以求速效。

[3] 员晶，唐晓颇，姜泉. 路志正教授治疗类风湿关节炎的临床举例 [J]. 浙江中医药大学学报，2014，38（7）：851-852.

🍅 例 4　李灿东治类风湿关节炎案

陈某，男，52 岁，办公室职员。

初诊日期： 2017 年 9 月 10 日。

主诉： 多发关节疼痛、变形 10 余年，加重 1 年。

刻下症见： 多处关节对称性掀红肿胀，刺痛剧烈，夜晚尤甚，变形，屈伸不利，活动受限，以腕关节、掌指关节、足趾关节为重，伴晨起关节僵硬大于 1 小时，多发皮下结节，无明显季节变化，纳食一般，神疲乏力，夜寐欠佳，二便尚调，近 1 年来体重下降约 6 kg，无口干口苦，无潮热盗汗，偶有干咳，唇黯，面稍黑，舌质红，边有齿印，舌苔薄白，脉弦滑。辅助检查：抗环瓜氨酸肽抗体 313.9 AU/mL，红细胞沉降率 42 mm/h，超敏 C 反应蛋白 19.7 mg/L，类风湿因子阳性。胸部 CT 示：①双肺多发性粟粒性结节、微结节影；②甲状腺左叶低密度结节。双手掌正位片示：①双手掌构成骨轻度骨质疏松；②双侧腕骨及桡尺骨茎突可见多个小囊状骨质破坏，符合类风湿关节炎表现。

诊断： 类风湿关节炎。

辨证： 肝肾亏虚。

治法：补益肝肾。

处方：鸡血藤 15 g，海风藤 15 g，络石藤 15 g，忍冬藤 15 g，僵蚕 8 g，蜈蚣 1 条，威灵仙 25 g，黄芪 30 g，丹参 15 g，白芍 20 g，甘草 5 g。12 剂，水煎服，每日 1 剂，早晚服用。嘱其清淡饮食，忌食辛辣，疼痛缓解时可适当锻炼。患者路途遥远，复诊不便。随访，诉疼痛程度较前明显减轻，屈伸不利有所缓解，嘱依上方治疗 2 周，以观后效。

【评析】 本案患者病程绵长，久病入络，属于"顽痹"，正如《医林改错》指出"痛久必有瘀血"，运用丹参四藤饮可以活血通络。忍冬藤清热解毒而凉血，络石藤、鸡血藤、海风藤祛风通络以清热，虫类药物搜风剔络；又据"气为血帅，血随气行"的理论，用大剂量黄芪以增其功，再加上威灵仙祛风除湿，白芍舒筋缓急，故而效显。

[4] 陈姝婷，吴丽凡，王洋 . 李灿东辨治类风湿性关节炎经验总结 [J]. 亚太传统医药，2019，15（6）：121-122.

皮肌炎

多发性肌炎（多肌炎）（Polymyositis）和皮肌炎（Dermatomyositis）（简称 PM/DM）指横纹肌弥漫性炎性疾患，主要累及对称性的近端肌带肌，颈和咽部肌肉无力和萎缩，严重者导致心肌、呼吸肌群受累，引起死亡。急性型皮肌炎常急性起病，可见于任何年龄，常伴有高热、头痛、周身不适和严重肌无力，全身肌肉和关节疼痛，吞咽困难。常见颜面、眼周、肢体水肿，可伴肌红蛋白尿。其病因不明，可能与病毒感染和机体免疫机能紊乱有关，而病毒感染可能为一重要的激发因素，因在本症患者肌细胞中曾分离出 Coxsakie A2 病毒，也见到黏病毒、细小病毒的包涵体。但迄今尚无以病毒为感染源的流行病学根据。

通过多年研究，目前认为多发性肌炎和皮肌炎属于中医学的"体脏痹证"和"痿证"范畴。突出特点表现为"肌痹"和"肌肤痹"，早期邪实偏重多为"痹证"，后期虚实错杂也可表现为"痿证"。其主要病因病机是素体禀赋不足，阴阳气血与五行生克制化失常，以致邪毒内蕴或内外合邪，邪毒瘀痹肌肤与内脏脉络，脏腑又因之受损，故为邪痹虚损之证。其中邪毒痹血是致病的关键因素，因此确立清血解毒，通络逐痹为主要治法贯穿始终，再根据病变的不同阶段以及脏腑受损的寒热虚实情况辨证论治。

🍅 例1 王宝亮治皮肌炎案

患者，女，36岁。

初诊日期： 2018年7月17日。

主诉： 颜面水肿伴四肢无力2月余。

病史： 2个月前因受凉后出现咳嗽、声音嘶哑、乏力，就诊于当地医院，治疗效果不佳。随后面部及眼睑轻微水肿，伴四肢乏力，水肿呈进行性加重，就诊于河南省某医院，住院后四肢乏力症状加重，伴呼吸困难，转入重症监护室（ICU），给予气管切开。2018年6月12日实验室检查：乳酸脱氢酶396.4 U/L，肌红蛋白133.5 ng/mL，肌酸激酶298.1 U/L，C反应蛋白15.1 mg/L。肌肉活检示：考虑肉芽肿性肌炎。西医诊断为皮肌炎，予甲泼尼龙500 mg冲击治疗后症状稍缓解，为求进一步治疗来诊。查体：颜面及眼睑水肿，前胸V区散在紫红色丘疹，上腹部及下颌片状压红、破溃，双肺散在湿啰音及痰鸣音，双上肢肌力Ⅳ−级，双下肢肌力Ⅱ级，肌张力正常。舌质黯红，苔黄厚腻，脉沉细。

诊断： 炎性肌病（皮肌炎）。

辨证： 脾气亏虚，湿热壅肺。

治法： 健脾益肺，清热利湿。

处方： 黄芪、白术各30 g，党参、茯苓、麦冬各20 g，苍术、盐巴戟天各15 g，陈皮、生地黄、桔梗各12 g，升麻、柴胡、黄芩、黄柏、淡附片各10 g，化橘红6 g，14剂，每天1剂，水煎取汁400 mL，分早晚2次温服，每次200 mL。

二诊： 2018年7月30日。患者精神可，颜面及眼睑水肿减轻，四肢肌力较前增强，大便偏干。查体：前胸部皮损减轻，双肺散在少量湿啰音及痰鸣音，双上肢肌力Ⅳ级，双下肢肌力Ⅲ级，肌张力正常。舌质黯红，苔白腻，脉沉细。守上方去黄柏、苍术，加酒苁蓉 30 g，黄芪加至 60 g。继服 14 剂。

三诊： 2018 年 8 月 13 日。患者精神可，颜面水肿症状几乎消失，四肢肌力增强，便干缓解。查体：前胸部皮损基本消失，双肺散在少量湿啰音及痰鸣音，双上肢肌力Ⅴ级，双下肢肌力Ⅳ级，肌张力正常。中药处方以补肾健脾为主，二诊方去升麻、柴胡、生地黄、化橘红，加杜仲、川牛膝各 20 g，僵蚕、淫羊藿各 10 g，14 剂。期间实验室检查显示：乳酸脱氢酶 271 U/L，肌酸激酶 37.1 U/L。后随访半年未再复发，预后恢复良好。

【评析】 本案患者为中年女性，平素偏食膏脂甘厚之味，好逸恶劳，易损伤人体正气，使机体腠理空疏，卫外不固，复感外邪而发病。基本病机在于内部脏腑虚损，外有风寒湿热之邪，内外合邪侵袭机体，使脉络闭阻，肌肉失养。病性归属于虚实夹杂，根据"虚则补之，实则泻之"原则，治疗宜补虚泻实。早期患者水肿较重，伴多发性皮损，表现出典型的脾虚肺热、兼有湿热证候，故重在调理肺脾两脏，方选清燥汤加减。二诊时患者水肿、乏力症状减轻，大便偏干，此时去除黄柏、苍术等健脾燥湿之品，加用酒苁蓉补肾润肠。黄芪逐渐加量，可大补气血，促进正复邪出。病情发展到后期，水肿及皮损症状减轻，表现出肾阳亏虚证候，此时重在补肾健脾，方选健脾益肾方加减，用大量温补肾阳之品，以滋后天。

[1] 王鑫鑫，薛静．王宝亮从肺脾肾论治皮肌炎经验介绍 [J]．新中医，2020，52（11）：213-215.

例2 王萍治皮肌炎而致肌痛案

患者，男，44 岁。

初诊日期： 2016 年 12 月 23 日。

病史： 面部、躯干及四肢红斑伴四肢无力 6 年。外院诊断为皮肌炎，予强的松、甲氨蝶呤等药物口服后肌力恢复正常，现仍乏力，四肢肌肉酸痛，时有气短，眠差。查体：双眼睑及周围呈水肿性紫红斑，颈前、前胸 V 字区、肩背部有类似黯红色皮损，掌指关节伸侧见紫红色丘疹，甲周红斑。舌质淡，舌尖红，苔白，脉沉。实验室检查：肌酸激酶升高。

诊断： 皮肌炎。

辨证： 肺脾两虚，阴阳失调。

治法： 益气健脾，调和阴阳。

处方： 黄芪 15 g，太子参 15 g，白术 15 g，枳壳 15 g，薏苡仁 15 g，秦艽 10 g，乌梢蛇 10 g，漏芦 10 g，首乌藤 15 g，鸡血藤 15 g，徐长卿 10 g，丹参 30 g，重楼 15 g，白花蛇舌草 30 g，黄连 3 g，白芍 15 g。14 剂，每天 1 剂，水煎取汁 400 mL，分早晚 2 次温服，每次 200 mL。

二诊： 服药后患者四肢肌肉酸痛乏力减轻，气短减轻。舌胖，苔白，脉沉。前方减枳壳、薏苡仁、漏芦，加生地黄 10 g、猪苓 15 g、茯苓 15 g、黄连加量至 6 g。

三诊： 中药调治半年余，药后四肢、躯干原有皮损颜色变淡，部分皮损已消退，但眼睑仍有红肿，四肢乏力改善。舌红，苔白，脉沉细。方剂改为凉血五花汤加减：鸡冠花 10 g，凌霄花 10 g，玫瑰花 10 g，白菊花 10 g，秦艽 10 g，乌梢蛇 10 g，首乌藤 30 g，鸡血藤 15 g，灯心草 3 g，淡竹叶 10 g，生地黄 15 g，玄参 15 g，白花蛇舌草 30 g，天花粉 15 g，茯苓皮 15 g，桑白皮 10 g。

四诊： 用药 1 年，眼睑已无紫红斑，躯干、四肢皮损已大部分消退，四肢已无酸痛，乏力减轻明显，偶有气短。舌淡胖，苔薄，脉沉。查肌酸激酶值已恢复正常。仍以补中益气汤合秦艽五味汤加减巩固疗效。

【评析】 本案患者皮损以双眼睑及周围水肿性紫红斑，躯干、四肢类似对称性黯红色皮损为主，同时伴有四肢乏力、气短、肌酸肌酶升高，舌质淡，舌尖红，苔白，脉沉，为肺脾两虚表现，且患者病久，眠差，为阴阳失调。治疗时当益气健脾与调和阴阳相结合。首诊方中应用补中益气汤合秦艽五味汤加减，其中黄芪、太子参同入肺、脾二经，同补肺脾之气；白术、枳壳、薏苡仁健脾祛湿；鸡血藤、首乌藤、丹参活血通络；秦艽、乌梢蛇、漏芦、徐长卿调和阴阳，祛风除湿；重楼、白花蛇舌草、黄连清热解毒。二诊时患者肌肉酸痛乏力症状已减轻，其舌胖，苔白，脉沉为水湿蕴结之证，故加用猪苓、茯苓等利水渗湿。三诊时皮损以面部、眼睑红肿为主，躯干、四肢皮损已大部分消退，舌红、苔白、脉沉细，为血热壅于上焦，故方剂改为主治血热、湿毒壅于上焦的凉血五花汤加减，用药后眼睑肿胀及紫红斑消失。至五诊时四肢已无酸痛，仍略有乏力，偶有气短，舌淡胖，苔薄，脉沉，仍有肺脾气虚症状，故以补中益气汤加减巩固疗效。治疗后患者肌酸激酶恢复正常，随访未复发。

[2] 张艺，孙丽蕴，陈维文，等 . 王萍教授中医治疗皮肌炎经验 [J]. 中国中西医结合皮肤性病学杂志，2019，18（5）：487-491.

🍅 例 3　褟国维治皮肌炎而致肌痛案

患者，女，14 岁，广东人。

初诊日期： 2016 年 5 月 30 日。

病史： 4 个月前，患者无明显诱因出现面部红斑，瘙痒，伴肌肉酸痛，外院诊断为皮肌炎，予口服甲泼尼龙片，效果不佳。刻下症见：面部红斑，肌肉酸痛，乏力，蹲下起身稍困难，部分皮肤萎缩，无口腔溃疡、光过敏等，纳眠可，大便溏，舌黯红，边有齿痕，苔薄白，脉细。外院查肌酸激酶 259 U/L，乳酸脱氢酶 290 U/L，羟基丁酸脱氢酶 225 U/L。辅助检查：血常规、尿常规、生化、补体检查未见异常。

诊断： 皮肌炎。

辨证： 脾虚湿困。

治法： 健脾除湿。

处方： 生地黄 15 g，熟地黄 15 g，牡丹皮 15 g，茯苓 20 g，芡实 10 g，白术 15 g，北沙参 15 g，黄芪 15 g，玉竹 15 g，甘草 5 g，鸡血藤 15 g，灵芝 15 g，五味子 10 g，薏苡仁 20 g，青蒿（后下）10 g，白花蛇舌草 15 g。21 剂，每日 1 剂，水煎服。另口服枸橼酸铋雷尼替丁片、甲泼尼龙片。

二诊： 2016 年 6 月 20 日。面部皮疹减轻，颜色变淡，肌肉酸痛好转，疲倦，纳眠可，大便较前好转，仍不成形，舌淡红，边有齿痕，苔薄白，脉细。守方去五味子、生地黄，改黄芪 20 g、鸡血藤 20 g 养血活血，加山药 15 g 健脾补肾。继服 28 剂。甲泼尼龙片减量。

三诊：2016年7月18日。患者面颊散在皮疹，肌肉酸痛较前好转，蹲下起身可，纳眠可，大便不成形，舌淡胖，边有齿痕，苔薄白，脉细。近期复查肌酸激酶恢复正常，乳酸脱氢酶235 U/L，羟基丁酸脱氢酶193 U/L。守方改黄芪30 g、芡实20 g。甲泼尼龙片继续减量。

【评析】《素问·痹论》云："所谓痹者，各以其时重感于风寒湿之气也""脾痹者，四支解堕""其留连筋骨间者疼久。"指出痹证病因。本案患者生长于岭南之地，为湿邪所困，《太平圣惠方》有"岭南土地卑湿，气候不同，夏则炎热郁蒸，冬则温暖无雪，风湿之气易伤人"，故外感湿邪是其发病诱因。大便溏、舌边有齿痕、脉细，乃一派脾虚之象。内外合邪，脾失健运，机体受纳水谷精微不足，气血亏虚，故见肌肉无力、四肢不举。治以健脾除湿。方用参苓白术散加减，佐以芡实健脾止泻，灵芝益气强筋骨，鸡血藤、牡丹皮养血活血。禤教授认为，重用补气药可改善患者体力，故本案处方中黄芪逐渐加量，以恢复患者肌力。药后诸症改善，激素也缓慢撤退。

[3]熊佳，朱培成，李红毅，等.国医大师禤国维论治皮肌炎经验[J].中国中医药信息杂志，2019，26（1）：116-118.

🍅 例4 边天宇治皮肌炎而致肌痛案

刘某，女，16岁。

初诊日期：1964年2月8日。

病史：始时自觉发冷发热，咽喉干痛，咳嗽，周身肌肉酸痛，乏力。1周后颜面出现肿胀潮红，尤以眼睑为甚。小便短赤，大便干，口中有臭味。曾用越婢汤、白虎汤、五苓散与赤小豆汤加减治疗，病情加重，无力起床，饮水时液体从鼻孔呛出。查体：急性病容，面浮，肿胀，发红。全身皮肤均有肿胀，尤以眼睑水肿为甚。眼睑与鼻周围有弥漫性潮红，肌肉有压痛，脸无笑容，说话有鼻音。颈部肌肉不能支撑头颈，不能从床上坐起，四肢伸屈困难，乏力，两手握力小。实验室检查：尿肌酸760 μmoL/24 h，肌酐0.653 μmoL/L，红细胞沉降率40 mm/h，狼疮细胞（－）。皮肤肌肉活检符合皮肌炎改变。开始用清热解毒法治疗，未见明显疗效，体温为 37 ～ 38℃，恶心，口中黏腻，易生气，小便短赤，大便干，舌苔黄腻，舌质淡红，脉弦细数。遂改用疏肝清热养阴益气法治之。

诊断：皮肌炎。

辨证：肝经湿热。

治法：疏肝清热，养阴益气。

处方：浮小麦 60 g，大枣 10 枚，炙甘草 6 g，柴胡 9 g，黄芩 9 g，石斛 9 g，生地黄 15 g，黄芪 15 g，升麻 3 g。

患者服药后第 3 天自觉精神好转，全身肌肉酸痛减轻，吞咽已不呛水，头已能抬起，面部能现笑容。后用补气血、健脾胃之法及小柴胡汤治疗半个月，皮肤肿胀减轻，四肢已较有力，能站立行走。继用十全大补汤加甘麦大枣汤治疗，服至 8 月 3 日出院。

【评析】　本案患者初发时邪热盛，加之皮肤水肿明显，为外感湿热，蕴结肌肤，壅于脉络之象，加之阴气耗伤，肝气郁结，为少阳厥阴同病，遂用小柴胡汤与甘麦大枣汤加减治疗，既除其邪热盛，又重用石斛、生地黄养阴生津，黄芪、升麻升举阳气，使湿热之邪得以运化，阴津得以固守，筋骨肌肉得以充养。

[4] 贾瑞璇，王红梅 . 边天羽运用经方治疗皮肌炎的临床经验撷要 [J]. 湖南中医杂志，2018，34（4）：28-30.

系统性红斑狼疮

红斑狼疮为自身免疫性疾病之一，属结缔组织病范围，分为盘状红斑狼疮（DLE）、系统性红斑狼疮（SLE）、亚急性皮肤型红斑狼疮、深部红斑狼疮等类型。红斑狼疮的发病缓慢，隐匿发生，临床表现多样、变化多端。约 90% 以上患者有关节肿痛，且往往是就诊的首发症状，最易受累的是手近端指间关节，膝、足、髁、腕关节均可累及。关节肿痛多呈对称性。约半数患者有晨僵。X 线检查常无明显改变，仅少数患者有关节畸形。肌肉酸痛、无力是常见症状。

大量的医学文献研究认为，红斑狼疮是因素体不足加之外因诱发使机体阴阳失调，脏腑受损，日久通过五脏生克关系，造成五脏俱虚，虚则易受外邪侵袭，易生痰生瘀，有形之邪闭阻三焦，疏泄不利而使全身各组织器官受损（包括五脏六腑、气血津液、经脉筋骨、皮毛百骸），从而形成五脏亏虚、邪阻三焦的主要病机。在疾病的整个病理过程中，由于痰瘀阻滞三焦对机体造成损害的程度与患者的五脏虚损程度及病史长短成正相关，在患者个体所表现的病变部位、病情程度也不尽相同。因此本病出现复杂多变的症状是其必然，其主要病机为禀赋不足，五脏亏虚（本虚），痰瘀内生，阻滞三焦（标实），气血运行不畅（五痹），全身各组织器官受损，形成复杂多变的症状。

🍅 例1 丁樱治红斑狼疮致关节痛案

贾某，女，14 岁。

初诊日期：2018 年 9 月 17 日。

病史：面部蝶形红斑 4 年，关节疼痛 1 年。舌质黯，苔薄白，脉细数。红细胞沉降率 56 mm/h，抗核抗体弱阳性。患者 4 年前发病，面部出现蝶形红斑，光过敏，频发口疮，检查显示抗核抗体（±），抗 ds DNA 抗体（+）。外院给予激素（醋酸泼尼松片 40 mg）加免疫抑制药物治疗，症状有所减轻，然不良反应明显，易于感冒，病情多次反复。近 1 年病情加重又现关节疼痛，辗转数家医院均未取得满意疗效，遂来就诊。刻下症见：满月脸，水牛背，面色苍白，双下肢无力，站立困难，膝关节以下麻木疼痛。舌质黯，苔薄白，脉细数。实验室检查：红细胞沉降率 56 mm/h，抗核抗体弱阳性。

诊断：系统性红斑狼疮。

辨证：气阴两虚兼血瘀。

治法：补气滋阴活血。

处方：黄芪 40 g，丹参 15 g，延胡索 10 g，川芎 10 g，赤芍 10 g，桑寄生 10 g，狗脊 10 g，川牛膝 10 g，桑枝 10 g，菟丝子 10 g，党参 10 g，茯苓 10 g，陈皮 10 g，肉苁蓉 6 g，甘草 6 g。7 剂，每日 1 剂，水煎，分 2 次服。就诊时服用强的松 40 mg/d，继予原量口服。

二诊： 2018 年 9 月 25 日。双下肢渐感有力，膝关节以下麻木疼痛，舌质黯，苔薄白，脉细数。患者双下肢仍感麻木疼痛，属湿邪痹阻，患者病程长，正气虚，风湿热邪，易痹阻经络，血脉不通，则关节肌肉麻木疼痛，宜在原治则基础上加予清热利湿之品，合"四妙丸"之意，加苍术 10 g，薏苡仁 15 g，继服 14 剂，强的松，40 mg，每日 1 次，口服。

三诊： 2018 年 10 月 9 日。诸症悉减，诉偶有乏力，腰酸，双下肢站立过久时自觉酸胀。查红细胞沉降率降至 10 mm/h。患者症状有所好转，上方继服 14 剂。强的松，40 mg，每日 1 次，口服。

四诊： 2018 年 10 月 23 日。患者乏力、腰酸等症状基本消失，病情较为稳定。主以益气养阴、活血化瘀为法，故前方去党参、茯苓、桑枝、苍术等祛湿活络之品，黄芪加至 45 g，并加予太子参益气养阴，加川续断、当归、通草、鸡血藤以助活血化瘀之力。强的松减为 35 mg，每日 1 次，口服。之后长期服用治本中药方，强的松每 2 个月减 5 mg，减至 10 mg，每日 1 次，时维持。随访 2 年病情稳定。

【评析】 本案患者病程日久，病久入络则成瘀化热，耗气伤阴，加之长时间应用激素更易助阳伤阴，同时患者出现双膝关节疼痛，湿热痹阻关节，故为本虚标实之证，以气阴两虚为本，湿热、瘀血为标。丁樱教授在患儿初诊时用黄芪、桑寄生、狗脊益气温肾助阳，党参补益肝脾肾，强壮筋骨，使正气恢复；丹参、延胡索、川芎、赤芍、川牛膝凉血活血化瘀。气为血之帅，气行则血行，加肉苁蓉补肾益精血，陈皮行气助活血，桑枝利关节，甘草补脾益气，调和诸药。全方标本兼治，药专力强，故疗效卓著。二、三诊时正气渐复，双下肢感麻木疼痛，此时以"湿邪痹阻"为主，湿邪痹阻关节，则血脉不通，不能濡养双下肢，见麻木不仁，痹久成瘀而出现疼痛不已，此时予苍术、薏苡仁取"四妙丸"之意，燥湿除痹，促进血液流通。四诊时患者诸症好转，病情稳定，标证已除，转而治本。去前方燥湿通络之品，加大黄芪用量，并加予太子参以益气养阴，辅以当归、通草、鸡血藤之品助活血化瘀之力，病情稳定之际将激素减量，终以小剂量激素维持。丁樱教授以西医激素联合中医序贯疗法治疗系统性红斑狼疮，常有明显的减毒增效、缩短病程的作用。

[1] 杜梦珂，李雪军，胡明格，等 . 丁樱教授治疗系统性红斑狼疮减毒增效经验 [J]. 中国中医药现代远程教育，2021，19（8）：76-78.

🍅 例 2 苏晓治红斑狼疮致关节痛案

叶某，女，33 岁。

初诊日期： 2018 年 3 月 27 日。

主诉： 面部红斑 5 年伴泡沫尿 2 年余，加重 7 天。

病史： 患者于 2013 年 2 月出现双手指关节肿胀、疼痛，伴有晨僵，未予重视。2013 年 4 月出现面部红斑，无光敏感、口腔溃疡。外院经查抗核抗体阳性（1：320）、双链 DNA 19.3 μ/mL，诊断为系统性红斑狼疮、狼疮性肾炎。予口服吗替麦考酚酯胶囊（750 毫克 / 次，2 次 / 天）、白芍总苷胶囊（0.9 克 / 次，2 次 / 天）、醋酸泼尼松龙（20 毫克 / 次，1 次 / 天）治疗后，病情好转出院。7 天患者无明显诱因下出现泡沫尿加重，为求进一步治疗至我院就诊。刻下症见：低热，面部红斑隐隐，五心烦热，口干欲饮；无胸闷心慌，无咳嗽咳痰，无口腔溃疡；关节肿胀疼痛，腰酸乏力，双下肢水肿；胃纳欠佳，大便调，大量泡沫尿，夜寐欠安；舌红，舌下络脉紫黯，少苔，脉细数。辅助检查：血尿素氮 26.7 mmol/L，血肌酐 382 μmol/L；红细胞沉降率 89 mm/h；尿蛋白（+++）。

诊断： 系统性红斑狼疮，狼疮性肾炎，慢性肾功能不全。

辨证： 阴虚内热，兼瘀热痹阻。

治法： 养阴清热，凉血活血。

处方： 淡竹叶 30 g，生地黄 30 g，水牛角（先煎）30 g，石膏（先煎）30 g，黄芪 30 g，川牛膝 18 g，金樱子 15 g，芡实 15 g，金雀根 30 g，山药 12 g，牡丹皮 30 g，丹参 30 g，川芎 9 g，莪术 9 g，积雪草 30 g，玉米须 30 g，土茯苓 30 g，六月雪 30 g，淮小麦 30 g，陈皮 6 g，佛手 6 g，甘草 6 g，大枣 9 g。7 剂，每日 1 剂，水煎，早晚饭后温服。维持原有西药。

二诊： 4 月 3 日。服药后已无低热，乏力较前缓解，口干欲饮减轻，泡沫尿仍有，关节疼痛较前好转，双下肢水肿较前减轻，胃纳较前好转；大便调，夜寐尚可；舌红少苔，脉细数。复查红细胞沉降率 58.8 mm/h，尿蛋白（++），血肌酐 320 μmol/L。因患者双下肢仍有水肿、小便中仍有蛋白，故予原方加粉萆薢 9 g，改金樱子 30 g、芡实 30 g。14 剂。

三诊： 4 月 17 日。服药后乏力明显好转，口干欲饮明显减轻，泡沫尿较前减轻，关节肿痛较前改善，双下肢水肿较前好转；胃纳可，大便调，夜寐安；舌红少苔，脉细数。复查红细胞沉降率 50 mm/h，尿蛋白（++），血肌酐 300 μmol/L。患者症情较前好转，继予原方 14 剂。

四诊： 5 月 2 日。服药后已无明显乏力，胃纳可，大便通畅，泡沫尿明显好转，双下肢已无明显水肿，无关节肿胀疼痛；胃纳可，二便调，夜寐安；舌红苔薄，脉细数。

【评析】 本案患者症见低热，面部红斑隐隐，五心烦热，口干欲饮，腰酸乏力，舌红少苔，舌下络脉紫黯，脉细数。四诊合参，属红蝴蝶疮病，辨证为阴虚内热兼瘀热痹阻。本病病位在脉络，因此治以养阴清热、凉血活血。系统性红斑狼疮与肝肾密切相关，结合病史症见腰酸乏力，因此辅以补益肝肾、舒筋活络之品。方中生地黄清热凉血、滋阴生津，石膏、淡竹叶清热泻火、除烦止渴，牡丹皮、丹参、川芎、莪术活血化瘀，金雀根清肺益脾、活血通络，黄芪、川牛膝、金樱子、芡实补益肝肾，土茯苓、六月雪通利关节，积雪草清热解毒，山药、陈皮、佛手同用固护脾胃、益气健脾，淮小麦、大枣、甘草补益心脾。

[2] 阿古达木，陈薇薇，苏晓 . 苏晓辨治系统性红斑狼疮的经验 [J]. 上海中医药杂志，2020，54（9）：36-39.

🍅 例 3　王庆国治红斑狼疮致关节痛案

患者，女，71 岁。

初诊日期： 2017 年 10 月 10 日。

主诉： 手足关节疼痛 20 年伴红斑加重 2 周。

病史： 患者 20 年前无明显诱因出现双手掌指关节疼痛，1 月余后疼痛加剧并伴晨僵，又相继出现手足关节处红斑症状，于当地医院就诊并确诊为系统性红斑狼疮，尿常规提示尿蛋白（++）后间断服用泼尼松及环磷酰胺，症状略有改善。2 周前患者因劳累后出现双手掌指关节及双膝关节疼痛并伴有手掌红斑，再次就诊于当地医院，予泼尼松 10 mg/d，雷公藤多苷 50 mg/d，效果不佳。实验室检查示：类风湿因子 569 U/mL，抗 dsDNA 抗体阳性，补体 C3 0.6 g/L，C4 0.1 g/L，24 小时尿蛋白 0.6 g，肌酐 205 μmol/L，血尿素氮 9.2 mmol/L，红细胞沉降率 108 mm/h。刻下症见：双手掌指关节及双膝关节肿痛伴红斑，皮温不高，低热，自汗，口干，背部及手足怕冷，双下肢轻度水肿，二便可，纳少眠可，二便可，舌质黯红，有瘀斑，苔黄腻，脉弦细。

诊断： 系统性红斑狼疮。

辨证： 湿热痹阻，阳虚血瘀。

治法： 清热利湿，温阳散瘀通络。

处方： 木防己 10 g，黄芪 30 g，桂枝 10 g，白芍 15 g，炒白术 20 g，茯苓 30 g，当归 15 g，穿山龙 20 g，青风藤 20 g，蝉蜕 10 g，白僵蚕 10 g，酒大黄 3 g，郁金 10 g，黄柏 10 g，党参 10 g，葛根 20 g，柴胡 10 g，制附子（先煎）9 g。14 剂，水煎服，每日 1 剂，早晚分服。

二诊： 10 月 24 日。患者手足关节肿痛及红斑较前改善，双下肢水肿亦消退明显，诉后背及手足仍怕冷，舌黯红，苔黄腻，脉弦滑。原方既效，守方继进，将制附子加至 15 g，续服 14 剂。

三诊： 11 月 7 日。红斑几近消退，手足关节疼痛基本消失，活动自如，怕冷症状减轻，舌淡黯，苔薄黄腻，脉沉弦，王教授再作调整：制附子加至 25 g，加牛膝 10 g，苍术 20 g，再服 28 剂。

患者坚持服药月余，尿常规示：尿蛋白（±），肌酐 99 μmol/L，血尿素氮 6.9 mmol/L。舌淡苔白脉弦，随后予中成药调理善后。

【评析】 本案患者为湿热痹阻于手足关节局部，气机不畅，滞血为瘀，不通则痛。兼病程较长，迁延不愈，损耗元气，营卫气血不和则低热自汗，表里阳气俱虚故畏冷水肿。王教授以黄芪、桂枝、白芍取黄芪桂枝五物汤意以调和营卫，益气通痹。患者怕冷而热象不甚，故加木防己而不用石膏，合桂枝取木防己汤意温阳行水；党参、茯苓、白术、当归合防己、黄芪，成变通防己黄芪汤法，固卫升阳，扶助阳明，通补营络。加升降散展气机，透郁热，散瘀血；郁金、黄柏增加清利湿热之力；穿藤通痹汤通络止痛。纵观全方，寒热并用，通补兼施，相得益彰，既可清关节之湿热，又能补表里之阳气，效果显著。二诊、三诊在确定患者对附子耐受后，续加附子用量以助温阳之力，加牛膝、苍术助清利湿热之力，终收全功。

[3] 杜伟哲，连雅君，谭令，等. 王庆国对系统性红斑狼疮的辨治思路与用药特色 [J]. 中医学报，2020，35（6）：1221-1225.

🍅 例4　姚高升治红斑狼疮致关节痛案

蔡某，女，24 岁。

初诊日期：2016 年 7 月 22 日。

病史：面部蝶形红斑 3 个月。3 个月前发现面部蝶形红斑，伴面、肢体水肿，关节疼痛，无发热。月经推迟 10 余天。舌胖红，脉沉。西医诊断为系统性红斑狼疮，口服硫酸羟氯喹片 400 mg/d，一日 2 次。

诊断：系统性红斑狼疮。

辨证：肾虚血瘀，热毒瘀阻。

治法：补虚活血，清热解毒。

处方：黄芪 80 g，当归 12 g，生地黄 80 g，石膏（先煎）60 g，忍冬藤 60 g，雷公藤 15 g，桑寄生 30 g，鸡血藤 30 g，蚕砂（包煎）15 g，楮实子 15 g，墨旱莲 30 g，甘草 6 g，14 剂，水煎服，每日 1 剂，早晚分服。

二诊：2016 年 8 月 5 日。服药半月后面肿消退，红斑变淡，头发脱落、舌胖淡红苔薄白、便稀、脉沉好转。口服硫酸羟氯喹片变为 200 mg/d，一日 3 次。处方：上方加菟丝子 50 g，制附子（先煎）8 g，14 剂。

【评析】　本例为较典型的系统性红斑狼疮。面部蝶形红斑，面、肢体水肿，关节痛，自身免疫抗体多项阳性，虽无发热、贫血。姚高升主要宗补虚活血，清热解毒之大法予以治疗。重用黄芪以大补元气而去阴火，桑寄生、楮实子、墨旱莲平补肾气；当归、生地黄、鸡血藤、雷公藤凉血、活血、养血；生地黄、石膏、忍冬藤等清气分、血分之热；雷公藤以毒攻毒，临床上姚高升一般用 15 g 以起到举足轻重的作用；甘草和中。二诊，因患者便稀而续补肾阳，故加菟丝子、制附子。

[4] 戴方圆. 姚高升从虚热瘀毒论治系统性红斑狼疮 [N]. 中国中医药报，2018-07-11（4）.

硬皮病

硬皮病（scleroderma）是一种以局限性或弥漫性的皮肤增厚、纤维化为特征，可累及心、肺、肾、消化道等多个系统的自身免疫性疾病。硬皮病患者的皮肤出现变硬、变厚和萎缩的改变，依据其皮肤病变的程度及病变累及的部位，可分为局限性和系统性两型。局限性硬皮病主要表现为皮肤硬化；系统性硬皮病，又称为系统性硬化症，可累及皮肤、滑膜及内脏，特别是胃肠道、肺、肾、心、血管、骨骼肌系统等，引起相应脏器的功能不全。硬皮病患者女性明显多于男性，比例约为 3：1，可发生于任何年龄，以 20～50 岁多见，基本的病理变化是结缔组织的纤维化、萎缩及血管闭塞性血管炎等。肌肉受累并不少见，症状包括肌无力、弥漫性疼痛；另有约占 12% 的患者首发症状为关节的红、肿、痛。西医治疗硬皮病目前尚无特效疗法。

硬皮病是慢性进行性结缔组织疾病之一，属中医"痹证"范畴，有"皮痹"（局限性硬皮病）、"风痹"（系统性硬皮病）之分。其发病内为禀赋不足、脾肾阳虚，外为寒湿之邪由肌肤侵入，阻遏肌肤卫外之阳气。随病情发展与病情延长，由表入里，致脏腑机能紊乱，痰浊与瘀血互结。中医辨证论治可从"痹证"入手，按急性活动期、中间恢复期与临床缓解期进行。熏洗与浸泡疗法具有改善局部血液循环、调整局部代谢的作用。

🍅 **例 1　陶筱娟治硬皮病致肌肤疼痛案**

沈某，女，55 岁。

病史： 15 年前出现双手指及双足趾遇冷苍白，5 年前逐渐出现关节肿胀，3 年前出现双手指及足趾发紫、手足冰凉，均未进行诊治。1 年前在上诉症状基础上出现右肘关节、右手中指及无名指近端指尖关节疼痛，遂来我科就诊。查抗核抗体谱：抗核抗体（ANA）（＋），滴度 1：1000，抗着丝粒抗体（＋），抗可溶性核抗原抗体（＋），抗 Ro-52 抗体（＋），抗着丝点 B 蛋白抗体（＋）；心脏 B 超：估测肺动脉收缩压约 30 mmHg（1 mmHg=0.133 kPa）。刻下症见：手足发紫，触之冷硬，关节疼痛，时有胸闷，舌质黯，苔薄，脉沉。

诊断： 硬皮病。

辨证： 寒凝血瘀。

治法： 活血养血，温阳止痛。

处方： 当归 30 g，芍药 12 g，熟地黄 30 g，川芎 10 g，丹参、鬼箭羽各 15 g，三七 9 g，肉桂（后下）2 g，附子（先煎）6 g，牛膝 12 g，藤梨根 30 g，全蝎 2 g，瓜蒌、薤白各 15 g。遵循上法，根据病情变化，稍予以药味加减治疗数月后，患者肢冷、发紫、硬肿等症状均见好转。患者某次遇冷后，出现咳嗽，咳痰少许，畏风怕冷，舌紫苔薄，脉浮。此乃"风瘀互结之外感表证"，予以"解表祛风、宣肺止咳、化瘀通络"之法。用药：荆芥、防风各 10 g，桔梗 15 g，炒枳实 10 g，小春花 6 g，紫苏叶 15 g，姜半夏 9 g，当归 12 g，川芎 10 g，赤芍 12 g，三七 9 g。

【评析】 陶筱娟认为，治疗硬皮病原则有三：一则"活血化瘀、养血通络"，二则"温扶肾阳、益火之源"，三则"祛风解表、固护肺卫"。此患者初诊时素有瘀血痹阻，复困于寒邪，见关节疼痛、心阳不振等症状，故治以"活血养血、温阳散寒"之法，加以祛风止痛之藤梨根、舒经活络之全蝎、温振心阳之瓜蒌、薤白等以治之。后见风寒外袭、风瘀互博于肌表时，予以辛温解表之荆芥、紫苏叶，祛风解表之防风、降气平喘之桔梗，化痰止咳之枳实、姜半夏等，佐以活血散瘀之品。7 剂后患者症状好转，后巩固"固护肺卫"之法，予以玉屏风散联合四物汤加减，扶正气以抗外邪，亦不忘"祛瘀"之要务。

[1] 邵燕雷，郑敏威，陶筱娟.陶筱娟治疗硬皮病临床经验 [J].浙江中西医结合杂志，

🍅 **例2　胡荫奇治硬皮病致关节痛案**

患者，女，52岁。

初诊日期：2014年7月29日。

主诉：双手发凉麻木、皮肤发硬9年余。

病史：患者于2005年无明显诱因出现双手指端发凉麻木、皮肤发硬。于2005年3月在某医院诊为系统性硬皮病（具体治疗不详）。9年来症状反复，呈进行性加重。起病以来，视力逐渐模糊，自汗、盗汗明显。8年前发现有肺间质纤维化。目前口服甲泼尼龙（4 mg/d），甲氨蝶呤（7.5毫克/周），叶酸（5毫克/周）。刻下症见：双手指青紫、发凉，皮肤板硬，麻木不仁，关节僵硬、刺痛，头身困重，咳嗽，腰膝酸软，怕冷明显。双眼视物模糊，检查眼底正常。汗多，腹胀，纳呆，入睡困难，二便调。舌质紫黯，舌苔白腻，脉细涩。查体：双手有雷诺现象。抗核抗体谱：ANA 1 ：320，Scl-70抗体（＋），抗Ro-52（＋＋＋），肺部CT：肺间质改变。

诊断：硬皮病。

辨证：脾肾阳虚，痰瘀痹阻。

治法：健脾温肾，涤痰活血。

处方：鹿角胶（烊化）12 g，桂枝10 g，山茱萸15 g，鸡血藤30 g，黄芪15 g，莪术10 g，土贝母10 g，徐长卿15 g，穿山龙15 g，姜半夏10，陈皮10 g，茯苓30 g，白术10 g，地龙10 g，豨莶草15 g，酸枣仁30 g。14剂，水煎服，每日1剂，早晚分服。

二诊：2014年8月12日。患者双手指端青紫、发凉稍有减轻，口干，怕冷减轻，汗多稍有减轻，双手皮肤发硬，麻木不仁，关节僵硬疼痛，腹胀，纳呆，入睡困难，咳嗽。舌质紫黯，舌苔白腻，脉细涩。药物调整如下：鹿角胶（烊化）12 g，桂枝10 g，山茱萸15 g，炙鳖甲15 g，茯苓30 g，白术10 g，黄芪30 g，鬼箭羽10 g，土贝母10 g，徐长卿15 g，穿山龙15 g，姜半夏10 g，陈皮10 g，玄参15 g，生地黄 30 g，地龙 10 g，白芥子 6 g，细辛 3 g，莪术 15 g，酸枣仁 30 g，首乌藤 30 g。14 剂，水煎服，每日 1 剂，早晚分服。

三诊：2014 年 8 月 26 日。患者服药后双手指青紫、发凉较前减轻，怕冷明显好转，双眼视物模糊、汗多较前减轻，双手皮肤发硬、麻木不仁、关节僵硬疼痛较前减轻，腹胀、纳呆略有好转，偶有入睡困难，二便调，咳嗽。舌质紫黯，舌苔白腻，脉细涩。药物调整如下：鹿角胶（烊化）12 g，桂枝 10 g，山茱萸 15 g，鸡血藤 30 g，黄芪 30 g，莪术 10 g，土贝母 10 g，徐长卿 15 g，穿山龙 15 g，姜半夏 10 g，陈皮 10 g，茯苓 30 g，白术 10 g，地龙 10 g，豨莶草 15 g，白芥子 6 g，细辛 3 g，酸枣仁 30 g，远志 12 g。14 剂，水煎服，每日 1 剂，早晚分服。

四诊：2014 年 9 月 9 日。患者诸症减轻，舌质黯，舌苔白微腻，脉细涩。药物调整如下：鹿角胶（烊化）12 g，桂枝 10 g，山茱萸 15 g，鸡血藤 30 g，黄芪 15 g，莪术 10 g，土贝母 10 g，徐长卿 15 g，穿山龙 15 g，姜半夏 10 g，陈皮 10 g，茯苓 30 g，白术 10 g，地龙 10 g，豨莶草 15 g，远志 12 g。14 剂，水煎服，每日 1 剂，早晚分服。

五诊：2014 年 9 月 23 日。患者双手指青紫、发凉较前明显减轻，无明显怕冷，双眼视物模糊好转，汗多较前明显较少，双手皮肤发硬、麻木不仁、关节僵硬疼痛较前明显减轻，咳嗽大减，腹胀消失，饮食正常，睡眠基本正常，二便调。舌质略黯，舌苔白微腻，脉细涩。查体：双手雷诺现象明显减轻。药物调整如下：鹿角胶（烊化）12 g，桂枝 10 g，山茱萸 15 g，炙鳖甲 15 g，黄芪 30 g，鬼箭羽 10 g，土贝母 10 g，徐长卿 15 g，穿山龙 15 g，姜半夏 10 g，陈皮 10 g，玄参 15 g，生地黄 30 g，地龙 10 g，白芥子 6 g，细辛 3 g，莪术 15 g。14 剂，水煎服，每日 1 剂，早晚分服。

患者以上方加减继续治疗半年余，病情基本平稳。

【评析】　本案患者所患硬皮病属系统性硬皮病。系统性硬皮病是一种以皮肤和内脏纤维化为特征的弥漫性结缔组织病，临床常见皮肤紧厚硬黯、色素脱失和蜡样光泽。本病常伴有皮肤外的结缔组织病变。该患者来诊时胡荫奇教授四诊合参，辨证为脾肾阳虚，痰瘀痹阻。以健脾温肾、涤痰活血为治疗大法，药以鹿角胶、桂枝、山茱萸、黄芪补肾温阳益气，配伍鸡血藤、莪术、地龙以活血止痛，徐长卿、豨莶草、穿山龙祛风湿、通经络，加用土贝母、半夏、陈皮、茯苓、白术益气健脾、化痰通络。后佐以炙鳖甲、玄参、生地黄滋阴之品以防温燥伤阴，并随症加减，使脾肾得补，阳气得温，痰瘀得除，经络得通，腠理得养。用药丝丝入扣，效如桴鼓。

[2] 王义军. 胡荫奇教授辨治系统性硬皮病经验 [J]. 中医药导报，2017，23（20）：50-51.

🍅 例 3　白郡符治硬皮病致关节、肌肉疼痛案

毕某，女，24 岁。

病史： 数年前春季，发现左下肢萎缩，在大腿内侧有条状斑片，表面光滑，患处微痒微痛，色淡红，皮肤变硬，某医院病理诊断为局限性硬皮病，经治疗效果不显。现自感疲乏无力，关节疼痛，气短懒言，头晕嗜卧。舌质淡无苔，脉沉细。

诊断： 硬皮病。

辨证： 气血不足。

治法： 养血活血，调和营卫。

处方： 党参 20 g，当归尾 20 g，桂枝 15 g，白芍 20 g，熟地黄 25 g，黄芪 50 g，川芎 15 g，白术 20 g，羌活 20 g，防风 20 g，生姜 4 片，大枣 7 枚。水煎服，每日 1 剂。

二诊： 上方药服 4 剂后，自觉头晕、关节痛减轻，全身亦较前有力，患处痒痛消失。在前方基础上加活血散瘀之品，先后加桑枝 25 g，海风藤 20 g，丹参 20 g，服 20 余剂。

药后淡红色斑片转黯淡，且逐日缩小，唯局部按之仍有硬感，继服上方加减 20 余剂后，局部开始变软，面积变小，为使左腿复原，改为丸剂，2 个月后，斑片萎缩消失，皮肤如常，毳毛新生，萎缩小腿稍恢复，症获显效。

【评析】 本病患者诊断为局限性硬皮病根据全身及局部表现，辨证属气血不足型，气血亏虚，肌肤失养，故皮肤萎缩变硬；血虚生风，不荣则痛，故

患处微痒微痛，神疲乏力，气短懒言，头晕，脉沉细皆为气血不足的表现，故在治疗上选用四物汤加黄芪、党参、白术补气健脾，养血活血，桂枝汤调和营卫，羌活、防风祛风止痒，服 4 剂后，症状明显改善，后仍以此方为基础加减，效果显著。

[3] 王俊志，王喜，吴迪 . 白郡符老中医治疗硬皮病经验 [J]. 光明中医，2016，31（7）：929-930.

🍅 例 4 宋欣伟治硬皮病致关节、肌肉疼痛案

患者，男，40 岁，杭州人。

初诊日期： 2013 年 3 月 12 日。

主诉： 进行性皮肤硬化 3 年余。

病史： 患者 3 年前无明显诱因指端皮肤发硬，扭衣扣时亦觉困难，且脸部皮肤发紧伴有轻度水肿，3 年来面部及四肢皮肤进行性硬化，失去弹性，脸部皮肤缺乏表情，诊断为硬皮病。抗核抗体谱：ANA 1 ∶ 100（＋），Scl-70（＋），n RNP（＋）。红细胞沉降率 53 mm/h。雷诺综合征，伴有肢冷畏寒，手足指趾关节疼痛僵硬，伴活动不利、饮水呛咳、胸闷、乏力、气短等症状，现为中医诊治就诊。刻下症见：面部及四肢皮肤硬化，不易捏起，面部表情僵硬，面具脸及鹰钩鼻，唇薄，张嘴受限，额纹消失，双手掌背见色素异常，指趾关节僵硬，活动不利，饮水呛咳，胸闷，乏力，气短，舌质紫黯，苔薄白，脉弦细。

诊断： 硬皮病。

辨证： 脾肾阳虚，寒湿阻络。

治法： 温补脾肾，散寒通络除痹。

处方： 黄芪 100 g，党参 20 g，白术 12 g，熟地黄 30 g，山茱萸 12 g，山药 30 g，制黄精 30 g，制玉竹 30 g，龟甲（先煎）24 g，鳖甲（先煎）24 g，淡附片 9 g，桂枝 15 g，麻黄 5 g，白芥子 5 g，当归 20 g，白芍 10 g，鹿角片 20 g，肉桂（后下）5 g，干姜 5 g，炙甘草 20 g，鹿角霜（先煎）20 g，14 剂。

诸药使用后患者自觉精神较前明显改善，不觉乏力气短，关节疼痛亦有好转，

上药继用 2 个月，皮肤紧绷感减轻，张口较前增大，手足怕冷好转。宋教授嘱患者坚持用药，以期能够长期缓解。

【评析】　本案患者为硬皮病，皮肤硬化，面部表情僵硬，同时伴有肺部和食管病变，根据诸症和舌脉，辨为脾肾阳虚、寒湿阻滞之证。治疗上以温补脾肾为先，阳气充盛则阴翳自消。故用淡附片、桂枝、麻黄、鹿角片、鹿角霜、肉桂、干姜等温补肾阳，散寒通络除痹；熟地黄、山茱萸、山药、制黄精、制玉竹、龟甲、鳖甲、白芍等滋补肝肾。

[4] 陶茂灿，关天容，曹毅，等 . 宋欣伟教授治疗硬皮病的临床经验 [J]. 中华中医药杂志，2015，30（7）：2389-2392.

强直性脊柱炎

强直性脊柱炎是一种慢性、进行性，以中轴关节受累为主的关节病变，主要影响骨盆的骶髂关节、脊柱关节和椎旁组织。多发病在 20 ～ 30 岁的青年男性，40 岁以上发病者少见。女性患病仅为男性十分之一，且病情较轻。强直性脊柱炎的发病原因不清，但与遗传因素有密切的关系。此病起病较隐匿，进展缓慢。早期症状往往是腰部僵硬感或僵痛，在夜间翻身、起床，或久坐、久站后症状尤为明显，经过活动后，僵痛感可以好转。除腰骶部关节受累外，疾病可以累及胸椎和颈椎，表现为不同程度的僵硬和疼痛。部分累及周围大关节，如肩关节、膝关节、髋关节，少数累及足、手小关节，但周围关节炎大都呈少关节、非对称发病。除关节症状外，可伴有低热、乏力、食欲减退、消瘦、贫血等症状。部分患者因下肢周围神经病变而出现下肢膝以下部位肌肉酸痛和麻木。约 1/4 患者有眼睛虹膜睫状体炎，出现眼痛、畏光和流泪。更严重的患者伴有心脏主动脉瓣病变和肺纤维化。随着病情的发展，患者腰椎、胸椎、颈椎病变可逐渐加重，部分患者出现颈椎前屈，胸椎平直、髋关节屈曲畸形，从而严重影响患者的活动能力。实验室检查可以发现免疫球蛋白以及红细胞沉降率明显增高。HLA-B 位点阳性提示为高危人群。X 线片检查具有诊断价值，患者有特征性的骶髂关节改变以及脊柱"竹节样"改变。

强直性脊柱炎的病变部位主要在脊柱，中医认为肾为先天之本，肾主骨，主藏精，主骨生髓，精生髓，髓居骨中，骨赖髓养，肾精充足，骨得髓养，则骨骼坚实，由于素体阳虚，肝肾阴精不足，督脉失养，风寒湿邪乘虚而入，邪恋经脉，痰瘀阻闭经脉，损伤筋骨，气血不畅则发生骨痹。脊柱又为督脉所经过，因此本病的发生，与肾和督脉有密切关系，即与先天秉赋直接有关。中医治疗强直性脊柱炎的原则是扶正祛邪，益肾通督。既可服中药内治，又可通过中药泡洗熏蒸外治，还可针灸推拿，不但能缓解临床症状，坚持长期治疗还可抑制病情进展。

🍅 例 1　沈家骥治强直性脊柱炎疼痛案

患者，男，21 岁。

初诊日期： 2017 年 1 月 10 日。

主诉： 腰骶部疼痛伴右膝关节疼痛 2 年，加重 6 个月。

病史： 患者于 2 年前出现腰骶部酸麻疼痛，右膝关节针刺样疼痛，服布洛芬缓释胶囊后疼痛逐步控制。6 个月前因搬家负重出现腰骶脊背空痛，痛连颈项，背冷畏寒，阴雨天尤甚。在某社区卫生服务中心以"类风湿关节炎"治疗，疼痛稍有缓解，但时作时止，呈进行性加重。遵医嘱到上级医院检查示：腰背部活动部分受限，类风湿因子和抗链球菌溶血素 O（－），HLA-B27（＋），红细胞沉降率 55 mm/h，C 反应蛋白（＋），X 线片示骶髂关节间隙变窄。因担心药物不良反应，遂来诊治。刻下症见：耳鸣，脊柱僵硬弯曲，直腰、弯腰受限，两腿活动受限，下蹲受限，遇劳遇寒加重，得温得养痛减；舌苔薄白，脉沉细。

诊断： 强直性脊柱炎。

辨证： 肝肾督亏。

治法： 调补肝肾，温通督脉，活血止痛。

处方： 制附子 30 g，制川乌（先煎）15 g，制草乌（先煎）15 g，独活 10 g，桑寄生 15 g, 麻黄 10 g, 细辛 3 g, 羌活 15 g, 川芎 15 g, 仙茅 15 g, 淫羊藿 15 g, 当归 15 g, 熟地黄 30 g, 盐杜仲 15 g, 酒续断 15 g, 牛膝 15 g, 桂枝 10 g, 白芍 15 g, 三棱 10 g, 莪术 10 g, 伸筋草 15 g, 炙甘草 30 g。3 剂, 1 剂服 3 天。煎服法: 头煎用开水先煎制附子、制川乌、制草乌 3 小时, 口尝无麻、辣、锁喉等感觉后再加入其它药 (水不够须添加开水) 煎开 30 分钟, 滤出。以后每煎加开水漫过药面约 2 cm, 中火煎开 15 分钟, 滤出。煎 3 次, 药液混合, 分 3 天服, 3 次/天, 250 mL/次。忌食生冷、豆类食物。

二诊: 患者服药后症情稍有缓解, 腰、脊、髋部酸麻痛略有好转, 仍有恶寒畏风, 胁胀; 舌质淡红, 脉弦稍细。查 HLA-B27 170 U/mL, 红细胞沉降率 26 mm/h。予前方 5 剂, 1 剂服 3 天, 煎服法同前。

三诊: 患者因春节期间停药后症情有所反复, 前日不慎淋雨后腰骶部胀痛时轻时重, 恶冷喜温, 头痛、欲呕, 流清涕, 二便调。予前方减 "三乌"、仙茅、淫羊藿, 加生姜 3 片。3 剂, 1 剂服 3 天, 煎服法同前。

四诊: 服药后感冒愈, 余症亦明显好转, 久坐卧后仍腰、颈肩较痛, 稍活动后减轻, 大小便正常; 舌苔白, 脉细。查白细胞 5.2×10^{12} 个/L, HLA-B27 80 U/mL。予三诊方加葛根 15 g, 制附子 50 g, 制川乌 20 g, 制草乌 20 g。10 剂, 1 剂服 3 天, 煎服法同前。

五诊: 患者来诊称服药后症情改善, 唯口干喜温饮; 舌质红, 苔薄白, 脉细弦。继服 10 剂, 1 剂服 3 天, 煎服法同前。查红细胞沉降率 12 mm/h, C 反应蛋白阴性。6 个月后电话随访, 自述症状无复发, 外院 X 线片与治疗前比较, 骶髂关节病变无明显发展, 病情稳定。

【评析】 本案患者腰骶部疼痛伴右膝关节疼痛已 2 年, 因搬家负重而致气血受损。肝主筋, 肝血不足, 筋无所养; 腰为肾之府, 肾失真阴与元阳, 经脉无其所养则不能温煦、濡养腰骶、脊柱和四肢, 出现腰骶脊背空痛, 痛连颈项, 背冷畏寒, 脊柱僵硬, 遇劳遇寒加重。方中独活、桑寄生祛风除湿, 养血和营, 配附子、川乌、草乌、桂枝温通督脉, 为君药。牛膝、杜仲、续断、仙茅补益肝肾, 强壮筋骨, 为臣药。羌活、川芎、当归、黄芪、芍药补血活血; 三棱、莪术祛瘀生新，又佐以麻黄、细辛搜风治痹。使以淫羊藿走肝、肾二经，补命门、益精气、强筋骨；甘草调和诸药。全方标本兼顾，强督通痹。

[1] 沈宇明，文继红，沈家骥. 沈家骥运用中医药治疗强直性脊柱炎经验 [J]. 中医药导报，2021，27（4）：187-191.

🍅 例2　路志正治强直性脊柱炎疼痛案

张某，男，47岁。

初诊日期： 2001年5月9日。

病史： 患者于2000年初出现腰髋关节疼痛，动则加甚，时伴低热。继而病情逐渐加重而见背部僵硬，疼痛不适。经某医院风湿科确诊为强直性脊柱炎，服用扶他林等西药。刻下症见：背部僵硬、疼痛不适、四肢关节热胀痛、行走不便、站立困难、面色苍白，恶风畏寒、乏力多汗。辅助检查：尿蛋白（＋），红细胞沉降率41 mm/h。苔腻，底白而面黄，脉虚细而涩。

诊断： 强直性脊柱炎。

辨证： 寒湿痹阻，气血亏虚。

治法： 温阳益气，养血宣痹，佐以清热。

处方： 淡附片（先煎）6 g，桂枝10 g，赤芍、白芍各10 g，黄芪20 g，当归10 g，忍冬藤15 g，雷公藤10 g，首乌藤15 g，桑寄生15 g，狗脊10 g，豨莶草12 g，生地黄15 g，炒苍术12 g，炒黄柏9 g，14剂。另服湿热痹冲剂，每次5 g，每日2次。

二诊： 服药后四肢关节热胀痛感减轻，余症如前。再以上方去雷公藤、黄柏，加知母10 g，鹿衔草18 g，7剂。

三诊： 服上药后，四肢关节热胀痛感消失，仍感背部僵痛，畏寒乏力，苔白腻，脉如前。再以上方去知母，加鹿角胶（烊化）6 g，黄芪加量至30 g，淡附片加量至9 g，另服玉屏风颗粒，每次5 g，每日3次。

四诊： 因路志正出国，未能续诊，遂自购三诊方，服药40余剂。现病情明显好转，长期依赖的西药，已于上月逐渐减停。既往一停西药，疼痛加剧，今停西药，未见增甚。背部僵硬感消失，疼痛亦减轻，行走与站立皆自如。但全身仍感乏力，恶风畏寒，苔薄白，舌质淡嫩，脉沉细。再以三诊方去桑寄生，加姜黄12 g，肉苁蓉12 g，30剂。

五诊：病情继续好转，诸症均已消失。辅助检查：尿蛋白（－），红细胞沉降率19 mm/h，舌脉如前。再以三诊方去桑寄生、豨莶草，加姜黄12 g，防风10 g，并嘱长期服药以期巩固。

【评析】 本案患者气血亏虚，筋骨失其温煦，卫外不固，寒湿乘虚而入，郁久生热，寒热错杂，痹阻筋骨，而气机不利，血行欠畅，病久则伤筋动骨，而致背脊僵痛，关节热痛。当以温阳益气、养血宣痹为主。方中桂枝、附子温阳祛湿，当归、黄芪补益气血，白芍调和营卫，共奏温阳益气养血而为君，辅以忍冬藤、雷公藤、首乌藤、鹿衔草、姜黄、豨莶草等宣痹通络，佐以生地黄、知母滋阴清热以防辛燥之品伤阴。患者因长期服用西药和温经祛湿之剂，以致邪有化热之象，故佐用二妙散及湿热痹冲剂以清热祛湿。药后热象见退，再施补益，而加用鹿角胶、玉屏风散，且重用黄芪以增强补虚强督通络之功。组方选药，补攻兼施，寒热并进，灵活变通，因而获效。

[2] 章天寿.路志正治疗强直性脊柱炎经验[J].中医杂志，2002（7）：499，503.

🍅 例3　胡荫奇治强直性脊柱炎疼痛案

李某，男，36岁。

初诊日期：2007年9月8日。

主诉：下腰背酸痛5个月，加重10天。

病史：患者5个月前出现腰背发僵发酸，腰骶部疼痛，当时未予特殊注意，此后每逢劳累腰背及骶部酸痛加重。刻下症见：腰背及骶部酸痛僵硬，甚如折，颈部酸痛不适，时有周身发热感，双下肢酸楚重着，夜间翻身困难，晨起周身僵硬，口渴不思饮，大便正常，小便黄。舌质红，苔黄腻，脉滑细。辅助检查：HLA-B27（＋），类风湿因子（－），C反应蛋白50.6 mg/L，红细胞沉降率65 mm/h。CT示双侧骶髂关节局限性硬化，骨质边缘毛糙，骶髂关节炎（Ⅱ级）。

诊断：强直性脊柱炎。

辨证：肝肾阴虚，湿热痹阻。

治法：清热利湿通络，滋补肝肾，益督通络。

处方：青蒿（后下）15 g，猪苓 15 g，苦参 12 g，苍术 12 g，黄柏 12 g，半枝莲 12 g，鳖甲（先煎）30 g，山茱萸 20 g，赤芍 15 g，青风藤 15 g，穿山龙 20 g，白芥子 6 g，蜈蚣 3 条，片姜黄 20 g，莪术 15 g。14 剂，每日 1 剂，水煎，早晚分 2 次温服。

二诊：服药后腰骶部僵硬感及颈部酸痛有所减轻，腰骶部时有针刺样疼痛，夜间翻身困难，活动后周身乏力，舌质红苔黄微腻，脉滑细。上方加木瓜 15 g。14 剂，每天 1 剂，水煎，早晚分 2 次服。

三诊：服药后腰骶部疼痛僵硬及颈部酸痛感较前减轻，晨僵减轻，夜间翻身困难有所减轻，时有手足心热，口干，舌质红，苔薄黄，脉滑细。处方：枸杞子 15 g，山茱萸 15 g，杜仲 15 g，生地黄 20 g，葛根 15 g，赤芍、白芍各 15 g，僵蚕 10 g，黄芪 15 g，白芥子 6 g，延胡索 15 g，鸡血藤 20 g，伸筋草 15 g，半枝莲 10 g，蜈蚣 2 条，檀香（后下）10 g，莪术 15 g，威灵仙 20 g，知母 12 g。14 剂，每天 1 剂，水煎，早晚分 2 次服。

四诊：服药后夜间翻身困难明显减轻，腰骶部疼痛僵硬及颈部酸痛感明显减轻，晨僵大减。舌质淡红，苔薄白，脉细。上方加狗脊 10 g，14 剂。

五诊：服药后腰骶部疼痛僵硬及颈部酸痛感基本消失，无晨僵、手足心热、口干等症，唯感劳累后腰骶部不适，乏力，舌质淡红，苔薄白，脉细。辅助检查：HLA-B27 仍阳性，C 反应蛋白 4.9 mg/h，红细胞沉降率 8 mm/h，CT 示双侧骶髂关节表现基本同前，无进一步发展。嘱其服益肾蠲痹丸 6 个月以善后调理。

【评析】 本例强直性脊柱炎患者初诊时表现为本虚（肝肾阴虚）标实（湿热痹阻）。治疗宜先清热利湿通络为主以治其标，待热祛湿清，再行滋补肝肾、益督通络之法以固其本。药用青蒿、苦参、苍术、黄柏等以清热利湿；山茱萸、枸杞子、杜仲、狗脊、生地黄等以补肝肾益督脉；黄芪、鸡血藤益气、养血通络；赤白芍、青风藤、穿山龙、蜈蚣、片姜黄、莪术、伸筋草等以活血通络止痛。收效后改丸药，取"丸者缓也"，意在缓图其功，巩固疗效。治疗紧扣病机，标本兼治，终取佳效。

[3] 王义军.胡荫奇教授以补肾化瘀为主治疗强直性脊柱炎经验 [C].中华中医药学会第十七届全国风湿病学术大会·论文集.2013：318-319.

🍅 例4 董秋梅治强直性脊柱炎疼痛案

石某，男，37岁。

初诊时间： 2012年3月2日。

病史： 2006年因腰部疼痛前往中日友好医院，确诊为强直性脊柱炎，予口服柳氮磺吡啶、甲氨蝶呤（具体剂量不详），并口服中药对症治疗，病情有所缓解。后间断发作，自2011年起，腰背部疼痛加重并出现晨僵症状，持续时间20～30分钟，晨起活动后疼痛减轻，夜间久卧疼痛加重，伴翻身困难。刻下症见：腰及两侧髋部疼痛，痛连颈项，晨起僵硬明显，夜间疼痛影响睡眠，背冷恶寒，腰膝酸软，饮食如常，二便正常，舌淡，苔薄，脉沉弦。查体：双"4"字征（＋），双腿直腿抬高试验（＋）。辅助检查：HLA-B27（＋），红细胞沉降率8 mm/h，C反应蛋白50.3 mg/L。骶髂关节CT：双侧骶髂关节炎。

诊断： 强直性脊柱炎。

辨证： 肾督亏虚证。

治法： 补肾强督。

处方： 尪痹汤加减。川续断15 g，桑寄生12 g，骨碎补15 g，补骨脂12 g，葛根18 g，桂枝12 g，知母12 g，赤芍、白芍各12 g，首乌12 g，伸筋草15 g，鹿角胶（烊化）3 g，片姜黄12 g，羌活、独活各15 g，牛膝18 g，狗脊15 g，泽兰、泽泻各12 g，鸡血藤15 g，威灵仙12 g，土鳖虫9 g，防风12 g，生地黄、熟地黄各12 g，僵蚕9 g。7剂。

二诊： 服药1周后，自觉腰背疼痛减轻，但久坐久卧后，腰部仍有僵痛，夜寐差，饮食正常，二便正常。舌淡苔薄，脉沉。用药同初诊，14剂。

三诊： 服药2周后，自觉腰背疼痛明显缓解，背冷恶寒减轻，可弯腰，颈项僵硬好转，晨僵 10 ～ 20 分钟，夜间平卧时间延长，翻身略困难，睡眠较前有所改善，饮食正常，小便正常，大便因痔疮有便血现象。处方：初诊方加夏枯草 12 g，桑枝 15 g。14 剂。

【评析】　本案以侵犯骶髂关节、外周关节为主。根据其临床表现，归属于中医"大偻"，病因病机为素体肾虚，筋骨失养，加之外邪侵袭，累及督脉，肾督亏虚，骨髓生化失源。病变部位以脊背为主，累及脏腑以肾为主，所属经脉为督脉、膀胱经。因此，董秋梅采用补肾强督、温经散寒之法，方中加入川续断、桑寄生、狗脊等多味补肝肾、强筋骨之药使得骨健脊强；且诸多补益之药以热性居多加强了温经散寒之功；佐以泽兰、泽泻利湿舒筋，并可避免补益药物太过滋腻；方选桂枝葛根汤之意并大量使用片姜黄可以有效缓解背部及颈部的僵痛；加入功善活血通络走窜之虫类药，加强血液循环与通络之效；生地黄、熟地黄与鹿角胶作为角药使用，阴阳并补，益肾养肝荣筋；牛膝引药下行，缓解腰部及骶髂关节的疼痛。整体选方疗效显著，使迁延之顽疾获得明显好转。

[4] 刘秉真，王景琪，董秋梅.董秋梅治疗强直性脊柱炎临证心得 [J].内蒙古中医药，2021，40（3）：84-85.

痛风性关节炎

痛风（Gout）是长期嘌呤代谢障碍及（或）血尿酸升高引起组织损伤的一组异质性疾病。其临床特点为高尿酸血症、特征性急性关节炎反复发作，关节滑液的血细胞内可找到尿酸钠结晶，痛风石形成。严重者可导致关节活动障碍和畸形，泌尿系结石及痛风性肾病。分为原发性和继发性两种。原发性痛风约 1% ～ 2% 是由酶缺陷引起的，而大多数的病因尚未阐明；继发性痛风可由肾脏病、血液病及药物等多种原因引起。发病年龄多见于 40 岁以上的男性，女性患者可在绝经期后发病，发病率随年龄而增加。多在春、秋季发病，与高嘌呤饮食有关，常有家族遗传史。痛风性关节炎主要是由于血尿酸增高后，尿酸盐在关节组织沉积，刺激关节并引发一系列的炎性反应而造成的，所以又称为尿酸性关节炎。痛风性关节炎在发作时，有明显的炎症反应，如红、肿、热、痛及活动障碍，这种表现与风湿性关节炎、细菌感染引起的关节炎相似，但性质完全不同。

中医学认为胃主受纳，腐熟水谷，脾主运化，输布精微，升清降浊，脾胃功能为受纳及运化，若平素恣食膏粱厚味，醇酒煎炸，辛辣刺激之品，使脾胃不和，纳运失职，清浊不分，以致湿热内蕴，水湿潴留，流注关节；肾为水火之脏，肾主水液，若禀赋素虚，肾脏亏虚，不能温化水液，肾虚水泛，致湿邪内停，下注关节，积郁化火，出现关节肿痛，屈伸不利。由此看来，痛风的发生为脾胃失和，脾失运化，肾失气化，水湿内蕴停留，湿热相并，湿热流注关节而成。

🍅 例1　金明秀治痛风性关节炎疼痛案

患者，男，45岁。

初诊日期： 2019年8月29日。

病史： 患者有痛风病史2个月，3天前饮酒后出现右足第一跖趾关节肿痛，故来诊。刻下症见：右足第一跖趾关节肿痛，扪之稍热，纳可，寐可，二便可，手足温。舌质淡，边有齿痕，苔白，脉沉细。血尿酸527 μmol/L，肌酐115 μmol/L。

诊断： 急性痛风性关节炎。

辨证： 湿热阻滞。

治法： 清热利湿，活血通络。

处方： 茯苓20 g，地龙15 g，僵蚕15 g，薏苡仁25 g，菟丝子15 g，土鳖虫15 g，蜈蚣3条，大腹皮15 g，萆薢10 g，土茯苓30 g，山慈菇15 g，忍冬藤20 g，黄柏15 g，麦冬15 g，连翘15 g，蒲公英30 g，金银花15 g，玄参15 g，猪苓15 g，萹蓄15 g，瞿麦15 g，石韦15 g，白茅根15 g，夏枯草15 g，白芍15 g，青风藤25 g，天麻15 g。7剂，水煎服，分早、晚2次服用。

二诊： 患者疼痛消失，活动良好。

【评析】 本案患者为中年男性，肾精和肾气逐渐减少，髓不得充，清浊不分，饮酒无度，脾虚失运，湿热内生，致骨节肿痛，皮温升高。方中青风藤、忍冬藤、金银花、蒲公英、连翘、夏枯草、山慈菇、黄柏、玄参清热解毒，消肿散结；地龙、僵蚕、土鳖虫、天麻搜风通络止痛；茯苓、薏苡仁燥湿健脾，治脾以杜绝病之源；菟丝子填精益髓；大腹皮、萆薢、土茯苓、萹蓄、瞿麦、石韦、白茅根利水渗湿；麦冬养阴生津以防损伤阴津。本方以快速消肿止痛为首要目的，兼顾调益脾肾。脾健能胜湿，滋后天以补先天，减少发病。全方药物数目多、剂量大、作用强，临床效果明显。

[1] 刘佳，于静.金明秀教授治疗痛风性关节炎临床用药经验[J].风湿病与关节炎，2021，10（5）：37-39.

🍅 例2 陈纪藩治痛风性关节炎疼痛案

患者，男，33岁。

初诊日期： 2018年2月28日。

主诉： 反复全身多关节红肿热痛11年，加重1周。

病史： 11年前患者饮酒后出现右足第一跖趾关节红肿热痛，无法行走，久则自行好转，后关节肿痛反复发作，于当地医院诊断为痛风性关节炎。近5年来逐渐出现全身多关节多发痛风石，关节活动受限，曾行左肘关节痛风石清理术。西药服别嘌醇缓释胶囊、碳酸氢钠片、尼美舒利分散片。现精神一般，左足背轻度疼痛、红肿，皮温稍高，行走受限，双手示指、右手中指、双膝、双踝等关节多发痛风石，右膝处最大，约11×10 cm，关节活动受限。时有口干口苦，纳可，眠一般，时有大便干结，小便正常。舌边尖红，苔黄腻，脉弦滑。2018年1月查血尿酸507 μmol /L。

诊断： 痛风性关节炎。

辨证： 湿热蕴结。

治法： 健脾益气，祛湿泄浊，化痰逐瘀。

处方： 桂枝12 g，猪苓15 g，白术10 g，茯苓15 g，泽泻10 g，泽兰10 g，土茯苓30 g，川萆薢30 g，浙贝母15 g，胆南星10 g，丹参20 g，甘草10 g。14剂，每日1剂，早晚饭后温服。嘱续服现有西药。

二诊：服药后左足肿痛渐消，近 1 周无关节红肿热痛，纳眠可，二便正常，无口干口苦，舌边尖红，苔黄腻，脉弦滑。复查血尿酸 438 μmol /L。处方：同前，30 剂，每日 1 剂，早晚饭后温服。西药去尼美舒利分散片。

三诊：患者诉 4 月 6 日进食海鲜后依次出现左踝、右肘、右腕关节及右手多小关节红肿热痛，自服止痛药后症状有所缓解。刻下症见：精神一般，左踝关节疼痛、红肿，皮温升高，活动受限，左手持物着力时疼痛。口干，夜间口苦，纳眠可，二便正常。舌红，苔黄腻，脉滑数。处方：3 月 12 日方减浙贝母、胆南星、丹参、泽兰，桂枝减为 10 g，加牛膝 10 g，杜仲 15 g，七叶莲 30 g，忍冬藤 30 g。30 剂，每日 1 剂，早晚饭后温服。患者复诊称服药后症状消除。嘱其守 3 月 12 日方续服 3 个月，患者症状改善病情稳定，复查血尿酸 360 μmol /L，随访 1 年未再复发，每两月复查血尿酸正常，痛风石亦未较前增大。

【评析】 本案为痛风轻度急性发作，辨证属湿热蕴结、痰瘀互结证，治以祛湿泄浊、化痰逐瘀，方选五苓散合导痰汤加减。五苓散方合泽兰、土茯苓、川草薢健脾利湿泄浊，浙贝母、胆南星清热化痰散结，丹参合泽兰凉血活血、祛瘀通络。二诊时患者近期痛风无发作，舌脉同前，提示证型未变，效不更方。三诊时踝关节红肿热痛，口干口苦，苔黄腻，脉滑数，患者痛风急性发作，为避免加剧疾病活动度、延长发作时间，去前方中化瘀散结之浙贝母、胆南星、丹参、泽兰，桂枝减为 10 g，谨防甘温助热；加用牛膝、杜仲补肝肾、强筋骨扶助正气，七叶莲、忍冬藤祛风清热、消肿止痛，发散郁火。药物加减变化旨在给邪以出路兼顾正虚，防止骨质被进一步破坏。

[2] 张义方，杨冰，黄文广，等 . 陈纪藩教授治疗痛风性关节炎经验 [J]. 时珍国医国药，2021，32（1）：197-199.

例 3 金实治痛风性关节炎疼痛案

周某，男，47 岁。

初诊日期：2018 年 7 月 20 日。

主诉：下肢关节肿痛 2 个月。

病史： 2018 年 5 月，患者因痛风发作住院，肌酐 130.5 μmol/L，尿酸 910 μmol/L，尿常规：红细胞＋＋，红细胞沉降率 56 mm/h，诊断为痛风性关节炎、肾功能不全。刻下症见：双膝关节及右内踝关节肿胀疼痛，行走时刺痛，纳可，苔薄黄，有齿痕，舌红，脉细。

诊断： 痛风性关节炎，肾功能不全。

辨证： 风湿热痹。

治法： 补肾养血通络，清热化湿止痛。

处方： 独活 10 g，牛膝 10 g，当归 10 g，白芍 30 g，橘核 10 g，黄柏 10 g，薏苡仁 30 g，防风 15 g，白芷 12 g，威灵仙 20 g，蜈蚣 3 g，连翘 20 g，生石膏（先煎）30 g，萆薢 30 g，泽泻 30 g，石韦 30 g，甘草 5 g。14 剂，水煎服。

二诊： 患者自觉右踝肿痛已去大半，可活动行走，偶有双膝关节不适，舌脉同前。处方：原方去橘核，加砂仁（后下）4 g、陈皮 8 g。随访半年，嘱其禁酒，低嘌呤饮食，多饮水。患者痛风未再发作，复查肌酐、尿酸、红细胞沉降率、尿常规逐渐恢复至正常范围。

【评析】 本案患者双下肢关节肿痛，肝肾亏虚，湿热痹阻关节经络，虚实夹杂，属痛风缓解期。故金实教授选独活寄生汤合痹痛方加减，独活、牛膝、当归、白芍补肝肾，和气血；黄柏、薏苡仁、泽泻、萆薢、石韦清利下焦湿热；配伍石膏清热泻火，防风、白芷、威灵仙、蜈蚣、橘核行气蠲痹止痛，辅以甘草调和诸药，兼有清热作用。全方补虚祛邪，标本兼顾，使脏腑失调得以改善，故而疼痛好转，各项指标恢复正常，另嘱患者调摄生活饮食，防止复发。

[3] 谈杨，汤皓，金实 . 金实教授治疗痛风性关节炎常用药对分析 [J]. 亚太传统医药，2021，17（3）：140-141.

例 4　朱跃兰治痛风性关节炎疼痛案

患者，男，30 岁。

初诊日期： 2018 年 6 月 7 日。

病史： 患者 5 年前食用海鲜、饮啤酒后，当夜出现左足第一跖趾关节剧烈疼痛，伴关节周围红肿，皮温升高，行动困难，就诊于当地医院，查血尿酸偏高，诊为痛风性关节炎，予秋水仙碱口服，症状缓解。此后症状反复发作，不规律服西药治疗。1 天前患者爬山后再次出现关节疼痛，现左足第一跖趾关节剧烈疼痛，伴明显压痛，关节周围红肿，皮色发紫，皮温升高，行动困难，关节无明显变形。患者形体偏胖，喜饮酒，食海鲜、烧烤等，作息不规律，熬夜频繁，平日口干不欲饮水，倦怠乏力，偶有头晕、恶心、嗳气，小便偏黄，舌体胖质红，边有齿痕，苔黄腻，脉弦涩。查血尿酸 575 μmol/L。

诊断：痛风性关节炎。

辨证：湿热瘀阻。

治法：清热利湿，化瘀通络。

处方：土茯苓 30 g，山慈菇 10 g，穿山龙 20 g，川牛膝 20 g，虎杖 15 g，车前子（包煎）15 g，秦皮 15 g，葛根 15 g，金银花 15 g，白芍 15 g，泽兰 15 g，甘草 6 g。清热利湿方原方 7 剂，水煎早晚分服；泡脚方：海桐皮 30 g，土茯苓 30 g，白鲜皮 30 g，穿山龙 30 g，川牛膝 20 g，关黄柏 20 g，虎杖 20 g，秦皮 18 g。7 剂，凉水浴足，并嘱患者大量饮水，低嘌呤饮食，注意患肢休息，避免熬夜。

二诊：患者关节肿痛明显减轻，皮色为淡红紫色，皮温无明显升高，仍有压痛，复查血尿酸 516 μmol/L，予清热利湿方加赤芍 15 g，败酱草 20 g，鸡血藤 15 g，泡脚方原方，各继用 7 剂。

三诊：患者关节症状基本缓解，活动无明显受限，仍有口干，倦怠乏力，头晕，嗳气，复查血尿酸 477 μmol/L，予清热利湿方加党参 30 g，石斛 10 g，苍术 15 g，白术 15 g，砂仁 6 g，泡脚方原方，各继用 14 剂后患者已无明显不适，遂停药，并向患者强调仍需大量饮水，控制饮食，避免劳累及熬夜，适当锻炼以减轻体重。2 个月后患者复查血尿酸 389 μmol/L，痛风未再次发作，病情控制良好。

【评析】 本案患者素有倦怠乏力、头晕、恶心、嗳气等症，此系平日饮食不节、劳累所致脾虚湿盛，本次发作存在酗酒史等明确诱因，关节肿痛明显，伴皮色发紫等，加之患者平素痛风反复发作，朱教授认为此乃"脾虚为本，湿热为标，日久则动血成瘀"，辨证为湿热瘀阻证，故急性期治以清热利湿、活血止痛，实邪为先，方选清热利湿方水煎服及中药浴足。二诊患者关节仍有轻度肿痛，皮色变浅，提示湿瘀未清，邪有留恋，故加赤芍、败酱草、鸡血藤等活血祛瘀之品，以增祛邪之力。三诊患者已无明显关节表现，伴口干，倦怠乏力，头晕，嗳气等症，"缓则治本"，故加党参、苍术、白术等健脾益气，石斛清热生津，砂仁化湿醒脾。

[4] 王玉天，朱跃兰，丁明辉 . 朱跃兰教授治疗痛风性关节炎经验总结 [J]. 天津中医药，2021，38（1）：81-84.

第八章
生殖系统

痛经

经期前后或在行经期间发生疼痛，集中在下腹部，有时感头痛、乏力、恶心、呕吐、腹泻、腹胀、腰腿痛，以致影响生活和工作者称为痛经。痛经又分原发性和继发性两种。原发性痛经又称为功能性痛经，是指生殖器官无明显器质性病变的月经疼痛，常发生在月经初潮或初潮后不久，多见于未婚或未孕妇女，往往生育后痛经可缓解或消失；继发性痛经常与盆腔器质性疾病有关，如子宫内膜异位症、子宫腺肌症、盆腔感染、子宫黏膜下肌瘤、宫腔粘连、子宫畸形、盆腔充血综合征等。

现代医学认为本病病因目前尚未完全明了，一般认为与子宫痉挛性收缩、体质因素、精神因素、免疫异常等有关。原发性痛经的诊断主要是排除盆腔器质性病变的存在，另外，还要与慢性盆腔痛区别，后者的疼痛与月经无关。

现代医学对本病的治疗主要服用一些非特异性止痛药如水杨酸盐类，口服避孕药、前列腺素合成酶抑制剂、钙通道阻滞剂等，对顽固性痛经患者还可行腹腔镜下子宫神经部分切除术。

本病属中医学"痛经""经行腹痛"范畴。发病有情志所伤，起居不慎或六淫为害等不同原因，并与经期、行经前后的心理及生理状态有关。妇女在经期及月经前后，生理上冲任气血较平时变化急骤（血海由满盈而泻溢，由泻溢而暂虚）。此种特殊的生理状态易受各种致病因素干扰，加之素体因素的影响，若致冲任胞宫气血运行不畅，则"不通而痛"；或致冲任胞宫失于濡养，则"不荣而痛"。

临床常见有气滞血瘀，寒凝胞中，湿热下注，气血虚弱，肝肾亏虚等所致的虚实不同的痛经证。

🍅 例1　蔡圣朝治原发性痛经案

颜某，女，23岁。

初诊日期：2019年11月17日。

主诉：痛经1年余。

病史：患者近1年每于经期出现下腹刺痛，疼痛剧烈难忍，喜用热水袋热敷于小腹，症状可稍缓解，无腰背部、下肢放射痛。月经量不多，颜色偏黯，血块较多。曾于外院摄妇科彩超结果示未见明显异常。疼痛难忍时自行口服布洛芬缓释胶囊止痛，服药后症状可缓解，末次月经2019年11月10日，刻下症见：舌质黯红，舌下络脉曲张，苔白腻，脉细涩。

诊断：痛经。

辨证：瘀阻胞宫。

治法：活血祛瘀，通经止痛。

处方：治法包括针灸和中药内服。①针刺选穴：关元，双侧子宫穴、双侧三阴交，双侧血海，单侧妇科穴，单侧还巢穴。5次为1个疗程。针刺手法诸穴均选用平补平泻法，留针30分钟。期间行针1次、针刺闭于双侧肾俞、八髎穴，施艾灸5次为1个疗程。操作：准备四节长约5 cm的艾条，将其一端点燃后分散置于艾盒，用1.5寸长针插入艾条将其固定后盖上盖子，将艾盒置于肾俞、八髎穴处。针灸治疗均为隔天1次。②另予中药内服，处方：牡丹皮10 g，白芍10 g，赤芍10 g，香附10 g，当归10 g，川芎10 g，红花10 g，制延胡索10 g，炒五灵脂（包煎）10 g，党参15 g，水蛭6 g，炙甘草6 g。7剂，每日1剂，水煎，分2次服用。

二诊：2019年12月19日。患者诉末次月经2019年12月18日，经治疗后经期腹痛较前明显减轻，经期纳差，不欲饮食，饭后微腹胀。舌质淡红，苔薄白，脉沉缓。针刺治疗加用双侧足三里、中脘，均用补法，余治疗同前，继予1个疗程。艾灸同上予以 1 个疗程。中药在原方基础上去水蛭，加用怀山药 15 g，黄芪 20 g。7 剂，服法同前。

三诊：2020 年 1 月 20 日。患者诉末次月经 2020 年 1 月 17 日，经期仅有轻微疼痛，月经量不多，颜色较前变浅，血块减少，经期食欲改善，舌质淡红，苔薄白，脉缓。

药守上方继续服用 7 剂。针灸治疗同上予 1 个疗程巩固疗效。

【评析】 原发性痛经是当代女性十分常见的病症，年龄跨度大，从十几岁至四十几岁均可发病，中医经典中有较多关于此病的描述。如《医学入门》中云："经事欲行，脐腹绞痛者，为血滞……经水临行时痛者为气滞"。结合经典，蔡圣朝教授认为本病内因为先天不足，正气亏虚，气血生化无源，胞宫失养而疼痛；外因多为感受风寒之邪闭阻经络，或饮食不节，贪食寒凉，损伤阳气，内生寒湿，或情志失调，肝气郁滞，气不行则血不行而成瘀，发为此病。故在治疗上，蔡教授主张从攻补两方面出发，攻邪同时不忘扶正。针刺关元、足三里、中脘，艾灸肾俞可补充人体正气，抵御邪气。活血祛瘀药物的服用，配合针刺血海、子宫等穴，起到理血行滞、化瘀止痛的功效。辅以艾盒灸八髎穴，从阳引阴，相互协调，增强温阳通经止痛作用。诸法合用，疗效迅速且显著。

[1] 张凯婷，蔡圣朝. 蔡圣朝教授治疗原发性痛经的临床经验 [J]. 光明中医，2020，35（19）：3020-3022.

🍅 例 2 时毓民治痛经案

施某，女，13 岁。

初诊日期：2016 年 10 月 5 日。

主诉：经行腹痛半年余。

病史：患者 2015 年 7 月初潮，周期 23 ～ 30 天，经期 5 ～ 6 天，量中等，色鲜红，血块少，经期第 1 天稍有腹痛。2016 年初经期腹痛明显，口服止痛药物（具体不详）后稍有缓解，伴有腹胀，经期第 2 天腹痛、腹胀明显减轻，月经周期、经期、经量及经血颜色与前同，但血块较前增多，色黯，行经较前不畅。查体：面色可，胃纳一般，二便调，平时学业压力较大，常有心情不畅，入睡困难，每日平均睡眠时间 6～7 小时，舌黯苔薄白，脉弦细。B 超示：子宫、附件未见明显异常。

诊断：原发性痛经。

辨证：气滞血瘀。

治法：疏肝理气，活血化瘀。

处方：白芍 9 g，生地黄 12 g，丹参 9 g，当归 9 g，益母草 12 g，三七粉（冲服）2 g，香附 9 g，乌药 6，陈皮 6 g，青皮 6 g，木香 6 g，甘草 6 g，大枣 12 g。14 剂，水煎，每日 1 剂，早晚 2 次，餐后服用。行经前 1 周起开始服用，经期停用，共服用 2 个月经周期。

二诊：2016 年 12 月 16 日。患儿经行腹痛明显好转，血块减少，行经顺畅，胃纳一般，疲劳，双腿酸软，偶有目睛干涩、疼痛，舌淡黯，苔薄白，脉弦细。证属肝肾不足、气滞血瘀，治以益肝补肾、理气活血。一诊方去白芍、当归、益母草、三七粉、乌药，生地黄减为 9 g，加熟地黄 9 g、补骨脂 9 g、桃仁 6 g、延胡索 9 g。14 剂，用法同前。痊愈告终。

【评析】　该患者因"经行腹痛半年余"就诊，相关检查无殊，故而诊断为原发性痛经。患者经期第 1 天腹痛明显，经行时可见血块，为血瘀之象，属实证。平时学业压力大，常有心情不畅，且经行时腹胀、脉弦，均为肝郁的表现，故时毓民辨证为气滞血瘀证，治以疏肝理气，活血化瘀，方用乌药汤加减。乌药汤出自李东垣的《兰室秘藏》，文中记载该方主治"妇人血海疼痛"功效偏重于行气导滞。现代网络药理学研究发现乌药汤中的 α-香附酮、波尔定碱及木犀草素等 31 个成分为治疗原发性痛经潜在的活性成分，可有效缓解疼痛。时教授在原方基础上加活血化瘀药物以适用于痛经气滞血瘀证。方中乌药理气行滞，三七粉散瘀止痛，共为君药；香附疏肝理气，当归养血活血调经，共为臣药；木香、青皮陈皮行脾胃之气滞；丹参、益母草活血化瘀，白芍柔肝止痛，生地黄清热养阴，大枣补益气血为佐药；甘草调和诸药，为使药。全方共奏疏肝理气、活血止痛之功。二诊时患者腹痛明显好转但出现疲劳、双腿酸软及偶有目睛干涩疼痛等症状，且因学习压力大易耗神伤精，考虑为肝肾不足证，故去白芍、当归、益母草、三七粉、乌药，加桃仁、延胡索理气活血，生地黄、熟地黄、补骨脂并用以补肾固本。药证相合，效果显著。

[2] 孙雯，汪永红，俞建，等 . 时毓民教授辨治青春期原发性痛经经验 [J]. 中医儿科杂志，2020，16（6）：10-12.

🍅 例3　蔡小荪治痛经案

患者，女，29岁，已婚。

初诊日期： 1975年5月16日。

病史： 经行腹痛7年。经期尚准，临行前沉闷急躁，每经行第2日起小腹冷痛吐泻、畏寒肢冷，由来7年，口服止痛片及注射阿托品均无效。兹月事方净，舌苔薄白，脉细。

诊断： 原发性痛经。

辨证： 肝郁气滞，寒湿凝阻。

治法： 疏肝解郁，温调冲任。

处方： 炒当归9g，熟地黄9g，川芎4.5g，白芍9g，柴胡4.5g，广郁金9g，陈皮4.5g，合欢皮9g，泽泻9g，炙甘草2.5g。5剂，每日1剂，水煎温服。

二诊： 1975年7月4日。药后见舒，经期将届，神差，微畏寒，舌苔薄白，脉细，拟温调冲任。故前方去柴胡、郁金、合欢皮、泽泻，增姜半夏4.5g，煨木香3g，川桂枝2.5g，吴茱萸2.5g，干姜2.5g，延胡索9g，失笑散12g，4剂，每日1剂，水煎温服。

三诊： 1975年8月22日。经行准期，腹痛吐泻显见好转，畏寒肢冷减轻，舌质红，苔薄，根微白，脉细，再拟温调。上方去半夏、桂枝、干姜，增炮姜3g、川续断12g，狗脊12g，炒白术9g。3剂，每日1剂，水煎温服。

继续调治3个月，随访半年后无明显不适并已怀孕。

【评析】　《竹林女科》云："冲脉、任脉起于胞中，为血之海，寒气冲气，血涩不行，成癥作痛。"本患者痛经7年，经前烦躁，经期小腹冷痛，兼见寒象，故辨为气滞寒凝证。究其病因缘其平素忧虑过多，贪食冷饮，保暖不佳所致。虽然脉象为细，此为寒凝血脉，肝郁气滞血行不畅所致，却属实证，不可因脉象为细而误以为虚证，此即舍脉从症。一诊遵循"女子以血为本"，法四物调冲汤以理血调经，又气为血之帅，气行则血行，故经前予以疏肝舒郁、宽胸缓急之法，拟逍遥散并甘麦大枣法出入。二诊经期将届，血得温则行，故在经行前三天即予以温宫逐寒，调经止痛，因疏肝解郁之品多偏寒性，故去之，增姜半夏、煨木香、吴茱萸、干姜以温中止痛，加川桂枝以温通四肢经脉；因气滞则血滞，血得寒则凝，故加延胡索、失笑散以活血化瘀助血行。三诊虽舌质红，但根部微白，此为下焦之寒尚未根除，不能仅凭舌质红而忽略有寒，故以炮姜易干姜增强温补之力，增川续断、金毛狗脊以通调血脉、温补下焦，加炒白术以健脾助运化，增强疗效。除因加大温暖下焦之力而重用川续断、狗脊至 12 g 外，其余单味药物用量均不到 10 g。缘病情缠绵较久，难以速愈，故须继续调理 3 个月，以巩固疗效。

[3] 杭远远，金毓莉，钱赟. 蔡小荪教授审因辨治原发性痛经及用药特色 [J]. 环球中医药，2020，13（7）：1264-1266.

子宫内膜异位症

具有生长功能的子宫内膜组织异位到子宫腔以外的异常位置而引起病变及症状，称为子宫内膜异位症。一般异位在盆腔内，也可异位到盆腔外的器官。子宫内膜异位症多发生于生育年龄的妇女，是引起盆腔疼痛与不孕的主要原因之一。

现代医学目前认为本病是多因素共同作用的结果。主要学说有种植学说、血行-淋巴散播学说、医源性散播学说、免疫发病学说。临床以痛经、月经紊乱、不孕、性交痛为主要特征。腹腔镜检查结果为其诊断的金标准。

现代医学对本病的治疗目的主要为控制症状和解决生育要求。有三种方法：手术、药物抑制和二者合并应用。疗效不甚理想。

本病属中医学"痛经""月经不调""癥瘕"范畴。本病主要病机是血瘀，多由经期、产后情志所伤，或六淫为害，或脏腑功能失调，致使气机阻滞，血行不畅，导致瘀血阻滞而发病。瘀血阻滞胞宫胞络，不通则痛，故有痛经；瘀血不去，新血不得归经，故见月经过多，经期延长；瘀血阻滞胞络，故婚后不孕；血瘀日久，积久成癥瘕，故见盆腔有结节、包块等。临床常见有气滞血瘀、寒凝血瘀、热郁血瘀、肾虚血瘀、气虚血瘀等不同证型。

🍅 例1　程兰治子宫内膜异位症案

患者，女，36岁。

初诊日期： 2019年1月12日。

病史： 患者既往月经规律，初潮起经行腹痛，痛剧时需卧床休息。2015年经期腹痛开始渐进性加剧，每周期需口服止痛药5～7次，经期延长至7～15天，经量增多，伴冷汗出、恶寒、喜暖喜按、恶心呕吐、肛门坠胀感。末次月经：2018年12月25日，15天净，痛经难忍，口服止痛药8次。刻下症见：精神疲倦，面色无华，唇甲黯紫，形体偏瘦，怕冷，易口干，纳眠可，小便调，大便溏，舌淡，边有瘀点，苔稍腻，脉弦细。门诊妇科彩超：子宫增大、腺肌瘤、子宫腺肌症。妇科肛检：宫体后位，饱满，质稍硬，活动差，后壁触及多处痛性结节，双附件未扪及异常。

诊断： 子宫内膜异位症。

辨证： 气血两虚血瘀。

治法： 活血化瘀，补益气血。

处方： 桃仁10g，红花5g，当归10g，香附10g，枳壳10g，益母草10g，赤芍10g，乌药10g，牡丹皮10g。7剂。

二诊： 末次月经2019年1月23日，诸症较前稍缓解，现经血淋漓未净，口干，纳眠可，小便调，大便3天未解，舌淡，边有瘀点，苔薄白，脉细。中药予八珍汤加减。党参15g，白术15g，茯苓15g，炙甘草5g，当归10g，益母草10g，白芍15g，熟地黄15g，艾叶炭10g，香附10g，乌药10g，知母10g。3剂。服药第2天经血干净，后患者坚持门诊就诊，自述中药调理后痛经较前减轻，不适症状改善，对中医药充满信心。

【评析】 《素问·上古天真论》提到，"五七，阳明脉衰，面始焦，发始堕。"患者年过五七，气血渐亏，故见精神疲倦；气虚无力固摄经血，故见经量增多；气虚无力运血，瘀血内停，故见唇甲黯紫、舌边有瘀点；血瘀内阻，不通则痛，故见经行腹痛；血虚无以营养周身，故见面色无华、怕冷；综上所述，辨证为气血两虚血瘀证，中药以血府逐瘀汤加减。二诊患者处于经后，血海空虚、阴血不足，但瘀血未净，故以八珍汤为基础方，并对症增加化瘀止血之药。

[1] 关心怡，梁齐桁，程兰.程兰主任治疗子宫内膜异位症经验 [J].海南医学院学报，2020，26（4）：304-307.

🍅 例2　司徒仪治子宫内膜异位症案

吴某，女，33岁。

初诊日期： 2019年6月10日。

主诉： 反复经行腹痛9年。

病史： 患者于2011年开始出现经行腹痛，卧床休息即可缓解，平素量中，夹血块，无明显腰酸痛，曾查妇科彩超提示左侧附件囊肿，大小约30 mm×40 mm（未见报告单），未予系统治疗。2012年产后复查，囊肿消失，也无明显痛经。2014年再次出现经行腹痛，进行性加重，卧床休息不能缓解，常需服止痛药。末次月经2019年5月30日，6天干净，量中，第2天痛经明显，疼痛视觉模拟评分（VAS）9分，需注射止痛针，无肛门坠胀感，经血色黯红，夹血块，经前乳房胀痛明显。纳眠可，二便调。舌淡黯，苔白，脉弦。2019年4月6日查糖类抗原125（CA125）：268 U/mL。妇科彩超（经阴道）：子宫大小59 mm×50 mm×46 mm，子宫肌瘤声像；双附件区混合囊性包块，考虑巧克力囊肿（右侧：19 mm×17 mm；左侧：63 mm×52 mm）。

诊断： 子宫内膜异位症。

辨证： 气滞血瘀。

治法： 行气活血化瘀。

处方： 丹参15 g，白芍15 g，赤芍15 g，夏枯草15 g，莪术10 g，三棱10 g，

郁金 15 g，猫爪草 15 g，枳壳 15 g，青皮 10 g，白术 15 g，毛冬青 15 g。每日 1 剂，水煎取汁 200 mL，分早、晚 2 次口服，共服 7 剂。

二诊： 末次月经 2019 年 6 月 26 日。6 天干净，量中，第 3 天开始出现痛经，VAS 4 ～ 5 分，夹血块及经前乳胀情况均较前改善。妇科检查：外阴正常，阴道通畅，宫颈下唇柱状上皮中度外移，后穹窿欠光滑，无明显触痛性结节，宫体前位，增大如孕 7+ 周，质硬，活动欠佳，无压痛，左侧附件区可扪及一囊性包块，大小约 5 cm×6 cm，活动可，右附件区未见异常。舌脉同前。前方效验，续服 7剂。另搭配莪棱胶囊 4 粒，每日 3 次，口服，经来即停服。

三诊： 2019 年 7 月 21 日来月经，量中，痛经明显好转，VAS 3 分，夹少量血块。予膈下逐瘀汤加减，处方：乌药 15 g，香附 15 g，川楝子 10 g，延胡索 15 g，木香（后下）10 g，青皮 10 g，吴茱萸 5 g，五灵脂（包煎）15 g，茜草 20 g，党参 20 g，白芍 15 g，续断 15 g，甘草 15 g。共服 7 剂。嘱患者若痛经明显或月经量多时，可以配合服用蒲田胶囊 5 粒，每日 3 次，口服。1 个月后随访，诉服药后痛经已不太明显，仅偶感下腹稍胀，温敷后即可缓解。

【评析】 本案治疗时标本兼治，针对气滞血瘀之病机，初诊时选用丹参、郁金、赤芍、枳壳、青皮、毛冬青行气活血化瘀，因在非经期，组方中酌加三棱、莪术、夏枯草、猫爪草软坚散结，活血消癥，以减轻下一周期的痛经程度；因肝木克脾土，故酌加白芍以柔肝，白术以健脾。二诊时患者痛经较前明显减轻，效不更方，并于非经期加服莪棱胶囊，加强疗效。三诊时，患者正值经期，痛经明显好转，针对气滞血瘀之病机，予膈下逐瘀汤加减，行气活血，化瘀止痛，减少离经之血的产生，改善血瘀状态，缓解痛经，组方中乌药、香附、延胡索、五灵脂行气活血，化瘀止痛；加川楝子、木香、青皮、茜草加强行气活血之功；续断可通利血脉；加吴茱萸温经止痛；党参、白芍抑木扶土；甘草调和诸药。同时予蒲田胶囊预防痛经加重或经量过多。

[2] 王亚楠，梁雪芳.司徒仪教授治疗子宫内膜异位症痛经经验 [J].河北中医，2020，42（4）：491-495.

经前期紧张综合征

经前期紧张综合征表现为经前反复出现的一系列不适症状，症状出现为周期性，与月经周期有关。一般在经前 10 ～ 14 天出现症状，经前 2 ～ 3 天加重，随月经来潮症状迅速消失，下一周期又重复出现。主要为烦躁、易怒、头痛、乳房胀痛、浮肿等。治疗为对症处理，必要时可予以性激素等治疗。

本病属中医学"经行头痛""经行身痛""经行浮肿"等范畴。可分为肝郁气滞、脾肾阳虚、阴虚肝旺、心脾两虚等证。

🍅 例 1　陈莹治经前期紧张综合征案

徐某某，女，31 岁，职员。

初诊日期： 2010 年 7 月 19 日。

主诉： 经行自汗、盗汗 7 年余。该患者 13 岁初潮，平素月经规律，30 天 1 潮，持续 5 ～ 7 天，量中，色深，夹有少量血块，痛经（－）。七年前无明显诱因，于经前 1 周出现自汗、盗汗症状，持续加重，随经期结束而消失。病症初起时，汗微湿衣，5 年前人流术后，经行盗汗症状加剧至汗湿浸衣。患者平素腰酸、乏力、肢倦神疲，手足欠温，饮食可，小便频，大便稀，睡眠一般，多梦。末次月经 6 月 30 日。已婚，孕 1 产 0，自然流产 1，避孕。查体：面色少华，舌质淡红，苔薄白，脉沉弱无力。

诊断： 月经前后诸症。

辨证： 脾肾两虚，卫阳不固。

治法： 健脾补肾，温阳敛汗。

处方： 黄芪 25 g，白术 20 g，龙骨（先煎）、牡蛎（先煎）各 30 g，山药 20 g，五味子 20 g，山茱萸 35 g，龙眼肉 20 g，莲子 20 g，菟丝子 25 g，鹿角霜（先煎）20 g，淫羊藿 15 g，茯神 20 g，芡实 20 g，枸杞子 20 g，炙甘草 10 g，鸡血藤 20 g。10 剂，水煎服，每次 100 mL，每日 2 次，回家后开始服药，服至月经来潮，并佐以中成药"右归胶囊"4 粒，每日 3 次，口服，以温肾助阳。

二诊： 8月5日。月经于7月30号来潮，自诉服药后汗出症状明显好转，头晕、腰酸、乏力、畏寒等症状均见缓解，大便趋于正常，1～2天1次，舌淡，苔薄白，脉沉弱无力。处方：上方去枸杞子、加白扁豆20 g，茯苓20 g，10剂，佐以"右归胶囊"同服，用法同前。之后患者未再来院。

三个月后电话随访，诸症消失。

【评析】 陈莹认为该患者主要是因素体虚弱，脾肾两虚所致。若脾虚，则气血生化乏源，卫气匮乏，不能护卫肌表则阴液外流。人流术后，元气受损，气虚益甚，故自汗、盗汗加剧。脾虚，则脾失健运，食欲不振；脾主四肢，气虚血少，失于濡养则肢倦乏力，血不养心，而见失眠多梦；脾阳虚弱，运化失司，水湿下走大肠，而致大便溏泄；脾虚，气血生化无源，气虚血少，肌肤失荣则面色少华；血虚，则清窍失养而见头晕。肾阳虚衰，不能上温脾土，脾失健运则见泄泻等；肾气虚弱，温煦功能失职，见畏寒肢冷，手足不温；腰为肾之府，肾气亏损，腰失所养，则见腰疲乏力；肾虚，主水功能失司，则小便频数。此外，舌淡，苔薄白，脉沉弱无力均为脾肾不足之征。予以黄芪、白术、山药、茯神，补气健脾。黄芪与白术相配，补中益气，其中黄芪有固表止汗的作用，多用于体虚表弱所致的自汗、盗汗；山药配白术，山药益气健脾，偏于补胃之阴，使补阳而不伤胃，白术，补脾燥湿，二药相配，补脾益气之功益彰；加入茯神，增强健脾利湿之功。以菟丝子、鹿角霜、淫羊藿、芡实，补肾益精；五味子、枸杞子、龙眼肉，补肾填精养血；加龙骨、牡蛎、山茱萸，收敛固涩止汗。其中，鹿角霜归肝肾经、菟丝子、三药配用共起补肾助阳之功；芡实、五味子、山茱萸，性味酸涩，均入肝肾经，不但养阴益肾，而且有收敛止汗之功，加鸡血藤，养血活血，补而不滞，滋而不腻。诸药配伍，健脾益肾，补血益气，收敛止汗。并配以"右归胶囊"以增补肾健脾之效。半月后患者前来复诊，因其头晕腰酸乏力症状明显好转，故于上方去枸杞子，加白扁豆、茯苓以增进健脾之功。

[1] 林宇. 导师陈莹教授治疗经前期综合征的经验总结 [D]. 辽宁中医药大学，2011.

例2 孙同郊治经前期紧张综合征腹痛案

钱某，女，25岁。

初诊日期： 2008年10月19日。

病史： 每次月经前10天左右情绪开始不愉快，心烦易怒，不悲自泣，少寐多梦，少腹胀痛，食少，二便正常，至月经来潮时常伴腰背酸痛，眼睑、四肢微肿，性情更加暴躁，甚至吵闹不休，不能自控，已2年余。月经周期正常，经量适中，现正值月经前期。刻下症见：表情抑郁，面部及眼睑微肿，脉弦细数，舌体胖，质微红，苔薄黄腻。

诊断： 月经前后诸症。

辨证： 肝郁脾虚，虚火上扰清窍。

治法： 疏肝健脾，清热涤痰安神。

处方： 逍遥散加减。柴胡10 g，当归10 g，白芍15 g，生地黄15 g，白术10 g，茯苓15 g，郁金15 g，薄荷（后下）10 g，香附10 g，栀子10 g，石菖蒲15 g，竹茹10 g，合欢皮15 g，甘草3 g。

二诊： 10月28日。月经已来潮，药后烦躁等症均较前明显减轻，面目无水肿，腰有酸胀感，舌胖微红，苔薄腻，脉弦细，原方去栀子，加菟丝子15 g，桑寄生15 g，4剂。此后于经前10天开始服药，持续3～4个月经周期后，病症基本消失。

【评析】 经前期紧张综合征属中医"月经前后诸症"范畴，致病与体质禀赋和妇女月经期气血盈亏有关，以性格急躁及内向抑郁的妇女多发。肝为藏血之脏，体阴而用阳，妇女于行经前，由于血注冲任血海致使肝血不足，遂使肝失疏泄，不能调畅情志。故见急躁易怒等精神异常，气机不畅快则胸闷腹胀，肝属木，脾属土，肝失疏泄横乘脾土，脾不运化则面目水肿，肝郁化火，郁火痰结则狂躁不安不能自控。治疗当疏肝解郁，养血健脾，清热化痰，宁心安神。方选逍遥散，在原方中加入桑寄生、菟丝子补肾壮腰，从而达到肾精滋养肝血的作用。

[2] 刘鹏，王杜娟. 孙同郊运用逍遥散临床体会 [J]. 辽宁中医药大学学报，2010，12（10）：40-41.

异位妊娠

异位妊娠是指受精卵种植在子宫体腔以外部位的妊娠，俗称"宫外孕"。严格而言，称异位妊娠比宫外孕更为确切和科学。根据妊娠发生部位不同，分别称为输卵管妊娠、卵巢妊娠、腹腔妊娠、阔韧带妊娠、宫颈妊娠及宫角妊娠等，但最常见为输卵管妊娠，占 90% 以上。

近年来国内外报告异位妊娠发生率呈上升趋势。异位妊娠破裂后，可造成急性腹腔内出血，处理不当可危及生命。目前由于急诊医疗体制的完善，诊疗技术的进步，在大多数异位妊娠发生严重出血之前即能诊断，得到及时诊治。

中医学中无异位妊娠之病名，按其临床表现，散见于"妊娠腹痛""胎动不安""癥瘕"等病之中。

例 1 高鹏翔治异位妊娠腹痛案

田某，女，31 岁。

初诊日期： 2019 年 5 月 23 日。

病史： 停经 47 天，阴道不规则流血 7 天。为求保守治疗，遂于我科就诊。检查其血 β-HCG 结果显示：345 mIU/mL。妇科彩超提示：左附件区见 2.0×0.8 cm 不均质包块，宫外孕？盆腔积液。刻下症见：阴道有少量流血，偶有少腹坠胀感，周身乏力，二便调，舌淡红，苔薄黄，脉弦。

诊断： 异位妊娠。

辨证： 浊瘀少腹。

治法： 通腑泄浊，化瘀消癥。

处方： 酒大黄 12 g，土鳖虫 15 g，桃仁 20 g，红花 15 g，三棱 15 g，莪术 15 g，桂枝 15 g，天花粉 20 g，白芍 20 g，川芎 15 g，益母草 50 g，砂仁（后下）15 g，浙贝母 20 g。6 剂，每日 1 剂，水煎取汁 400 mL，早晚分服。

二诊： 血 β-HCG 结果示：150.47 mIU/mL。诉服药后腹泻较重，阴道已无流血，饮食睡眠可，舌淡红，苔薄黄，脉弦。前方酒大黄改为 10 g，加土茯苓

40 g，皂角刺 15 g，重楼 10 g，以加强化湿泌浊之功。再诊血 β-HCG 结果示：38 mIU/mL。继续以前方为基础加减调理。

【评析】 本案所用处方中大黄通腑泄浊、荡涤瘀血，土鳖虫逐瘀破结，桃仁、红花、川芎活血化瘀，益母草活血调经，三棱、莪术破血行气、消积止痛，浙贝母化痰散结。桂枝在此非解肌之功，而是取其和中之用、通行之性，大黄与桂枝、砂仁、白芍同用，能缓其苦寒泻下所致的腹痛。异位妊娠的治疗需以血为纲，前期通腑泄浊、化瘀消癥，后期注意调和冲任。活血化瘀中药多为散气劫阴之品，药性走窜，故宜中病即止，防止并发症的出现和对机体正气的耗伤，以达"扶正不恋邪，祛邪不伤正"之目的。

[1] 李济娜，丁宏，薛霁，等 . 高鹏翔应用"通 - 消 - 和"三法治疗异位妊娠经验 [J]. 国医论坛，2021，36（2）：53-55.

🍅 例 2　何嘉琳治异位妊娠腹痛案

徐某，女，29 岁。

初诊日期： 2016 年 1 月 25 日。

病史： 停经 42 天，阴道不规则出血 5 天，伴小腹隐痛。末次月经 2015 年 12 月 15 日，量中，色红。5 天前无明显诱因阴道少量出血，色黯红，伴小腹隐痛。1 月 19 日查血 HCG 306 IU/L，1 月 20 日复查血 HCG 423 IU/L，1 月 23 日 B 超：内膜单层 0.28 cm；右侧卵巢旁不均质回声 13 mm×8 mm×7 mm，直肠窝积液约 1 cm。生育史：0-0-1-0，2007 年因计划外怀孕，行人流 1 次。妇科检查：宫颈举痛，宫体稍大软，前位，轻压痛，右侧附件轻压痛。经阴道后穹窿穿刺抽出 5 mL 黯红色不凝固血液。

诊断： 异位妊娠。

辨证： 湿热瘀互结少腹。

治法： 活血化瘀，消癥杀胚。

处方： 丹参 30 g，赤芍 15 g，桃仁 10 g，水蛭 6 g，山楂 15 g，蒲黄（包煎）15 g，三棱、莪术各 10 g，紫草 30 g，甘草 5 g。5 剂。1 天 1 剂，水煎服。

二诊：2月23日。查血 HCG 82 IU/L，阴道出血量中，色黯红，伴小血块，无腹痛，B超：内膜单层0.53 cm；右侧卵巢旁不均质回声31 mm×23 mm×18 mm。治宜活血止血，祛瘀消癥。拟方：丹参30 g，赤芍15 g，桃仁10 g，水蛭6 g，山楂15 g，蒲黄30 g，三棱、莪术各10 g，紫草50 g，甘草5 g，失笑散1包。5剂。1天1剂，水煎服。

三诊：2月23日。阴道出血，7天净，腰酸。大便秘结，舌红苔黄腻，脉细滑。复查血 HCG 5 IU/L，B超：内膜双层0.7 cm，双附件未探及明显包块。治宜活血祛瘀，清热利湿。拟方：丹参、赤芍各15 g，桃仁6 g，三棱、莪术各10 g，大血藤、败酱草各30 g，重楼9 g，白花蛇舌草、薏苡仁各30 g，茯苓12 g，泽泻10 g，当归12 g，川芎10 g，枳壳15 g，甘草3 g。7剂。1天1剂，水煎服。配合何氏妇外Ⅳ号100 mL保留灌肠，每天1次。

【评析】 本案患者初诊时属异位妊娠未破损期，二诊时属已破损期，不论所处何期，少腹血瘀都为主要病机，因此活血化瘀始终贯穿整个治疗过程。依据患者所处的病期、正邪主次，未破损期以活血化瘀杀胚为主。破损期瘀血内阻，新血不得归经，则导致出血，故不宜一味活血化瘀，应辅以和血止血化瘀之药。《本草纲目》曰："五灵脂，足厥阴肝经药也……入血分……此药能治血病，散血和血而止诸痛。"五灵脂配合炒蒲黄组成失笑散以化瘀止血，防止方中其他活血药物导致出血增多。三诊时患者HCG已降至正常水平，双附件区未探及包块，此期则以扶正祛邪为主。观患者舌脉，属湿热瘀互结，故予中药口服及灌肠活血化瘀，清利下焦湿热。

[2] 黄芸. 何嘉琳治疗异位妊娠临床经验 [J]. 浙江中西医结合杂志，2017，27（11）：917-918，935.

盆腔炎

盆腔炎是指女性内生殖器及其周围的结缔组织、盆腔腹膜炎症的总称。多发生于经后、产后、流产后以及妇科手术后，炎症可局限于一个部位、几个部位或整个盆腔脏器。临床可分为急性和慢性两种。急性者发病危急，症状严重，甚至危及生命，慢性者症状时轻时重，反复发作，影响患者的身心健康及工作。

现代医学对急性盆腔炎症的治疗为使用足量抗生素及对症处理，如疗效不佳或有中毒症状则应及时手术治疗。目前对于慢性盆腔炎，尚无使其彻底治愈的良策。

本病属于中医学"带下""不孕症""癥瘕""热入血室"等范畴。本病病因病机主要为经行、产后，胞脉空虚，或手术创伤，或摄生不洁，热毒、湿邪入侵，与气血相搏而发病。又或情志所伤，肝郁气滞血瘀，或劳倦过度致脾失于健运，或多产房劳致肾虚失于固藏而发本病。

🍅 例1 蔡连香治盆腔炎腹痛案

患者，女，38岁。

初诊日期： 2018年9月5日。

主诉： 小腹隐痛3年，加重7天。3年前人流术后出现反复小腹隐痛，间断治疗时有缓解，多次反复。7天前劳累后再次出现小腹痛，逐渐加重。刻下症见：左下腹痛，腰痛，无阴道出血，分泌物不多，纳眠可，乏力，大便时干时稀。妇检：宫体轻压痛，左附件压痛（＋），右附件增厚，压痛（＋）。舌淡黯，苔薄白微腻，脉细弦。B超提示：右侧附件区无回声区，考虑输卵管积液，3.0 cm×1.96 cm，内透声可，包绕右侧卵巢。末次月经2018年8月18日，月经规律，孕3产2。

诊断： 盆腔炎性后遗症，可疑输卵管积水。

辨证： 肝郁脾虚。

治法： 疏肝健脾。

处方： （1）口服方：柴胡10 g，当归12 g，延胡索10 g，没药6 g，木香10 g，车前草15 g，薏苡仁30 g，黄芪20 g，桂枝6 g，莪术10 g，赤芍12 g，茯苓20 g，山药15 g，续断15 g。7剂，水煎服，每日1剂早晚分服。

（2）灌肠方：柴胡10 g，徐长卿6 g，汉防己10 g，黄药子10 g，陈皮10 g，川续断12 g，忍冬藤30 g，马鞭草15 g，三棱10 g，莪术10 g。睡前中药保留灌肠，每日 1 次。

（3）外敷方：千年健 15 g，白芷 10 g，威灵仙 15 g，桂枝 10 g，蒲公英 15 g，徐长卿 12 g，狗脊 10 g，艾叶 100 g，透骨草 100 g，冬瓜仁 20 g，浙贝母 12 g。纳布包，蒸后热敷小腹，每日 2 次，每次 20 分钟。用药 2 周后腹痛明显缓解。效不更方，经后原方加减再治疗 2 周。治疗后 3 个月内病情无反复。

2018 年 12 月 24 日超声提示右侧附件区无回声区 2.0 cm×1.5 cm，范围较前缩小。

【评析】 本案患者宫腔操作后出现小腹痛，劳累后加重，超声提示可疑输卵管积水，根据舌脉，辨证属气虚血瘀、肝郁脾虚。口服方中黄芪－莪术益气活血消癥，既扶正又祛邪，元胡－没药活血行气以止痛。灌肠方中三棱－莪术活血化瘀止痛，忍冬藤－马鞭草和徐长卿－汉防己清热解毒，利水消肿，有效缓解患者疼痛，缩小输卵管积水体积。外敷方中艾叶－透骨草温经通络，载药入里；冬瓜仁－浙贝母消肿散结，白芷－千年健行气止痛，通络消肿。诸法共用，临床疗效显著。蔡连香治疗盆腔炎特别强调饮食清淡，注意休息，适度锻炼，增强抵抗力，治疗期间避免同房等，认为生活调护对减少疾病的复发有很重要的意义。

[1] 胥丽霞，黄欲晓，朱馥丽. 蔡连香教授治疗盆腔炎常用药对拾萃 [J]. 环球中医药，2021，14（5）：908-912.

🍅 例 2　丁彩飞治盆腔炎腹痛案

王某某，女，46 岁，已婚。

初诊日期： 2008 年 11 月 21 日。

主诉： 反复下腹痛伴腰酸 20 余年，加剧 1 个月。患者诉 20 余年前先后行 3 次人工流产术，术后出现下腹部刺痛，痛处固定，伴腰骶胀痛，活动后加重，未规范治疗。1 个月前患者无明显诱因出现下腹疼痛，伴发热，体温最高达 39℃，当地医院诊断为"女性盆腔炎"，予以多西环素、氨曲南、奥硝唑抗感染后仍高热不退，腹痛不减，遂至上级医院。考虑"急性盆腔炎，盆腔积脓？"，予亚胺培南西司他丁钠抗感染半月，体温正常、腹痛略有好转后出院。刻下症见：下腹部刺痛难忍，伴腰酸，乏力，带下色黄质稠，呈脓性，闻之有异味。纳差，夜寐一般，小便短赤，大便干结，肛门有坠胀感。舌质红，有瘀斑，苔黄腻，脉弦滑略数。月经婚育史：初潮 14 岁，周期 30～60 天，经期 10 天，经色正红，质稠夹块，轻度经行腹痛，末次月经 2018 年 10 月 13 日，已婚，1-0-3-1。查体：阴道内见少许黄色分泌物，下腹部压痛，余无殊。B 超：右附件区低回声包块，考虑输卵管脓肿形成（包块大小 3.42 cm×3.08 cm×4.27 cm）。

诊断：盆腔炎。

辨证：湿热瘀阻。

治法：清热除湿，化瘀止痛。

处方：藤梨根、水杨梅根各 30 g，大血藤 30 g，忍冬藤 15 g，败酱草 15 g，赤芍 15 g，牡丹皮 12 g，大腹皮 12 g，金银花 15 g，黄芩 10 g，赤小豆 30 g，苍术 15 g，制大黄 9 g，黄芪 30 g，枳壳 10 g，甘草 6 g。7 剂，每日 1 剂，水冲服。同时予以灌肠 1 号＋灌肠 4 号方交替保留灌肠，2 次 / 天；辅以盆腔一号协定方外敷，2 次 / 天；联合红外线照射、超短波、中频脉冲电治疗；西药以法罗培南 0.2 g 口服抗感染。服药后当日患者自觉腹痛大减，大便通畅，精神好转。

治疗后，2018 年 11 月 28 日复查 B 超：双侧输卵管液性病灶（左卵巢旁见一 3.2 cm×12 cm 无回声区，右卵巢旁见一 3.1 cm×2.2 cm 无回声区），提示病灶较前明显缩小，患者诉腹痛已基本缓解，无腰酸，偶有小腹坠胀感，查体示左下腹轻压痛。继续巩固治疗 1 周后予出院，门诊予盆腔一号协定方、灌肠 1 号＋灌肠 4 号方交替治疗，6 周后行输卵管手术。术后 1 年电话随访，患者腹痛、腰痛未再发作，白带量色质无殊。

灌肠 1 号：大血藤、忍冬藤、败酱草、赤芍、牡丹皮、海藻、昆布、连翘、醋三棱、醋莪术、夏枯草、穿山甲，以活血化瘀通络为主，为盆腔炎通用方。其清热解毒力较强，可解急性盆腔炎、慢性盆腔炎急性发作（热毒血瘀证）之急。

灌肠 4 号：醋三棱、醋莪术、桃仁、枳壳、桂枝、蒲黄、五灵脂、丹参、鳖甲、艾叶、炮姜、牡蛎、海藻、蜈蚣、地龙、白花蛇舌草，此方行气活血、软坚散结止痛力强，为气滞血瘀证所设，又可用于局部炎性包块、癥瘕形成者。

【评析】 本案患者 3 次人流术后出现下腹痛、腰酸腰痛，临床诊断明确。结合病史及临床表现，丁彩飞认为其病机为湿热与血搏结，胞脉气血瘀滞。因术后感染，未曾规范治疗，故邪热余毒未清，治疗当以清热除湿、化瘀止痛并重。方中藤梨根、水杨梅根、金银花、忍冬藤清热解毒散结，大血藤、牡丹皮活血化瘀，赤芍凉血散瘀，败酱草祛瘀排脓，制大黄通腑泻邪，苍术健脾燥湿，黄芩清热燥湿，赤小豆、大腹皮利水消肿，加以黄芪扶助正气补虚，枳壳行滞除积。本案患者处于盆腔炎急性期，输卵管积脓形成，故适当予西药抗感染治疗，另辅以中药灌肠、热敷、理疗，兼顾整体与局部，以此收效。

[2] 朱玉清，丁彩飞.丁彩飞辨治女性盆腔炎经验 [J].浙江中医药大学学报，2020，44（11）：1082-1085.

产褥感染

产褥感染是指妇女分娩后，由于生殖道感染所引起的疾病，也称为产褥热。产褥感染是分娩死亡的重要原因之一。其感染来源有外来感染和自体感染。产后发热多由产褥感染引起，因此出现产后发热，在未确诊为其他疾病前，首先应考虑产褥感染。根据病史、临床表现与辅助检查，诊断一般不难，必要时可做宫腔分泌物的培养及药敏试验。处理同急性盆腔炎。

本病属中医学"产后发热"范畴，与其中感染邪毒型相当。病因是由于分娩时的产伤和出血，元气受损；或接生不洁、护理不慎；或产褥期中卫生垫、衣物等不洁，邪毒乘虚侵入胞中，正邪交争，营卫失调而发病。

🍅 例 1 朱南孙治产褥感染案（二则）

（1）卢某，女，30 岁，工人。

初诊日期：1968 年 7 月 10 日。

病史：产后 1 周高热（40℃），恶寒，少腹疼痛，恶露增多，秽臭，色如败酱，尿少色黄，大便燥结。舌红苔黄，脉数有力。

诊断： 产褥感染。

辨证： 热毒蕴结。

治法： 清热解毒，活血化瘀。

处方： 野菊花 10 g，紫花地丁 10 g，紫背天葵 10 g，金银花 10 g，蒲公英 10 g，川芎 6 g，当归尾 10 g，桃仁 10 g。3 剂。

二诊： 服上方 3 剂后，体温下降至 38℃，少腹痛减，恶露减少，再服 3 剂，体温正常，但大便仍燥结，尿少。前方加槐花 10 g，白茅根 15 g，连服 3 剂而愈。

《中医妇科临床经验选》

【评析】 本案为产时毒邪乘虚内侵，正邪交争，瘀热互结，治疗予以清热解毒、补血活血。其临证时考虑产后多虚多瘀之特点，用药切合病机，取得满意疗效。

（2）许某，女，33 岁，工人。

初诊日期： 1975 年 3 月 22 日。

病史： 第一胎产后方 1 月，据家属代诉，于产后第三天发高热约 1 周，热减出院，低热至今未退，每天体温在 37.6～37.8℃。近服补药，体温增高至 38℃以上，颈淋巴结肿大，少腹两侧疼痛拒按，恶露未净。脉细带数，舌苔厚腻，唇干裂。

诊断： 产褥感染。

辨证： 产后虚弱，邪侵冲任，踞久化火。

治法： 清热利湿。

处方： 制川厚朴 3 g，苍术、白术各 3 g，薏苡仁 12 g，姜黄芩 4.5 g，姜川黄连 3 g，陈皮 3 g，广郁金 9 g，建神曲 9 g，川续断 9 g，桑枝 12 g，桑寄生 12 g，鸡苏散（包煎）12 g。4 剂。

二诊： 3 月 26 日。服药后热退（36.6℃），面浮渐消，思食，牙龈仍肿痛，自汗，夜眠不安，腰酸肢软，恶露未净，左腹侧疼痛较甚，舌苔黄腻，前半已化，脉细。再予疏理。处方：制川厚朴 3 g，忍冬藤 12 g，苍术、白术各 3 g，姜川黄连 3 g，陈皮3g,广郁金9g,建神曲9g,砂仁(后下)3g,川续断9g,鸡苏散(包煎)9g。4剂。

三诊:4月2日。热退后小腹刺痛时作,溲黄便坚,口干眩晕,头顶疼痛,肢软麻木,胃纳已佳,瘀下已止。脉平缓,舌红,苔薄黄腻。湿邪已化,热灼阴伤。治宜清热养阴。处方:丹参9g,生地黄12g,桑椹12g,首乌藤12g,忍冬藤12g,川续断9g,桑枝12g,桑寄生12g,北沙参9g,麦冬9g。7剂。

四诊:以养阴清热、疏理冲任为法,时有自汗,加黄芪9g、防风9g。调治2月,诸症俱愈。

《朱南孙妇科临床秘验》

【评析】 本例因产时产伤、出血,营血亏损,元气大伤,邪毒乘虚入侵胞中,正邪交争而发热,虽经治热减,但热毒未清仍滞留胞脉,而家人又误予温补之品,热遏湿郁,中焦受阻。治宜健脾、清热、利湿,药后热退纳佳,再予以养阴清热,疏理冲任。

前庭大腺炎

前庭大腺因解剖部位的特点,在性交、分娩及其他情况污染外阴时,病原体易侵入而引起感染。多发生于育龄期妇女,一般为葡萄球菌、大肠杆菌、链球菌等混合感染,淋病也是引起前庭大腺炎的重要致病原因。常为单侧发病,治疗予抗生素及对症处理。有脓肿形成时则应行手术。

本病属中医学"阴肿""外阴肿痛""阴疮"等范畴。阴户乃肝经循行之处。明·陈实功《外科正宗》谓"妇人阴疮,乃七情郁火,伤损肝脾,湿热下注为患,其形固多不一,总由邪火所化也。"明·张三锡《医学准绳六要》也曰:"妇人阴蚀疮,湿热客于肝经而然。"

🍅 **例1 王改敏治疗前庭大腺炎疼痛案**

李某,女,25岁,农民。

初诊日期： 2003 年 8 月 10 日。

主诉： 患阴疮 3 月余。

病史： 3 个月前患者产一男婴，产后不久即患阴疮，局部肿胀疼痛，开始较轻，近日加重。查右侧前庭大腺肿大；局部红肿但未溃烂。伴见口苦咽干，身热心烦，大便干结，舌红苔黄，脉滑数。

诊断： 前庭大腺炎。

辨证： 湿热凝滞，蕴结成毒生疮。

治法： 清热利湿，泄火解毒。

处方： 白头翁汤加减。白头翁 15 g，黄连 6 g，黄柏 10 g，秦皮 10 g，金银花 15 g，炒栀子 8 g，连翘 20 g，车前子（包煎）12 g，甘草 5 g，赤芍 10 g，每日 1 剂，水煎服。另用白头翁 30 g，黄连 10 g，黄柏 15 g，秦皮 15 g，苦参 35 g，大黄 25 g，芒硝 15 g。水煎外洗，每日 2 次。用药 3 天，阴疮肿痛减轻。嘱其内服药停用，外洗药再坚持用 2 周。并穿宽松纯棉内衣，勿进辛辣食品，随访至今，病未复发。

【评析】 外治之法亦即内治之法，白头翁汤中白头翁、黄连、黄柏、秦皮，皆为苦寒之品，善能清热燥湿，栀子苦寒，能清三焦之火，大黄、芒硝泻下热结，车前子使湿邪从小便而去，全方攻热祛湿，力道峻猛。

[1] 王改敏 . 白头翁汤临床运用举隅 [J]. 甘肃中医，2007（1）：18.

例2　毛穗治疗前庭大腺炎疼痛案

高某，女，40 岁。

主诉： 外阴红肿疼痛半月。

病史： 半月前外阴红肿发作，经外院西医治疗无效，症状逐渐加重，甚则影响睡眠，故至本院就诊。妇科检查示：外阴见一约黄豆大小的肿块，质地较硬，色黯红，高出皮肤，伴触痛明显。自诉常感外阴灼热疼痛，全身燥热，心烦失眠，口干口苦，便秘，尿黄，舌质黯红，苔黄腻，脉弦数。

诊断： 前庭大腺炎。

辨证：热毒蕴结。

治法：清热解毒，消肿散结。

处方：仙方活命饮加味。白芷6 g，贝母6 g，防风10 g，赤芍10 g，当归尾10 g，甘草5 g，皂角刺10 g，炮山甲6 g，天花粉10 g，制乳香6 g，制没药6 g，金银花10 g，连翘10 g，陈皮10 g，首乌藤10 g，玄参10 g，麦冬10 g，火麻仁10 g，水煎服，每日1剂，分2次服用。同时予自拟外洗方熏洗外阴：苦参15 g，白花蛇舌草15 g，蛇床子10 g，百部10 g，野菊花10 g，连翘10 g，黄柏10 g，地肤子10 g，蒲公英15 g，大黄10 g，金银花10 g，明矾6 g，土茯苓10 g，白鲜皮10 g。每日2次，1个疗程后复查，症状明显改善，外阴稍红肿，偶感疼痛，皮肤平，疗效显著。嘱其再用5天后复查，症状完全消失。随诊3月未复发。

【评析】　前人称仙方活命饮为"疮疡之圣药，外科之首方"，方中重用金银花为君药，其为"疮疡圣药"，善于清热解毒；当归尾、制乳香、制没药、赤芍、陈皮调气活血定痛；利用白芷辛散之功配伍防风使热毒透解；贝母、天花粉清热化痰散结；炮山甲、皂角刺通经活络，消肿排脓；甘草亦有清热解毒之效，并能调和诸药。现代药理学研究表明，仙方活命饮具有抗炎、解热作用，并能增强机体免疫功能。诸药合用，共奏清热解毒、消肿散结、通络止痛之功效。

[2] 毛穗，邹芸香，欧阳莎，等.仙方活命饮合外洗法治疗阴疮20例 [J].江西中医药，2015，46（9）：67，77.

白塞综合征

白塞综合征即眼－口－生殖器综合征，是以反复发作的口腔黏膜溃疡、外阴溃疡、眼炎和其他皮肤损害为主要特征的疾病。女性多于男性。

现代医学认为本病病因尚未明确，可能与病毒感染、变态反应、内分泌失调等有关。溃疡一般可自行愈合，激素可加速其愈合过程并可防止其复发。

本病属于中医学"狐惑病"范畴。多为感染虫毒，湿热不化，甚则湿热蕴蒸，胃气不健所致。

🍅 例 1　李发枝治白塞综合征

孙某，女，35 岁。

初诊日期： 2014 年 11 月 8 日。

主诉： 复发性口腔溃疡，反复发作 7 年。

病史： 于 2011 年 7 月就诊于北京协和医院，诊断为白塞综合征，给予泼尼松、沙利度胺等药，症状消失。3 个月前又因"发热、头痛、全身疼痛，口腔、外阴溃疡"住某私立医院以白塞综合征用西药治疗 2 个月，因肝功能异常而出院。刻下症见：口腔、外阴溃疡，双髋、膝、肩关节疼痛，遇冷加重，目赤，四肢散在瘀斑，舌质淡黯，苔白滑，脉弦。

诊断： 白塞综合征。

辨证： 寒热错杂。

治法： 清热除湿。

处方： 清半夏 20 g，黄芩 10 g，黄连 3 g，干姜 12 g，党参 15 g，黄芪 60 g，防己 15 g，制川乌（先煎）15 g，当归 12 g，甘草 20 g，赤小豆 30 g。12 剂，每日 1 剂，水煎 2 次（每次煎 1 小时以上），口服。

二诊： 诸症均减，但便溏每日 2 次，上方加吴茱萸 10 g，12 剂，煎服方法同上。

三诊： 口腔、外阴溃疡未发作。关节疼痛减轻，瘀斑消退，目赤减，舌质淡红，苔薄白，脉弦。仍用上方，制川乌加至 20 g，15 剂，煎服方法同上。此后，随证加减用药至 2015 年 7 月 29 日，除偶有口腔溃疡外，余症消失。

【评析】　狐惑病湿热为患，伤及脾胃则心下痞满，食欲不振，流传经络则关节疼痛，损及口腔、二阴，则口腔及二阴溃疡。甘草泻心汤方中甘草为主，配黄芩、黄连苦寒清热解毒；干姜、半夏辛燥化湿；人参、大枣和胃扶正。全方寒温并用，补泻并施，辛开苦降，共奏清热燥湿、和中解毒之功。药理学研究发现，甘草有抗溃疡、抑制胃酸分泌、缓解胃肠平滑肌痉挛及镇痛作用，同时有抗炎、抗过敏、类似肾上腺皮质激素样作用。李老认为，若用甘草调和诸药，用量 5 g 即可，若益气补中、泻火解毒，则应重用至 10～30 g。甘草，性微寒，偏于清热解毒，蜜炙后性微温，偏于补益心脾之气。防己黄芪汤中防己能逐周身之湿，黄芪、白术、甘草与姜枣相伍调和营卫，益气固表。本方有益气扶正、固表除湿之功。而赤小豆当归散中赤小豆渗湿清热，解毒排脓，当归去瘀生新，共奏清热利湿、行瘀排脓、退肿生肌、缓急止痛之效。针对白塞综合征湿热、热毒、血瘀之病机则病自愈。三方巧妙结合，重视清热利湿，杀虫解毒，行瘀排脓。

[1] 师卿杰 . 李发枝治疗白塞病经验 [J]. 中医学报，2018，33（12）：2329-2332.

🍅 例2　金实治白塞综合征

王某，男，37 岁。

初诊日期：2016 年 6 月 24 日。

病史：患者 2010 年因口腔及阴部溃疡反复发作，就诊于南京军区总医院，诊为白塞综合征，经西药反应停、羟氯喹、甲泼尼松龙及中药等中西医多方治疗未见明显效果，六七年来反复发作，每月发作 1 次，平素发病约 20 天左右缓解，此次发病已逾 1 月，未见缓解趋势，现见口腔溃疡数个，约黄豆大小，局部红肿糜烂疼痛，触痛明显，阴部溃疡，手足红斑瘙痒疼痛、糜烂渗水，手足心热，时有胃痛，口干有异味，大便质稀，每日解 1～2 次，伴便前腹痛，舌质黯红，苔薄黄腻，脉细弦。

诊断：白塞综合征。

辨证：阴虚血热，湿热瘀毒滞络。

治法：滋阴凉血，祛邪畅络。

处方：生地黄 30 g，川牛膝 10 g，麦冬 15 g，人中白 12 g，黄连 8 g，黄柏 10 g，连翘 30 g，牡丹皮 10 g，白豆蔻 5 g（后下），芡实 30 g，白芍 20 g，炒白术 10 g，陈皮 6 g，防风 15 g，甘草 5 g。14 剂，水煎服。继以反应停每晚 1 片口服，辅以锡类散 2 支涂患处，每日 4 次，并停用其它西药。

二诊：近症状减缓，口腔溃疡、阴部溃疡、疱疹、糜烂均已显减，下肢已不渗水，胃痛未作，大便每日 1 次，成形，腹不痛。6 月 24 日方去防风，加赤芍 10 g。14 剂，水煎服，并停服反应停。后以原方出入治疗 3 月，服药期间口腔、阴部及手足部的疱疹、紫斑均未再发，予停服中药。随访半年，无复发。

【评析】 本例白塞综合征患者以口腔及阴部溃疡灼热疼痛、口干等阴虚血热症状为主，兼见手足红斑瘙痒疼痛、糜烂渗水等湿热瘀毒之象，四诊合参，辨为阴虚血热、湿热瘀毒滞络。金实教授以滋阴凉血、祛邪畅络为基本大法，处以玉女煎合黄连导赤散加减。方中重用生地黄、麦冬、白芍以滋阴凉血润络；黄连、黄芩清燥湿解毒通络；连翘、人中白清热解毒疗疮；牡丹皮、川牛膝凉血活血、化瘀通络；腹痛腹泻，陈皮、白豆蔻理气和中止痛，芡实、炒白术健脾化湿，防风祛风除湿止泻。锡类散清热解毒、收湿敛疮，内外合治。二诊，湿热诸症减轻，然湿性黏滞，瘀毒病深，故去防风，加赤芍增加活血凉血通络之效。服药3月，病情缓解，疗效显著。

[2] 孟闯闯，金实，柯娟，魏刚，纪伟.金实教授应用滋阴凉血畅络法治疗白塞病经验 [J].浙江中医药大学学报，2019，43（4）：319-320，327.

🍅 例3 周仲瑛治白塞综合征

患者，男，39岁。

初诊日期：2006年8月28日。

病史：口腔及二阴溃疡反复发作1年余。患者口腔舌体黏膜常溃疡，肿痛，糜烂，反复发作，二阴亦有溃疡，平时服用强的松10 mg/d可控制。大便成形，苔黄腻，质黯红，脉细。

诊断：白塞综合征。

辨证：肝肾阴虚，湿热上蒸下注。

治法：清热利湿，补益肝肾。

处方：黄连5 g，黄柏10 g，知母10 g，藿香10 g，马勃5 g，炙僵蚕10 g，苦参10 g，玄参12 g，生地黄15 g，天花粉12 g，肿节风20 g，甘草3 g，蒲黄（包煎）10 g，地骨皮12 g，芦根15 g。7剂，每日1剂，水煎，分早晚饭后服用。

二诊：患者口腔溃疡仍肿痛，二阴亦有溃疡，口干苦，阴下潮湿。苔黄质红，脉细。守初诊方加煅人中白5 g，石膏（先煎）20 g，金果榄6 g，雷公藤（先煎）5 g。7剂，每日1剂，水煎，分早晚饭后服用。

三诊：患者口腔溃疡糜烂无改善，尿道口仍有溃烂，阴下潮湿，口干。苔中部黄腻，舌尖黯红有溃，脉细。辨证：心肝火旺，络热血瘀，湿热内蕴。处方：水牛角片（先煎）20 g，赤芍 12 g，牡丹皮 10 g，生地黄 20 g，玄参 10 g，黄柏 10 g，苦参 10 g，黄连 5 g，龙胆草 9 g，马勃 6 g，人中黄 6 g，大青叶 15 g，雷公藤（先煎）6 g，肿节风 20 g，炙僵蚕 10 g。7 剂，每日 1 剂，水煎，分早晚饭后服用。

四诊：口腔溃疡糜烂好转，食纳较香，下部溃烂稍减，尿道口潮湿，舌尖有小溃疡。苔黄薄腻，质黯，脉细。守上方加蒲黄（包煎）10 g，土茯苓 20 g。10 剂，每日 1 剂，水煎，分早晚饭后服用。患者四诊后复诊，口腔及下阴溃疡明显好转。

【评析】 本案辨证属肝肾阴虚，湿热上蒸下注。选方以知柏地黄汤加减。方中选用黄连、黄柏、藿香、苦参清利湿热，使脾胃不为湿热所肆虐；知母、玄参、芦根、天花粉、生地黄清热泻火，养阴生津；马勃、肿节风可清热解毒；蒲黄凉血消肿；炙僵蚕可治化痰通络。二诊治疗时，加人中白、石膏、金果榄、雷公藤增加清热解毒，泻火消肿之功。但二诊过后，患者症状并未改善，此时再观患者症状、舌脉，考虑患者湿毒之邪循经走窜，循肝经下注则见阴部溃疡，潮湿；循心火上炎可见舌尖、口腔溃烂，口干，明代医家赵献可所言："湿热久停，蒸腐气血而成瘀浊"。热毒必伤阴耗气，气虚行血无力则血液瘀滞，加之湿邪阻于血络，气血运行不畅则更容易导致瘀血之证。此时已由气分热证转至血分，继而三诊转辨心肝火旺，络热血瘀，湿热内蕴。选方以犀角地黄汤清热解毒，凉血散瘀为主，加以清热燥湿，泻火解毒药物。其中水牛角片、赤芍、牡丹皮、人中黄、大青叶起到清热解毒，凉血通络的功效；龙胆草对肝经湿热下注及肝火上炎实证均有疗效。四诊时，患者症状明显改善，继用上法，加蒲黄，《本草正义》中记载"若舌疮口疮，皮肤湿痒诸病，敷以生蒲黄细粉可愈，则以细腻黏凝自有生肌之力，非仅取其清凉也"。加土茯苓可利湿祛热，搜剔湿热之蕴毒。

[3] 李玲, 周学平. 国医大师周仲瑛治疗白塞病经验拾粹 [J]. 中华中医药杂志, 2019, 34（3）: 1023-1025.

前列腺炎

前列腺炎是成年男性常见的生殖系统疾病之一，可分为急性和慢性两种。慢性前列腺炎可由急性前列腺炎迁延而来，但大多数患者无急性前列腺炎发作史。过度饮酒、性欲过度、会阴损伤等可诱发本病。多数是由前列腺过度充血，少数可由细菌感染而引起。临床表现为排尿不适、疼痛，腰骶部及会阴部疼痛，腹股沟不适等。

本病属于中医学"淋""浊"的范畴，并与"遗精""白淫""阳痿"等病证有关。本病以肾虚为本，湿热、瘀滞为标。肾虚、湿热、瘀滞三者相互影响，互为因果。故其病机复杂多变，临证当精察细辨，方不致误。

🍅 例1 刘光珍治前列腺疼痛炎

张某，男，28岁。

初诊日期： 2019年7月24日。

主诉： 尿频，尿急，尿不尽2个月，加重4天。

病史： 患者自述半年前开始出现盆腔部反复胀痛，会阴及小腹区域自觉隐痛坠胀不适感，伴有排尿后疼痛，小便色黄。初诊时尿频（夜尿5～6次），尿急，伴见尿后余沥不尽，排尿后伴有胀痛，会阴及腹股沟等部位疼痛不适，勃起无力，性生活后阴茎痛，阴囊潮湿，寐佳，平素嗜食肥甘厚味，舌淡胖，苔黄腻，脉滑数。否认其他慢性病史，否认过敏史。辅助检查：山西医科大学第二医院检查阴囊及前列腺B超示：双侧睾丸、附睾未见明显异常；双侧精索静脉未见明显异常；前列腺体积49 mm×40 mm×32 mm。直肠指检：前列腺增大，饱满感明显，质软有触痛。前列腺液常规示：白细胞28个/HP；卵磷脂小体阳性。

诊断： 慢性前列腺炎。

辨证： 湿热瘀阻。

治法： 分消走泄，活血通络。

处方： 金银花30 g，连翘30 g，杏仁15 g，桔梗15 g，茯苓10 g，白术10 g，

薏苡仁 10 g，萆薢 20 g，乌药 15 g，栀子 10 g，厚朴 10 g，山楂 10 g，神曲 10 g，麦芽 10 g，鸡血藤 10 g，路路通 10 g，盐黄柏 10 g，秦皮 10 g，蛇床子 10 g，蜈蚣 2 条，荔枝核 10 g。14 剂，每日 1 剂，早晚各 1 次，并嘱患者忌酒，清淡饮食，减少久坐并积极进行有氧运动等体育锻炼，保持情志舒畅。

二诊： 服上药 14 剂后，患者自述尿频，排尿后伴有胀痛稍缓解，盆腔部胀痛较前减轻，阴囊潮湿等症状消失，夜尿次数减少，3～4 次 / 晚，勃起无力，寐佳，大便可，纳可。舌偏红，苔薄白腻，脉弦。上方去盐黄柏，秦皮，加鹿角胶（烊化）10 g，肉苁蓉 10 g，嘱患者继服 14 剂。煎服法同前。

三诊： 患者自述服上药后，勃起功能明显改善，性交后无疼痛，无其他特殊不适症状，大便可，纳可，寐安，舌淡红，苔薄白，脉弦。守前方，14 剂，巩固疗效。患者病情平稳，嘱患者随诊复查，定期调药，避风寒，畅情志。

【评析】 本案因患者素食肥甘厚味，致脾胃运化失常，气血生化无源，脾不散精，饮食物不归正化，食积湿滞壅阻气机，郁久化热，形成中焦湿热之证，中焦病不治，即传下焦，湿热留滞于肾，肾与膀胱气化功能失司，患者产生尿频、尿急、尿痛、尿后余沥不尽等症状，结合辅助检查，诊断为慢性前列腺炎；结合该患者临床症状及舌脉，中医辨证为湿热瘀阻证。治以分消走泄，活血通络。方中选用金银花、连翘、杏仁、桔梗以疏风宣肺、清肺解毒使湿热从汗解；茯苓配白术健脾祛湿；薏苡仁配萆薢、乌药淡渗利湿，清利下焦；栀子清泻三焦之火；厚朴行气散结；配以山楂、神曲、麦芽以健脾合胃，消食导滞；鸡血藤配路路通以活血通络；该患者阴囊潮湿加盐黄柏与秦皮以清热燥湿；勃起无力故加蛇床子、蜈蚣以壮阳；性生活后阴茎痛加荔枝核以行气止痛；诸药合用共奏分消走泄，活血通络之效。二诊时患者阴囊潮湿症状消失，该患者为阴虚之体，形体消瘦，恐伤及阴液，故去盐黄柏和秦皮；患者勃起无力症状无明显改善，故加鹿角胶和肉苁蓉以温肾助阳。三诊时患者各种症状已明显改善，嘱患者随诊复查，定期调药。

[1] 张李博，王瑶，吴金鸿，等 . 刘光珍应用分消走泄法治疗慢性前列腺炎经验 [J]. 山西医药杂志，2021，50（5）：833-835.

🍅 **例2　王琦治前列腺尿痛炎**

患者，男，50岁。

初诊日期：2018年4月26日。

主诉：尿频、尿急5年余。

病史：尿频、尿急等症近5年加重。2018年1月9日尿常规示：细菌199.8 nmol/μL，白细胞0.86×10^9/L，红细胞0.63×10^{12}/L。既往史：5年前在当地医院诊断为慢性前列腺炎。刻下症见：尿频、尿急、尿黄、尿痛，阴囊潮湿、瘙痒，腰膝酸软，白天小便1次/小时，夜尿1次。口干口苦、口中黏腻，性情急躁，手足心热（寐时）。大便不成形，舌红苔黄，脉弦数。

诊断：慢性前列腺炎。

辨证：湿热内蕴。

治法：清热利湿。

处方：当归10 g，浙贝母10 g，苦参10 g，蒲黄（包煎）10 g，滑石（包煎）10 g，乌药20 g，黄柏10 g，虎杖15 g，熟大黄6 g，荆芥6 g。21剂，每日1剂，水煎服。

二诊：服上方后，尿频明显改善，现2小时以上小便1次。大便现已成形。偶尔尿急、尿分叉，尿线粗。舌红苔黄，脉微弦。前方去大黄、荆芥，加萆薢15 g。21剂，每日1剂，水煎服。

三诊：之前症状均改善，目前小便正常，2小时以上排尿1次。时有腹痛，尿酸高（尿酸452 μmol/L）。舌红苔黄，脉微弦。处方：土茯苓20 g，萆薢20 g，川牛膝10 g，怀牛膝10 g，乌药15 g，虎杖15 g，菟丝子20 g，车前子（包煎）10 g，蚕砂（包煎）10 g。21剂，每日1剂，水煎服。后随访，患者小便正常，尿酸下降至正常范围内。

【评析】　湿热是基础病因，因此本病投当归贝母苦参丸。此方出自《金匮要略》，由当归、浙贝母、苦参组成。原为治疗妇人血虚郁热小便难之主方。《金匮要略·妇人妊娠病脉证并治第二十》载："妊娠小便难，饮食如故，当归贝母苦参丸主之。"当归贝母苦参丸是为妊娠血虚热郁小便不利而设，但方后注说"男子加滑石半两"。说明该方男、女小便不畅皆可用之，王琦教授临证中常用此方加减治疗郁热瘀阻下焦的病证。方中当归养血活血润燥，浙贝母化痰解郁散结，苦参清热化湿杀虫，全方具有活血润燥、利气解郁、清利湿热之功能。此外还用虎杖清热解毒、散瘀止痛，黄柏清利下焦湿热，乌药温肾散寒行气、防止寒凉药物伤阳助湿。诸药合用可使尿频、尿急、排尿不畅症状缓解。

[2] 赵蔚波，白明华，王雅琦，等．国医大师王琦"主病主方"论治尿频经验 [J]．中华中医药杂志，2021，36（1）：183-185．

🍅 例3　王世民治前列腺炎疼痛

贺某，男，45 岁。

初诊日期： 2019 年 9 月 11 日。

主诉： 尿频、尿急、尿不尽 2 个月，加重 4 天。

病史： 4 天前聚餐时饮酒过量，上述症状加重。自述半年前开始出现盆腔部反复胀痛，会阴、小腹及睾丸自觉隐痛坠胀不适感，伴有排尿后疼痛，小便色黄。初诊时尿频，尿急，伴见尿后余沥不尽，排尿后伴有胀痛，情绪低落，焦虑紧张，两胁胀痛，偶有尿道滴白，夜尿 5～6 次，腰部酸痛，双足后跟酸痛，感盆腔部胀痛，勃起无力，性生活后阴茎痛，阴囊潮湿，神疲乏力，四肢冷，大便稀，不成形，无发热，寐佳，胃纳可，舌苔白腻，脉弦细。否认其他慢性病史，否认过敏史。阴囊及前列腺 B 超示：前列腺体积 4.9 cm×4.0 cm×3.2 cm。直肠指检：前列腺增大。前列腺液检查：白细胞 28 个 /HP；卵磷脂小体阳性。

诊断： 慢性前列腺炎。

辨证： 气滞血瘀，湿热瘀阻。

治法： 疏肝理气，活血止痛。

处方： 山楂核 20 g，橘核 20 g，荔枝核 20 g，川楝子 10 g，鬼箭羽 20 g，延胡索 10 g，小茴香 10 g，益智仁 10 g，乌药 3 g，木香 10 g，蛇床子 10 g，盐黄柏 10 g，秦皮 10 g，土鳖虫 10 g，水红花子 10 g，蜈蚣 2 条，滑石 12 g，甘草 10 g。14 剂，每日 1 剂，水煎，分 2 次温服，并嘱患者保持情志舒畅，忌烟酒，减少久坐，积极进行八段锦、太极拳等体育锻炼。

二诊： 服上药 14 剂后，患者自述尿频、排尿后胀痛稍缓解，盆腔部胀痛较前减轻，两胁胀痛、神疲乏力、四肢发冷、尿道滴白及阴囊潮湿等症状消失，夜尿次数减少（3～4 次/晚），勃起无力，寐佳，大便可，纳可。舌偏红，苔薄白腻，脉弦。上方去盐黄柏、秦皮、白术，加鹿角胶（烊化）10 g，肉苁蓉 10 g，嘱患者继服 14 剂。煎服法同前。

三诊： 服上药后，患者诉仍勃起无力，性生活后阴茎痛、尿频、尿急、尿不尽、尿痛等症状明显缓解，会阴及小腹区域无不适感，夜尿 1～2 次/晚，大便可，胃纳可，夜寐佳，舌淡红，苔薄白，脉弦。复查前列腺液镜检结果正常。续前方去水红花子、滑石、甘草，加淫羊藿 10 g，14 剂，煎服法同前。

四诊： 患者自述服上药后，勃起功能明显改善，性交后无疼痛，无其他特殊不适症状，大便可，纳可，寐安，舌淡红，苔薄白，脉弦。守前方，14 剂，巩固疗效。

【评析】 紧张、焦躁、抑郁等精神及心理因素是该患者发病的重要因素，不通则痛。急则治标，缓则治本，治疗以理气活血止痛为先，正本清源为辅。在选用三核汤治疗慢性前列腺炎时，应意识到前列腺以畅通疏利为用，活血化瘀、清热利湿的组方思路应贯穿始终。二诊时患者阴囊潮湿症状消失，该患者为阴虚之体，形体消瘦，恐伤及阴液，故去盐黄柏和秦皮；患者勃起无力症状无明显改善，故加鹿角胶和肉苁蓉以温肾助阳。三诊时患者各种症状已明显改善，但仍有勃起无力，性生活后阴茎痛，去水红花子、滑石、甘草，加淫羊藿温阳补肾，以改善勃起功能障碍和性交痛。

[3] 张李博，王瑶，吴金鸿，等. 国医大师王世民论治慢性前列腺炎经验 [J]. 湖南中医药大学学报，2020，40（12）：1441-1443.

🍅 例 4　张星平治前列腺炎疼痛案

患者，男，43 岁。

初诊日期： 2019 年 1 月 14 日。

主诉：尿道口疼痛伴滴白1月余。患者自诉外生殖器冰凉，尿道口排尿疼痛难忍，小腹疼痛，小便滴白，腰膝酸软，倦怠乏力，动则汗出，口干，苔薄略黄，舌淡红略黯，脉细弦滑。

诊断：慢性前列腺炎。

辨证：肾虚湿浊瘀阻。

治法：补肾祛湿通瘀，兼清郁火。

处方：生地黄15 g，熟地黄15 g，酒山茱萸10 g，山药10 g，绵萆薢15 g，土茯苓30 g，茵陈30 g，薏苡仁30 g，泽兰10 g，肉桂（后下）3 g，皂角刺15 g，桃仁15 g，炒王不留行15 g，葛根10 g，醋香附10 g，陈皮10 g，木香10 g，砂仁（后下）3 g，女贞子10 g，墨旱莲10 g，青蒿（后下）10 g，鳖甲（先煎）10 g，地骨皮10 g。水煎服，每日1剂。

二诊：患者服药后滴白症减，小便时仍生殖器疼痛，上方加黄柏10 g，继服14剂，嘱其忌生冷及辛辣。

三诊：自诉大便略干，每于排解大便之时前列腺液挤出致阴茎疼痛，阴囊潮湿冰凉，易汗出身冷，偶有头晕头痛，上方加车前子（包煎）15 g，黄柏加量到15 g，继服10剂。

四诊：服药后症状大减，小便滴白、疼痛已消，上方黄柏加量至20 g，麸炒苍术20 g继服，巩固疗效。门诊随访1月症状消失，未见反复。

【评析】 本案患者以生殖器疼痛、尿道口排尿疼痛、小便滴白为主要病症，并兼汗出较甚，精浊之证具。故张星平强调本病患者排尿疼痛难忍当属"精室郁阻，不通则痛"，肾虚为其本，郁火内扰，湿热瘀毒阻滞精窍而发病，治当补肾祛湿通瘀，兼清郁火，以精浊经验方合二至丸加减滋肾健脾疏肝，共奏补肾清虚火、利湿祛瘀通窍之功，因汗出较甚，加青蒿、鳖甲、地骨皮引药入阴清虚热。复诊随证加减，因小便疼痛不已，黄柏逐渐加量至20 g以泻郁火，黄柏苦寒沉降，长于泻肾家之火，并清下焦湿热，收效显著。四诊再配以苍术，辛烈温燥，可升可降，功擅祛风胜湿，与黄柏伍用，一温一寒，相互为用，并走于下，共奏清热燥湿、消肿止痛之功。

[4] 刘新，梁政亭，肖春霞，等 . 张星平教授运用滋肾泻浊化瘀通窍法辨治慢性前列腺炎临床经验 [J]. 新疆中医药，2020，38（4）：33-35.

精索静脉曲张

　　精索静脉曲张是指精索静脉血流淤积导致精索蔓状静脉丛扩张、迂曲和变长。本病系精索静脉瓣膜缺损或闭锁不全，血液回流致局部血液瘀滞所致。一般多发生在左侧，严重者可致睾丸萎缩、精子生成障碍而导致不育。现代医学轻者予保守治疗如使用阴囊托带等，必要时予手术治疗。

　　本病属于中医学的"筋瘤"范畴，以肝肾亏虚为本。

🍅 例1　董襄国治精索静脉曲张疼痛案

李某，男，34 岁 .

初诊日期： 2014 年 10 月 20 日。

病史： 杭州市某医院诊断为左侧精索静脉曲张，至董教授门诊就诊。刻下症见：阴囊胀痛下坠感，胁痛腰酸，口干，乏力，舌黯，脉涩无力。查体：触诊左侧精索静脉曲张 2 级，呈蚯蚓团状。辅助检查：精液分析精子密度 14.35×10^9/L，A 级 12.65%，B 级 18.82%，液化时间 62 分钟。

诊断： 精索静脉曲张。

辨证： 肝郁血瘀肾虚。

治法： 疏肝活血，补肾滋阴。

处方： 柴胡 12 g，白芍 12 g，枳实 10 g，地龙 10 g，生地黄 10 g，当归 15 g，黄芪 15 g，桃仁 10 g，红花 10 g，茯苓 15 g，陈皮 15 g，杜仲 15 g，枸杞子 20 g，菟丝子 15 g，五味子 6 g。7 剂，水煎服，每日 1 剂，早晚分服。

复诊： 阴囊坠胀痛明显减轻，胁痛、腰酸、口干、乏力均减轻。

3 个月后症状基本消失，嘱患者续服 1 月，继续巩固疗效。

【评析】　精索静脉曲张属中医"筋瘤"范畴，肾虚肝郁血瘀是基本病机。

治宜补肾益精、行气活血，拟四逆散加桃仁、红花、当归、地龙以祛瘀、通络、舒筋，再合黄芪、枸杞子、菟丝子、五味子补气生精。

[1] 王进波，郑燕，董襄国.董襄国教授治疗精索静脉曲张性不育症证治经验 [J]. 浙江中医药大学学报，2016，40（1）：36-37.

🍅 例2　崔学教治精索静脉曲张疼痛案

阮某，男，35岁。

初诊日期： 2006年1月16日。

病史： 结婚4年未育，女方检查正常。曾在外院诊断为左侧精索静脉曲张3级，并于2005年11月行左侧精索静脉高位结扎术。近半月来患者又出现阴囊坠痛，休息则轻，疲劳则重。查体：左侧精索静脉曲张2级，左侧睾丸容积 >15 mL，双侧附睾未扪及结节。舌黯红，脉弦细。精液分析结果示：液化时间50分钟，精子密度 16.35×10^9/L，A级 13.65%，B级 20.82%。

诊断： 左侧精索静脉曲张术后。

辨证： 气虚血瘀。

治法： 益气升提，活血化瘀。

处方： 黄芪、丹参各30 g，升麻、柴胡各3 g，槐花、桑椹子、菟丝子各20 g，覆盆子15 g，陈皮5 g。14剂，每天1剂，水煎，早晚分服。

二诊： 阴囊坠胀明显减轻，复查精液分析：液化时间35分钟，精子密度 29.53×10^9/L，A级 23.82%，B级 28.62%。效不更方，守方续服半月后基本痊愈，后嘱患者续服1月，以巩固疗效。

2006年9月20日精液分析结果示：液化时间35分钟，精子密度 72.54×10^9/L。A级 38.14%，B级 22.36%。随访复查2次精液分析均已正常。

【评析】 　精索静脉曲张属中医学"筋瘤""筋疝"范畴。中医学认为，本病的发生与先天禀赋不足、后天房劳不节、肝气不舒、长期居寒湿之地、过食膏粱厚味、烟酒、劳作过度有关。崔学教总结出本病的基本病机为气虚血瘀。血属阴主静，气属阳主动，血的运行靠气的推动，气虚气滞则推动乏力易致血瘀。《难经·八难》中云："气者，人之根本也"。故气虚血瘀贯穿本病始终。法当益气活血通脉。

[2] 关伟，王鹏. 崔学教教授治疗精索静脉曲张经验介绍 [J]. 新中医，207（7）：9-10.

例3　崔云治精索静脉曲张疼痛案

患者，男，28 岁，长途货车司机。

初诊日期：2012 年 10 月 20 日。

主诉：结婚 4 年一直未避孕，2 年未育。其妻妇科检查正常。查体：外生殖器及第二性征发育正常，左侧精索静脉曲张 2 级，可扪及似蚯蚓状的静脉团块，增加腹压时团块增大。卧位消失，立位时可见阴囊皮肤松弛，两侧睾丸高低不对称，精液检查：精液量为 2.9 mL；pH 为 7.1；精子密度 75.1×10^6/mL；液化时间 20 分钟；活力及分级：A 级 6.54%，B 级 29%，C 级 24.5%，D 级 39.96%，精子畸形率 23%。刻下症见：阴囊坠胀、疼痛，站立过久及劳累后加重，伴面色晦黯，舌质黯淡苔薄，脉弦。

诊断：精索静脉曲张。

辨证：脉络瘀阻。

治法：活血化瘀，通络止痛。

处方：桃仁 10 g，红花 8 g，当归 15 g，延胡索 10 g，熟地黄 15 g，白芍 25 g，威灵仙 30 g，黄精 15 g，丹参 15 g，鸡血藤 30 g，北秦皮 10 g，车前子（包煎）15 g，大枣 10 枚。每日 1 剂，水煎服，早中晚 3 次分服。服药 2 周后复诊。

二诊：2012 年 11 月 3 日。阴囊坠胀、疼痛均缓解。在原方基础上去掉桃仁，鸡血藤，再加川续断 15 g，桑葚子 15 g。

三诊：2012 年 11 月 17 日。诉服药后无不适，查体无异常，阴囊坠胀、疼痛均消失，舌脉如常人。复查精液常规示精液量 3.5 mL，pH 为 7.5，精子密度：103.24×10^6/mL，液化时间 20 分钟，A+B 级 =21%+19%，精子活率为 58%，精子畸形率 9%。处方：黄芪 30 g，党参 12 g，当归 15 g，熟地黄 15 g，生地黄 20 g，牡丹皮 15 g，威灵仙 30 g，黄精 15 g，赤芍 15 g，鸡血藤 30 g，北秦皮 10 g，车前子 15 g，桂枝 6 g，每日 1 剂，水煎服，早中晚 3 次分服。嘱其继用上方，并开始备孕期间算好排卵期，以增加其妻受孕概率。2012 年 12 月 16 日来诊告知其妻 B 超检查提示妊娠。2013 年 3 月 19 日电话随访，告知胎儿发育良好。

【评析】 崔云认为本病的病机特点是血瘀阻络，所以在治疗时活血化瘀应贯穿于疾病的全过程。活血化瘀药能改善微循环及血液流变性质，改善睾丸的血液供应，促进组织的营养代谢。从患者职业、临床症状及体格检查看，可诊断为"筋瘤"，治以活血化瘀，通络止痛。方用桃红四物汤加减，方中除了选取当归、延胡索、桃仁、红花、丹参等活血通络止痛药治标外，又加入熟地黄、黄精、北秦皮、车前子、川续断等益肾填精生髓之品治其本，可谓"标本兼顾"。诸药共奏疏肝通络、活血祛瘀、补肾强精之功效。肝脉得疏、瘀血得去、精道得通，故能有子。

[3] 郜都，崔云，吴峻，等.崔云教授中医论治精索静脉曲张致不育症经验 [J].中国全科医学，2013，16（39）：3951-3953.

急性睾丸炎

急性睾丸炎常为血源性感染或经淋巴途径感染而成，可以与多种传染病同发，如流行性腮腺炎时。临床表现为睾丸肿大疼痛，阴囊红肿。治疗予局部热敷、休息、禁性生活等，如为病毒感染所致则用抗生素无效。

本病属于中医学的"子痈""卵痈"范畴，多为邪毒下注所致。

🍅 例 1 周仲瑛治急性睾丸炎疼痛案

杨某，男，29 岁。

初诊日期：2011 年 7 月 15 日。

病史：患者 1 个月前因嫖宿后出现尿道口红肿刺痛，流脓。在本院诊断为非淋球菌性尿道炎。应用左氧氟沙星口服治疗 1 周，痊愈。1 个月后患者右侧睾丸肿胀疼痛，稍活动则痛甚，诊断为急性睾丸炎，应用左氧氟沙星未效，后予头孢夫辛静脉滴注治疗 1 周，未见明显好转。刻下症见：睾丸肿胀疼痛剧烈，下午 3～5 点潮热明显，口渴喜饮，心中烦躁不安，大便 3 日未行，小便黄赤。查体：阴囊红肿疼痛明显，肤温升高，抬高右侧阴囊疼痛减轻，左侧无肿胀疼痛。阴囊 B 超显示：右侧附睾增大，约 4.3 cm×2.5 cm，体温 38.3 ℃，血常规：白细胞 11.2×10^9/L，中性粒细胞 80%，淋巴细胞 15%。舌红，舌质偏紫，苔黄腻，脉弦滑数。

诊断：急性睾丸炎。

辨证：阳明瘀热互结，肝经湿热。

治法：健脾养阴化瘀。

处方：大黄 10 g，桃仁 6 g，生地黄 10 g，枳实 6 g，厚朴 6 g，龙胆草 6 g，牡丹皮 10 g，赤芍 10 g，泽泻 10 g，金银花 15 g，蒲公英 30 g，甘草 6 g，栀子 6 g，茯苓 10 g。7 剂，水煎服，每日 1 剂，早晚分服。

二诊：患者述服药 2 剂后即泻出深黑色大便，便后舒爽，后每日大便 1～2 次。服药 7 剂后，阴囊肿胀疼痛已经完全消退，其余发热、午后潮热、盗汗等症状均已消失。触诊仍可触及轻微肿大附睾，唯觉食欲欠佳，肢体乏力，夜间时有汗出，大便偏溏，每日 2 次，舌淡红，舌质略紫，苔白腻。证属脾气亏虚，真阴虚损，余邪未清。治予凉血散瘀，健脾益气。处方：党参 10 g，薏苡仁 30 g，牡丹皮 10 g，生地黄 10 g，怀山药 15 g，茯苓 10 g，金银花 10 g，蒲公英 15 g，木香 6 g，黄连 3 g，延胡索 10 g，橘核 10 g。服 7 剂后，诸症全消。

【评析】 本案患者初有非淋病史，乃本病之由，初期失治，后邪毒流窜肾子而发。肾子多气多血之腑，气血壅阻，日久气壅化热，血阻成瘀，遂成瘀血热病机。《素问·痿论》述："阳明者，五脏六腑之海，主润宗筋"。肾子多气多血与阳明经气相合，且肾子可润宗筋，故认为肾子通于阳明经气，又"足厥阴之别……其别者，经胫上睾"，肾子乃厥阴肝经所循，故治予泻阳明腑热，清厥阴湿热以下瘀热之源。后瘀热已消，然久服苦寒泻下之药易败中气，故后期予健脾助运兼养阴化瘀以收全功。

[1] 王浩，薛建国. 从瘀热辨治子痈的临证思路与经验——周仲瑛教授瘀热病机男科运用

[J]. 山东中医杂志，2016，35（8）：682-684.

🍅 例2　彭建明治急性睾丸炎疼痛案

杨某，男，47岁。

初诊日期： 2016年9月30日。

主诉： 左侧阴囊肿痛不适2天余。

病史： 患者前日午睡受凉后出现左侧阴囊肿大疼痛，不伴尿频、尿急、尿痛，无恶心呕吐，未经任何治疗，后上诉症状逐渐加重，遂来我院就诊。刻下症见：左侧睾丸肿胀疼痛，阴囊下坠沉重不适，腰膝酸软，排尿无力，尿色深黄，大便黏腻，饮食尚可，夜寐欠安。查体：舌质红，苔黄腻，脉弦滑，患者神清，精神欠佳，急性面容，体温正常，心肺听诊未见明显异常；可见左侧阴囊肿胀、肤色、皮温尚正常，可触及左侧睾丸肿胀、压痛（+），透光试验（−）；右侧睾丸大小尚正常、无压痛。辅助检查：血常规示白细胞 12.09×10^9/L；尿常规示白细胞 38.64/μL，细菌 12.22/μL，白细胞3（+++）；睾丸彩超示：左侧睾丸炎，左侧精索静脉曲张反流。

诊断： 急性睾丸炎。

辨证： 湿热下注。

治法： 化湿清热止痛。

处方： 枸橘、川楝子、青皮、陈皮各15 g，赤芍、泽泻、防风各12 g，秦艽10 g，栀子、黄芩各9 g，车前子（包煎）30 g，木通9 g，甘草3 g。5剂，水煎服，每日1剂，分3次温服。

二诊： 左侧睾丸疼痛明显减轻，阴囊下坠沉重感缓解，无腰膝酸软，二便调，夜寐安，舌淡红，苔薄黄，脉弦。查体示患者阴囊肤色、皮温正常，左侧睾丸大小正常，按压无明显疼痛，复查血尿常规无明显异常。原方去栀子、黄芩、木通，加茯苓、薏苡仁各20 g，续进10剂而愈。

【评析】 睾丸炎属中医"子痛"范畴，以枸橘汤为基础方；患者湿重于热，加车前子、木通以增加利湿通淋之功效，另加栀子、黄芩清热解毒。二诊去栀子、黄芩、木通，加健脾、利水渗湿之茯苓、薏苡仁，使药效趋于平和，兼护脾胃。

[2] 史小田，彭建明.彭建明应用枸橘汤治疗子痈医案举隅 [J].浙江中医药大学学报，2017，41（4）：312-314.

附睾炎

附睾炎是男性生殖器部位常见的疾病，多由邻近器官的感染蔓延所致。可分为急性和慢性两种。急性期如诊治不及时可转为慢性附睾炎。临床表现为阴囊部疼痛、坠胀，附睾硬结等。

本病属中医学的"子痈""子痰"等范畴。多为外感邪毒，湿热结聚，蕴结成毒，阻于肝肾之络，结于肾子；或肝失疏泄，气滞血瘀，发于肾子，延成硬结所致。《医宗金鉴·杂病心法要诀》说："少腹痛引阴丸，小便不通者，为癃疝也"，为内经"七疝"之一。

🍅 例1 宾彬治附睾炎疼痛案

患者，男，47岁，司机。

初诊日期： 2018年5月16日。

病史： 阴囊内反复胀痛半年，加重1个月，久坐或行房后明显。半年前曾在外院诊为急性附睾炎，静脉滴注左氧氟沙星注射液，口服西黄胶囊等治疗，症状缓解后停药。近1个月，阴囊疼痛再次出现，久坐或者性生活过后明显，诉尿黄，无明显尿频、尿急、尿痛等不适，大便正常。纳寐尚可，口干，无腰痛。查体：触诊两侧附睾尾部增大，有结节，轻触痛，两侧睾丸、精索静脉未见异常。刻下症见：舌质黯淡，苔白，脉滑。阴囊彩超显示双侧附睾肿大，尾部尤为明显，考虑附睾炎超声改变。血常规、尿常规基本正常。

诊断： 附睾炎。

辨证： 气滞痰凝。

治法： 行气化痰。

处方：橘核 12 g，柴胡 12 g，荔枝核 12 g，威灵仙 15 g，牡蛎（先煎）30 g，蒲公英 30 g，泽兰 10 g，陈皮 6 g，青皮 6 g，夏枯草 15 g，白芍 10 g，枳壳 6 g，蒲黄（包煎）10 g，五灵脂（包煎）10 g，金银花 10 g，野菊花 10 g，紫花地丁 10 g，甘草 6 g。14 剂，每日 1 剂，水煎服，早晚服用。

二诊：2018 年 5 月 31 日。服药 2 周后，阴囊胀痛减轻，触诊附睾结节缩小，轻触痛。继续前方基础上加小茴香、川楝子各 10 g，每日 1 剂，水煎服，早晚服用。

再服 4 周，诸症消失。

【评析】 "子痛"多由于寒湿之邪侵袭肌表不得外解，日久郁而化热，结于肾子；或久居湿地，坐地寒湿，寒湿下犯，血脉不利，血凝而气滞，肾子经络阻遏，酿热化脓；或饮食不节，嗜食肥甘厚腻，损伤脾胃，运化失职，湿浊郁而化热，循肝肾之经下注肾子，发为子痛；房事不洁，邪毒内侵，侵袭肾子；跌仆损伤，肾子络伤血瘀或兼感外邪，化热酿脓而成。因此，本病例考虑为肝郁气滞，经脉不利，血瘀痰凝，当以疏肝理气，活血化瘀，清热散结为治疗原则。选用柴橘汤加减治疗，柴胡、橘核、荔枝核疏肝行气，散结止痛。延胡索理气止痛，活血化瘀，引诸药入肝经。威灵仙祛湿通络，金银花、野菊花、紫花地丁合蒲公英即五味消毒饮，可以加强清热解毒，消痈散结之效。芍药、甘草，酸甘化阴，柔肝缓急止痛。蒲黄、五灵脂即失笑散，活血祛瘀，散结止痛。夏枯草、牡蛎软坚散结消肿。青皮破气平肝，引诸药至肝经。蒲公英、泽兰清热利湿解毒。陈皮理气，燥湿化痰。甘草清热解毒，兼调和诸药。二诊加小茴香、川楝子，小茴香温经散寒止痛，川楝子行气止痛，与上药合用，共同起到疏肝理气，活血化瘀，清热散结之效，气行血行，气血调达，肾子瘀去结散，故通则不痛。

[1] 代波，林思伟，陆海旺，等.宾彬从肝论治阴囊疼痛经验 [J].中医药导报，2020，26（16）：200-202.

例2　崔云治附睾炎疼痛案

张某，男，30 岁，已婚。

初诊日期：2016 年 1 月 13 日。

主诉： 左侧阴囊肿大疼痛伴左腰腹部牵扯痛 15 日。

病史： 患者平素嗜食辛辣肥甘，15 日前劳累后出现左侧阴囊内红肿胀痛，牵扯左腰腹部疼痛，无明显发热恶寒，性生活后稍有缓解，伴有性功能减弱。外院诊断为急性附睾炎，予以抗生素及中成药口服（具体不详），肿痛无明显好转。刻下症见：左侧阴囊疼痛难忍，伴左腰腹部牵扯痛，精神稍倦怠，郁郁微烦，大便三四天一行，但不干，小便黄。舌淡红苔黄腻，脉弦数。查体：左侧阴囊红肿触痛，明显下坠，左侧附睾肿大，界限不清。阴囊彩超提示急性附睾炎（左侧）。血、尿常规无明显异常。

诊断： 急性附睾炎。

辨证： 肝郁气滞，湿热毒蕴。

治法： 疏肝行气止痛，清热泄浊通精，补虚解毒消痈。

处方： 黄芪 30 g，当归 10 g，白芷 10 g，天花粉 15 g，黄芩 15 g，乌药 10 g，虎杖 15 g，浙贝母 10 g，广郁金 10 g，地榆 15 g，威灵仙 12 g，大枣 10 枚。水煎服，每日 1 剂，14 剂。嘱注意休息，节制房事，保持舒畅心情，饮食清淡。

二诊： 2016 年 1 月 27 日。服药 1 周后患者诉左侧阴囊胀痛明显减轻，稍有坠胀感，大便畅解，小便转清，查体：左侧附睾肿大较前变小变软，舌淡红，苔薄黄，脉弦。湿热浊毒之邪渐消，清热之品减用，加以行气散结之品。初诊方去黄芩，加荔枝核 12 g，橘核 12 g。14 剂，水煎服。

三诊： 2016 年 2 月 7 日。阴囊红肿消失，触压痛（±），附睾尾部略有硬结，舌淡红苔少，脉弦细。浊毒之邪渐清，酌加养阴活血扶正之品以善后。初诊方去黄芩、地榆，加续断 15 g，丹参 20 g，石斛 15 g，14 剂，水煎服。后以该方随症加减服用月余，硬节全消。

【评析】 附睾炎的发生多与先天禀赋不足、外感时邪、饮食不当、情志内伤、劳逸失度等因素有关，附睾炎的辨证与肝、脾、肾三脏关系密切，尤以脾为要，脾虚失运，肾子失养是病机，肝气郁滞、浊毒下注是主要致病因素，而湿热下注于肝肾、败精浊毒壅阻肾子是其发病关键，久病多伤阴致瘀。确立补虚健脾以治本、行气疏肝佐其治、清毒化浊贯始终、养阴祛瘀莫放松的治疗法则，临床遣方用药擅以和法取效。崔云治疗附睾炎治病求本标本同治，临证谨守病机，选药普通，疗效卓著，学术经验深刻独到，值得借鉴和学习。

[2] 陶方泽，崔云，周小敏，等. 崔云教授治疗附睾炎临证经验 [J]. 中华全科医学，2017，15（10）：1773-1775，1790.

🍅 例 3　耿新生治附睾炎疼痛案

秦某，男，46 岁。

初诊日期： 2015 年 8 月 26 日。

病史： 患者素体肥胖，自诉右侧附睾肿大 1 年余，间断住院治疗，效不显著（具体用药不详），刻下症见：右侧附睾肿大如桃核，不可触碰，触则痛甚难忍，易怒，纳可眠尚可，二便调，舌质红，苔白厚脉弦滑。有高血压病史、高脂血症病史。

诊断： 子痈。

辨证： 肝郁化火。

治法： 疏肝解郁，滋补肾水，解毒散结。

处方： 黄芪 30 g，当归 20 g，柴胡 6 g，土茯苓 20 g，黄柏 15 g，泽泻 10 g，水蛭 6 g，赤芍 15 g，蝉蜕 15 g，白僵蚕 15 g，桂枝 6 g，丹参 30 g，车前草 15 g，金银花 15 g，冬瓜子 30 g，益智仁 30 g，丝瓜络 15 g，甘草 6 g。7 剂，水煎温服。

二诊： 2015 年 9 月 3 日。患者自诉服上药后，附睾肿大明显缩小，疼痛减轻，仅有压痛，出现轻微胸闷，余未见不适，舌质淡红，苔白稍厚，脉弦滑。考虑患者体质肥胖，应属痰湿内盛，耿教授在一诊方基础上加瓜蒌皮 15 g，薤白 10 g，檀香 3 g，继服 7 剂，水煎温服。

三诊： 2015 年 9 月 12 日。患者自诉附睾肿大缩小如米粒，无压痛，胸闷感消失，余未不适，舌质淡红，苔稍黄，脉弦滑。效不更方，因舌苔稍黄加一味桑叶 15 g，继服 7 剂，水煎温服。

2015 年 9 月 20 日电话告知，症状全失，咨询可否不前来就诊，耿教授嘱少食辛辣刺激之物，适当运动控制体重，不适随诊即可。

【评析】 本案患者素体肥胖，有高血压病史，舌脉一派湿热之象，再结合临床症状，辨证为肝火郁结，湿热互结。本着治病求本、标本兼治的原则，用当归补血汤滋补肝血，合加味逍遥散以疏肝解郁，合丹参饮活血止痛，合瓜蒌薤白汤化痰祛瘀，振奋胸阳。黄芪、当归补益气血，滋补肝血以柔肝降火，柴胡、赤芍疏肝柔肝，赤芍、丹参活血止痛，土茯苓、泽泻、黄柏、冬瓜仁、车前草清利下焦湿热，水蛭、丝瓜络通经散结直达病所，金银花具有清热解毒之效。二诊时，因气候及体质因素，患者出现轻度胸闷，随证治之，加瓜蒌皮、薤白以振奋胸阳祛痰湿，檀香以理气止痛。三诊时，患者出现了舌苔稍黄的变化，防微杜渐，加用一味桑叶清除热邪。现代研究发现桑叶具有降血压、降血脂、抗炎的功效，此药对患者恰到好处。四诊时，患者仅电话告之病已愈，故嘱节饮食，不适随诊。

[3] 晁利芹，耿新生，张钧凯，等.耿新生论治"子痫"经验 [J].河南中医，2017，37（8）：1362-1363.

淋病

淋病是由淋病奈瑟球菌所致的性传播疾病，主要为泌尿生殖系统的急慢性炎症。临床表现主要为排尿困难，排尿时有烧灼样疼痛，外阴肿痛，分泌物增多或腹痛等。早期治疗可痊愈，但若延误诊治则可经久不愈。

本病属中医学"清浊""白浊""赤白浊""淋浊""淋证"等范畴。为嗜欲无度，外阴不洁所致。

🍅 例1 周宝宽治淋病案

杨某，男，37岁。

初诊日期：2010年4月9日。

主诉：小便短涩，淋沥不尽3个月。

病史：自述半年前嫖娼后患急性淋病，经抗生素治疗已愈。3个月前又有不洁性行为，出现淋病症状与体征，因属官员，未敢在当地医院求治而去远郊一黑诊所治疗，可能使用抗生素为假劣药品而延误病情，3 个月症状不除，现请中医诊治。刻下症见：尿道口有少许黏性分泌物，排尿无力，淋沥不尽，五心烦热，腰膝酸软；舌质红，苔少，脉细数。

诊断：淋病。

辨证：正虚毒恋。

治法：滋阴降火，化浊利湿。

处方：知母 10 g，黄柏 10 g，熟地黄 10 g，玄参 10 g，山药 20 g，茯苓 10 g，牡丹皮 10 g，泽泻 10 g，车前子（包煎）20 g，白术 10 g，贯众 10 g，栀子 10 g，土茯苓 20 g，连翘 10 g，女贞子 20 g，墨旱莲 15 g，牛膝 10 g，益母草 20 g，炙甘草 5 g。口服及外洗。

二诊：上方用 7 剂后，排尿畅，尿道无分泌物，阴虚症状减轻。上方继续口服。

三诊：上方又用 14 剂，诸症消失。又用 7 剂，巩固疗效。

《30 年临证实验录》

【评析】　熟地黄补血养阴；玄参清热凉血，泻火解毒滋阴；牡丹皮清热凉血，活血祛瘀；知母清热泻火，生津润燥；黄柏清热燥湿，泻火除蒸，解毒疗疮；山药、白术健脾补中，山药尚能滋养肾阴；泽泻既能清膀胱之热，又能泻肾经之虚火，下焦湿热者尤宜，还能利水消肿；萆薢善利湿分清去浊；车前子通利水道，清膀胱热结，分清浊而止泻；茯苓利水消肿，渗湿健脾；土茯苓、贯众、栀子、连翘清热解毒；牛膝、益母草活血化瘀；女贞子、墨旱莲滋补肾阴；甘草调和诸药。全方共奏滋阴降火、化浊利湿之功。

例 2　徐福松治淋病疼痛案

马某，男，35 岁。

初诊日期：2009 年 7 月 7 日。

主诉：尿频，尿道灼热、刺痛，阴汗潮湿不适 2 个月。患者 2 个月前有尿路感染病史，曾使用大量抗生素治疗，症状未能完全缓解。刻下症见：尿频，尿道灼热、刺痛不适，伴阴汗潮湿，会阴部胀满不适，舌红，苔黄腻，脉弦滑。查体：尿道口潮红，少量透明分泌物。尿常规：白细胞（＋），白细胞计数 11 个 /μL。尿道拭子细菌及支原体培养阴性。

诊断：淋病。

辨证：下焦湿热。

治法：清利湿热。

处方：土茯苓 30 g，猪苓 10 g，茯苓 10 g，牡丹皮 10 g，槐花 10 g，紫花地丁 15 g，蒲公英 15 g，败酱草 15 g，生地黄 10 g，甘草 6 g，忍冬藤 15 g，蒲黄（包煎）10 g。7 剂，水煎服。每日 2 次。

二诊：服药 7 剂后症状大减，尿道口透明分泌物大为减少，尿道不适已不明显，舌质红，苔薄黄腻，脉弦。治疗大法不变，上方化裁。处方：土茯苓 30 g，猪苓 10 g，茯苓 10 g，牡丹皮 10 g，槐花 10 g，太子参 10 g，蒲公英 15 g，薏苡仁 20 g，生地黄 10 g，甘草 6 g，忍冬藤 15 g，蒲黄（包煎）10 g。7 剂，水煎服。

三诊：患者经 2 周治疗后症状大为减轻，现尿频减轻，无尿道灼热、刺痒不适，会阴部胀满不适也不明显，舌红，苔薄黄腻，脉弦。查体：尿道未见分泌物。尿常规阴性。原方加减再进。处方：土茯苓 30 g，猪苓 10 g，茯苓 10 g，牡丹皮 10 g，槐花 10 g，太子参 10 g，蒲公英 15 g，薏苡仁 20 g，生地黄 10 g，甘草 6 g，白术 10 g，蒲黄（包煎）10 g。14 剂，水煎服。

《徐福松男科医案选》

【评析】 本案患者病机以实为主，但若日久可伤及心、脾、肾，表现为脾肾阳虚或肝肾阴虚、心肾不交等征象。本病病机关键为湿浊瘀阻。治疗应清热解毒、活血止痛。清淋汤是徐福松的经验方，正是为此病机而创立。中药治疗本病的机制主要在于全身与局部相调节。部分清热解毒药不仅能抗感染、抗炎，还能调节免疫机制；而许多活血化瘀中药有抗纤维化、改善微循环的功效；需注意的是治疗下焦湿热邪毒在清热利湿解毒的同时须重视培土以胜湿。

软下疳

软下疳是由杜克雷嗜血杆菌引起的一种性传播疾病，以生殖器部位发生疼痛性溃疡并伴有腹股沟淋巴结肿大为其特征。治疗时对性伴侣也要作追踪防治。

本病属于中医学"疳疮"范畴，主要是因房事不洁，感染毒邪，或肝经湿热所致。

例1 黄国泉治软下疳疼痛案（二则）

（1）曾某，女，24岁，服务员。

初诊日期： 1992年6月3日。

病史： 自述自5天前始小便有时疼痛，有烧灼感，曾到市内个体医处治疗，无效而来院诊治，妇科检查：大阴唇处3～4个丘疹，较浅表，呈圆形，直径为2 mm～2 cm，破溃后形成1个疼痛、边缘清楚而不整齐的潜蚀性边缘溃疡，有触痛，易出血。

诊断： 软下疳。

处方： 1）内服加减真人活命饮方7剂。炮山甲12 g，皂角刺12 g，金银花15 g，天花粉15 g，连翘10 g，土茯苓20 g，生地黄15 g，赤芍15 g，紫草15 g，黄柏10 g，土菊花15 g，人参6 g。每日1剂，连服7天为1疗程。

2）外洗方：苦参50 g，蒲公英30 g，大黄50 g，黄柏30 g。每日1剂，每次冲洗20分钟左右，4剂，痛解，症状全部消失而获痊愈，随访6个月未复发。

（2）陈某，男，工人。

初诊日期： 1993年4月15日。

病史： 自述本月2日开始，包皮内外二三处红色丘疹，数天内消失，二三周后，在腹股沟处发展成典型的炎症性横痃，右侧结节变大，有触痛，有破溃，经多方医治无效。来院病理诊断为腹股沟内横痃，内服基本方：炮山甲12 g，皂角刺12 g，金银花15 g，天花粉15 g，连翘10 g，土茯苓20 g，生地黄15 g，赤芍15 g，紫草15 g，黄柏10 g，土菊花15 g，人参6 g，加重金银花量至60 g，土菊花、土茯苓各 30 g，服用 8 剂，加外洗 7 剂，症状消失而痊愈。

【评析】 金银花、连翘、土菊花、大花粉、土茯苓清热解毒，消痛散结，消肿排脓；生地黄、赤芍、紫草、人参清热凉血祛瘀，解毒透疹，活血补元气；加穿山甲、皂角刺以贯穿经络，溃疡破坚，又能引药至病所。外洗方以苦参、蒲公英、黄柏、大黄等杀虫祛腐，消瘀散肿，止痛收湿，敛疮止血，生肌。诸药合用使热清毒解，疼痛自愈。

[1] 黄国泉. 加减真人活命饮治疗软下疳 [J]. 吉林中医药，1995（4）：21.

例2 苏莹治软下疳疼痛案（二则）

（1）患者，男，28 岁。

病史：1 个月前有不洁性接触，后自感小便灼热刺痛，尿频尿急，阴茎根红肿痛，龟头部出现丘疹样红点，继而红肿、化脓、溃破，阵发性剧痛，流出黄白液体，质黏稠，秽臭，2 周后发现左侧腹股沟淋巴结肿大，疼痛，继而化脓破溃。经某医院细菌培养发现杜克雷嗜血杆菌，诊断为软下疳。内服外用多种抗生素效果不佳，口干苦，纳差，心烦，眠差，大便干，溲赤，阴茎肿胀痛甚。查体：患者痛苦面容，面色晦黯；龟头部冠状沟左侧可见 2 cm×3 cm 的溃疡，四周红肿，有少许脓性分泌物，左腹股沟肿块成串珠样，一处溃疡流脓，舌黯红苔黄，脉弦数。

诊断：软下疳。

辨证：湿毒下注，火郁结肿。

治法：清热祛湿，泻火消肿。

处方：1）内治法：大黄（后下）15 g，黄芩 15 g，龙胆叶 15 g，萹蓄 10 g，土茯苓 30 g，赤芍 15 g，车前子（包煎）15 g，重楼 18 g，生地黄 30 g，知母 15 g，上药加水煎取 150 mL，前 2 次混合后早晚分 2 次温服，每日 1 剂。另嘱如每天大便 3 次以上，大黄可不后下，而与药同煎。

2）外治法。用解毒浓缩液浸泡患处 2～3 次／天，浸泡后撒上琥珀珍珠散于患处。解毒浓缩液组成：蒲公英 30 g，蜈蚣 4 条，金银花 30 g，水牛角 60 g，猫爪草 30 g, 甘草 18 g, 紫花地丁 60 g, 赤芍 18 g, 地耳草 60 g, 大黄 30 g, 穿山甲 30 g, 用 500 mL 清水将上药煎至 200 mL, 然后用尼泊金 3 g 溶于药液中, 装瓶, 每瓶 30 mL。用法: 外用涂洗患处, 亦可用消毒棉花湿敷患处。琥珀珍珠散组成: 琥珀末, 珍珠末, 青黛末。上三味药拌匀装瓶, 撒于患处。

二诊: 服上药 7 剂和外治后, 生殖器及左腹股沟淋巴结肿痛减轻, 流水减少; 心烦, 口干苦等症也有所减轻, 纳佳, 眠尚可, 大便 2～3 次 / 天, 小便黄, 舌脉如上。上方去大黄, 加八月札 30 g, 蒲公英 18 g, 金银花 15 g。外治法同上。

三诊: 服上药 14 剂和外治后, 肿痛好转, 溃疡未敛, 已无脓水渗出, 饮食, 睡眠可, 乏力, 口干, 二便调, 舌淡红苔白, 脉弦细。予内治处方: 黄芪 30 g, 薏苡仁 30 g, 蒲公英 30 g, 牡丹皮 12 g, 萹蓄 10 g, 土茯苓 30 g, 云苓 30 g, 木通 15 g, 生地黄 18 g, 上药加水煎取 150 mL, 煎 2 次, 混合后早晚分 2 次温服, 每日 1 剂。外治法: 用解毒浓缩液清洗患处, 洗后用拔毒生肌膏调敷患处, 助溃疡生肌敛口, 每日 2 次。拔毒生肌膏组成: 地龙 30 g, 黄柏 30 g, 白蜡 30 g, 防风 30 g, 白蔹 15 g, 白及 12 g, 老松香 20 g, 白芷 12 g, 黄丹 18 g, 血竭 12 g, 乳香 12 g, 没药 12 g, 黄连 10 g, 梅片 6 g, 麻油 300 g。先将白蔹、白及、白芷、黄柏、黄连等七味药入麻油内浸 3 天, 置铜勺内文火煎微枯, 细绢滤净去渣, 复入铜勺内煎滚, 入老松香、血竭、乳香、没药化尽, 次入白蜡, 微火化开, 再将梅片、黄丹徐徐调入, 和匀成膏, 功能托毒生肌, 祛腐收敛。

经上法内外治疗 15 天后症状完全消失, 唯在阴茎留有瘢痕。

（2）患者, 女, 30 岁。

病史: 患者 1 个月前不洁性接触后, 小便灼热刺痛, 阴部皮肤有刺痛感, 继而发现外阴出现一小的红色丘疹, 2 日后变为脓疱, 破溃后有灰色黏稠液体渗出, 时有渗血、剧痛, 溃疡面逐渐扩大, 右腹股沟淋巴结肿大疼痛、破溃、流脓。经某医院检查诊断为软下疳。曾用多种抗生素治疗, 仍外阴痒疼痛, 右腹股沟淋巴结肿痛, 右脚跛行, 口燥唇干, 面色晦黯, 口干苦, 溲赤, 大便干。查体: 患者痛苦面容, 舌红绛, 苔黄, 脉弦紧; 阴唇系带、阴蒂、会阴破损溃烂, 形成表浅溃疡，边缘不齐，周围皮肤黏膜充血肿胀，有少量黄白分泌物，味臭；右侧腹股沟淋巴结肿大成串，可见 2 cm×3 cm 的溃疡，有脓液渗出。血常规：白细胞计数 $13 \times 10^9/L$，中性性细胞 0.8，淋巴细胞 0.18. 单核细胞 0.02。

诊断：软下疳。

辨证：湿热下注，厥阴瘀毒。

治法：清热除湿，解毒散结。

处方：1）内治方。大黄（后下）15 g，栀子 12 g，当归尾 12 g，黄柏 12 g，土茯苓 30 g，石上柏 30 g，半枝莲 30 g，川红花 12 g，红条紫草 15 g，龙胆草 12 g。上药加水煎取 150 mL 煎 2 次，混合后早晚分 2 次温服，每日 1 剂。

2）外治法：用解毒浓缩液每次 1 瓶，加热水 500 mL 熏洗患处，熏洗后用琥珀珍珠散轻撒患处后，再用拔毒生肌膏外敷于琥珀珍珠散上。

二诊：服上药 7 剂和外治后，大便 1～2 次/天，症状明显减轻，溃疡面见干燥，饮食、睡眠可，舌黯红苔黄，脉弦。按上方去大黄，加丹参 30 g，其余治疗同上。

三诊：服上药 14 剂和外治后，症状基本好转，乏力，溃疡面无脓水渗出，无痛无痒，舌红苔白，脉弦细数。处方：黄芪 30 g，当归 12 g，丹参 30 g，川红花 12 g，沙参 30 g，土茯苓 30 g，薏苡仁 30 g，生地黄 18 g，上药加水煎取 150 mL，煎 2 次，混合后早晚分 2 次温服，每日 1 剂。用解毒浓缩液清洗患处，外敷拔毒生肌膏，每天换药 1 次。

四诊：服上药 14 剂和外治后，溃疡面已愈，无明显不适，复查一切均正常。

【评析】　本病由湿火毒邪引起，治当泻火解毒、清利湿热，可选用大黄、黄柏、黄芩、土茯苓、红条紫草、石上柏、半枝莲、龙胆叶、栀子等药，并可选用牡丹皮、赤芍、生地黄、知母等凉血清热养阴。同时局部处理也必不可少，解毒液、琥珀珍珠散具有杀菌解毒消肿功能，配合拔毒生肌膏以提脓生肌，对感染软下疳溃疡尤为灵验。因火毒内结、血行不畅，致火毒挟瘀，更加重了肿痛。因此，口服药中可适当加用活血药以散瘀消肿解凝，尤其对女性患者，更应注意养血活血。不论男女，软下疳愈后必留瘢痕，因此治疗后期除益气养阴、生肌敛疮外，均应注意运用活血祛瘀药如丹参、红花、桃仁、泽兰、五灵脂等，以减轻疤痕形成，帮助康复。

[2] 苏莹. 内外合治软下疳二例 [J]. 中国疗养医学，2016，25（10）：1116-1117.

第九章
其他

颜面部疖痈

颜面部疖痈为金黄色葡萄球菌进入损伤或不洁的皮肤，继而引起毛囊及皮脂腺周围的急性化脓性感染，单发的称为"疖"，多发毛囊脓肿称为"痈"。本病多发生于小儿、青年。临床表现为毛囊和皮脂腺为核心的皮肤硬结、红、肿、痛，有脓头。因面部有丰富的血管网和淋巴网，诊治不当时，感染扩散可造成引起危及生命的败血症或海绵窦化脓性血栓性静脉炎。

现代医学对本病的治疗采用抗生素及一般对症处理。特别强调对本病的早预防、早诊断、早治疗。

本病属中医学"疖""痈""疔疮"等范畴。其病因病机为饮食失节，或情志所伤，或外感六淫，火热毒邪结聚，局部气血不通。属热证、实证、阳证。内治清热解毒，佐以凉血散结。同时可施以外治。

🍅 例1 张赞臣治颜面部疖痈案

患者，女，16岁。

病史： 左鼻处肿胀作痛，伴面颊肿胀4天。曾用青霉素、链霉素肌内注射2天，症状不减。疔毒发于左鼻外侧迎香部，结块肿胀及于面颧，按之坚硬觉痛，舌脉正常。

诊断： 鼻疔并发面颊部蜂窝织炎。

辨证： 热毒内蕴，上攻鼻窍。

治法：清营解毒。

处方：赤芍、黄芩、芙蓉花、杭菊花、荆芥、牡丹皮各 9 g，紫花地丁、金银花各 12 g，甘草 3 g，桔梗 4.5 g。3 剂。芙蓉叶粉 30 g，调成糊状外敷，每日更换 1～2 次。

药后疔毒根脚转软，面颧红肿亦退。药已中的，原方去桔梗、荆芥，加绿豆衣 18 g、连翘 9 g，外用同前。19 天后随访，疮肿全退而病愈。

【评析】 疔疮跟脚已硬，热毒入血，治当凉营解毒，又因发于颜面部，故多用花类轻扬之品，芙蓉花擅能凉血解毒消肿止痛，内外合力，毒邪应收而去。

[1] 当代中医药发展研究中心 . 张赞臣耳鼻喉疮疡内治六法 [N]. 中国中医药报，2015-05-25（4）.

🍅 **例 2　黄文政治颜面部疖痈案**

陈某，男，47 岁。

初诊日期：2012 年 4 月 3 日。

病史：患者于 1 周前无明显诱因出现头部疖疮，红肿疼痛，初未予重视，后患者头部疼痛加重不可忍耐，故至黄老门诊就诊。刻下症见：患者头上粟起，肿赤疼痛，目昏干涩，咽部疼痛不适，腰部酸痛，少寐健忘，舌红少苔，脉细弦。

诊断：急性毛囊炎。

辨证：热毒蕴结。

治法：清热解毒。

处方：苍术 10 g，荷叶 10 g，升麻 10 g，连翘 10 g，薄荷（后下）6 g，僵蚕 10 g，白蒺藜 15 g，炒牛蒡子 10 g，桔梗 10 g，甘草 10 g。7 剂，每日 1 剂，水煎，分 2 次服。

二诊：2012 年 4 月 10 日。患者头上疖肿基本消失，仍少寐健忘，腰酸痛，舌红苔薄，脉细弦。拟前方去升麻、薄荷加石菖蒲 10 g、赤芍 10 g、鹿衔草 15 g。7 剂，每日 1 剂，水煎，分 2 次服。

三诊：2012 年 4 月 17 日。患者头部疖肿消失，耳鸣，腰部酸痛减轻，舌红苔少，脉细。黄文政调整处方如下：石菖蒲 10 g，茯苓 10 g，远志 10 g，杜仲 10 g，枸杞子 15 g，山药 15 g，磁石（先煎）20 g，牛膝 10 g，砂仁（后下）6 g，甘草 6 g，赤芍 15 g，丹参 20 g，荷叶 10 g。7 剂，每日 1 剂，水煎，分 2 次服。

四诊：2012 年 4 月 24 日。患者耳鸣减轻，腰部酸痛基本消失，舌红苔少，脉细弦。拟前方加菊花 10 g，白蒺藜 15 g。7 剂，每日 1 剂，水煎，分 2 次服，病获痊愈。

【评析】 《外科启玄》云："天地有六淫之气，乃风寒暑湿燥火，人感受之则营气不从，变生痈肿疔疖。"清代高锦庭在《疡科心得集》中云："盖疡科之证，在上部者俱属风温风热，风性上行故也。"故治疗头面部疖肿，当以疏风散热、清热解毒。"清震汤"乃金元四大家之一李东垣之定方，本方为泻火之剂，原主治雷头风，头面疙瘩肿痛，憎寒壮热，状如伤寒。其组成为苍术、升麻、荷叶，升麻功同犀角，能泻火解毒。苍术辛烈，可燥湿强脾，辟瘴疠。荷叶味苦辛微涩、性凉清香升散，能助胃中清阳上行，患者头部起疖疮，红肿疼痛，此乃外科阳证，证属热毒蕴结，黄文政在此用"清震汤"是取其清热解毒之效彰之意，配以连翘、薄荷、僵蚕等疏风散热之品切中病机。加牛蒡子、桔梗、甘草以清热解毒利咽，兼顾患者咽部疼痛不适，然患者夜寐欠安，故加菖蒲、远志等安神之品，伴见腰部酸痛、耳鸣，乃为肝肾不足、虚热内扰，故加山药、枸杞、牛膝、杜仲等以滋补肝肾、清解虚热。此患者头部疼痛为急症，为病之标，肝肾不足为缓症，为病之本。黄文政先以"清震汤"治疗头部疖疮以治标，待症状缓解后再配以滋补之品治疗腰酸痛、耳鸣以治本，体现"急则治其标，缓则治其本"之治则。

[2] 韩倩倩，王耀光. 黄文政教授运用清震汤治疗头部疖肿 1 例 [J]. 四川中医，2014，32（9）：131.

流行性腮腺炎

流行性腮腺炎是由腮腺炎病毒引起的急性传染病。以腮腺肿大、疼痛为主要临床表现，多伴有发热和全身不适，并可累及其他腺组织及脏器。脑膜脑炎、睾丸炎为常见合并症，多见于儿童，也可见于成人。本病是一种自限性疾病，主要为对症治疗。患儿须隔离至腮腺肿胀完全消退，有接触史的易感儿应检疫 3 周。儿童可给予减毒腮腺炎活疫苗或腮腺炎免疫球蛋白以预防感染。

本病属中医学"痄腮"，俗称"虾蟆瘟""搭腮肿"等。多由风温邪毒自口鼻而入，内袭少阳，以致经脉失和，热毒积聚而发病。

🍅 例 1　赵绍琴治流行性腮腺炎疼痛案

黄某，男，7 岁。

初诊日期： 1979 年 9 月 16 日。

病史： 发热 2 天，体温 37.8℃，头痛，寒热不重，昨天开始两侧耳下腮腺肿痛，舌红咽痛不肿，脉浮滑且数，微有咳嗽，夜间睡眠不安，大便略干，小便赤黄。

诊断： 流行性腮腺炎。

辨证： 风温郁热。

治法： 宣郁疏风。

处方： 薄荷（后下）6 g，前胡 6 g，炒牛蒡子 6 g，温郁金 6 g，酒炒黄芩 6 g，浙贝母 6 g，僵蚕 6 g，蝉蜕 3 g，玄参 10 g，马勃 3 g，芦根 20 g。水煎服，每日 1 剂，连续服用 2 剂。并嘱热敷两腮，早晚各 30 分钟。敷后肿势虽增无妨。

二诊： 上方药连续服用 2 剂后，两腮肿势较增而疼痛大减，身热渐退，体温 37.3℃，脉滑数，舌红、咽痛皆减，大便已通。风温郁热已透，治以清热解毒，仍当静卧休养，饮食当慎。旋覆花（包煎）6 g，前胡 6 g，连翘 6 g，温郁金 6 g，僵蚕 6 g，玄参 10 g，板蓝根 10 g，马勃 3 g，焦三仙各 6 g。水煎服，每日 1 剂，连续服用 2 剂，仍热敷两腮，早晚各 30 分钟。

三诊： 上方药又服用 2 剂后，身热已退净，脉数已瘥，两侧腮腺肿势已退，转为正常。温邪蕴热已解，再以活血通络，清化折热。仍宜静卧休息 1 周，以防引起睾丸炎症。前胡 6 g，连翘 6 g，丹参 10 g，茜草 10 g，僵蚕 6 g，浙贝母 10 g，马勃 3 g，板蓝根 10 g，焦三仙各 6 g。水煎服，每日 1 剂，连续服用 3 剂。

四诊： 上方药又服用 3 剂后，药后诸症悉平，舌脉二便如常，仍需清淡饮食，以防余热复起。

《口腔病·名家医案·妙方解析》

【评析】 腮腺暴肿，是郁热不得宣散，治当宣郁疏风透邪外出，不可骤用凉药。尤奇者，用热敷不用冷敷，盖寒则凝，温则通，寒则涩而不流，温则消而去之。此为妙法。唯热敷后势必引起肿势暂时加重，故预先告知病家，不令惊慌无措。虽肿加，而痛减，是欲消散之兆也。观外治之法，亦当知内治之理，不当骤用寒凉药也。

例2 文伙新治流行性腮腺炎疼痛案

刘某，男，8岁。

初诊日期： 1997年12月3日。

病史： 患者两腮、耳后肿痛，恶寒，发热（体温38.5℃），咽喉痛，微咳，微渴，大便秘结，舌淡红，苔薄黄，脉浮弱。此为温毒所致，宜内服敷法并用。

诊断： 流行性腮腺炎。

辨证： 湿热疫毒侵袭。

治法： 清热解毒散结。

处方： （1）板蓝根30 g，大青叶30 g，金银花20 g，半枝莲20 g，蒲公英20 g，紫花地丁15 g，玄参15 g，连翘15 g，甘草6 g，马勃12 g，土牛膝15 g，诃子10 g，夏枯草12 g，猫爪草15 g，大黄10 g，枳实15 g。煎服法：上方加水500 mL，以文火煎大约30分钟，取汁300 mL。复煎加水300 mL，煎20分钟，取汁100 mL。将2次汁混合，分多次服，每天1剂。

（2）外敷法：取仙人掌鲜品适量去刺捣烂，加入95%酒精50 mL调匀，外敷患处，每天3次，或将仙人掌去刺去皮，切成薄片浸于40%酒精后外敷患处，待干后重新贴敷，每次约20分钟，每天3～5次。

患者应用中药内服外敷后，3天即痊愈。

《口腔病·名家医案·妙方解析》

【评析】 本案治疗采用仙人掌外敷，配以内服清热解毒散结中药，获得良效。其中仙人掌功在行气活血，清热解毒。从临床观察发现，仙人掌具有抗菌、抗病毒、解热之功效，也能抑制炎性渗出、炎性增生等；配以板蓝根、大青叶、金银花、连翘等清热解毒中药，共奏清热解毒、软坚散结、消肿之功。此方法使用简单，疗效好，无不良反应，值得推广应用。

鼻窦炎

鼻窦炎是鼻窦黏膜的非特异性炎症，主要症状为鼻塞、流脓涕、嗅觉障碍、头痛等，以上颌窦及筛窦多见。本病可分为急性和慢性。急性鼻窦炎多由急性鼻炎导致；慢性鼻窦炎常因急性鼻窦炎未能彻底治愈或反复发作而形成。

本病属中医学"鼻渊"范畴。外因多为风寒、热毒之邪侵袭；内因多由肺、胆、胃功能失调。急性期多属实，治不得法，病程日久，转为慢性则多虚。且慢性患者，常因劳倦过度，损伤正气，或摄生不慎，感受外邪而使病情反复或加重。

🍅 例1 朱震华治疗鼻窦炎疼痛案

患者，男，30岁。

初诊日期：2019年2月8日。

病史：反复鼻塞、流脓涕、前额胀痛4个月伴发热2天。发病前有受凉史，在家自服四季感冒胶囊、布洛芬混悬液等2天，发热症状已解，仍鼻塞，流大量脓涕，前额部胀痛。为求进一步诊疗，至湖南中医药大学第一附属医院耳鼻喉科门诊就诊，查体：三测正常，鼻腔黏膜充血，双下鼻甲肿胀，双侧中鼻道及咽后壁可见大量黏脓性分泌物，通气差。前额及鼻根部有明显压痛。辅助检查：血常规示白细胞$11.7×10^9$/L，中性粒细胞比例82.3%，淋巴细胞比例16.4%；鼻窦CT示：双侧额窦炎、筛窦炎。刻下症见：鼻塞、流大量脓涕，前额部胀痛，咳黄痰，无发热，无视物不清，无眼球运动障碍，纳寐可，大便干，小便色黄。舌质红，苔黄，脉数。

诊断：慢性鼻窦炎急性发作期。

辨证：肺经蕴热。

治法：疏风泄热，通窍宣肺。

处方：银翘散加减。金银花 10 g，连翘 10 g，石菖蒲 10 g，桔梗 9 g，薄荷（后下）3 g，辛夷（包煎）6 g，苍耳子 6 g，荆芥 6 g，火麻仁 9 g，甘草 6 g。7 剂，每日 1 剂，水煎，早晚分服。

二诊：2019 年 2 月 17 日。患者自诉，服完上方 7 剂，鼻塞、前额部胀痛、咳痰较前减轻，二便已调，仍流脓涕。查体大致同前，前额及鼻根部压痛较前减轻。问诊时，知患者近期性情急躁，喜太息，闻其语速快，查舌脉，舌红苔黄，脉弦数，合并肝气郁滞之象，上方去荆芥、薄荷、火麻仁，处方以金银花 10 g，连翘 10 g，石菖蒲 10 g，桔梗 9 g，辛夷 6 g，苍耳子 6 g，皂角刺 6 g，柴胡 9 g，郁金 9 g，甘草 6 g，7 剂。

三诊：2019 年 2 月 26 日。患者复查血常规正常，无鼻塞，无前额及鼻根处胀，甚少咳痰，无脓涕，流少量清稀涕液，心情舒畅，舌淡红，苔白，脉细。查体：鼻腔黏膜淡红，双下鼻甲肿胀明显减轻，中鼻道及咽后壁无明显脓性分泌物积留。上方去金银花、连翘、苍耳子、桔梗、柴胡、郁金，处方以党参 10 g，茯苓 10 g，白术 10 g，黄芪 10 g，防风 10 g，鸡内金 6 g，辛夷 6 g，皂角刺 6 g，石菖蒲 10 g，甘草 6 g，7 剂善后。

后随访半年，患者未见复发。

【**评析**】 朱震华认为本案患者初诊时以外感风寒后，肺失宣肃，蕴久生热，鼻窍中湿热搏结为病机，故予以金银花，连翘辛凉透邪，解毒清热，用少量薄荷取"上焦如羽，非轻莫举"之意，搭配荆芥发散表邪，"无湿不成痰"故予以石菖蒲化湿开窍，苍耳子、辛夷以通鼻窍缓解鼻塞，桔梗、甘草宣肺祛痰，火麻仁润肠通便。二诊时诸症状皆有好转，余流脓涕未见改善，添皂角刺一味通窍排脓，同时患者心情郁怒，出现肝郁之象，故以柴胡、郁金疏肝行气，清心解郁。三诊时除少量清稀涕液外，诸症皆除，至此可知，病情向愈，今后关键在于防止疾病复发，故加入多味补益脾肺、益气固表的中药善后，以增强体质。

[1] 邓晗薇，朱镇华. 朱镇华教授运用皂角刺治疗慢性鼻窦炎经验 [J]. 亚太传统医药，

🍅 例2　王玉明治鼻窦炎疼痛案

刘某，女，53 岁。

初诊日期： 2018 年 4 月 12 日。

主诉： 右侧鼻痛、鼻塞，流黄涕，右侧眼眶痛 2 年。

病史： 患者 2 年前无显明显诱因出现右侧鼻痛，鼻塞，流黄脓涕，味臭，伴左侧眼眶疼痛，自行口服抗生素及鼻炎药（具体不详）症状未见明显改善。刻下症见：右侧鼻周疼痛、鼻塞，流黄脓涕，味臭，伴右侧眼眶疼痛，咽痛、咽干，无明显头痛，无鼻出血，无涕中带血，无视物模糊及视力下降。耳鼻喉专科检查：右侧眼眶处及右上颌窦区触压痛；外鼻无畸形，鼻腔黏膜充血，鼻中隔无偏曲，双侧下鼻甲肿大，右侧鼻道内可见脓性分泌物，未见明显新生物；右侧眼球运动正常，未见眼眶周围膨隆；咽部黏膜充血，双侧扁桃体无肿大，咽侧稍充血，咽后壁少许淋巴滤泡增生；双侧颈部淋巴结未触及肿大。中医四诊：面色红润，皮肤色泽无红肿，无异常气味，舌红苔黄腻，脉滑数，纳眠可，小便可，大便黏腻。辅助检查：我院行鼻窦冠状位 CT 示右侧上颌窦高密度影，右侧上颌窦内组织密度不均，内可见气体及点状钙化，考虑息肉或真菌性炎症可能。

诊断： 真菌性鼻—鼻窦炎。

辨证： 肺经湿热，秽毒瘀积。

治法： 清热解毒，活血通窍，排毒祛积。

处方： 鼻窦炎经验方加减内服。细辛（后下）6 g，砂仁（后下）9 g，藿香（后下）25 g，莪术、烫水蛭各 9 g，川芎 18 g，三棱、地龙各 12 g，重楼、黄芩、佩兰、辛夷（包煎）、皂角刺、蜂房、土茯苓、蒲公英、蔓荆子、炒僵蚕各 15 g，菊花、白芷各 18 g，金银花 21 g，薏苡仁、冬瓜子、败酱草、鱼腥草各 30 g。水煎服，7 剂，每日 1 剂，分早晚 2 次温服，以上中药煎煮方法详释于患者，嘱其避风寒，畅情志，忌辛辣、牛羊肉等腥膻发物。每周定期门诊随诊。

二诊： 患者右侧鼻痛、右侧眼眶疼痛症状减轻，鼻塞好转，黄涕减少，咽干咽痛减轻，纳眠可，小便可，大便黏腻，舌质红，苔黄腻，脉滑数。上方去僵蚕，加藁本15 g，水煎服，7剂，每日1剂，分早晚2次温服。

三诊： 患者右侧鼻痛、眼眶疼痛及鼻塞症状改善，自觉右侧鼻肿胀感、黄涕明显减少，仍觉咽干，无咽痛。纳眠可，二便调。舌质红，苔黄，脉细滑。上方去藁本、蔓荆子，加玉竹、沙参、僵蚕各15 g，水煎服，7剂，每日1剂，分早晚2次温服，中药煎煮方法同上。

四诊： 患者无右侧鼻痛及眼眶疼痛，稍有咽干，鼻通气可，无黄涕，无咽痛，声音稍沙哑，纳眠可，二便调，舌质红，苔薄黄，脉细滑。上方去黄芩加木蝴蝶9 g，水煎服，7剂，每日1剂，分早晚2次温服，中药煎煮方法同上。

五诊： 患者症状基本消失，余无明显不适，纳眠可，二便调。舌红苔薄黄，脉滑。辅助检查：治疗后于我院行CT检查示右侧上颌窦点状钙化较前明显减少。

【评析】 鼻窦炎中医以肺经湿热，秽毒瘀积证多见，外感风热上袭于肺，蕴积不解，继而化热，上炎蒸灼鼻窍，复感秽毒，瘀积日久发为本病。此案中，王玉明认为患者肺热熏蒸鼻窍而发为鼻塞、鼻流大量黄涕，秽毒瘀积而致味臭、鼻痛明显，并伴眼眶疼痛。咽痛咽干，舌红，苔黄腻，脉滑数，大便黏腻均为湿热蕴毒所致，故临床以清热解毒，活血通窍，排毒祛积为法，以便透脓托毒外出，方中以鱼腥草、败酱草、皂角刺为君，祛毒排脓；佐以蒲公英、土茯苓、金银花、重楼、菊花清热利湿解毒；藿香芳香化浊；细辛、辛夷宣通鼻窍；薏苡仁、砂仁渗湿健脾；黄芩上清肺热；白芷、川芎止头部疼痛；蜂房攻毒止痛；水蛭、地龙虫类药以破瘀积，荡涤通窍，三棱、莪术增强破瘀止痛之功。根据病情变化酌情加减药物，五诊后患者症状基本消失，无明显不适。

[2] 柏越隽，王玉明. 王玉明教授经验方治疗真菌性鼻窦炎案例举隅 [J]. 世界最新医学信息文摘，2019，19（52）：267-268.

颌周蜂窝织炎

颌周蜂窝织炎是指颌骨周围筋膜间隙组织的急性炎症。其最常见的病因是牙源性感染扩散，另外，局部组织感染或外伤后感染也可发病。临床表现有颜面部疼痛、肿胀，多伴有发热等全身症状，此外因各间隙的解剖特点尚有些特殊的临床表现。值得注意的是本病如诊疗不及时可引起败血症、脑脓肿等严重并发症。

本病属中医学"痈证"范畴。依据发病部位的不同，又分别称为"面肿""面痈""时毒""重舌""锁喉痈"等。发病时因感邪轻重不一加之个体差异，其病机转归亦各异。

🍅 例1 王品三治颌周蜂窝织炎疼痛案

李某，女，6岁。

主诉：颌下肿痛、高热4天。

病史：于4天前，始觉咽干，痒痛，次日颌下肿胀疼痛，逐渐向两侧及前胸发展，低头困难，伴有高热畏寒，口干，喜冷饮。经某市立医院诊断为颌下蜂窝织炎，用大量抗生素及局部热敷。经治3天，身热见退，但肿胀积聚喉结至颌下不收，肿硬胀痛，有压气感。昨日下午，又出现高热，并觉气短，不能进食，小便黄赤，大便3日未行，该院准备手术切开，本人拒绝，来诊。查体：患儿背进诊室，面赤仰头，体温38.9℃，下颌严重肿胀，延及颌下两侧及颈部，下颌至喉结肿起高突，皮色微红，按之掀硬疼痛，无波动感。两侧颌下淋巴结肿大，锁骨上下淋巴结未触及，心率102次/分，两肺呼吸音粗糙，未闻及干湿啰音，腹软，肝脾未触及。辅助检查：白细胞总计21 600/mm³，中性粒细胞比例81%，淋巴细胞比例14%，嗜酸性粒细胞比例5%。胸部透视示肺纹理增强。舌质红绛，舌苔黄燥，脉洪数。

诊断：颌周蜂窝织炎。

辨证：热毒壅滞，气血凝结。

治法：清热解毒，消肿散结。

处方：（1）麝香解毒丸，每次半丸，1日3次。

（2）清热解毒汤加味：金银花10 g，连翘10 g，黄芩10 g，柴胡7.5 g，天花粉10 g，知母7.5 g，贝母10 g，牛蒡子10 g，射干10 g，桔梗10 g，甘草7.5 g，水煎服，1日3次。

（3）水调散外敷患处，干则更换。

敷药2小时后，患处疼痛减轻，气短好转，第2天高热见退，体温38℃，局部肿胀收束，颈部活动及吞咽无明显好转，思饮食，但按之仍痛，小便赤涩。舌诊同前，脉数，继用前方治疗。第3天，病情显著好转，体温下降，患处也较前消散，按之痛，但无波动，皮色接近正常。舌质红，舌苔淡黄，脉稍数。血常规：白细胞总计14 300/mm³，中性粒细胞比例76%，淋巴细胞比例20%，嗜酸性粒细胞比例4%，外敷药同前，麝香解毒丸，每次半丸，1日2次。清热解毒汤，改为每日2次。第6天，全身症状消退，体温36.7℃，纳眠皆佳，二便正常，除喉结肿胀未消散外，其他均属正常。停内服药，继用水调散外敷，共10天治愈。

《疮疡证治秘录》

【评析】　本案证属热毒壅滞，气血凝结。治宜清热解毒、消肿散结。内服外治使诸症得解。

鼻疖

鼻疖是指鼻前庭毛囊、皮脂腺或汗腺的局限性急性化脓性炎症。有时可发生于鼻尖或鼻翼处。常可因挤压、感染发生扩散。临床表现为局部胀痛、灼痛、红肿等，可伴有低热和全身不适。疖肿成熟后病变顶部出现脓点。治疗予抗炎、对症处理，必要时可手术。

本病属中医学"鼻疔""白疔"范畴。因饮食不节或局部肌肤受损，火热邪毒壅盛所致，多为实证。

🍅 **例1　连建伟治鼻疖疼痛案**

患者，女，76岁。

初诊日期：2004年12月26日。

病史：右鼻腔内生疖如黄豆大，质硬红肿疼痛，时有少腹作胀，小便欠畅，左关脉弦，舌红少苔。

诊断：鼻疖。

辨证：肝郁气滞，木火刑金。

治法：疏肝解郁。

处方：一贯煎加减。生地黄 15 g，北沙参 10 g，麦冬 12 g，当归 6 g，枸杞子 10 g，川楝子 5 g，川贝母 6 g，赤芍 10 g，甘草 5 g。服 7 剂瘥。

【评析】 左关脉弦为肝气郁滞之征，舌红少苔为阴虚之象，肝郁化火为其标，素体阴虚为其本。《灵枢·经脉》云："肝足厥阴之经……环阴器，抵少腹。"肝气郁滞则少腹作胀，肝失疏泄则小便欠畅。木火刑金，肺开窍于鼻，肺热亢盛故鼻内生疖。方用一贯煎加味。方中生地黄、北沙参、麦冬、当归、枸杞子养肝血、滋肝阴、清肺热；川楝子苦寒，疏肝气清肝火，以令其条达、助其疏泄。川贝母既可清热解郁、通利小便，又有散结消肿之功。赤芍凉血散血，《药品化义》谓其"味苦能泻带酸入肝，专泻肝火"。甘草清热解毒、调和诸药。药中病机，故而收效较速。

[1] 连暐暐，连建伟 . 鼻病治验三则 [J]. 浙江中医药大学学报，2008（5）：648.

🍅 例 2　张赞臣治鼻疖疼痛案

张某，男，50 岁。

病史：两鼻烧灼样疼痛，有稀脓性分泌物，极臭，表面结有痂皮，继则延及面、目及颈前，项后亦有疖肿，已 1 月余，曾用多种方法治疗不愈。查体：鼻前庭红肿隆起，人中穴偏右有疖肿，颈后正中部红肿，疖肿已化脓溃烂，创口细小，脓流不畅，苔薄，脉滑。

诊断：鼻疖。

辨证：热毒内蕴不清。

治法：清化解毒。

处方：赤芍、粉丹皮、金银花、天花粉、浙贝母各 9 g，绿豆衣、蒲公英各 12 g，甘草 2.4 g。7 剂。外用药线引流，加提脓丹搽疮面。

二诊：鼻、口疖肿已退，颈后溃疡处脓泄未清，四周根软，苔薄净，脉滑。再予上方加芙蓉花、黄芩、地骨皮各 9 g，继服 12 剂，外用药同前。

经治疗后鼻、口部肿胀全退，但自觉尚有热痛，颈后溃烂处也已愈合，为防患未然，再予清化以资巩固。上方去芙蓉花、地骨皮，改蒲公英、金银花各 9 g，加绿豆衣 12 g，7 剂。外用青灵软膏敷于患处。鼻疖、多发性疖肿消退而痊愈。

1 年后门诊随访，旧病无复发。

【评析】 赤芍、金银花凉血解毒，活血化瘀，天花粉、浙贝母清热滋阴，绿豆衣、蒲公英皆能排痛，纵观全方，药性轻灵，清热解毒而不伤正气，合"上焦如羽，非轻不举"之意。二诊余毒未净，加重清热养阴力道，三诊加重绿豆衣用量，防止热起疖复。

[2] 当代中医药发展研究中心 . 张赞臣耳鼻喉疮疡内治六法 [N]. 中国中医药报，2015-05-25（4）.

颞下颌关节炎

颞下颌关节炎是指颞下颌关节炎症性表现，有化脓性或非化脓性炎症、类风湿性炎症、创伤性炎症、原发性关节骨关节炎等。临床表现主要为关节区疼痛、张口困难等。治疗多为对症处理，如为感染性则予抗生素。

颞下颌关节炎属于中医学"痹证"范畴，多由于外受风、寒、湿邪导致局部气血受阻。

例 1　秦亮甫治颞下颌关节炎疼痛案

患者周某，男，48 岁。

初诊日期：1995 年 3 月 11 日。

病史：3 年来左侧颞颌关节疼痛，不能嚼咬稍硬食物，在劳累和气候变化时局部疼痛更甚，常有张口困难，苦不堪言，伴头胀目眩。舌淡，苔薄，边有齿痕，脉弦。

诊断：颞颌关节炎。

辨证：寒湿痹阻，气血凝滞。

治法：通络活血。

处方：（1）内服：酒桑枝9g，寻骨风15g，桑叶9g，白蒺藜9g，炙僵蚕9g，当归9g，丹参20g，川芎9g，炒蟅虫9g，延胡索9g，14剂。

（2）湿敷方：桑叶15g，羌活、独活各15g，杭菊花15g，冰片5g。4贴。上药煎水，温置面部，1日2次，1次20分钟。

（3）针灸治疗：取穴下关、听宫、颊车，均左，1周2次。

二诊：1995年3月25日。局部疼痛稍减，张口时局部关节依然欠利，苔薄，脉弦。治守原意。

（1）内服方：原方加蕲蛇9g、太子参30g，14剂。

（2）外用湿敷方：加用当归15g，4贴。

（3）针灸治疗取穴同3月11日。

三诊：1995年4月8日。诉局部疼痛基本解除，局部关节活动较前改善，张口受限明显好转。苔薄，脉细弦。再以巩固治疗。

（1）内服方：酒桑枝9g，羌活、独活各9g，蕲蛇9g，炙僵蚕9g，当归9g，赤芍、白芍各9g，川芎9g，丹参12g，天麻9g，白蒺藜9g，白术9g，炒谷芽、炒麦芽各15g，甘草3g，延胡索9g，14剂。

（2）针灸治疗：取穴下关、听宫，均左，每周2次。

（3）停用湿敷方。

经上法3周治疗，局部活动已不受限，病情基本告愈。

《秦亮甫临床经验集萃》

【评析】 本案患者由于长年劳累，故经常反复，正气虚损，邪气所凑。治疗中予扶正与祛邪并用，温通与活血并施。内外分治，针药并施，使诸症得解。

上颌窦癌

上颌窦癌是副鼻窦恶性肿瘤中最常见的，因其位于上颌窦内，早期无症状，不容易发现。上颌窦癌的早期诊断常常是治疗能否成功的关键。其主要临床表现有流脓血鼻涕、鼻塞、面颊部疼痛或麻木等。临床医师应有高度的警惕性，注意与牙周病、慢性上颌窦炎等相鉴别。

现代医学认为本病病因尚不明了，可能与病毒感染、遗传、环境因素有关。治疗以手术为主，辅以放疗、化疗。

本病与中医学"鼻渊""颧疽"等病相似。病因主要是痰、热、瘀、虚，病初为实，日久变为虚证，或虚实夹杂。

🍅 例1　郑鸿志治上颌窦癌疼痛案

吕某，女，57岁。

初诊日期： 1970年10月5日。

病史： 右鼻孔堵塞不通，右侧头痛，有时鼻涕中带血3年。右侧面部肿胀，口腔内生一肿物2个月。右面颊破溃流血性污水1个月。曾到某院诊治，经耳鼻喉科检查，放射科X线片示上颌窦癌晚期。查体：面部右侧较左侧高，距鼻翼3 cm处有一破溃，约1 cm×1 cm，流血性污水。右眼球向前、外移位，内眦下高起，压之有囊样感。右鼻腔内有一包块，表面坏死，渗出物带血。鼻中隔向左移位，右鼻孔见一包块，表面坏死。右上牙槽处见一包块，如核桃大呈紫黑色，表面溃烂。舌红无苔，脉滑数。X线片示右侧上颌窦、筛窦密度增高，伴有骨质破坏，小房骨壁破坏。

诊断： 上颌窦癌。

辨证： 火毒内蕴，阴虚血热。

治法： 清热解毒，滋阴凉血。

处方： 半枝莲、白花蛇舌草、石见穿、生地黄、黄芩、玄参各30 g，沙参10 g，蒲公英15 g，薄荷（后下）5 g，杭菊花10 g，牡蛎（先煎）30 g，蜜大黄10 g，每日1剂，水煎服。药渣水煎，趁热熏局部，每次半小时，每日1次，熏至局部出汗为宜，继用桑木炭火烤干，连用15日。

二诊： 头不痛，口内肿瘤破溃脱落，右面颊肿胀减轻，破溃处流污水减少，食欲增加，大便稀，舌红无苔，脉滑数。火毒已减，苦寒太过伤脾。上方减石见穿，玄参改为 10 g，加炒山药、炒白术各 15 g，斑蝥片每日 3 次，每次 1 片吞服。

用药见效，守方继服 6 个月，患者一般情况良好，面颊破溃处已愈合，右侧面颊略凹陷，外观余无异常，擤鼻涕时流少量血液。右侧上腭靠第二牙槽处有一破溃，流少量带血分泌物。1971 年 4 月 17 日 X 线片示上颌窦骨质破坏。守方继服 1 年多，用药 400 剂，共服斑蝥片 2000 多片。患者自觉良好，能参加各种轻体力劳动。1976 年 1 月 13 日耳鼻喉科复查：上腭右靠第二牙槽处有一窦道，其口约 0.5cm×0.3 cm，上皮覆盖良好，表面光滑，余未见异常。X 线片示上颌窦骨质修复。

🍅 例 2　郑鸿志治上颌窦癌疼痛案

王某，女，40 岁。

初诊时间： 1976 年 4 月 8 日。

病史： 左鼻孔时流少量血 3 年，头痛 1 月。查体：左下鼻甲肥大，收敛欠佳，鼻黏膜苍白。鼻咽顶部组织增生，表面不平。鼻后孔标志不清。诊断为鼻咽乳头状瘤。1976 年 4 月 18 日经腭行鼻咽肿瘤摘除术，术中发现肿瘤长于左侧上颌窦内，又行柯氏术摘除窦肿瘤，未做根治术。术后病理科诊断为鳞状上皮癌。1976 年 4 月 28 日转中医科治疗。刻下症见：头痛，左侧面部麻木，舌红少苔，脉细数。

诊断： 上颌窦癌。

辨证： 热毒内蕴，阴虚血热。

治法： 清热解毒，滋阴凉血。

处方： 半枝莲 30 g，金银花、连翘、野菊花、刘寄奴各 15 g，赤芍 10 g，生地黄 15 g，百合 30 g，石斛、麦冬、天花粉各 15 g，牡蛎（先煎）30 g，每日 1 剂，水煎服。斑蝥片每日 2 次，每次 1 片吞服，连服 30 剂。

二诊： 患者无头痛，左侧面部麻木减轻。查体：鼻咽部黏膜干燥，左鼻腔后端附黄痂，未见增生组织，鼻腔无异常。

药证相符，守方继服 80 剂。患者左侧面部麻木症状消失，食欲良好，体重增加 5 斤，舌红无苔有裂纹，脉细弱。又照方服 30 剂。随访 5 年，病人健在。

附斑蝥片药物组成：每片含斑蝥粉 10 mg，参三七 100 mg，百合 200 mg。制糖衣片。

《著名中医治疗癌症方药及实例》

【评析】　上颌窦癌是因肺脾肾功能失调，复感邪毒，搏结而致。治疗时可中西医结合，中药既能扶正又能祛邪，与手术或放疗等配合，可提高疗效，减少复发。

青光眼

青光眼是指眼内压力间断或持续升高而引起视力下降乃至失明的一种眼病。因其种类较多而有各种不同的临床表现。高眼压可造成视力下降和视野缩小。如不及时治疗或治不得法，则可能失明。

本病属中医学"绿风内障""绿翳青盲"范畴。凡情志内伤，痰湿阻络，风火上攻、阴虚阳亢均可使肝失条达，肾水不足，目失所养而发病，与肝、脾、肺、胃均密切相关。

例 1　李辅仁治青光眼疼痛案

患者，男，76 岁。

初诊日期：1986 年 4 月 26 日。

病史：青光眼 8 个月，两目发胀，前额胀痛，失眠多梦，心中烦乱，便秘，自觉头目不清，脉弦数，关尤显，尺无力，舌质红，苔黄腻。脑科检查未见异常。眼科检查确诊为青光眼，眼压 29 mmHg，血压 154/100 mmHg，视力减退，不能看电视及书报。

诊断：青光眼。

辨证：阴虚肝阳上亢。

治法：清肝明目，滋阴潜阳。

处方：磁石（先煎）20 g，夏枯草 30 g，密蒙花 10 g，石决明（先煎）30 g，谷精草 10 g，黄柏 10 g，玄参 10 g，车前子（包煎）15 g。7 剂，水煎服，每日 1 剂。若服药后头痛未作，自觉睡眠好，原方再服 7 剂；若自觉头目清爽，目胀消失，大便通畅，口干，脉弦细，舌苔薄白，原方加生地黄 15 g、麦冬 15 g，滋阴生津，服 24 剂。

【评析】 本案处方以石决明、磁石配伍，妙在石决明入肝经，磁石入肾经，配伍后有滋肾平肝、水木相生作用；夏枯草、谷精草以平肝明目去障，知母、黄柏清热泻相火，生地黄、麦冬为增液汤，使肾阴充足，肝阳得以清降，而使视力渐复、头目清爽而愈。另本方对降眼压有良效。

[1] 王义勉，张文科，邵亚军 . 浅谈国医大师治疗青光眼之经验 [J]. 中国中医基础医学杂志，2013，19（3）：341-342.

例2 唐由之治青光眼头痛案

患者，男，36 岁。

初诊日期：2005 年 12 月 30 日。

主诉：右眼视力下降 10 个月。

病史：10 个月前开始出现右眼视力下降，伴头痛、恶心，经当地医院诊断为双眼青光眼，给予噻吗洛尔治疗，头痛眼痛症状好转，后未用药物治疗至今。查体：右眼视力 0.25，前房中深，周边约 1/3。CT 示眼底视盘界清色白，C/D = 0.7，视网膜血管正常，黄斑中心凹反光可见，少许玻璃膜疣。左眼视力 1.0，前房同右眼，眼底视盘界清色可，C/D =0.6，余同右眼。眼压：右眼 21.0 mmHg，左眼 10.2 mmHg，舌红，苔薄白，脉弦。

诊断：青光眼。

辨证：肾虚水停。

治法：利水益肾明目。

处方：猪苓 15 g，茯苓 15 g，白术 15 g，车前子（包煎）15 g，白芍 15 g，泽泻 15 g，枸杞子 30 g，覆盆子 20 g，女贞子 20 g，丹参 20 g，川芎 15 g，巴戟

天 15 g，黄芪 20 g，牛膝 15 g。15 剂，水煎服，每日 1 剂。

二诊： 右眼视物好转，右眼视力 0.3，眼底情况稳定，左眼情况大致同前。效不更方，再给予 30 剂，水煎服，每日 1 剂。

【评析】 青风内障一般发病隐匿，待发现时多处于病程晚期，肾脏已经受损，水道不通，水邪停滞，更加重病情。治以猪苓、茯苓、白芍、泽泻、车前子等利水邪，枸杞子、覆盆子、女贞子益肾，黄芪、巴戟天益气温阳利水，再合活血通脉之品，协助补养眼目，共奏益肾利水明目之功。

[2] 王义勉，张文科，邵亚军.浅谈国医大师治疗青光眼之经验 [J].中国中医基础医学杂志，2013，19（3）：341-342.

🍅 例 3 邹菊生治青光眼疼痛案

患者，女，57 岁。

初诊日期： 2006 年 11 月 24 日。

病史： 患者近 2 年来双眼视物不清，不耐久视，时有胀痛，曾诊为双眼慢性开角型青光眼。平素常用盐酸卡替洛尔滴眼液，眼压仍时有增高。2004 年在外院行双眼白内障手术。刻下症见：双眼视物不清；舌淡红，苔薄白，脉细。眼科检查：视力：右 0.6，左 0.5；双眼角膜明，前房偏浅，双眼瞳孔等大等圆，直径 3.5 mm，对光反射可，人工晶体在位，双眼玻璃体轻度浑浊，双眼视神经盘色淡。杯盘比（C/D）：右眼 0.6，左眼 0.7，眼底视网膜呈脉络膜萎缩改变，黄斑结构不清，中心光反射不见。眼压：右 26 mmHg，左 24 mmHg。

诊断： 青光眼。

辨证： 肝郁气滞，玄府郁闭，神水瘀滞。

治法： 清肝利水。

处方： 夏枯草 12 g，桑叶 9 g，葛根 12 g，制香附 12 g，槟榔 12 g，茯苓 12 g，车前子（包煎）15 g，丹参 12 g，莪术 12 g，毛冬青 12 g，枸杞子 12 g，黄精 12 g，制何首乌 12 g，五味子 9 g，野百合 12 g。14 剂。

二诊： 服药后眼部症状好转；舌淡红，苔薄白，脉细弦。检查眼压：右

20 mmHg，左 18 mmHg。于 11 月 28 日视野检查示：右眼光敏感度（MS）22.6，视野缺损（MD）4.9，视野丢失方差（LV）9.4；左眼 MS 25.9，MD1.5，LV12.3。治以清肝利水。处方：夏枯草 12 g，桑叶 9 g，葛根 12 g，制香附 12 g，槟榔 12 g，威灵仙 12 g，鸡血藤 15 g，熟地黄 12 g，枸杞子 12 g，黄精 12 g，猪苓 12 g，茯苓 12 g，龙葵 12 g，丹参 12 g，莪术 12 g，野百合 12 g。14 剂。

三诊：服药后双眼无胀痛，视物转明；舌淡红，苔薄白，脉细弦。眼科检查：视力：右 0.8，左 0.6；双眼视神经盘色淡；C/D：右眼 0.6，左眼 0.7。眼压：右 17 mmHg，左 15 mmHg。治以清肝利水。处方：夏枯草 12 g，桑叶 9 g，葛根 12 g，制香附 12 g，槟榔 12 g，威灵仙 12 g，鸡血藤 15 g，枸杞子 12 g，黄精 12 g，猪苓 12 g，茯苓 12 g，龙葵 12 g，牛膝 12 g，野百合 12 g。14 剂。

四诊：时有眼干涩。眼科检查：双眼角膜明，前房偏浅，双眼眼底检查同前。眼压：右 16 mmHg，左 12 mmHg。处方：夏枯草 12 g，桑叶 9 g，葛根 12 g，制香附 12 g，槟榔 12 g，丹参 12 g，莪术 12 g，毛冬青 12 g，枸杞子 12 g，黄精 12 g，猪苓 12 g，茯苓 12 g，楮实子 12 g，覆盆子 12 g，野百合 12 g。14 剂。

五诊：眼无胀痛，眼干涩好转。视力：眼底检查同前。眼压：右 19.3 mmHg，左 16.3 mmHg。处方：夏枯草 12 g，桑叶 9 g，葛根 12 g，制香附 12 g，槟榔 12 g，丹参 12 g，枸杞子 12 g，黄精 12 g，制何首乌 12 g，茯苓 12 g，石斛 12 g，珍珠母（先煎）30 g，五味子 9 g，野百合 12 g。14 剂。

六诊：双眼无胀痛，无眼干涩。眼科检查：视力：右 0.8，左 0.8；双眼玻璃体轻度浑浊，双眼视神经盘色淡，生理凹陷扩大；C/D：右眼 0.6，左眼 0.7，视网膜呈脉络膜萎缩改变，黄斑结构不清，中心光反射不见。眼压：右 18.5 mmHg，左 18.5 mmHg。视野检查示：右眼 MS 24.0，MD 3.5，LV 9.2；左眼 MS 27.2，MD 0.3，LV 2.5。处方：夏枯草 12 g，桑叶 9 g，葛根 12 g，制香附 12 g，槟榔 12 g，紫丹参，12 g，枸杞子 12 g，黄精 12 g，制何首乌 12 g，茯苓 12 g，紫贝齿（先煎）30 g，牡蛎（先煎）30 g，野百合 12 g，石菖蒲 9 g，地肤子 12 g。14 剂。

【评析】 本案患者视物不清，时有胀痛，眼压偏高，采用清肝利水为治疗大法，处方中夏枯草、葛根、槟榔、茯苓、车前子清肝利水为主；丹参、莪术、毛冬青活血化瘀以行滞；枸杞子、黄精、制何首乌补肝肾明目。此为治疗过程中的常用配伍，以防止进行性的视细胞功能丧失；二诊中加威灵仙、鸡血藤活血通络，龙葵清热活血利水；三诊时眼部症状好转，加制香附、牛膝以疏肝行气活血；四诊中加入楮实子、覆盆子以助补肝肾明目之力。在治疗青光眼时常佐以安神、重镇之品，以助清肝降眼压之效，本例处方中使用百合、五味子、紫贝齿、牡蛎等即为此意。

[3] 张殷建. 邹菊生辨治原发性开角型青光眼经验 [J]. 上海中医药杂志，2010，44（2）：11-13.

虹膜睫状体炎

虹膜睫状体炎是以视力下降、眼球疼痛、瞳孔缩小、或瞳孔缺损边缘不齐等为特征的眼病。一般多反复发作，如迁延日久，则可导致失明。

中医学称本病为"瞳神紧小""瞳人干缺"，多因外邪侵袭或肝胆郁热、肝肾阴虚等所致。

🍅 例 1 李杜军治虹膜睫状体炎案

患者，男，26 岁，销售人员。

初诊日期： 2018 年 6 月 13 日。

主诉： 左眼痛伴视物模糊 1 周余。

病史： 1 周前进食羊肉及饮酒后出现左眼疼痛、眼红，自认为结膜炎予以左氧氟沙星滴眼液点眼未见缓解，近 3 天自觉左眼疼痛加重，甚时连及眉骨颞颥，伴视物模糊、头晕、头痛等。刻下症见：视力右眼 1.0，左眼 0.2（矫不应），眼压：右 15 mmHg，左 18 mmHg，右眼检查未见异常；左眼睑痉挛，结膜混合充血，睫状体压痛（＋），角膜后见细小尘状角膜后沉着物，前房深浅可，房水可见浮游细胞，虹膜肿胀，纹理欠清，瞳孔区见纤维素样渗出膜，虹膜后粘连，晶体透明，前囊膜见色素颗粒黏附。患者面鼻部有明显痤疮，平素嗜酒，性躁易怒。舌体嫩质红，苔黄厚腻，脉弦濡数，伴烦躁、咽干、纳呆、便秘、溲黄，眠差。

诊断：急性虹膜睫状体炎（左）。

辨证：肝胆湿热，火毒炽盛。

治法：清肝泻胆。

处方：龙胆 12 g，黄芩 12 g，生地黄 15 g，当归 10 g，柴胡 10 g，泽泻 10 g，车前子（包煎）15 g，栀子 10 g，枳实 10 g，大黄（后下）10 g，石膏（先煎）40 g。5 剂，每日 1 剂，分 2 次饭后煎服，配合局部散瞳、抗生素合糖皮质激素滴眼液点眼。

5 天后复诊，诸症好转，左眼视力 0.4，房水仍见浮游细胞，瞳孔药物性散大。原方减大黄，续用 5 天后，患者眼部症状基本消失，房水清亮，全身症状好转，大便通畅，嘱患者继用 3 剂，患者症状、体征均消失。嘱其忌辛辣、禁烟酒、保睡眠、防感冒。随访半年未见复发。

【评析】 虹膜睫状体炎好发于青壮年，病情迁延易复发，属中医"瞳神紧小"范畴。病名首见于《证治准绳·土窍门》，中医认为该病多因肝经风热或肝胆湿热，火毒炽盛循经上攻于目；或风热湿邪流窜经络，上扰目窍所致，临床上多以前者为主。本案患者嗜酒，性躁易怒致使肝胆火炽，湿热内蕴，且循经上攻黄仁。肝经湿阻气滞，故眼珠疼痛引分属肝胆经的眉骨颧颥坠痛；湿热熏灼则神水浑浊，黄液上冲。治以清肝泻胆除湿之法，以经典方龙胆泻肝汤合承气汤化裁。现代药理学研究表明龙胆泻肝汤具有较强的抗炎、免疫调节以及降低毛细血管通透性的作用，可广泛用于前葡萄膜炎的治疗。有研究表明自身免疫性葡萄膜炎主要由 Th1 和 Th2 细胞介导，它们分泌的细胞因子如 IFN-γ 和 IL-17 的变化与葡萄膜炎发生、发展密切相关。龙胆泻肝汤可显著降低患者外周血的 IFN-γ 和 IL-17 的含量，同时显著提高 IL-10 的含量。在实验研究方面，龙胆泻肝汤可显著抑制 Notch 信号通路的活化、改善 Th17/Treg 细胞比例平衡，同时龙胆泻肝汤可有效调节全身补体系统，恢复机体免疫功能，促进葡萄膜炎的炎症消退。

[1] 张光红，李杜军．"异病同治"李杜军教授活用龙胆泻肝汤治疗顽固性眼疾举隅 [J]. 中

外医学研究，2020，18（27）：175-178.

🍅 例2 魏建房治虹膜睫状体炎案

患者，男，32岁。

主诉： 右眼痛伴视物模糊5天。

病史： 5天前与朋友吃羊肉涮锅，饮酒后出现右眼球疼痛、眼红，未做治疗，近2天右眼疼痛加重，伴视物模糊，无头痛、恶心、呕吐等，伴烦躁、口渴、便秘、溲黄、纳呆、胁胀，脉弦数有力，舌苔黄厚偏腻，舌质红，查视力：右眼0.2，左眼1.0，右眼球结膜混合充血，角膜透明，角膜后尘状角膜后沉着物，房水闪光（+），瞳孔缩小，光反射无。

诊断： 右眼虹膜睫状体炎。

辨证： 肝胆湿热。

治法： 清肝泻火，利湿导滞。

处方： 龙胆草10 g，生地黄15 g，当归10 g，柴胡10 g，泽泻10 g，车前子（包煎）15 g，栀子10 g，茺蔚子12 g，枳实10 g，熟大黄（后下）8 g，石膏（先煎）30 g。3剂内服。局部复方托吡卡胺滴眼液散瞳，滴用激素类滴眼液忌食辛辣厚味、忌烟酒。

二诊： 疼痛明显减轻，视力较前好转，大便已行，查视力0.6，结膜混合充血减轻，角膜透明，房水闪光（+），瞳孔药物性散大，脉弦数，苔薄黄，继原方案治疗。

三诊： 自觉症状消失，视力1.0，睫状充血减轻，角膜透明，房水闪光（-），瞳孔药物性散大，继用3剂，仍用复方托吡卡胺滴眼液点眼，1天3次，嘱忌食辛辣、禁烟酒、防感冒、防复发。

【评析】 急性虹膜睫状体炎被中医称为"瞳神紧小"，是黄仁受邪，以瞳神持续缩小、展缩不灵、多伴抱轮红赤为主要临床特征的眼病。该病常见于青壮年，病情多复发缠绵难愈，中医辨证分为肝经风热、肝胆火炽、风湿夹热、虚火上炎型。龙胆泻肝汤主要治疗肝胆火炽型瞳神紧小，有较好的疗效，西医称为前葡萄膜炎，有急慢性之分。本病要进一步检查血液、类风湿因子、HIA-B27 抗原及肺、肠道结核等疾病治疗，主要以散瞳、激素类药物全身或局部应用、热敷等，预防主要是防复发，以及防止并发症或减少并发症的发生，注意原发病的治疗，避辛燥之物的刺激，保持大便通畅。

[2] 魏建房，张媛媛 . 龙胆泻肝汤眼科临床应用心得 [J]. 中国社区医师，2016，32（10）：180-181.

角膜炎

各种原因导致的角膜炎症反应通称为角膜炎，其主要表现是视物模糊、畏光、流泪、眼痛、头痛、眼内分泌物增多等。

本病属中医学"风轮赤豆""聚星障""花翳白陷""银星独见""木疳""混睛障"等范畴。多由肺热肝火、脾胃湿热由内而生或因外感风热，风寒入里化热，上攻风轮而致。

🍅 例1 高培质治角膜炎案

患者，男，42 岁。

初诊日期： 2011 年 3 月 14 日。

主诉： 左眼视物不清 3 年余，症状时有加重。

病史： 患者 2007 年左面部出现带状疱疹，随后左眼视物不清、畏光、流泪，就诊于当地医院，诊断为左眼带状疱疹性角膜炎。给予口服阿昔洛韦治疗，服药后产生急性肾衰竭。经内科治疗后，皮肤疱疹及肾衰竭全部治愈，左眼虽然不红，仍视物不清，且时有加重，于是前来求助于中医。刻下症见：不欲饮食，时有泛酸，睡眠差，大便黏滞不爽。既往体质较差，易感冒。查体：双眼远视力右眼 1.0，左眼 0.4；双眼近视力右眼 1.0，左眼 0.4。左眼结膜无充血，角膜表面可见数条血管翳，中央部不规则深层浑浊、水肿，角膜增厚约 2CT，表层荧光未染色（－），角膜后沉着物（－），房水闪光（－），余未见异常。舌苔薄白稍腻，舌质胖嫩，边有齿痕，舌体中央有 2 条纵裂纹。 脉沉细而滑。

诊断： 带状疱疹性角膜炎。

辨证： 脾气亏虚。

治法： 健脾益气养血，清热祛风，退翳明目。

处方： 金银花 15 g，防风 6 g，薄荷（后下）10 g，蝉蜕 10 g，蛇蜕 3 g，当归 15 g，赤芍 10 g，太子参 15 g，炒白术 12 g，猪苓 12 g，茯苓 12 g，陈皮 10 g，首乌藤 15 g，炒酸枣仁 15 g。 共 7 剂，每日 1 剂，分 2 次，水煎服。

二诊： 自觉左眼视力有所改善，大便好转，较为通畅。查体：左眼远视力 0.5 ～ 2。角膜水肿、浑浊范围较前缩小，上方一条血管翳变细，角膜厚度变薄，中央部稍厚。前方加黄芪 15 g，继服 14 剂。

三诊： 左眼视力 0.6 ～ 1，睡眠好，大便通畅，无泛酸。

【评析】 本案处方中金银花、防风、薄荷清热祛风；太子参、白术益气健脾；当归养血，起到气血互补之效；蝉蜕、蛇蜕退翳明目；猪苓、茯苓、陈皮，健脾渗湿以消水肿；首乌藤、炒酸枣仁，理气安眠。 全方使脾气健运，外邪疏散，精气上承于目，故诸症消退。由于患者既往体质差易感冒，复诊时在原方中加入黄芪，与白术、防风组成玉屏风散。 玉屏风散可敛汗固表，也是体质虚弱者预防感冒等感染性疾病的良方。研究表明，玉屏风散具有调节人体免疫力的功效，有中成药中的"丙种球蛋白"之美称。

[1] 唐棠，高培质 . 高培质教授运用舌诊治疗病毒性角膜炎经验 [J]. 中国中医眼科杂志，2012，22（2）：103-105.

🍅 例 2 吕海江治角膜炎案

王某，男，35 岁 .

初诊日期： 2003 年 4 月 18 日。

主诉： 左眼红痛酸涩、畏光流泪，反复发作 3 年，加重 3 周。

病史： 患者自诉 3 年前感冒后患病毒性角膜炎，此后频频复发。3 周前患者因持续加班而致外感发热，经治疗后感冒症状有所缓解，但眼部开始赤红，疼痛流泪，畏光较为明显，到省某医院求治，诊断为病毒性角膜炎。给予阿昔洛韦滴眼液、妥布霉素滴眼液，频繁点眼，1周后，以上症状得到缓解，但之后眼红酸涩、疼痛畏光症状未能改善，遂转求中医药治疗。眼科检查：视力左眼0.3，不能矫正，球结膜充血（++），睫状充血（+），角膜上皮层有灰白色点状浸润灶，荧光素染色（++），前房深浅正常，房水透明，瞳孔对光反射尚好，晶体透明，玻璃体及眼底正常。舌红，苔薄黄微干，脉数。

诊断：病毒性角膜炎。

辨证：风热伤阴。

治法：养阴生津，退翳明目。

处方：生地黄、玄参各30 g，金银花20 g，麦冬、牡丹皮各15 g，桑叶、菊花各12 g，茺蔚子、防风、白蒺藜、蝉蜕各10 g，蛇蜕6 g，三七粉（冲服）2 g。5剂，每天1剂，水煎，分2次温服。留药渣加水200 mL，煮沸后热气熏眼，每天2次，每次15～20分钟。

二诊：患眼充血减轻，角膜上皮点状浸润明显减少，仅在角膜缘残留数点，眼酸涩症状仍在。守原方去牡丹皮，继续如法治疗。

三诊：左眼不适症状消失，结膜充血及角膜上皮点状浸润等症状消失，临床治愈。随访1年，病未再复发。

【评析】 本案患者患病毒性角膜炎3年，反复发作。久病多虚，本次又是加班劳累，御邪之力减弱之后发病。病初患者发热阴液耗伤，舌红、苔薄黄微干即是风热伤阴的佐证。用抗病毒滴眼液后眼部症状虽得到缓解，但是阴液缺少之证仍存，仍然有局部酸涩疼痛、畏光流泪、球结膜充血、角膜上皮灰白浸润等症状久难消除。此时，缓则治其本，治则以养阴生津，退翳明目为主，加入少量疏风清热，活血通络药物，收到较好疗效。

[2] 周尚昆，裴玉喜，吕海江.吕海江教授治疗病毒性角膜炎经验介绍[J].新中医，2010，42（3）：113-114.

🍅 **例3　韦企平治角膜炎案**

患者，女，30 岁。

初诊日期：2004 年 8 月 8 日。

主诉：左眼视物模糊伴磨痛、流泪 1 个月。

病史：1 个月前曾感冒发热，其后患者左眼开始发红、磨痛、畏光、流泪、视物模糊，在当地医院诊断为左眼单纯疱疹病毒性角膜炎，治疗 15 天。因左眼视物模糊进一步加剧，磨痛、流泪症状无改善，病情未能进一步控制而来我院求治。检查：左眼视力 0.06，左眼睑痉挛，结膜混合充血，角膜中央呈毛玻璃样浑浊和哈气样水肿，荧光素染色阳性；伴四肢乏力、胃纳欠佳，舌质红，苔薄白，脉细。

诊断：病毒性角膜炎。

辨证：肝经郁热，风热上攻。

治法：祛风清热。

处方：秦艽 10 g，秦皮 10 g，鱼腥草 15 g，野菊花 10 g，大青叶 10 g，板蓝根 15 g，蒲公英 10 g，天花粉 15 g，生地黄 15 g，党参 15 g，炒白术 15 g，炙甘草 10 g，水煎服，每日 1 剂。

二诊：服药 15 剂，左眼磨痛、流泪、畏光症状消失，视力增进。检查：左眼视力 0.4，左眼结膜轻度充血，角膜实质，水肿基本消退，荧光素染色弱阳性，角膜中央区大片云翳；乏力减轻。处方：生地黄 15 g，当归 10 g，赤芍 10 g，防风 10 g，谷精草 10 g，木贼草 10 g，密蒙花 10 g，蝉蜕 6 g，决明子 15 g，党参 15 g，炒白术 15 g，茯苓 10 g，炙甘草 10 g。15 剂，每日 1 剂。

三诊：左眼视力 0.5，眼无赤痛，角膜中央遗留云翳，表面光滑，边界清楚，停止服药。

【评析】　本案处方药用秦艽、秦皮、鱼腥草、野菊花、大青叶、板蓝根、蒲公英清热泻火祛风为先。又因本病为实热风证，邪热易伤津耗液，加之治疗过程中应用苦寒辛燥之药，久服易阴伤津耗，故在方中加用生地黄、天花粉养阴生津，防止进一步耗伤阴津。因该患者发病已久，病程较长，又服用较多苦寒泻下之中药，机体的正气已虚，采用扶正祛邪、攻补兼施之法以祛邪不伤正，扶正不留邪。方中党参、炒白术、炙甘草益气健脾、扶正祛邪，既防苦寒之药伤及中气，又顾及脾胃，培补后天，使生化之源充足，有利于缩短疗程，提高疗效。这是韦企平治疗眼疾中注重调理脾胃的治疗特点之一。患者服药15天后，病情显著好转，继之以经验方四物退翳汤合四君子汤，益气活血，清肝退翳明目，以巩固疗效，进一步提高视力，再调治15天，诸症皆消。

[3] 胡素英. 韦企平治疗疑难眼病经验 [J]. 北京中医，2006，4（5）：274-275.

急性泪囊炎

急性泪囊炎为泪囊及其周围软组织的急性炎症，多为慢性泪囊炎的急性发作，也可因外伤、鼻腔黏膜细菌感染而致。临床可见泪囊区红肿、疼痛，常伴有头痛、发热、耳前及颌下淋巴结肿痛。多见于女性及老人。

本病属中医学"漏睛""大眦漏""漏睛疮"等范畴。多因风热阳邪侵袭于外，心热、肝火潜伏于内，合而上攻清窍，致经脉失和，毒邪郁结而发病。多为实证。临证因人因证施治，方能奏效。

🍅 例1　庞赞襄治急性泪囊炎疼痛案

刘某，女，57岁，农民。

初诊日期： 1989年6月5日。

病史： 左眼流泪，内侧眼角疼痛红肿10天。检查：右眼远视力1.0，左眼远视力0.6，裂隙灯检查：左眼内眦下睑部泪囊水肿充血，按压有黄色脓液溢出，局部隆起有压痛感。舌质淡红，苔黄，脉弦数。

诊断： 左眼急性泪囊炎。

辨证： 风热上扰。

治法： 疏风清热。

处方： 金银花、蒲公英各15 g，全蝎、天花粉、赤芍、防风、白芷、陈皮、当归、乳香、没药、荆芥、羌活各 10 g，黄连、甘草各 3 g。水煎服，每日 1 剂。服药 6 剂，左眼流泪、疼痛好转，左眼泪囊部局部水肿、充血减轻，按压泪囊部仍有脓液溢出，前方乳香、没药、羌活均改为 6 g。

6 月 28 日复查左眼远视力 0.8，左眼流泪、疼痛症状消失。左眼内眦下睑部泪囊部已不充血水肿，按压已无脓液外溢，嘱其停药。

【评析】 患者流泪、泪囊部有脓液溢出，说明热毒壅盛积伏成脓，故以解毒排脓为主，佐以散风止痛。方中赤芍、当归、乳香、没药活血清热止痛，排脓消肿；白芷、陈皮、甘草解毒排脓；金银花、蒲公英、天花粉、黄连清热解毒；全蝎、防风、荆芥、羌活散风止痛，解郁疏络。

🍅 例 2　庞赞襄治急性泪囊炎疼痛案

王某，女，38 岁。

初诊日期： 1970 年 5 月 18 日。

病史： 左眼慢性泪囊炎 1 年。于昨天突然左眼大眦部下睛明穴红肿硬痛，牵引左侧头痛，羞明，流泪，胃纳减少。检查：双眼远视力 1.0，裂隙灯检查：左眼大眦部下睑红肿，按之剧痛，白睛淡红，风轮清晰。舌质红苔黄，脉象弦细。

诊断： 左眼急性泪囊炎。

辨证： 风热上扰。

治法： 疏风清热。

处方： 金银花、蒲公英各 15 g，天花粉、白芷、白术、枳壳、龙胆草各 10 g，全蝎 12 g，大黄 15 g，陈皮 10 g，川贝母 6 g，甘草 3 g。水煎服，每日 1 剂。2 剂后，头目痛止，红肿全消而愈，转为慢性而停药。

【评析】 方中以金银花、蒲公英、天花粉清热解毒；全蝎散风驱邪、开通玄府、发散郁结；白芷、陈皮破瘀散结；大黄解毒排脓；甘草调和诸药。

[1] 庞荣，张彬. 庞赞襄治疗泪囊炎的经验 [J]. 河北中医药学报，2013，28（3）：45.

麦粒肿

麦粒肿患病部位均在上下眼睑，多数患者患处在眼睑外部，即外麦粒肿；少数患者患在睑内部，即内麦粒肿。一般发病较急，多发生于一眼，但也有两眼同时发生的，易反复发作。

本病属于中医学"土疳""土疡""眼丹""针眼"范畴。其形成多与脾胃功能失调相关。

🌱 例1　陈昭定治麦粒肿案

患儿，男，2岁2月。

初诊日期： 2009年3月16日。

主诉： 反复发作双眼麦粒肿2个月。

病史： 患儿2个月前左眼睑出现红肿结节，烦躁，哭闹，在我院眼科诊断为麦粒肿，予红霉素眼药膏外涂，2天好转，停药后复发，此后双眼交替反复出现，上下眼睑迭起，应用外涂及内服抗生素仍不能阻止其复发，左眼下睑成脓后曾切开，留有一小疤痕，此次右眼大眦内侧再次出现红肿结节，伴痒感，低热，体温37.5℃，喜哭闹，纳佳，大便干燥。刻下症见：面红，烦躁，右目大眦内侧上睑缘处有0.5 cm×0.5 cm的红肿结节，舌红苔黄，脉数。

诊断： 麦粒肿。

辨证： 肝脾郁热。

治法： 清热散结。

处方： 青黛（包煎）3 g，菊花10 g，白蒺藜10 g，石决明（先煎）15 g，蒲公英10 g，枸杞子10 g，连翘10 g，藿香10 g，炒栀子10 g，莲心3 g。3剂，水煎服，每日口服2次，并以汤剂熏蒸，药渣适量热敷右眼。服药2天后右眼麦粒肿消失。

二诊： 体温正常，玩耍自如，纳佳，便调，舌质红，苔薄白。处方：青黛3 g，菊花10 g，白蒺藜6 g，石决明10 g，枸杞子10 g，藿香6 g，焦山楂10 g，陈皮

3 g，甘草3 g。5剂，水煎服，每日口服2次，并以汤剂熏蒸，药渣适量热敷双眼。后随访半年未再复发。

【评析】 因小儿为纯阳之体，故麦粒肿发生在小儿多为实证、热证，反复发作者，亦有虚实夹杂，但虚寒之证少见；且小儿"肝常有余"，肝开窍于目，肝气失调，肝血不足，则气血郁滞，肝火内生，肝火循经上客于目之胞睑，则红肿疮发，热越盛则气血壅滞越甚，肿痛亦愈发明显。胞睑为脾胃所主，小儿"脾常不足"，若素体阳明热盛或饮食燥热肥厚之品，导致饮食积滞，湿热内生，肝火上炎，引动脾胃湿热，邪毒上犯，结于胞睑，则发为本病，清泻郁热则疖肿消失，但脾胃之湿滞缠绵不易肃清，常由于外感热邪、饮食不节、情志不遂等因素使得郁热复生又与湿滞互结，导致本病反复发作，缠绵不愈。

[1] 甄小芳,陈芳,侯林毅,等.陈昭定清肝调中法治疗小儿反复麦粒肿经验[J].北京中医药,2010，29（10）：758-759.

例2 张彬治麦粒肿案

患儿，女，5岁。

初诊日期： 2008年10月11日。

病史： 家长代诉患儿右眼上睑红肿3天。查体：视力右眼1.2，左眼1.0，右眼上睑内局限性硬结，压痛明显；睑结膜充血（++）、肿胀。纳呆，便秘，舌质红，苔黄，脉细数。

诊断： 麦粒肿。

辨证： 热毒上攻，脾胃积滞。

治法： 清热解毒，消积导滞。

处方： 金银花6 g，蒲公英6 g，黄芩6 g，天花粉6 g，赤芍6 g，荆芥6 g，防风6 g，陈皮6 g，鸡内金6 g，焦三仙6 g，枳壳3 g，甘草3 g，木香6 g。7剂，水煎服，每日1剂。嘱患儿禁食辛辣，饮食清淡。

二诊： 患儿右眼红肿渐消，食欲增加，大便通畅，前方继服。10月25日检查：视力右眼1.2，左眼1.0，右眼硬结消失，睑结膜充血消失，嘱患儿再服5剂善后。

【评析】 本例患儿右眼硬结压痛明显，睑结膜充血明显，同时纳呆、便秘，故治疗应以清热解毒、消积导滞为主，予清热解毒消肿汤加减治之，酌加健胃消食理气的鸡内金、焦三仙、陈皮、枳壳，故疗效较佳。

[2] 贾海波，庞荣. 张彬副教授治疗小儿眼病的经验 [J]. 现代中西医结合杂志，2010，19（9）：1103-1104.

急性咽炎

急性咽炎为咽黏膜、黏膜下和淋巴组织急性单纯性炎症。临床以发病急、咽部肿痛为主要特征。

本病属中医学"咽痛""咽喉肿痛""咽嗌痛""风热喉痹"等范畴，多因风寒燥热侵袭，或肺胃蕴热、痰热壅结而发病。并可内外夹杂为患。

🍅 例1 仝小林治急性咽炎疼痛案

患者，女，30岁。

主诉：咽喉疼痛1周余。

病史：1周前因感冒出现咽痛，曾在当地医院诊断为急性咽炎。用抗生素及清热解毒中药治疗，症状无缓解。刻下症见：咽痛声哑，语则痛甚，口舌溃烂，难以进食，面红唇赤，烦热口干，小便黄，大便秘结而干，3日1次，眠差梦多。咽后壁红，并见白色脓点，舌红，苔黄厚而干，脉滑数。

诊断：急性咽炎。

辨证：热毒袭肺。

治法：通腑泻热，清热解毒，利咽消肿。

处方：大柴胡汤和桔梗甘草汤加减。柴胡15 g，黄芩30 g，白芍30 g，酒大黄15 g，半夏15 g，枳实30 g，金银花30 g，玄参30 g，桔梗30 g，甘草15 g。每日1剂，水煎服。

3剂后复诊，咽痛明显减轻，大便通畅，已能进流质食物。查体：口舌溃烂好转，咽后壁脓点减少，继服上方4剂，咽痛完全消失，随访2个月，未再复发。

【评析】 本案患者以"咽痛、口疮伴有大便秘结"为主诉，虽因风热袭肺所致，但现外邪已祛，热毒内陷，致咽痛成脓、口舌溃烂，邪郁热阻，肠道津伤，大便硬结，腑气不通，故多日不愈。大便不通，热毒难下，火热蒸上，故宜釜底抽薪，以除热源。此时病虽为急性咽炎，但不能专立清热解毒利咽之法。大柴胡汤解表清热，通下腑实，金银花、玄参解毒消肿，利咽生津，桔梗甘草汤为清热利咽止痛、消肿生肌化腐之特效方。诸药合用药，中病机故收显效。

[1] 周强，赵锡艳，逄冰，等.全小林教授运用大柴胡汤验案解析 [J].现代中西医结合杂志，2013，22（13）：1397-1399.

🍅 例2 余伯亮治急性咽炎疼痛案

患者，男，18 岁。

初诊日期： 2018 年 2 月 19 日。

主诉： 咽痛 3 天。

病史： 患者既往有慢性咽喉炎病史，咽喉常有异物感，食用辛辣燥热之品即发咽痛，每次病程达 1 周以上。3 天前食用烧烤后出现咽痛，伴声音嘶哑、吞咽困难，自服慢严舒柠无效，前来就诊。刻下症见：咽痛，咽部充血，咽后壁多发滤泡，双侧扁桃体肿大，未见黄白脓点，声音嘶哑，吞咽困难，无恶寒发热，舌红，苔薄黄，脉浮数。

诊断： 急性咽炎。

辨证： 风热上扰。

治法： 疏风清热，消肿止痛。

处方：（1）放血：取患者双侧肺经井穴少商，消毒后取三棱针点刺放血数滴，至血液由深红变鲜红乃止，放血同时嘱患者配合做缓慢吞咽动作。

（2）火针：患者端坐于靠椅，稍抬头，张大口腔，余伯亮左手取压舌板压住舌体前 2/3，嘱患者发长"啊"音，充分暴露咽部，右手取 75 mm 的毫针，将针尖在酒精灯上烧至红白透亮后，迅速点刺咽后壁滤泡和血丝增生处 3～5 下，另点刺双侧扁桃体各 2 下，出血为宜。点刺后嘱患者将血液及渗出液缓慢吞咽。

治疗结束后患者即觉咽痛减轻。嘱患者清淡饮食，忌辛辣厚腻。翌日随访，仅余少许咽痛，纳食正常。

【评析】 急性咽喉炎属于中医"急喉痹"范畴，为冬春季节常见病，常因风热外袭或内热上扰，壅于咽喉所致，症见咽喉肿痛，发音、纳食失常。此病病位在咽喉，火针治之，疗效立竿见影。取火针之热，以热引热，既能予壅滞之热邪以出路，又能释放咽喉病理产物，使阻滞之经络畅通。少商为肺经之井穴，亦为治疗咽喉肿痛的要穴，放血疗法可清泻郁热，消肿利咽。火针和放血两法并用，首治疗效确切，可有效缩短病程。

[2] 黄可心，林海波，余伯亮. 余伯亮基于火郁发之理论治疗热性痛证经验撷菁 [J]. 国医论坛，2020，35（2）：56-58.

🍅 例3 孙阿燕治急性咽炎疼痛案

张某，女，46岁。

初诊日期： 2014年2月14日。

病史： 咽部肿痛、头晕、四肢不温、恶心欲呕5天。曾就诊于西医门诊，诊断为急性咽炎、扁桃体肿大、咽部充血。静脉滴注抗生素治疗2天，病情越发严重，故就诊于中医门诊。诊见患者面色㿠白，四肢不温，频频欲吐涎沫，精神差，自诉咽痛不愿说话。脉沉无力，舌淡苔薄白。家人代诉5天前因咽部肿痛用土方口服4枚生鸡蛋，服后咽痛未减，反而出现了呕吐，输液后即出现头晕。

诊断： 急性咽炎。

辨证： 阴寒内盛，气血凝滞，寒气上逆。

治法： 温胃散寒，降逆止呕，通滞化瘀。

处方： 吴茱萸8 g，党参15 g，生姜16 g，大枣12枚，肉桂（后下）3 g，麻黄3 g。

3剂后症状基本消失，唯有胃部胀闷感。改方为：吴茱萸3 g，党参12 g，生姜8 g，大枣6枚，高良姜8 g，醋香附10 g，乌药10 g。3剂后痊愈，随访3个月未复发。

【评析】 咽痛多因肺胃积热、风热上扰或虚火上炎等，常采用清热利咽或滋阴之法，但本例患者伴有面白、四肢不温、频频欲吐涎沫等阳虚征象，结合脉沉无力，舌淡苔薄白，证属阳气不足、阴寒内盛。浊阴上逆故头晕、恶心、吐涎沫，气血凝滞，故咽痛。起病之初，患者误服生鸡蛋液之寒凉之品，可谓"雪上加霜"，致使病情加重。本例符合吴茱萸汤的病机特点，一诊即予吴茱萸汤加减，方中吴茱萸温胃散寒，开郁化滞，兼下气降浊，人参改为党参健脾补胃、生姜温胃散寒、大枣益气滋脾，既温胃补虚，又兼调和营卫。同时仿"阳和汤"之义，加肉桂解寒凝、麻黄开腠理、透邪于外，使气血通畅呕止晕停，咽痛始愈。

[3] 孙阿燕. 吴茱萸汤治验举隅 [J]. 光明中医，2018，33（21）：3236-3238.

急性会厌炎

急性会厌炎是声门上区以会厌及杓会厌皱襞为主的急性炎症。临床以发病急、喉部剧痛、呼吸困难等为主要特征，诊治不及时可致死亡，为耳鼻喉科急重症之一。

本病属中医学"喉痹""喉风""急喉风"等范畴。多因风、火、痰热而发病，其中以火邪为最。本病发病急，病情重，临证施治应首先止痛开闭。

🍅 例1 毋桂花治急性会厌炎疼痛案（二则）

（1）刘某，男，28岁。

初诊日期： 2015年5月16日。

主诉： 咽喉痛2天伴吞咽困难1天。

病史： 患者2天前因饮酒后外出受风，自觉咽痛、全身酸困，发热，体温37.6℃。自行口服阿莫西林、感康（具体剂量不详），休息1天，咽痛加重，并吞咽困难，饮水呛咳。为明确诊疗，遂来我科求诊。门诊行喉窥镜检查见：咽喉黏膜略红，会厌黏膜急性肿胀，表面可见散在脓点，会厌成半圆形改变，声带窥及不满意。自诉大便3日未行，舌红苔黄厚腻，脉弦数。

诊断： 急性会厌炎。

辨证：风毒外袭，肺胃蕴热。

治法：疏风清热，解毒利咽。

处方：牡丹皮12 g，栀子花6 g，射干12 g，郁金12 g，连翘24 g，淡豆豉6 g，茯苓24 g，淡竹叶6 g，甘草6 g，黄芩24 g，炒僵蚕12 g，蝉蜕9 g，酒大黄（后下）9 g，桑白皮12 g，蒲公英12 g，芦根12 g。3剂，水煎服，每日1剂，早晚分服。服3剂临床症状消失。

【评析】　《圣济总录》记载"肺气上迫于喉咙，胃逆外连于咽嗌，其气平和则呼吸咽纳，无所妨碍。若肺胃蕴热，熏发上焦，攻于咽喉，结聚肿痛，不得消散，热气炽盛，致结成痛，妨碍吐纳"。该病例患者过食膏粱厚味，加之酒毒湿热蕴积肺胃，复受风邪外侵。咽喉为肺胃之门户，湿热邪毒循经上犯咽喉则气血蕴滞。故咽痛明显，吞咽困难，饮水呛咳。治疗则在丹栀射郁汤清降郁火、散结消肿止痛的基础上加桑白皮、黄芩、蒲公英加强清泄肺胃热毒，僵蚕、蝉蜕、酒大黄清化痰火、通便泻热，芦根清热生津。药证相符，效如桴鼓。

（2）雷某，女，51岁。

初诊日期：2016年3月19日。

主诉：咽喉异物感，吞咽、呼吸不畅2天。

病史：患者自述3天前因与人争执，情绪激动。回家后自觉咽喉异物感，有痰黏不适，无疼痛，未予关注。第二日晨起突发呼吸不畅、声嘶、吞咽疼痛难忍、无发热。遂来诊。门诊行喉窥镜检查见：咽喉黏膜淡红，会厌黏膜急性肿胀、色淡，会厌整体增厚，双声带略水肿，表面有黏性分泌物附着，前联合窥及不满意。舌淡，苔白略水滑，脉弦滑。

诊断：急性会厌炎。

辨证：痰郁气滞，喉窍不利。

治法：理气化痰，解毒利咽。

处方：牡丹皮9 g，栀子花6 g，射干12 g，郁金12 g，连翘12 g，淡豆豉6 g，茯苓24 g，淡竹叶6 g，甘草3 g，前胡12 g，枇杷叶24 g，通草6 g，枳壳12 g，香附9 g，柴胡6 g，紫苏梗24 g。5剂，水煎服，每日1剂，早晚分服。服5剂临床症状消失。

【评析】　《素问·奇病论》记载："夫肝者，中之将也，取决于胆，咽为之使。"《灵枢·经脉》记载："肝足厥阴之脉……上贯膈，布胁肋，循喉咙之后，上入颃颡。"患者恼怒伤肝、急火攻心，心肝脉络经气不畅，气郁化火，火毒上攻咽喉，结于关下。故咽喉肿痛，妨碍呼吸、吞咽。声门肿胀，闭合欠佳则声嘶不扬；肝郁气滞则津凝为痰，故咽部有异物感，痰黏难咳。方用丹栀射郁汤清降郁火，散结消肿止痛。重用前胡、枇杷叶消痰下气，外加柴胡、枳壳、香附舒肝解郁、理气化痰，紫苏梗开胸化痰利咽喉。

[1] 毋桂花，南志勇.丹栀射郁汤治疗急性会厌炎验案举隅[J].山西中医学院学报，2017，18（3）：67-68.

急性扁桃体炎

急性扁桃体炎是腭扁桃体的急性非特异性炎症。可分为卡他性和化脓性两种。临床表现主要为起病急、咽痛、扁桃体红肿。好发于冬春两季。本病可反复发作，并可能出现全身或局部并发症如心肌炎、肾炎、扁桃体周围脓肿等。

本病属中医学"乳蛾""风热乳蛾""急乳蛾"等范畴。多因风热外袭，肺经积热，上蒸咽喉，搏结喉核而发病。

🍅 例1　朱锦善治急性扁桃体炎疼痛案

患儿男，12岁。

初诊日期： 2018年5月7日。

主诉： 发热、咽痛2天。

刻下症见： 无汗，口渴多饮，无咳嗽流涕，恶寒不明显，纳差，大便干结，舌红，苔黄腻，脉浮滑数。查体：体温39.6℃，咽充血（++），左侧扁桃体Ⅱ度肿大，充血，可见数个脓点，连接成片，右侧扁桃体Ⅰ度肿大，色红，暂未见脓点。X线片显示双肺正常。

诊断： 急性化脓性扁桃体炎。

辨证： 风热外侵，邪郁肺胃。

治法： 疏风泄热，利咽解毒。

处方： 桔梗 10 g，羌活 10 g，玄参 15 g，金银花 10 g，连翘 10 g，黄芩 10 g，鱼腥草 10 g，蒲公英 10 g，板蓝根 10 g，山豆根 10 g，石膏（先煎）15 g，淡竹叶 10 g，川木通 10 g，甘草 10 g。3 剂，每日 1 剂，煎后频服，并以中药穴位贴敷辅助退热。

复诊： 2018 年 5 月 9 日。家长代述患儿服药第 2 日（5 月 8 日）热退，体温正常，前 2 天右侧扁桃体也出现脓点，今日已除，无明显咳嗽，大便正常，纳食渐增，舌质仍红，苔厚腻微黄。方以甘桔汤加减治疗。处方：桔梗 10 g，苦杏仁 10 g，玄参 10 g，生地黄 10 g，金银花 10 g，连翘 10 g，黄芩 10 g，蒲公英 10 g，白茅根 10 g，浙贝母 10 g，马勃 10 g，板蓝根 10 g，桑白皮 10 g，甘草 10 g。每日 1 剂，水煎，分 2 次服用，3 剂而愈。1 个月后复发，患者扁桃体化脓，体温最高 38.4℃，咽痛，无明显咳嗽，纳可，大便正常，舌红苔厚腻，脉浮滑数。左侧扁桃体可见 Ⅱ 度肿大，可见数个白色脓点，未连成片。X 线片显示双肺正常。方以甘桔汤加减治疗。处方：桔梗 10 g，玄参 15 g，金银花 10 g，连翘 10 g，蒲公英 10 g，黄芩 10 g，板蓝根 10 g，浙贝母 10 g，夏枯草 10 g，白茅根 15 g，赤芍 10 g，桃仁 6 g，甘草 10 g。5 剂，每日 1 剂，水煎，分 2 次服用。

三诊： 2018 年 6 月 23 日。其母述患儿当日服药后即热退，未见反复，咽痛亦明显减轻。刻下症见：纳眠可，大便畅顺，舌淡红，苔白略腻，脉滑细。方以沙参麦冬汤合甘桔汤加减治疗。处方：桔梗 10 g，苦杏仁 10 g，北沙参 10 g，麦冬 10 g，黄芩 10 g，浙贝母 10 g，夏枯草 10 g，桑白皮 10 g，瓜蒌 15 g，茯苓 10 g。7 剂，每日 1 剂，水煎，分 2 次服用。继以中药膏方养阴清热，消积导滞，健脾固表，调理 2 个月。随访半年无再发。

【评析】 此案患者乃风热外袭，加之患儿肺胃湿热积滞日久，内外相引，热毒上攻咽喉导致急性扁桃体化脓。初期风湿热毒炽盛，郁而不解，表现为脓点大且成片，热势鸱张，舌红，苔黄腻，脉浮滑数。朱锦善教授在患儿初期将银翘散中荆芥、淡豆豉改为羌活、桔梗等发散郁热，配以大量疏风清热解毒中药，如金银花、连翘、黄芩、板蓝根、蒲公英、鱼腥草、山豆根等。急性期患儿壮热口渴，已有中焦气分热盛之势，用石膏专清气分实热，玄参养阴清热消肿散结，淡竹叶、木通清热利尿、导热下行，甘草调和诸药。表已解而里热仍在者，去解表药加清热利咽药。后期热退阴伤者，用玄参、沙参、麦冬等养阴润燥，夏枯草、浙贝母、赤芍、桃仁化瘀散结，瓜蒌、茯苓通利二便，共奏清余热、消积滞、调脾胃之功。

[1] 彭宝丽，朱锦善.朱锦善治疗小儿急性化脓性扁桃体炎经验 [J]. 中国民间疗法，2020，28（22）：18-19.

🍅 例2　王烈治急性扁桃体炎疼痛案

王某，男，7岁。

初诊日期： 2005 年 11 月 10 日。

病史： 患儿素体虚弱，易患感冒之疾，每次感冒均发热、扁桃体红肿、静脉滴注抗生素 10 天方愈。本次发热、咽痛 1 天，伴口渴、大便干结、食纳减少，家长苦于静脉滴注抗生素治疗，遂求中医诊治。查体：体温 39.3℃，面红耳赤，咽部红肿，双侧扁桃体Ⅲ度肿大，满布脓点，颌下淋巴结肿大，舌红，苔黄腻，脉数。实验室检查：白细胞 15.2×10^9/L，中性粒细胞比例 89%，淋巴细胞比例 11%。

诊断： 急性化脓性扁桃体炎。

辨证： 风热侵袭。

治法： 清热利咽，泻火解毒。

处方： 柴胡 10 g，黄芩 10 g，石膏（先煎）20 g，紫草 5 g，大黄 3 g，重楼 10 g，射干 10 g，山豆根 6 g，芦根 10 g，玄参 10 g，浙贝母 6 g。每日 1 剂，水煎，分 2 次温服，药渣泡水频繁漱口。体温 39℃以上时加服布洛芬 1 片。患儿服药 2 日，热退身凉，大便调，扁桃体米粒大脓点 2～3 个，药中肯綮，守前方继服 3 剂，扁桃体缩小至Ⅱ度，经治 6 日病愈。

【评析】　临床可见到许多发热不退的患儿，伴口干咽痛，便秘尿赤，颌下淋巴结肿大，病灶往往在肿大甚至化脓的扁桃体上，静脉滴注抗生素治疗效果不甚理想。王烈教授综古人对发热之论，结合今之小儿发热，认为发热在众多的疾病中虽病因病机不同，但均乃邪毒所为。小儿脏腑薄弱，体属纯阳，外极易为六淫、疫疠之邪毒所侵，内易为乳食所伤。风、寒、暑、湿、燥、火六气过激而偏盛，邪盛化火即为毒。无论外毒还是内毒，均使机体正邪交争，阴阳不相济而热作，故毒由邪致，热随毒生，无毒不起热。急性化脓性扁桃体炎由肺胃热毒壅盛、火热上蒸、搏结于咽喉所致，多属实热证。"解毒退热汤"与本病机正好合拍，疗效甚好。方中石膏、黄芩、柴胡清肺胃之热退表里之邪；紫草解毒凉血；黄芩、重楼、射干清热解毒，消肿散结、除咽红瘀热；在原方中加板蓝根、山豆根、芦根加强清热解毒、利咽消肿之功；玄参清燥热而利咽；浙贝母化痰软坚、消肿散结。全方共奏清热解毒、利咽消肿之功。

[2] 许晓莉，王烈．王烈教授解毒退热汤临床运用心得 [J]. 中医儿科杂志，2006（2）：46-47.

扁桃体周围脓肿

扁桃体周围脓肿是扁桃体周围间隙内的急性化脓性炎症。早期为蜂窝织炎，继之形成脓肿。临床以剧烈咽痛、患侧咽侧壁充血隆起为主要特征，可伴有全身症状。好发于夏秋季。

本病属中医学"喉痈""喉关痈""单乳蛾"范畴，因火热而发病，属热证、实证。

🍅 例1 张赞臣治扁桃体周围脓肿疼痛案

陈某，男，30 岁。

初诊日期：1977 年 7 月 12 日。

病史：患者咽痛发热，在外院诊断为左扁桃体周围脓肿，切开引流后好转。后因旧病复发 3 周，而于 1977 年 7 月 12 日入院。检查发现咽充血明显，左扁桃体周围肿胀，向前推移，尤以左后柱弓肿胀明显，扁桃体小窝内有黄白色分泌物。诊断为左扁桃体周围脓肿、急性扁桃体炎。用大量抗生素静脉滴注等均未见好转。喉痛发于左侧，喉核肿胀，根坚作痛，不高凸，虽已化脓但未成熟，吞咽不利，痰黏咳吐不爽。脉滑，苔薄根腻。

诊断：扁桃体周围脓肿。

辨证：痰热夹胃火上攻喉间。

治法：泄热消肿。

处方：赤芍9g，牡丹皮9g，炙僵蚕9g，牛蒡子9g，黄连2.4g，黄芩9g，金银花12g，连翘9g，山豆根6g，地骷髅12g。3剂。外用药：上品冰硼散吹入喉部患处，每日2次或3次。

二诊：日前因左扁桃体与后柱弓间隙有脓性分泌物，扩大引流后，左扁桃体周围肿胀消失，咽已不痛，炎症消退。上方去黄连、炙僵蚕、山豆根、地骷髅，续服2剂，于7月16日痊愈出院。

《张赞臣临床经验选编》

【评析】 本案曾用大量抗生素治疗未见效果，由于局部症状严重，故辨证为痰热夹胃火上攻喉间，药用赤芍、山豆根、牛蒡子、僵蚕、地骷髅散结消肿，黄芩、黄连、牡丹皮、金银花等清热解毒，并配以外治药上品冰硼散消肿止痛，因而收到疗效。其间因扁桃体与后柱弓间隙有脓液分泌，故用手术扩大引流，促使脓毒得到更快的排泄。说明中西医结合治疗可以缩短疗程，减少患者的痛苦。

唇炎

唇炎是发生于唇部的炎症，分急性和慢性两种。以口唇肿胀、疼痛或糜烂为主要特征。现代医学认为某些唇炎的病因尚不明确，对慢性唇炎也无有效的治疗方法。

本病属中医学"唇风"范畴，主因为脾胃炽热、外感风火、脾经阴虚血燥。

🍅 **例1　王彦刚治唇炎疼痛案**

李某，女，51 岁。

初诊日期： 2018 年 3 月 2 日。

主诉： 间断唇部肿胀疼痛，伴有脱屑 3 年余，加重 2 周。

病史： 患者平日工作繁忙，饮食无规律，3 年前无明显诱因出现唇部肿胀疼痛，期间症状反复发作。现唇部肿胀开裂，唇角开裂流血，时有渗液，附有鳞屑、结痂，口渴甚，纳少，食欲欠佳，寐欠安，大便每天 1～2 次、质黏、排便不爽。舌黯红，苔薄黄腻，边有齿痕，脉弦细。

诊断： 脱屑性唇炎。

辨证： 脾胃伏火。

治法： 滋阴降火，调畅气机。

处方： 藿香 9 g，防风 9 g，石膏（先煎）15 g，甘草 6 g，蝉蜕 20 g，石菖蒲 15 g，升麻 9 g，柴胡 12 g，黄芪 15 g，枳实 15 g，厚朴 10 g，木香 6 g，焦槟榔 12 g，茯神 15 g，积雪草 15 g。14 剂，每日 1 剂，分早晚 2 次温服。

二诊： 2018 年 3 月 16 日。唇部症状好转，肿胀疼痛明显减轻，仍有轻微开裂情况，并附有少许鳞屑、结痂，口渴明显减轻，纳少，寐好转，大便每天 1～2 次，仍有排便不爽情况。遂在原方基础之上加清半夏 9 g，竹茹 6 g，炒麦芽 10 g，紫苏梗 9 g。7 剂，每日 1 剂，分早晚 2 次温服。

三诊： 2018 年 3 月 23 日。唇部肿胀疼痛基本消失，无渗液流血，仅余少量鳞屑附着，遂守原方，偶有口干，食欲明显好转，寐可，大便每天 1～2 次。上方去甘草、柴胡、木香，加芦根 15 g，玄参 15 g，白芍 12 g，白术 9 g，茯苓 15 g。

后随证加减，继服 3 个月，不适症状基本消除。

【评析】 本案患者工作紧张，长期三餐不规律，损伤脾胃中土之气，郁遏于内，日久而成伏火灼伤唇肉致病。唇部诸症结合舌脉象可辨证为脾胃伏火证。组方时选治伏火名方"泻黄散"，同诸升散之品合用，透散伏积之火，并配伍通降诸剂，共复脾胃枢机。酌加黄芪补益和中，既可升发脾阳以助伏火从上而出，又健运中焦，使升降有源。茯神健脾同时改善睡眠。另予对皮肤有修复之能的积雪草清热利湿、解毒消肿，加强对局部症状的改善。二诊时，唇部症状改善，肿胀疼痛减轻，可知脾胃伏火有所消减，然仍有口渴，说明火象虽减，脾胃枢机之力仍待恢复，故加清半夏、竹茹、紫苏梗开解脾胃郁遏之气，与升散诸药相伍共复中焦升降。另予炒麦芽健脾胃、消食化积，改善食欲同时帮助大便排出。三诊时基本无火象。伏火有伤津动血之嫌，后期应注意顾护津血，故予芦根、玄参、白芍滋阴养血。芦根性凉善升，清高之品，性不滋腻，生津不恋邪；玄参乃枢机之剂，管领诸气上下，肃清而不浊，两药合用滋阴同时不碍气机。白芍养血柔肝。《本草正义》言其："收摄脾气之散乱，肝气之恣横。"防升散诸剂走窜太过。并同时配伍茯苓、白术健脾益气和中。

[1] 杨天笑，王彦刚，袁宗洋，等.王彦刚治疗脱屑性唇炎经验[J].中医学报，2021，36（2）：345-348.

例2 李元聪治唇炎疼痛案

谭某，女，22岁，学生。

初诊日期： 2019年3月30日。

主诉： 唇部不适3年。

病史： 自2016年春节前后出现唇部不适，唇部干燥、脱屑、起皮，于外院就诊，诊断为慢性唇炎，予以他克莫司软膏、曲咪新乳膏外用，未见好转，后逐渐加重，波及唇周皮肤，严重时唇部干裂出血，唇肿胀，伴瘙痒，唇周脱皮干裂出血。春、夏两季均较严重。近日病情加重，伴口干，小便赤黄，大便结。欲中药治疗特来诊。查体：患者唇部及唇周皮肤皲裂出血，呈鲜红色，唇部干燥紧绷，可见少量血痂、淡黄色皮屑，偶见糜烂，唇红缘界限不清。口腔内黏膜未见明显异常。舌红，苔黄腻，脉滑数。

诊断： 唇炎。

辨证： 脾胃湿热。

治法： 清胃泻火，健脾除湿。

处方： 清脾除湿饮加减。茯苓10 g，白术10 g，苍术10 g，黄芩10 g，生地黄 20 g，僵蚕 10 g，麦冬 10 g，栀子 10 g，金银花 15 g，连翘 10 g，茵陈 10 g，防风 10 g，芒硝（冲服）10 g，甘草 5 g。10 剂，水煎服，每日 1 剂，分 2 次温服。

二诊： 4 月 17 日。患者诉服药后唇部症状好转，不痒，裂纹减轻，出血减少，二便调。查体：患者唇部仍见干燥，尤双侧口角见少许皲裂纹及淡红色痂皮。唇色淡，唇红缘界限不清，唇周皮肤潮红。舌红，苔黄，脉滑数。原方去苍术、栀子、芒硝，加南沙参 10 g，石斛 10 g，10 剂，水煎服，每日 1 剂，分 2 次温服。

三诊： 5 月 6 日。患者诉服药后好转，唇部无明显不适，二便调。查体：患者唇部稍干燥，双侧口角仍见少许痂皮。唇色淡，界限不清，唇周皮肤稍干燥。舌红，苔黄，脉滑。予以 4 月 17 日原方 10 剂，续服之。嘱患者日常注意保护唇部。至今未复发。

【评析】 脾与胃合，足阳明胃经环挟于唇。又脾胃之气运行受水谷精微影响，饮食不节致脾失健运，脾胃蕴热，湿热上蒸于口唇，导致唇风发生。茯苓、白术、苍术除湿利水，补中燥湿；黄芩、生地黄去脾经之湿热；麦冬养脾血，脾血润可为胃行津液；栀子、茵陈泻脾土而除湿热；连翘、防风、金银花、僵蚕疏风清热，祛风解毒止痒；南沙参与石斛同用益胃生津；甘草调和诸药。诸药配伍，共行清脾胃之湿热，健脾泻火之良效。

[2] 陶洋，刘一平，李元聪. 李元聪教授治疗慢性唇炎临证经验 [J]. 湖南中医药大学学报，2021，41（1）：99-102.

慢性牙周炎

慢性牙周炎是一种感染性疾病，导致牙齿支持组织的炎症性、进行性附着丧失和骨吸收疾病。常见于成人，但也可见于儿童和青少年。临床体征为牙龈呈现不同程度的慢性炎症，须采取综合治疗。

本病属中医学"牙宣"范畴，可分为胃火上蒸、肾阴亏损、气血不足等证型。

例1 黄莘农治慢性牙周炎疼痛案

刘某，女，48岁。

初诊日期： 1978年11月2日。

病史： 鼻咽部肿痛已半月不愈，曾服用四环素、土霉素及中成药牛黄解毒丸、牛黄上清丸等均无效。查体：上腭部左侧有核桃大小的肿块，左上牙龈周围肿胀，舌苔薄黄，脉数。

诊断： 慢性牙周炎。

辨证： 火热炽盛。

治法： 清热降火，解毒消炎。

处方： 生地黄24 g，升麻3 g，败酱草12 g，石膏（先煎）30 g，蒲公英10 g，黄连5 g，重楼12 g，牡丹皮10 g，当归10 g，赤芍10 g。水煎服，每日1剂，连续服用2天。

二诊： 服用上方2剂后，牙周及软腭处肿块已消失，尚有微痛，继续服用上方加玄参24 g，又服用2剂后痊愈。

《口腔病·名家医案·妙方解析》

【评析】 用本方治疗牙痛及牙周炎引起的疼痛均可获得满意的疗效。一般用时，只用清胃散原方加大黄、桔梗、枳壳，其疗效甚佳。牙多属胃经，胃热为患可引起牙齿及其牙周诸痛，故用清胃散加减治之。

例2 王占玺治慢性牙周炎疼痛案

王某，女，48岁，医师。

初诊日期： 1976年10月11日。

病史： 患者牙痛及牙龈肿痛反复发作20余年，经治疗反复不愈，痛甚则拔牙，已经拔掉10多个，此次牙痛及牙龈肿痛又发生40多天，经治不效，大便干，月经推后，无其他病史。舌质稍黯，脉小滑，有个别龋齿。

诊断： 慢性牙周炎。

辨证： 阴虚内热，热毒上攻。

治法：滋阴清热，解毒止痛。

处方：知母 12 g，牛膝 12 g，麦冬 12 g，石膏（先煎）30 g，玄参 15 g，桃仁 10 g，红花 10 g，芒硝（冲服）10 g，枳壳 6 g，大黄 6 g，甘草 6 g，白芍 12 g。水煎服，每日 1 剂，连续服用 3 天。

二诊：服用上方 3 剂后，牙痛及牙龈肿痛已痊愈。随访半年未见复发。

《口腔病·名家医案·妙方解析》

【评析】　玉女煎原方为知母，牛膝，麦冬，石膏，熟地黄五味药组成，有滋阴清热之功，用于治疗阴虚胃火牙痛及牙龈肿痛。故作如下加减：若熟地黄缺药可用玄参代替；牙龈肿痛甚者，可加用野菊花、白芷，以解毒止痛；兼有牙龈出血者，加白茅根、夏枯草，以清肝凉血止血；舌质黯，牙龈黯紫，或女子痛经，经血紫黑成块者，酌加桃仁、红花以活血化瘀；大便干燥者，酌加大黄、芒硝、虎杖或调胃承气汤，上痛取下，通便清火；兼有舌质红，脉细数，口渴欲饮者，酌加天冬、麦冬、玄参、石斛、山药、白扁豆等，以滋补其阴；舌苔黄腻，尿黄者，酌加六一散。

舌癌

舌癌是常见的口腔癌，男性多于女性，但近年来有女性增多及发病年龄年轻化的趋势。好发于舌侧缘中 1/3 部位。发生于舌根部时，常有明显自发痛及触痛，甚可反射到耳颞部。舌癌一般较早及较多发生颈淋巴结转移，转移率为 60% ～ 80%。因此，舌癌一般恶性度高，病程短，生长快，浸润性强，转移早。其病因尚不明确，可能与以下因素有关：如牙的残根或残冠、锐利的牙尖或不合适的假牙等长期刺激舌黏膜产生慢性溃疡癌变；口腔重度白斑；长期烟酒及营养代谢障碍等。治疗以手术为主，可辅以放、化疗。

本病属于中医学"舌菌""舌疳""舌岩"范畴。其病因病机是情志内伤，或饮食失节、肾阴亏损等致火毒内生，结聚于舌而发病。多与心、脾、肾功能失调相关。病初体壮者以泻火解毒为主，而后期体弱者，则以滋阴扶正为要。临证时，须权衡虚实，视其主次，或以攻为主，或以补为主。

🍅 例1　朴炳奎治舌癌疼痛案

患者，男，52岁。

初诊日期： 2012年12月5日。

主诉： 舌体麻木疼痛3月余。

病史： 患者于2012年8月9日因"右舌根反复溃疡伴疼痛半年"就诊于某口腔医院，活检病理检查提示右侧舌根上皮鳞状细胞癌。遂于8月13日在该院行右侧舌根肿物扩大切除术加右侧颈部淋巴结清扫，术后病理：淋巴结1/24。之后行术后放疗33次。既往有高血压病史8年，口服苯磺酸氨氯地平，血压控制在130/80 mmHg。高尿酸血症5年。刻下症见：舌体麻木，溃疡，偶有破溃出血，伸舌困难，口干，饮水呛咳，右侧颜面水肿，心悸失眠，纳差眠可，大便3日一行，舌质淡红，苔薄脉沉细。

诊断： 舌癌。

辨证： 气血亏耗，阴津不足，癌毒内蕴。

治法： 补益气血，养阴生津，解毒抗癌。

处方： 八珍汤合沙参麦冬汤加减。白术15 g，山药15 g，枳壳15 g，茯苓15 g，沙参10 g，石斛10 g，赤芍12 g，玄参10 g，土茯苓20 g，重楼15 g，莪术9 g，白英15 g，黄芪30 g，太子参15 g，女贞子15 g，肉苁蓉20 g，覆盆子15 g，炙甘草6 g，三七粉（冲服）3 g。30剂，每日1剂，水煎服。配合口服贞芪扶正胶囊。

患者每月复诊1次，初期治疗以补养气血、扶正培元为主，3个月后患者正气渐复，症状舌脉渐好，增加抗癌解毒之力，同时口服广安门医院西黄解毒胶囊0.5 g，1天3次。现患者舌体麻木、破溃好转，其他一般状态良好，目前继续维持治疗中。

【评析】　本案患者经手术、放疗后，耗气伤血，气不煦之，血不濡之，气血不能上荣濡养舌体，故见舌体麻木、伸舌困难，舌质淡红；气虚推动无力，津液停聚颜面，故见颜面水肿。放射火毒，虽能消灭癌毒邪气，但其本身又能耗阴损津，造成热毒浸淫，加之舌癌本属心脾，火毒炽盛，两热相合，更使人体阴液被伤，故出现口干、便干等；火毒壅聚于舌，舌络受灼，故见溃疡、出血。故治疗当以补养气血，滋阴生津为主，兼以清火解毒抗癌。方中黄芪、白术、山药、太子参、茯苓、重楼、女贞子等健脾益气，补血养血，恢复人体免疫功能，增强正气抗邪之力；沙参、石斛、玄参、山药、覆盆子、肉苁蓉养阴生津，滋肾补精；赤芍、三七凉血活血化瘀；土茯苓、莪术、白英解毒抗癌，诸药合用，而使气血得补，阴津得滋，癌毒得解，临床症状得到改善。3个月之后正气逐渐恢复，诸症明显缓解，遂增重抗癌祛邪之力，继续调治。

[1] 王兵，侯炜，赵彪，等.朴炳奎教授治疗舌癌临床经验探析 [J].世界中医药，2013，8（9）：1076-1078.

🍅 例2 周仲瑛治舌癌疼痛案

患者，女，39岁。

初诊日期： 2012年5月18日。

主诉： 舌癌术后言语、饮食不利1个月。

病史： 2012年4月患者对镜自检，发现舌背面有1个"鸽蛋"大小的肿块，自觉言语不清，舌体活动不利，影响进食，至南京市某医院就诊。病理活检示腺样囊性癌。胸部CT检查示两肺多发小结节，考虑多发肺转移瘤可能。遂行右舌腺样囊性癌病灶扩大切除术＋下颌骨方块截骨术＋双侧颈淋巴清扫术＋气管切开术＋左股前外侧皮瓣转移修复术。术后病理：（右舌）腺样囊性癌；右颌下1/1，右颏下1/1，右颈深上1/1，右颈深中1/2；淋巴结转移性腺样囊性癌。免疫组化：CK8/18（＋）、S-100（＋）、Calponin（＋）、p63（＋）、Ki67（20%＋）。患者及家属拒绝放、化疗，延医周老。刻下症见：患者不能正常构音，言语困难，流质饮食经口注入，下颌部麻木，口角流涎，大便有时欠实。既往有乙肝大三阳病史。查体：咽喉稍暗，苔淡黄薄腻，脉细滑兼数。

诊断： 舌腺样囊性癌术后。

辨证： 痰瘀郁结，风毒上攻，气阴两伤。

治法：搜风解毒，化痰通瘀。

处方：制白附子10 g，制天南星12 g，炙僵蚕10 g，蜂房10 g，肿节风20 g，法半夏10 g，炙全蝎5 g，重楼15 g，漏芦15 g，山豆根6 g，玄参10 g，马勃5 g，泽漆15 g，诃子10 g，煨益智仁10 g，黄芪15 g，蒲黄（包煎）10 g，炮山甲（先煎）5 g，半枝莲20 g。7剂，每日1剂，水煎，早、晚餐后温服。

二诊：2012年5月25日。近来常有饥感，餐次增多，舌干，唇干，大便每日1次，构音不清，进食有时稍呛，张口幅度稍增大。咽弓黏痰减少，舌干唇燥，苔浊，脉细滑。前方去山豆根，改泽漆15 g为20 g，改黄芪15 g为20 g，加山慈菇15 g，天冬10 g，麦冬10 g，白花蛇舌草20 g。用法同前。

三诊：2012年6月8日。近来患者面部两侧下颌有绷紧感，口腔无明显不适，下唇内侧溃疡，构音不清。饮食略作呛。晨醒口干，大便每日1次，苔淡黄腻质黯，脉细滑。前方加白毛夏枯草12 g，土茯苓25 g。用法同前。

四诊：2012年6月29日。构音低微欠清，两侧腮部仍有绷紧感，上腭时发溃疡，口干，饮食知饥，大便每日1次，脉细滑。前方改泽漆20 g为15 g，加金果榄6 g，人中黄5 g，天葵子15 g。用法同前。

五诊：2012年7月20日。近来晨起咽喉有痰，咳咯为舒，上腭溃疡好转，舌面有小溃疡，吞咽功能稍有恢复，口不干，仍有饥感，大便每日1次。颈部手术切口红赤瘙痒。咽后壁稍有黏痰，淋巴滤泡增生，上腭有溃疡。前方加冬凌草20 g，鱼腥草20 g，挂金灯5 g，苍耳草15 g。

六诊：2012年8月10日。自觉症情尚稳定，两下颌时有发胀，左下齿咬物胀痛，夜半稍有咳嗽。CT检查示两肺多发高密度影，考虑舌癌两肺转移。与2012年4月检查结果对比变化不著。前方改泽漆为20 g，去益智仁加南沙参12 g，北沙参12 g，羊乳15 g，猫爪草20 g。用法同前。

其后守法继进，随症加减，随访至2017年7月18日，吞咽尚可，构音较清晰，口腔无明显不适，复查CT肺部结节，情况同前，未见明显肿瘤复发转移征象。

【评析】 本案患者以"舌背肿块、言语不清、舌活动不利"为首发症状，参《诸病源候论·肿病诸候》风肿候条"凡人忽发肿，或著四肢，或在胸背，或著头项，水牢如畔大，虚肿回回，如吹之状，不痛不赤"，又病发当春，病位在上，起病迅速，病变广泛，以上诸条均符合"伤于风者，上先受之"和"风性善行"的风邪致病特点。本病与一般风邪致病不同，病情难瘳，当属"风毒"致病。患者素有肝疾，易酿内风，同气相求，再中外风，合而为毒，恐为其本，故周仲瑛认为病机为"痰瘀郁结，风毒上攻，气阴两伤"。治宜化痰软坚、活血化瘀、疏风解毒、益气养阴。首诊方以牵正散化裁，方中制白附子、制天南星、蜂房、法半夏化痰软坚；肿节风、马勃、漏芦、山豆根清热消肿，炙全蝎、炙僵蚕、重楼祛风解毒；玄参、黄芪益气养阴；蒲黄、炮山甲活血化瘀，泽漆、半枝莲解毒抗癌，诃子利咽开音；煨益智仁温脾开胃摄唾。二诊病情稳定，守法继进，加强益气养阴、解毒抗癌之功。三诊起患者出现口腔溃疡，故加用利湿化痰、清热利咽之品。及至六诊，患者复查 CT 见肺部结节考虑转移，周仲瑛重用泽漆，更加南北沙参、羊乳、猫爪草，加强益气养阴、抗癌解毒之功。其后守法继进，随症加减，随访至 2017 年 7 月 18 日，症状大减，病情好转。

[2] 任雪莹，滕钰浩，朱垚. 国医大师周仲瑛教授从"风毒"辨治舌癌经验 [J]. 中医研究，2019，32（12）：31-34.

复发性口腔溃疡

复发性口腔溃疡又称为复发性口疮、复发性阿弗他溃疡，是常见的口腔黏膜溃疡性损害。临床以剧烈灼痛及反复发作为主要特征。细菌或病毒感染、代谢障碍、维生素缺乏、内分泌异常、消化功能紊乱及精神因素等均可引起发病。

本病属中医学"口疮""口疡""口疳""口破""赤口疮"等范畴。凡外感内伤致脏腑功能失调时，均可循经上犯于口唇而发病。病初多为实证，久病则多虚或虚实夹杂。临证时须详细辨证，以免贻误病情。

🍅 例 1　王晖治复发性口腔溃疡疼痛案

患者，女，49 岁。

初诊日期： 2018 年 5 月 16 日。

主诉： 反复口腔溃疡发作 10 年，加重 2 个月。

病史： 患者 10 年前出现舌尖处、唇周等部位口腔溃疡，灼痛感明显，反复发作，辗转求医，诊断为复发性口腔溃疡，起初予锡类散外涂、维生素 B 及 "清热泻火" 药物内服可缓解，然久治无效，近 2 个月来症状加重，每于工作压力大或饮食不当即作，苦不堪言，遂来王晖门诊就诊。刻下症见：舌尖及唇周灼痛感明显，伴口苦口臭，咽痛时作，神疲乏力，烘热汗出，畏寒怕风，偶有低热，体温在 37.3 ～ 37.5℃波动，胃脘时有嘈杂，易饥，胃纳尚可，入睡困难，大便干燥难解，数日一行，小便调。查体：面色黯红，面部皮肤色素沉着，眼睑虚浮，疮面溃疡浅平，基底颜色灰黯，周围黏膜充血不明显。苔薄白，舌质淡红，舌边稍红，脉沉细虚。

诊断： 复发性口腔溃疡。

辨证： 脾气亏虚，胃阴不足，心胃火旺。

治法： 健脾益气，滋阴和胃，清胃泻火。

处方： 淡竹叶 15 g，石膏（先煎）30 g，太子参 15 g，姜半夏 10 g，麦冬 15 g，甘草 6 g，山药 30 g，升麻 6 g，黄连 7 g。7 剂，水煎服，每日 1 剂，分上下午服用。

二诊： 服用上方后，患者复诊自诉舌尖及唇周灼痛感、烘热出汗较前缓解，低热未作，但神疲乏力、口苦口臭及寐差未见明显改善，恶寒怕风依然，大便偏干。舌苔脉象同前。原方加白术 20 g，再进 7 剂。另嘱患者每日用生晒参 6 g 炖煎，取水冲服，西洋参 6 g，代茶饮。

三诊： 患者诉舌尖及唇周灼痛感明显减轻，口腔溃疡处已愈，烘热汗出已不明显，神疲乏力、口苦口臭、恶寒怕风亦有所缓解，大便转顺，每日一行，但入睡仍较为困难。舌苔薄白，舌尖稍红，脉沉细数。原方基础上加肉桂粉 3 g，嘱患者分次冲服，继服 7 剂。

四诊： 患者自诉口腔溃疡及烘热汗出均未再作，但觉夜寐易醒，醒后不易入睡，精神欠佳，偶有口干口苦，二便调。舌苔薄白，舌质淡红，脉沉细，原方加酸枣仁、柏子仁各15 g，去肉桂，继进7剂。

五诊：患者诉口腔溃疡已消失，睡眠亦较前改善，但觉仍觉乏力，活动后加重，苔薄白，根稍腻，质淡红，脉沉细濡，投以益气养阴利湿之剂。处方：鲜石斛6 g，黄芪15 g，生地黄、麦冬、当归各10 g，酸枣仁、柏子仁各15 g，佛手10 g，淡竹叶15 g，薏苡仁30 g，佩兰10 g，再进7剂。随访半年，患者诉口腔溃疡未作，精神佳，睡眠可，口苦、低热等症均未作。

【评析】 本案处方中淡竹叶配石膏清热除烦；辅以太子参、麦冬益气养阴、生津止渴；太子参、山药、白术、甘草健脾益气，仿"四君子汤"之意，同时取白术通便之功；佐以半夏和胃降逆，再加以黄连升麻散，以泻心火而除中焦湿热，恢复脾胃升降之功能，二药清中有散，升中有降，有"火郁发之"之意。因此，服上方后，口腔溃疡、口唇灼痛、低热等症明显好转，然患者睡眠情况不佳，此乃"相火离位，心肾不交"所致，因此在三诊时加入少许肉桂粉，与黄连合用，取"交泰丸"之意，两者水火既济，终成交泰之象，夜寐不安便可安。但肉桂毕竟为辛热之物，若长期服用恐伤及阴液，故服用7剂后便去之，加入酸枣仁、柏子仁等药以养血宁心安神，并可润肠通便。服用1个月后，患者口苦、咽痛等症已罢，口腔溃疡已愈合，但乏力仍存，此时"脾气得升，相火归位，阴火得除"，细细审之，患者当属气阴两虚之证，考虑到此时江南一带暑湿之邪渐盛，此时即时病机处于主位，故投以益气养阴化湿之剂，此乃正中病机，终获良效。

[1]顾颖杰，周开，龚文波，等.王晖从阴火论治复发性口腔溃疡经验撷英[J].中国乡村医药，2021，28（8）：25-26.

🍅 例2 秦建黎治复发性口腔溃疡疼痛案

余某，男，67岁。

初诊日期：2018年5月21日。

病史：患者口腔溃疡10余年，咽后壁黏膜溃疡5年余，反复发作，经常服用抗生素、维生素类西药或者泻火类中药治疗，效果欠佳。近一年来溃疡发作频繁，此起彼伏，症状日渐加重。刻下症见：口腔黏膜、口唇、舌体、咽后壁多处白色溃疡，疮面大如黄豆，色淡白，边缘红肿、有烧灼感，疼痛剧烈，右侧下嘴唇肿胀，张口即疼，影响进食。咽后壁痛，口黏，口臭，微咳，痰多，溲黄，心烦易急，伴腰膝发凉，腹胀腹冷，大便溏稀，每日 7～8 次，舌质淡胖，边缘有齿痕，尖微红，苔白厚腻，脉沉弦滑。既往无特殊病史。

诊断：复发性口腔溃疡。

辨证：脾虚气滞，郁热痰火蕴结。

治法：益气健脾，升阳燥湿，清化湿热。

处方：焦白术 9 g，焦芥穗 9 g，茯苓 15 g，桔梗 9 g，白芷 9 g，防风 12 g，升麻 9 g，石膏 15 g，栀子 9 g，黄连 3 g，炒薏苡仁 30 g，生地黄 15 g，淡竹叶 6 g，肉豆蔻 15 g，川牛膝 15 g，肉桂（后下）9 g。6 剂，水煎服，250 mL，早晚分服，每日 1 剂。

二诊：口腔溃疡部分愈合，疼痛减轻，嘴唇肿消，能少量进食水，但出现咳嗽，胸闷，咳白黏痰，大便次数减少，仍偏稀，每日 3～5 次，怕冷。效不更方，上方去石膏、栀子、黄连，加陈皮 9 g，前胡 9 g，紫苏子 15 g。6 剂，水煎服，250 mL 早晚分服，每日 1 剂。

三诊：患者口腔溃疡明显好转，疼痛基本消失，能正常进食水，仍时有咳嗽，喉中有稀痰，大便好转，便次正常，每日 1～2 次，基本成形，畏寒减轻，舌苔渐退，脉弦略滑。处方：焦白术 10 g，焦芥穗 9 g，防风 10 g，白芷 9 g，桑白皮 10 g，茯苓 15 g，陈皮 9 g，干姜 9 g，细辛 3 g，前胡 9 g，紫苏子 15 g，黄芩 6 g，淡竹叶 9 g，肉豆蔻 12 g，鸡内金 9 g。10 剂，服法同前。

四诊：患者口中溃疡已基本痊愈，咳嗽好转，痰较前明显减少，食欲睡眠均可，二便调，舌苔略厚，脉和缓有力。基于患者病情已基本好转，遂立温肾运脾，升阳除湿之法以善其后。调方如下：黄芪 9 g，党参 9 g，桑白皮 10 g，炒白术 10 g，防风 9 g，白芷 9 g，黄连 4 g，栀子 9 g，鸡血藤 9 g，怀牛膝 15 g，小茴香 10 g，肉豆蔻 9 g，焦三仙各 9 g。6 剂，服法同前。并嘱其忌生冷辛辣。1 周后，患者来电告知口腔溃疡已痊愈，余症均已正常，故停药。1 年后，电话随访患者，患者称其口腔溃疡已基本消失，偶尔有 1 ～ 2 个溃疡点发作，未再出现大片复发的现象。

【评析】 本案处方采用防风、白芷散其火，川牛膝、肉桂等引火下行，淡竹叶、生地黄滋阴泻火，焦白术、焦芥穗、黄连燥湿健脾，茯苓健脾利湿，石膏、栀子、黄芩泄肺胃郁热，肉豆蔻、小茴香温中止泻，涩肠止泻治其标，肉桂、温下元，固其本，黄芪益气，桂枝温经，桔梗、桑白皮引药入经。诸药共奏散郁火、化痰湿、温脾肾之功。嘱患者忌生冷甘腻之品，可有助于疗效的巩固，防止痼疾复发。

[2] 周冰，史晓娜，刘嘉，等．秦建黎教授从脾胃论治复发性口腔溃疡经验 [J]．光明中医，2021，36（7）：1050-1052.

🍅 例3 齐文升治复发性口腔溃疡疼痛案

侯某，男，40 岁。

初诊日期： 2019 年 7 月 22 日。

主诉： 口腔溃疡反复发作 3 个月余。

病史： 患者平素心情急躁，3 个月前无明显诱因出现口腔溃疡，自行口服维生素、清热解毒中成药后好转，后因熬夜、发怒等原因口腔溃疡反复发作，自行前法治疗收效不佳，故前来就诊。刻下症见：面色黯红，面部痤疮，目赤，口唇干红，口唇内侧可见新发溃疡，疮面周围红肿，口干苦，咽痛，心烦急躁，纳眠可，小便黄，大便调，舌红，边尖尤甚，苔薄白，脉浮弦。

诊断： 复发性口腔溃疡。

辨证： 心火上炎，肝郁化火。

治法： 清心泻火，疏肝凉血。

处方： 生地黄 30 g，木通 10 g，淡竹叶 10 g，甘草 10 g，柴胡 12 g，黄芩 15 g，连翘 30 g，牛蒡子 12 g，栀子 10 g，当归 12 g，川芎 10 g，赤芍 30 g，天花粉 30 g，防风 10 g。每日 1 剂，水煎 2 次，取汁 300 mL，分早、晚 2 次服，14 剂。

二诊： 患者诉口腔溃疡明显减轻，咽痛消失，大便偏稀。初诊方减生地黄、赤芍、连翘用量为 15 g。7 剂。

三诊：患者口腔溃疡已消失，无新发溃疡，予导赤散合丹栀逍遥散加减善后。

【评析】 本案以《小儿药证直诀》导赤散导心火下行从小便而出，合柴胡清肝汤疏肝、凉血、解毒。柴胡清肝汤出自《外科正宗·鬓疽论第二十》，方中柴胡配黄芩疏肝气，清肝火，合四物汤柔肝阴，养肝血，并重用生地黄、赤芍入血凉血，栀子、牛蒡子、天花粉、连翘清热解毒，防风疏风散结，清·吴谦《医宗金鉴》曰"柴胡清肝治怒证，宣血疏通解毒良"。现代药理学研究发现，柴胡清肝汤对机体炎症细胞因子水平具有显著调控作用，其抗炎疗效接近糖皮质激素。齐教授指出，医家多喜用龙胆泻肝汤治疗肝火证，而柴胡清肝汤与龙胆泻肝汤不同，虽同为清肝泻火之剂，前者重凉血解毒，后者则更善清热利湿。本例患者并无腹胀、呕恶、苔黄腻等肝胆湿热之象，更予利湿之品恐劫阴血，故选用柴胡清肝汤而非龙胆泻肝汤，方证对应，因而获效。

[3] 李游，齐文升. 齐文升教授从三焦辨治复发性口腔溃疡临床经验 [J]. 河北中医，2021，43（2）：196-200.

带状疱疹

带状疱疹是由水痘-带状疱疹病毒引起的皮肤黏膜病。临床以疱疹呈带状分布、剧烈疼痛为主要特征。病程有自限性，一般不再复发。多见于成人。

本病属中医学"缠腰火丹""蜘蛛疮""蛇串疮""火带疮"等范畴。主要病因为湿热。与肝、胆、脾、胃功能失调相关。

例1 庄礼兴治带状疱疹疼痛案

患者，男，56 岁。

初诊日期：2019 年 1 月 21 日。

主诉：右胁肋部疼痛 1 个月，加重 3 天。

病史：患者 1 个月前无明显诱因出现鼻塞流黄涕，自行服用对乙酰氨基酚后症状好转，随之出现右胁肋部掣痛感，伴红色水疱样疹，簇集成群，累累如串珠，疱液清，伴周围肌肤糜烂、渗出，于当地医院就诊，服用普瑞巴林后疱疹逐渐消退，疼痛较前缓解。3天前无明显诱因出现右胁肋部掣痛感加重，每日发作5～7次，每次持续30秒左右，疼痛难忍。刻下症见：右胁肋部掣痛感，呈单侧带状分布，局部散在色素沉着，无红肿，无疱疹，无溃烂。舌红，苔黄腻，脉弦滑。

诊断：带状疱疹后遗神经痛。

辨证：肝郁乘脾，湿热瘀阻。

治法：疏肝理脾，透邪解郁。

处方：（1）电针：风池（双）、四神针、印堂、神庭，波形为疏密波，时间为30分钟。

（2）留针：合谷（双）、太冲（双）、三阴交（双）、申脉（双）、照海（双），时间为30分钟。

（3）火针：将胸夹脊穴、局部阿是穴消毒后迅速浅刺，后涂抹适量万花油。

（4）中药：北柴胡10 g，白芍15 g，炒枳壳15 g，炙甘草5 g，延胡索15 g，葛根30 g，毛冬青15 g。共7剂，每日1剂，水煎至150 mL，早晚温服。令隔日治疗1次，治疗6次后，疼痛完全缓解。随访半年，带状疱疹及神经痛皆未再复发。

【评析】　柴胡在《神农本草经》中被列为上品，研究表明，柴胡中所含的柴胡皂苷有抗炎、镇痛、调节免疫、保肝护肾等作用。延胡索又称玄胡、元胡，《本草纲目》中归纳延胡索有"活血，理气，止痛，通小便"4大功效，并推崇元胡"能行血中气滞，气中血滞，故专治一身上下诸痛"。葛根有解肌退热，透疹，生津止渴，升阳止泻之功，可清热托毒，对于热毒疱疹有良好的疗效。

[1] 林小杨,沈秋娴,于珺,等.庄礼兴教授分期治疗带状疱疹临床经验探析[J].天津中医药，2020，37（10）：1127-1130.

🍅 **例2 袁金声治带状疱疹疼痛案**

白某某，女，66岁。

初诊日期： 2019年11月3日。

病史： 患者1年前因带状疱疹病毒感染入院治疗，后疱疹消，但原疱疹处皮肤时有灼热感及刺痛，期间曾肌内注射维生素C，也用针灸治疗，但症状无明显缓解，近1月灼热疼痛加剧，甚不能寐，遂来就诊。刻下症见：原疱疹处皮肤有深褐色色素沉着，累及左侧前胸及胁下，呈10 cm宽带状疱痕，未过体表中线，无疱疹、无红肿，自觉原疱疹处皮肤刺痛灼热，牵扯至背部，两胁胀，夜睡不宁，口苦，心烦，神倦，食少，大小便可，舌红带瘀，苔薄黄少，脉弦细。

诊断： 带状疱疹。

辨证： 气滞血瘀。

治法： 疏肝止痛，活血祛瘀。

处方： 四逆散合血府逐瘀汤加减。白芍15 g，当归10 g，生地黄10 g，柴胡15 g，枳实（打碎）10 g，川楝子10 g，延胡索20 g，川芎10 g，红花10 g，黄芩10 g，栀子7 g，墨旱莲15 g，女贞子15 g，炒酸枣仁（打碎）30 g，怀山药15 g。6剂，水煎服，每日1剂。嘱患者服用复合维生素，可继续针灸治疗。

二诊： 2019年11月10日。患者服药后，左胸前及背部灼热及刺痛减轻，口苦减，睡眠及精神好转，舌脉同前。上方有效，续服6剂，医嘱同前。

三诊： 2019年11月17日。患者服药后，左胸前痛减明显，背牵扯痛消，但入夜后背部偶有紧绷感，睡眠明显改善，口苦消，舌红退，苔薄黄少，脉细。方加赤芍10 g，牡丹皮10 g，清入血之余热。予12剂，医嘱同前。

12剂后，症全消，但患者病久，恐复发，坚持复诊1月有余，病愈。

【评析】 本案患者有带状疱疹病史，年老体弱，正气不足，毒邪乘虚侵袭，毒邪未清，滞留经络，导致气血瘀滞，原疱疹处皮肤色素沉着，伴刺痛；余邪伏留肝经，郁而化热，气机受阻可见循经处灼热，两胁胀；患者久病不愈，焦虑烦燥，阴血耗伤，加之余毒伏经化火，上扰心神，故见夜睡不宁、心烦、神倦、食少，郁热上炎，见口苦舌红带瘀，苔薄黄少，脉弦细，为余邪郁热，血脉瘀滞之象。拟方中四逆散疏肝解郁，透邪外出；川楝子、延胡索行气止痛；黄芩，栀子苦寒，清肝经余毒：当归、川芎、红花活血化瘀，血脉通则痛止；生地黄、墨旱莲、女贞子、炒酸枣仁滋补肝阴，填补病久所耗阴血，血复神安；怀山药健脾益气，助气机调畅，亦周顾正气。全方共奏疏肝止痛，活血祛瘀之功。气畅瘀除，邪祛正安，故显佳效。

[2] 王文佳，胡芳，廖越，等.袁金声教授治疗带状疱疹临证经验 [J].中国民族民间医药，2020，29（20）：81-83.

🍅 例3 吴正石治带状疱疹疼痛案

患者杨某，男，23岁。

初诊日期：2019年5月15日。

主诉：左侧颈部疼痛伴疱疹1周余。

病史：1周前患者伏案熬夜劳作后，第二天晨起感左侧颈部疼痛，呈灼痛样，轻触皮肤，则感针扎样刺痛难忍，后逐渐出现颈部大片淡红色斑疹，上密集覆盖着大量白色小水疱，皮肤红斑外有灼热感、刺痛感，皮肤稍轻触碰，则有明显疼痛。患者当即到附近诊所就诊，治疗（具体治疗方案，药物不详）后有所好转，几天后，感小水疱中水量有所减少，部分水疱有结痂，但疼痛仍明显。刻下症见：左侧颈部大片淡红色斑疹，约3 cm×5 cm，上面分散可见簇集状水疱，色白，少数已有结痂，皮肤红斑处有灼热感、刺痛感，轻触皮肤，则感针扎样刺痛难忍，伴胸闷、心悸，稍微活动后，即感气促、气累，感四肢软、乏力，中上腹部有饱胀感，饮食欠佳，头晕、头痛，两肋微胀痛，精神萎靡，夜间睡眠差，多梦易醒，舌质淡红，苔薄白，脉浮细弱。

诊断：带状疱疹。

辨证：肝郁脾虚，气血两虚。

治法：清热透疹，疏肝健脾，补气生血。

处方：炒酸枣仁15 g，制远志15 g，茯神15 g，当归15 g，白芍12 g，绵黄芪30 g，甘松6 g，钩藤15 g，夏枯草15 g，墨旱莲12 g，金银花30 g，山药12 g，扁豆12 g，芦根15 g，竹茹12 g，茯苓20 g，压惊子15 g，延胡索15 g，青皮12 g，佛手12 g，香橼12 g，合欢皮15 g。7剂，用敞口不锈钢锅纳诸药，以水没药三指为度，煎至50 mL，顿服，每剂药煎服3次，每次均以上法煎服。并嘱患者饮食清淡，忌海鲜、香料、葱、大蒜、生姜、酒、动物肉类、甜食类、辛辣及油腻类、卤菜等，嘱患者每晚21时前即上床进行睡眠休息。

二诊： 2019年5月22日。患者左侧颈部水疱几平已结痂，留下大小约2.5 cm×4.5 cm的色素沉着带，表面皮肤无明显疼痛，触之无刺痛感，无咳嗽、咳痰等，胸闷、情志、纳眠较前好转，腹部已无饱胀感，食欲可，但易有饥饿感，仍感心悸，活动后有气促、气累，感腰膝部酸软胀痛，小便量多、频，舌淡红苔薄白，脉细无力。处方：炒酸枣仁15 g，制远志15 g，茯神15 g，当归15 g，白芍12 g，绵黄芪30 g，炒山姜12 g，法半夏12 g，陈皮12 g，甘松6 g，山药15 g，扁豆12 g，压惊子15 g，太子参12 g，延胡索15 g，青皮12 g，砂仁（后下）12 g，六神曲15 g，羌活12 g，淫羊藿15 g，溪黄草15 g。7剂，煎药方法同上。一周后进行三诊，患者已无皮肤疼痛感，睡眠、胸闷、情志、纳眠较前明显好转，无明显心悸、气促、气累，嘱患者可予停药。

【评析】 11点至凌晨1点为胆经所主，凌晨1点至3点为肝经所主，患者长期熬夜，在肝、胆经当令之时没有及时就寝，脏腑气血失养，故而出现相应的脏腑病变。《黄帝内经》有云："人卧则血归于肝"。肝为主时，患者仍旧继续劳作，则肝脏功能不能体现，肝不藏血，肝气亦无法疏发，则易出现肝气不舒，肝气抑郁，肝郁则易乘脾，使脾气亦虚弱，肝郁脾虚，气血亏虚，涉及三焦、肝、胆，并影响精神、情志。"气能生神，为神之根本，神为气主，神失则气乱"，《脾胃论》中有"气乃神之主，精乃气之子，气者，精神之根蒂也"。故吴老在方中以炒酸枣仁、制远志、茯神，先安患者之神，使形神先俱，患者睡眠改善后，在脏腑当令时，脏腑功能得以改善，阴阳气血得以调和。再用当归补肝之血，使肝血得以藏，白芍柔肝之阴，两药共同作用，使肝血生；以绵黄芪补患者之气，以气行血，气血双补。肝气郁滞，易生内热，以钩藤、夏枯草祛除肝经郁热，墨旱莲、金银花解表透邪，使肝经之郁热从表而散，使疱疹邪毒从表而透；芦根清热，竹茹化痰；而甘松、山药、扁豆及茯苓同用于健脾，使后天气血得以补充，气血得以化生。延胡索疏肝气，从而使疼痛减轻，青皮、佛手与香橼合用，以疏通肝经之郁气。合欢皮使心神得以安宁，解肝之郁气，气血通调后，则疼痛自止。二诊中患者疱疹、疼痛渐消，以胸闷、气累、食后易饥为主症，故在原方基础上减疏肝之药，加法半夏以化胸中之痰，陈皮行胸中之气，使胸闷得以解除，砂仁宽中健脾化湿，六神曲健脾和胃以调中，淫羊藿与溪黄草合用，补肝益肾，使脏腑功能得以恢复；气血虚弱之人，应以徐徐补之，故以太子参缓补脾气，脾实则肝自愈。用羌活来解表，使机体之湿得以祛除。在服药期间，患者应忌食辛辣、油腻等刺激类食物，以免使药效不能发挥作用。

[3] 周谷于，吴正石，杜诚.国家名老中医吴正石教授治疗蛇串疮医案1则 [J]. 全科口腔医学电子杂志，2019，6（28）：160，168.

🍅 例4　杨文信治带状疱疹疼痛案

患者，女，56岁。

主诉： 右侧头面部起红斑水疱伴疼痛3天。

病史： 3天前患者无明显诱因侧头面部出现少许红斑及水疱，自觉疼痛，明显呈阵发性牵扯样痛，影响睡眠，自行服用头孢类药物及灯火灸治疗后，无明显好转，皮疹继续增多，且右上眼睑出现红肿，故来就诊。刻下症见：右侧头皮、额部见簇集性绿豆大小的水疱，周围红肿明显，自觉阵发性牵扯样痛，剧烈难忍，夜不能寐。舌质红，苔黄腻，脉弦滑。

诊断： 带状疱疹。

辨证： 肝经郁热。

治法： 清肝泻火，解毒通络。

处方： （1）普济消毒饮加减。酒黄芩12 g，酒黄连3 g，牛蒡子15 g，连翘12 g，僵蚕12 g，马勃10 g，玄参12 g，板蓝根15 g，桔梗12 g，升麻9 g，柴胡12 g，大青叶15 g，丹参20 g。7剂，每日1剂，水煎，分3次服用。

（2）外治疗法：青黛散（青黛、冰片、芒硝）凉开水调匀外涂患处，每日2次，直至水疱干涸结痂。饮食上忌辛香燥火之品。

二诊： 服用上方 7 日后，右侧头面部红肿消退，水疱干涸结痂，痂壳部分脱落，留有少许色素沉着，疼痛明显缓解，偶感瘙痒，夜间睡眠可。舌质红，苔薄黄，脉弦滑。上方继用，去酒黄连、大青叶，加桃仁 10 g、川芎 12 g，以活血化瘀止痛；加蜈蚣 1 条搜风通络。

【评析】 此病案因肝经火毒蕴积，郁滞经络，夹风邪上窜头面而发，治宜清肝泻火、解毒通络，方选普济消毒饮加减。方中酒黄芩、酒黄连清热泻火，祛上焦热毒；牛蒡子、连翘、僵蚕疏散风热；马勃、玄参、板蓝根、大青叶清热解毒；桔梗宣肺；升麻、柴胡为引经药，引诸药上达头面，疏散风热；丹参活血通络。外涂青黛散有清热消肿止痛之效。

[4] 姚丽萍，柳研，张剑，等 . 杨文信教授治疗带状疱疹经验 [J]. 世界最新医学信息文摘，2018，18（91）：152，155.